口腔科疾病
诊断与治疗新进展

主编　马萌萌　王婷婷　高　萃　韩蒙蒙　于　倩　蒋芳芳

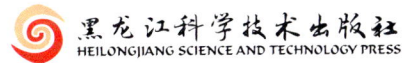
黑龙江科学技术出版社
HEILONGJIANG SCIENCE AND TECHNOLOGY PRESS

图书在版编目(CIP)数据

口腔科疾病诊断与治疗新进展／马萌萌等主编.

哈尔滨：黑龙江科学技术出版社，2024.7. -- ISBN 978-7-5719-2477-5

Ⅰ．R78

中国国家版本馆CIP数据核字第2024R91R91号

口腔科疾病诊断与治疗新进展

KOUQIANGKE JIBING ZHENDUAN YU ZHILIAO XINJINZHAN

主　　编　马萌萌　王婷婷　高　萃　韩蒙蒙　于　倩　蒋芳芳
责任编辑　陈兆红
封面设计　宗　宁
出　　版　黑龙江科学技术出版社
　　　　　地址：哈尔滨市南岗区公安街70-2号　邮编：150007
　　　　　电话：（0451）53642106　传真：（0451）53642143
　　　　　网址：www.lkcbs.cn
发　　行　全国新华书店
印　　刷　黑龙江龙江传媒有限责任公司
开　　本　787 mm×1092 mm　1/16
印　　张　23.25
字　　数　586千字
版　　次　2024年7月第1版
印　　次　2024年7月第1次印刷
书　　号　ISBN 978-7-5719-2477-5
定　　价　198.00元

前言
Foreword

口腔疾病与全身健康息息相关，它可直接或间接影响全身健康。压力及一些不良的饮食习惯，致使人们出现了越来越多的口腔疾病，对口腔医学的需求越来越高。口腔医学是应用现代生物学、基础医学、临床医学、工程学及其他自然科学的理论和技术，研究牙齿及其周围口腔颌面部软、硬组织的发生与发育，以及疾病的病因病理、发病机制、诊断与治疗等的临床医学科学。虽然，口腔医学是一门临床学科，但其在临床专业中是一门比较独立的分支学科，有着自己完整的理论体系和操作技巧。当代医学科学技术的进步，推动了新设备、新技术的出现并进一步促进了口腔医学的发展，改变了传统的诊疗方式，扩展了原有的诊疗范围，有效提高了疾病的诊断率与治愈率，使口腔医学进入了新时代。因此，为了及时普及最新的研究治疗成果，丰富口腔科临床医师的治疗技术和治疗手段，我们总结自身多年的临床工作经验，参考国内外大量最新的文献资料，编撰了《口腔科疾病诊断与治疗新进展》一书。

本书构思新颖，框架统一。首先，本书简单介绍了口腔颌面部的组织学、口腔的微生物学、口腔疾病的常见症状；然后，详细地论述了牙体牙髓病、牙周疾病、口腔黏膜病、口腔颌面部感染、口腔颌面部神经疾病、口腔颌面部损伤、口腔颌面部肿瘤等内容。书中把一些常见口腔疾病用图表的方式描绘出来，再辅以简明扼要的文字解说，以更加直观的方式加深读者对口腔疾病的认识，起到了事半功倍的效果。本书紧扣临床实际，条理清晰、涵盖面广，适合各级医院口腔科医师参考阅读。

在编写过程中，我们所有编写人员都竭尽所能，力求准确，深入浅出，并写出新意。但由于编写经验和学识水平有限，加之口腔医学知识发展日新月异，故书中存在的不足之处，敬请读者批评指正。

《口腔科疾病诊断与治疗新进展》编委会
2024 年 3 月

目 录
Contents

第一章
口腔颌面部的组织学

第一节　牙　体　组　织

牙体组织由釉质、牙本质、牙骨质和牙髓构成。釉质为特化的上皮组织,而牙本质、牙骨质和牙髓则属于结缔组织。

一、釉质

釉质为覆盖于牙冠部表面的一层硬组织。在切牙的切缘处厚 2 mm,磨牙的牙尖处厚 2.5 mm,向牙颈部则逐渐变薄。釉质外观呈乳白色或淡黄色,矿化程度越高,釉质越透明,其深部牙本质的黄色易透过而呈淡黄色;矿化程度低,则釉质透明度差,牙本质颜色不能透过而呈乳白色。乳牙釉质矿化程度比恒牙低,故呈乳白色。

（一）理化特性

釉质是人体中最硬的组织。

釉质中无机物占总重量的 $96\%\sim97\%$,主要由含钙离子（Ca^{2+}）、磷离子（P^{3-}）的磷灰石晶体和少量的其他磷酸盐晶体等组成。釉质晶体相似于羟基磷灰石$[Ca_{10}(PO_4)_6(OH)_2]$晶体,是含有较多 HCO_3^- 的生物磷灰石晶体。釉质中还含有一些 Cl^-、Na^+、Mg^{2+}、Sr^{2+}、Zn^{2+}、Pb^{2+} 等杂质元素,并存在 Ca^{2+} 空位,使釉质的磷灰石晶体结构变得不稳定。而 F^- 的存在,使磷灰石晶体内的钙三角结构变得紧凑,稳定性加强,因而增强了对酸的抵抗能力。

釉质中的有机物占总重量的 1% 以下。釉质细胞外基质蛋白主要有釉原蛋白、非釉原蛋白和蛋白酶三大类。

釉原蛋白在晶体成核、晶体生长方向和速度调控上发挥重要作用,在釉质发育分泌期达 90% ,主要分布于晶体间隙,成熟釉质中基本消失。

非釉原蛋白包括釉蛋白、成釉蛋白和釉丛蛋白等,与羟基磷灰石有很强的亲和性,存在于釉质分泌早期至成熟后期的柱鞘、釉丛等部位,具有促进晶体成核、调控晶体生长的作用。

釉基质蛋白酶包括金属蛋白酶和丝氨酸蛋白酶等。主要参与釉原蛋白和非釉原蛋白分泌后的修饰与剪接,而丝氨酸蛋白酶主要分解釉质成熟期晶体之间的釉原蛋白,为釉质晶体的进一步生长提供空间。

(二)组织学特点

1.釉柱

釉柱是细长的柱状结构,起自釉质牙本质界,贯穿釉质全层而达牙表面。在窝沟处,釉柱由釉质牙本质界向窝沟底部集中,呈放射状;近牙颈部,釉柱排列几乎呈水平状。釉柱近表面 1/3 较直,而内 2/3 弯曲,在牙切缘及牙尖处绞绕、弯曲更为明显,称为绞釉。

釉柱直径平均为 $4\sim6~\mu m$。纵剖面可见有规律间隔的横纹,横纹之间的距离为 $4~\mu m$,与釉质发育期间基质节律性的沉积有关。横剖面呈鱼鳞状,电镜观察呈球拍样,有一个近圆形、较大的头部和一个较细长的尾部。头部朝咬合面方向,尾部朝牙颈方向。相邻釉柱以头尾相嵌的形式排列。

电镜观察,釉柱由呈一定排列方向的扁六棱柱形晶体组成。晶体宽 $40\sim90~nm$,厚 $20\sim30~nm$,长度 $160\sim1~000~nm$。这些晶体在釉柱头部互相平行排列。它们的长轴(C 轴)平行于釉柱的长轴,而从颈部向尾部移动时,晶体长轴的取向逐渐与长轴成一角度,至尾部已与釉柱长轴呈 $65°\sim70°$ 的倾斜。在一个釉柱尾部与相邻釉柱头部的两组晶体相交处呈现参差不齐的增宽了的间隙,称为釉柱间隙,构成了釉柱头部清晰、弧形的边界,即所谓的釉柱鞘。

2.施雷格线

用落射光观察牙纵向磨片时,可见宽度不等的明暗相间带,分布在釉质的内 4/5 处,改变入射光角度可使明暗带发生变化,这些明暗带称为施雷格线。这是由于规则性的釉柱排列方向改变而产生的折光现象。

3.无釉柱釉质

近釉质牙本质界最先形成的釉质、多数乳牙和恒牙表层 $30~\mu m$ 厚的釉质均看不到釉柱结构,晶体相互平行排列,称为无釉柱釉质。位于釉质牙本质界处者,可能是成釉细胞在最初分泌釉质时托姆斯突尚未形成;而表层的无釉柱釉质可能是成釉细胞分泌活动停止及托姆斯突退缩所致。

4.釉质生长线

釉质生长线又称芮氏线,低倍镜观察釉质磨片时,此线呈深褐色。在纵向磨片中的牙尖部呈环形排列包绕牙尖,近牙颈处渐呈斜行线。在横磨片中,生长线呈同心环状排列。为釉质周期性的生长速率改变所形成的间歇线。其宽度和间距因发育状况变化而不等。

乳牙和第一恒磨牙的磨片上,常见一条加重的生长线。这是由于乳牙和第一恒磨牙的釉质部分形成于胎儿期,部分形成于小儿出生以后。当小儿出生后,由于环境及营养的变化,该部位的釉质发育一度受到干扰,特称其为新生线。

5.釉板

釉板是一薄层板状结构,垂直于牙面,或停止在釉质内,或达釉质牙本质界,甚至伸到牙本质内,磨片观察呈裂隙状结构。可能是在釉质发育时期,某些釉柱排列急剧变化或矿化差异而发生应力改变的结果。该处的基质钙化不全,并含有大量釉质蛋白。

釉板内含有较多有机物,可成为致病菌侵入的途径。特别是在窝沟底部及牙邻面的釉板,是龋发展的有利通道。但绝大多数釉板是无害的,而且也可以因唾液中矿物盐的沉积而发生再矿化。

6.釉丛

釉丛起自釉质牙本质界,向牙表面方向散开,呈草丛状,其高度为釉质厚度的 $1/5\sim1/4$。釉丛是一部分矿化较差而蛋白含量相对较高的釉柱在不同平面及不同方向重叠投射形成的丛状影像。

7.釉梭

釉梭是位于釉质牙本质交界处的纺锤状结构,在牙尖部较多见。其形成与成牙本质细胞胞质突的末端膨大穿过釉质牙本质界包埋在釉质中有关。

8.釉质牙本质界

釉质和牙本质的交界不是一条直线,而是由许多小弧形线相连而成。从三维的角度来看,釉质牙本质界是由许许多多紧挨着的圆弧形小凹构成,小凹突向牙本质,而凹面与成釉细胞托姆斯突的形态相吻合。

(三)临床意义

随着年龄的增长,有机物等进入釉质使其颜色变深而通透性下降,釉质代谢减缓。如牙髓发生坏死,釉质的代谢将进一步受到影响,釉质失去正常的光泽,变为灰黑色,质变脆,易碎裂。

临床上常用氟化物来预防釉质龋的发生。这是因为氟离子进入磷灰石晶体中,将与 HCO_3^- 和 OH^- 等发生置换,使釉质的晶体结构变得更为稳定,从而可增强釉质的抗龋能力。

在釉质的咬合面,有小的点隙和狭长的裂隙。剖面观,这些裂隙形状不一,大多窄而长。有的较浅,开放呈漏斗状或口小底大,深度可达釉质深部。裂隙的直径或宽度一般为 $15\sim75\ \mu m$,探针不能探入。由于点隙裂沟内细菌和食物残渣较易滞留而不易清洁,故常成为龋的始发部位。且一旦发生龋,则很快向深部扩展,因此早期封闭这些点隙裂沟,对龋的预防有一定帮助。随着年龄的增长,点隙裂沟可逐渐磨平,该部位龋的发生率也趋于下降。

绞釉的排列方式可增强釉质的抗剪切强度,咀嚼时不易被劈裂。手术时如需劈裂釉质,施力方向必须尽量与釉柱排列方向一致。在治疗龋齿制备洞形时,不宜保留失去牙本质支持的悬空釉柱,否则,充填后当牙受到压力时,这种薄而悬空的釉质易碎裂,使窝洞边缘产生裂缝,引起继发龋。

釉质表面酸蚀是临床上进行树脂修复、点隙裂沟封闭或矫正时带环粘固前的重要步骤。通过酸蚀使釉质无机磷灰石部分溶解而形成蜂窝状的粗糙表面,以增加固位力。釉质表面的溶解与釉柱和晶体的排列方向有关,因此,在对无釉柱釉质,尤其是乳牙进行酸蚀处理时,应适当延长酸蚀时间。

二、牙本质

牙本质是构成牙主体的硬组织,冠部表面覆盖釉质,而根部覆盖牙骨质。牙本质围成的腔隙充满牙髓组织。牙本质和牙髓由于其胚胎发生和功能上的密切关系,常合称为牙髓-牙本质复合体。

(一)理化特性

牙本质的硬度比釉质低,比骨组织稍高。牙本质具有一定的弹性,因而为硬而易碎的釉质提供了良好的缓冲环境。由于牙本质组织结构的多孔性,因而具有良好的渗透能力,组织液和局部微环境中的许多液体和离子可渗入牙本质。其无机物占重量的 70%,有机物为 20%,水为 10%。无机物主要为磷灰石晶体,但比釉质中的小,而与骨和牙骨质中的相似。有机物中,胶原蛋白(主要为Ⅰ型胶原蛋白)占 18%,此外还有牙本质涎磷蛋白(包含牙本质磷蛋白和牙本质涎蛋白)、牙本质基质蛋白1以及氨基多糖等。

(二)组织学特点

1.牙本质小管

牙本质小管为贯通牙本质全层的管状结构,充满组织液和成牙本质细胞突起。牙本质小管自牙髓表面向釉质牙本质界呈放射状排列。在牙尖部及根尖部小管较直,而在牙颈部则弯曲呈"～"形,近牙髓端凸出,弯向根尖方向。小管近牙髓一端较粗,直径为 $3\sim4~\mu m$,近表面处为 $1~\mu m$,且排列稀疏。因此,牙本质在近髓侧和近表面侧每单位面积内小管数目之比为 $4:1$。

牙本质小管自牙髓端伸向表面,沿途分出许多侧支,并与邻近小管的侧支互相吻合。牙根部牙本质小管的分支数目比冠部者多。

2.成牙本质细胞突起

成牙本质细胞突起是成牙本质细胞的原浆突,细胞体位于髓腔的近牙本质侧,呈整齐的单层排列。成牙本质细胞突起伸入牙本质小管内,整个行程中分出细的小支伸入小管的分支内,并与邻近的突起分支相联系。

细胞质突的内含物很少,主要有微管(直径 $20\sim25~nm$)、微丝(直径 $5\sim7~nm$)及一些致密体,偶见线粒体和小泡,而无核糖体和内质网。

成牙本质细胞突起和牙本质小管之间有一小的空隙,称为成牙本质细胞突周间隙。间隙内含组织液和少量有机物,是牙本质物质交换的主要场所。

牙本质小管的内壁衬有一层薄的有机膜,称为限制板,含有较高的氨基多糖,可调节和阻止牙本质小管矿化。

3.细胞间质

牙本质的细胞间质大部分为矿化的间质,其中有细小的胶原纤维,主要为Ⅰ型胶原。纤维的排列大部分与牙本质小管垂直而与牙表面平行,彼此交织成网状。

细胞间质中的磷灰石晶体比釉质中的小,长 $20\sim100~nm$,宽 $2\sim35~nm$,呈针状或板状。沉积于基质内,其长轴与胶原纤维平行。

牙本质的矿化并不是均匀的,在不同区域因其矿化差异而有着特定的名称。

(1)管周牙本质:光镜观察牙本质的横剖磨片时,可清楚地见到围绕成牙本质细胞突起的间质与其余部分不同,呈环形的透明带,称为管周牙本质,它构成牙本质小管的壁。管周牙本质矿化程度高,含胶原纤维极少。

(2)管间牙本质:位于管周牙本质之间。其内胶原纤维较多,基本上为Ⅰ型胶原蛋白,围绕小管呈网状交织排列,并与小管垂直,其矿化较管周牙本质低。

(3)球间牙本质:牙本质的钙化主要是球形钙化,由很多钙质小球融合而成。在牙本质钙化不良时,钙质小球之间遗留一些未被钙化的间质,此未钙化的区域称为球间牙本质。其中仍有牙本质小管通过,但没有管周牙本质结构。主要见于牙冠部近釉质牙本质界处,沿牙的生长线分布,大小、形态不规则,其边缘呈凹形,很像许多相接球体之间的空隙。

(4)生长线:是一些与牙本质小管垂直的间歇线纹。它表示牙本质的发育和形成速率是周期性变化的。牙本质的形成从牙尖的釉质牙本质界开始,有规律地成层进行。生长线有节律性的间隔即为每天牙本质沉积的厚度,为 $4\sim8~\mu m$。如发育期间遇到障碍,则形成加重的生长线,特称为欧文线。在乳牙和第一恒磨牙,其牙本质因部分形成于出生前,部分形成于出生后,两者之间有一条明显的生长线,即新生线。

(5)托姆斯颗粒层:在牙纵剖磨片中,根部牙本质透明层的内侧有一层颗粒状的未矿化区,称托姆斯颗粒层。有人认为是成牙本质细胞突起末端的膨大,或为末端扭曲所致;也有人认为是矿化不全所致。

(6)前期牙本质:牙本质的形成是一有序的过程,即成牙本质细胞分泌基质并进一步发生矿化。由于牙本质在一生中始终在形成,因此,在成牙本质细胞和矿化牙本质之间总是有一层尚未矿化的牙本质存在,称为前期牙本质。前期牙本质一般厚 $10 \sim 12~\mu m$。发育完成的牙较正在发育的牙其牙本质形成慢,所以前者的前期牙本质较后者薄。

在生理情况下,按牙本质形成时期的不同,可将其分为原发性牙本质和继发性牙本质。

原发性牙本质是指牙发育过程中形成的牙本质,它构成了牙本质的主体。最先形成的紧靠釉质和牙骨质的一层原发性牙本质,其基质胶原纤维主要为未完全分化的成牙本质细胞分泌的科尔夫纤维,胶原纤维的排列与小管平行,镜下呈现不同的外观。在冠部者称罩牙本质,厚 $15 \sim 20~\mu m$;在根部者称透明层,厚 $5 \sim 10~\mu m$。在罩牙本质和透明层内侧的牙本质称为髓周牙本质。

继发性牙本质是指牙发育至根尖孔形成后,一生中仍继续不断形成的牙本质。继发性牙本质在本质上是一种牙本质的增龄性改变,其形成的速度较慢。由于髓周牙本质不断增厚,髓腔缩小,使成牙本质细胞和突起的轴心位置发生轻度偏斜,结果形成的继发性牙本质小管方向稍呈水平,使其与牙发育期所形成的原发性牙本质之间有一明显的分界线。继发性牙本质形成于牙本质的整个髓腔表面,但在各个部位其分布并不均匀。在磨牙和前磨牙中,髓腔顶和底部的继发性牙本质比侧壁的厚。

(三)牙本质的反应性变化

咀嚼、刷牙等机械性摩擦常可造成牙本质组织的缺损,称为磨损,主要见于恒牙牙尖及切缘、邻面接触点和唇侧牙颈部。因牙颈部的磨损呈楔形,故特称为楔状缺损。发生于牙硬组织的龋,也可造成牙本质结构的破坏。牙髓-牙本质复合体内存在牙本质的母体细胞,因此可形成一系列防御和/或反应性变化。这类变化首先导致修复性牙本质的形成,并可引起牙本质小管和牙本质基质的一系列改变。

1.修复性牙本质

修复性牙本质也称第三期牙本质或反应性牙本质。当釉质表面因磨损、酸蚀、龋等遭受破坏时,其深部牙本质暴露,成牙本质细胞受到程度不等的刺激,并部分发生变性。牙髓深层的未分化细胞可移向该处,取代变性细胞而分化为成牙本质细胞,并与尚有功能的成牙本质细胞共同分泌牙本质基质,继而矿化,形成修复性牙本质。修复性牙本质中牙本质小管的数目大大减少,同时小管明显弯曲,甚至仅含少数小管或不含小管。由于刺激沿着牙本质小管传导,修复性牙本质仅沉积在受刺激牙本质小管相对应的髓腔侧。修复性牙本质与原发性牙本质或继发性牙本质之间常由一条着色较深的线所分隔。

在修复性牙本质形成过程中,成牙本质细胞常包埋在形成很快的间质中,以后这些细胞变性,在该处遗留一空隙,很像骨组织,故又称之为骨样牙本质。

2.透明牙本质

透明牙本质又称为硬化性牙本质,牙本质在受到磨损和较缓慢发展的龋刺激后,除了形成修复性牙本质外,还可引起牙本质小管内成牙本质细胞突起发生变性,变性后有矿物盐沉着而矿化封闭小管,这样可阻止外界的刺激传入牙髓,同时,其管周的胶原纤维也可发生变性。其小管和周围间质的折光率没有明显差异,故在磨片上呈透明状而称之为透明牙本质。

3.死区

死区是牙因磨损、酸蚀或龋等较重的刺激,使小管内的成牙本质细胞突起逐渐变性、分解,小管内充满空气所致。光镜下观察,这部分牙本质呈黑色,称为死区。此区的敏感度减低,常见于狭窄的髓角,因该处成牙本质细胞拥挤。死区的周缘常有透明牙本质围绕,其近髓端则可见修复性牙本质。

(四)神经分布及感觉

牙本质对外界机械、温度和化学等刺激有明显的反应,特别是在釉质牙本质界和近髓处尤为敏感。由于组织学研究方法上的限制,目前对牙本质中的神经分布意见尚未统一。肯定的是,在前期牙本质和靠近牙髓的矿化牙本质中成牙本质细胞突起周围的间隙有神经纤维存在。关于牙本质痛觉的传递有下列学说。

1.神经传导学说

认为刺激直接作用于牙本质小管内的神经末梢并传导至中枢。

2.转导学说

认为成牙本质细胞是一个受体,感觉可以从釉质牙本质界通过成牙本质细胞突起至细胞体部,细胞体与神经末梢紧密相连,得以传导至中枢。

3.流体动力学说

认为牙本质小管内有液体,这种液体对外来的刺激有机械性反应。当牙本质内的液体受到冷刺激时,由内向外流,而受到热刺激时则由外向内流,这种液体的流动引起了成牙本质细胞及其突起的舒张或压缩,从而影响其周围的神经末梢。

三、牙骨质

牙骨质是覆盖于牙根表面的一层硬结缔组织,色淡黄。牙骨质在近牙颈部较薄,为 $20\sim50~\mu m$,在根尖和磨牙根分叉处较厚,为 $150\sim200~\mu m$。牙骨质是维系牙和牙周组织联系的重要结构。

(一)理化特性

牙骨质与骨组织的组成相类似,但其硬度较骨和牙本质低,所含无机盐占其重量的 $45\%\sim50\%$,有机物和水占 $50\%\sim55\%$。无机盐与釉质、牙本质中的一样,以钙、磷离子为主,并主要以磷灰石的形式存在。此外,牙骨质中含有多种微量元素,氟的含量较其他矿化组织多,并以表面为著,且随着年龄增长而增高。有机物主要为胶原和蛋白多糖。

(二)组织学特点

牙骨质的组织学结构与骨密质相似,由细胞和矿化的细胞间质组成。细胞位于陷窝内,并有增生沉积线。但不同于骨的是牙骨质中无哈弗管,也无血管和神经。

根据牙骨质间质中有无细胞,一般将牙骨质组织分为无细胞牙骨质和细胞牙骨质。无细胞牙骨质紧贴于牙本质表面,主要由牙骨质层板构成而无细胞,分布于自牙颈部至近根尖 1/3 处,牙颈部往往全部由无细胞牙骨质所占据。细胞牙骨质常位于无细胞牙骨质的表面,但在根尖部1/3 可以全部为细胞牙骨质。细胞牙骨质和无细胞牙骨质也可以交替排列。

1.细胞

参与牙骨质组成的细胞称为牙骨质细胞,位于牙骨质基质内。细胞体积较小,表面有许多细小的细胞质突起向牙周膜方向伸展,借以从牙周膜吸取营养,邻近的牙骨质细胞突起可相互吻合。细胞在间质中占据的空间称为陷窝,突起占据的空隙称小管。在磨片中由于细胞破坏、消失,故镜下所见为陷窝与小管。更深部的细胞则因营养吸收困难而明显变性或消失,陷窝也可变泡。

2.细胞间质

(1)纤维:主要由成牙骨质细胞和牙周膜成纤维细胞产生的胶原纤维所构成。前者纤维排列与牙根表面平行,后者又称为穿通纤维或沙比纤维,与牙根表面垂直并穿插于其中。细胞牙骨质内的纤维多半由成牙骨质细胞分泌,而无细胞牙骨质的纤维则主要由成纤维细胞产生。

(2)基质:主要由蛋白多糖和矿物质组成,后者以磷灰石晶体的形式沉积在胶原纤维上,形成钙化的基质。由于牙骨质的形成是持续而有节律性的,故呈现层板状结构,层板之间为生长线间隔。牙骨质表面有一层刚形成尚未钙化的牙骨质,即类牙骨质。

3.釉质牙骨质界

釉质和牙骨质在牙颈部相接,其相接处有 3 种不同情况:有 60% 是牙骨质少许覆盖在釉质表面;30% 是釉质和牙骨质端-端相接;还有 10% 是两者不相接,该处牙本质暴露,为牙龈所覆盖。

4.牙本质牙骨质界

牙本质和牙骨质是紧密结合的,光镜下呈现一较平坦的界限,但电镜下可见该处牙本质和牙骨质的胶原纤维互相缠绕。

(三)生物学特性及功能

生理情况下,牙骨质不像骨组织可以不断地改建和重塑,且牙骨质较固有牙槽骨具有更强的抗吸收能力,这些是临床正畸治疗时牙移动的基础。当牙周膜纤维因适应牙功能的需要而发生改变和更替时,牙骨质则通过不断的增生沉积而形成继发性牙骨质,从而使新的牙周膜纤维重新附着于牙根。当牙的切缘与咬合面受到磨损时,也可通过根尖部继发性牙骨质的形成而得到一定补偿。当牙根表面有小范围的病理性吸收或牙骨质折裂时,均可由于继发性牙骨质沉积而得到修复。在牙髓和根尖周病治疗后,牙骨质能新生并覆盖根尖孔,重建牙体与牙周的连接关系。在新形成的牙骨质与原有吸收区的牙骨质之间有一深染的分界线。在生理及病理情况下,如乳恒牙交替或根尖有炎症和创伤时,可导致牙骨质吸收,这种吸收甚至还可波及牙本质。

四、牙髓

(一)组织学特点

牙髓是来源于外胚层间叶组织的一种疏松结缔组织,它包含有细胞(成牙本质细胞、成纤维细胞、未分化的间叶细胞等)、纤维、神经、血管、淋巴管和其他细胞外基质。组织学上,牙髓可分为 4 层:①靠近牙本质的成牙本质细胞层;②紧接着成牙本质细胞层、细胞相对较少的无细胞层,或称 Weil 层,此层在牙冠部较明显;③无细胞层内侧细胞密集,称多细胞层;④牙髓中央区细胞分布比较均匀,称为髓核,含丰富的血管和神经。

1.细胞

(1)成牙本质细胞:是位于牙髓周围紧接前期牙本质排列的一层细胞,呈柱状。核卵圆形,位于细胞基底部。细胞顶端有一细长的突起伸入牙本质小管内。牙髓中成牙本质细胞的形状并不完全一致,在冠部为较高的柱状细胞,反映了细胞的高活性状态;在牙根中部逐渐变为立方形细胞;接近根尖部的成牙本质细胞为扁平状,呈现相对休止状态。

电镜观察:在靠近细胞核的基底部有粗面内质网和高尔基复合体,而顶部细胞质内粗面内质网丰富。在牙本质形成活跃期,细胞内高尔基复合体显著,粗面内质网丰富,线粒体遍布于细胞质内。成牙本质细胞体之间有缝隙连接、紧密连接和中间连接等结构。

(2)成纤维细胞:是牙髓中的主要细胞,故又称为牙髓细胞。呈星形,有胞质突起互相连接,核染色深,细胞质淡染、均匀。电镜观察见有丰富的粗面内质网和线粒体以及发达的高尔基复合体等,说明它有活跃的合成胶原的功能。随着年龄的增长,牙髓成纤维细胞数量减少,形态呈扁平梭形,细胞器减少,表现为合成和分泌功能下降。幼稚的成纤维细胞受到某些刺激后可分化为成牙本质细胞。

(3)组织细胞和未分化间充质细胞:这些细胞通常位于小血管及毛细血管周围。组织细胞或吞噬细胞的形态不规则,有短而钝的突起,细胞核小而圆,染色深。在活体染色中,可见其细胞质内有染料颗粒。

未分化的间充质细胞比成纤维细胞小,但形态相似,有不明显的细胞质突。在受到刺激时,它可分化成结缔组织中任何一种类型的细胞。在炎症时它可形成巨噬细胞。当成牙本质细胞消失时,它可以移向牙本质壁,分化为成牙本质细胞,形成修复性牙本质。

2.纤维

主要是胶原纤维和嗜银纤维,而弹性纤维仅存在于较大的血管壁。牙髓中的胶原纤维主要由Ⅰ型和Ⅲ型纤维以55%:45%的比例所组成,交织成网状。随着年龄的增加,胶原纤维的量逐渐增加,但其构成比则基本保持不变。嗜银纤维即网状纤维,为纤细的纤维,主要构成也是Ⅲ型胶原蛋白,分布于牙髓细胞之间。在通常的HE染色中不能显示,只有在应用银染色时才能显示黑色。

3.基质

基质是致密的胶样物,呈颗粒状和细丝状,主要成分是蛋白多糖复合物和糖蛋白。前者的多糖部分主要为氨基多糖,在发育早期还含有丰富的硫酸软骨素A、软骨素B和透明质酸。而后者则主要为纤维粘连蛋白和细胞外粘连蛋白等。

4.血管

血管来自牙槽动脉的分支,经根尖孔进入牙髓后称为牙髓动脉,沿牙髓中轴前进,途中分出小支,最后在成牙本质细胞层下方形成一稠密的毛细血管丛。然后,毛细血管后静脉汇成牙髓静脉,与牙髓动脉伴行,出根尖孔转为牙槽静脉。牙髓和牙周膜的血管除通过根尖孔交通外,尚可通过一些副根管相通。

5.神经

神经来自牙槽神经的分支,伴同名血管自根尖孔进入牙髓,并逐渐分成很多更细的分支。髓室内神经纤维分散呈放射状,近多细胞层处形成神经网,称为神经壁层或Raschkow丛。自此层神经轴突通过多细胞层、无细胞层和成牙本质细胞层,止于牙髓牙本质交界处的成牙本质细胞突起之间或牙本质小管内。神经末梢呈圆形或椭圆形膨大,与成牙本质细胞紧密相接,具有感受器的功能。牙髓内的神经大多数是有髓神经,传导痛觉;少数为无髓神经,系交感神经,可调节血管的收缩和舒张。

(二)临床意义

在牙发育完成,即根尖孔形成以后,随着年龄的增长和生理或病理性刺激,继发性牙本质和/或修复性牙本质等不断形成,可使髓腔逐渐缩小。同时,牙髓组织中的细胞成分逐渐减少,纤维成分增多,牙髓活力降低,出现退行性改变。

牙髓借成牙本质细胞突起与外界有着密切的联系。任何物理和化学的刺激加到牙本质表面时,与该部位相应的牙髓组织必然发生反应。慢性、较弱的刺激可引起修复性牙本质形成,并可部分造成牙髓组织的各类退行性变;刺激强烈可导致炎症反应。当牙髓发生炎症时,由于牙髓内的血管壁薄,易于扩张、充血及渗出,使髓腔内压力增大,而四周又为坚硬的牙本质壁所包围,无法相应扩张以减轻压力,牙髓神经末梢受压而产生剧烈疼痛。

牙髓内的神经在受到外界刺激后,常反映为痛觉,而不能区分冷、热、压力及化学变化等不同感受。原因是牙髓缺乏对这些刺激的感受器。此外,牙髓神经还缺乏定位能力,故牙髓炎患者往往不能准确指出牙痛的部位。

牙髓是结缔组织,有修复再生的能力。但由于牙髓的解剖条件所限,其修复再生能力是有限的。当牙髓受到非感染性的较轻损伤时,修复一般是良好的。对于新鲜暴露的牙髓,经适当临床治疗后,可形成牙本质桥。当牙髓由于感染而发生炎症时,完全的修复性再生是困难的。

(马萌萌)

第二节 牙周组织

一、牙龈

牙龈是口腔黏膜的一部分,由上皮层和固有层构成,无黏膜下层。

(一)各部位上皮的组织学特点

1.牙龈上皮

牙龈上皮是暴露于口腔的部分,为复层扁平上皮,表面多为不全角化。上皮钉突多而细长,较深地插入固有层中,使上皮与深层组织牢固连接。上皮基底细胞生长活跃,偶见黑色素细胞,或含有黑色素颗粒,所以牙龈有时出现黑色斑块。

2.龈沟上皮

牙龈上皮在游离龈的边缘,转向内侧覆盖龈沟壁,形成龈沟上皮。为复层扁平上皮,无角化,有上皮钉突,与结合上皮有明显分界。龈沟上皮易受外力而破裂。上皮下结缔组织中常见不同程度的白细胞浸润。

3.结合上皮

结合上皮是牙龈上皮附着在牙表面的一条带状上皮,从龈沟底开始,向根尖方向附着在釉质或牙骨质的表面。结合上皮是无角化的鳞状上皮,在龈沟底部含15～30层细胞,向根尖方向逐渐变薄,含3～4层细胞。无上皮钉突。但如受到刺激,可见上皮钉突增生,伸入结缔组织中。

电镜观察:结合上皮细胞质中张力细丝较少,细胞间的桥粒比牙龈其他区域的上皮细胞少,细胞外间隙增大。能使牙龈结缔组织中的炎细胞、单核细胞、大分子物质和整个细胞移动到龈沟中。在龈沟底部的细胞中溶酶体较多,显示磷酸酶的活力较强。

结合上皮细胞在牙表面产生一种基板样物质(包括透明板和密板),并通过半桥粒附着在这些物质上,使结合上皮紧密附着在牙面上。

结合上皮紧密附着于牙表面,任何手术,例如,牙周洁治或制作修复体等,都不应损伤结合上皮,以免上皮与牙的附着关系被破坏。

(二)牙龈固有层的组织学特点

牙龈固有层由致密结缔组织构成。高而长的结缔组织乳头使局部上皮隆起,隆起部分之间的凹陷处,相当于细长的上皮钉突,上皮钉突的表面形成浅凹,即为点彩。

固有层含有丰富的胶原纤维,并直接附着于牙槽骨和牙颈部,使牙龈与深部组织稳固贴附。只有少量的弹性纤维分布在血管壁。其中胶原纤维束呈各种方向排列。

1.龈牙组

自牙颈部牙骨质向牙冠方向散开,止于游离龈和附着龈的固有层,广泛分布于牙龈固有层中,是牙龈纤维中最多的一组。主要是牵引牙龈使其与牙紧密结合。

2.牙槽龈组

自牙槽嵴向牙冠方向展开,穿过固有层止于游离龈和附着龈的固有层中。

3.环行组

位于牙颈周围的游离龈中,呈环行排列。纤维比其他组的细,常与邻近的其他纤维束缠绕在一起,有助于游离龈附着在牙上。

4.牙骨膜组

自牙颈部的牙骨质越过牙槽突外侧皮质骨骨膜,进入牙槽突、前庭肌和口底。

5.越隔组

横跨牙槽中隔,连接相邻两牙的纤维,只存在于牙邻面,起于结合上皮根方的牙骨质,呈水平方向越过牙槽嵴,止于邻牙相同部位。保持牙弓上相邻两牙的接触,阻止其分离。

牙龈没有黏膜下层,固有层含有多种细胞成分,主要是成纤维细胞,还有少量淋巴细胞、浆细胞和巨噬细胞等。

二、牙周膜

牙周膜由致密的结缔组织构成,环绕牙根,位于牙根和牙槽骨之间。牙周膜厚度为 0.15～0.38 mm,在根中 1/3 处最薄。牙周膜由细胞、基质和纤维组成,大量的胶原纤维将牙固定在牙槽窝内,并能抵抗和调节牙所承受的咀嚼压力,具有悬韧带的作用,又称牙周韧带。

(一)牙周膜中纤维的分布与功能

1.主纤维

牙周膜的纤维主要由胶原纤维和耐酸水解性纤维组成,其中胶原纤维数量最多,构成牙周膜的主要成分,主要是Ⅰ型胶原,少部分为Ⅲ型胶原。牙周膜中的胶原汇集成较大的纤维束,并有一定的排列方向,称为主纤维。主纤维束之间为疏松的纤维组织,称为间隙纤维,牙周膜血管和神经穿行其间。

主纤维分布在整个牙周间隙内,其一端埋入牙骨质,另一端埋入牙槽骨。埋在牙骨质和牙槽骨中的纤维称为穿通纤维或沙比纤维。

由于主纤维所在的部位和功能不同,其排列方向也不同。自牙颈向根尖可分为下列几组。

(1)牙槽嵴组:纤维起于牙槽嵴顶,呈放射状向牙冠方向走行,止于釉质牙骨质界下方的牙骨质。主要分布在牙的唇(颊)、舌(腭)侧,在邻面无此纤维。其功能是将牙向牙槽窝内牵引,对抗侧方力,保持牙直立。

（2）水平组：在牙槽嵴纤维的根方，呈水平方向分布，与牙弓的拾平面大致平行。一端埋入牙骨质，另一端埋入牙槽骨中，是维持牙直立的主要力量，并与牙槽嵴纤维共同对抗侧方力，防止牙侧方移动。

（3）斜行组：斜行组是牙周膜中数量最多、力量最强的一组纤维。纤维方向向根方倾斜45°，埋入牙槽骨的一端近牙颈部，附着牙骨质一端近根尖部，将牙悬吊在牙槽窝内。这种结构可将牙承受的咀嚼压力转变为牵引力，均匀地分散到牙槽骨上。在水平切面上，斜纤维的排列呈交织状，而不是直的放射状，这可限制牙的转动。

（4）根尖组：起于根尖区牙骨质，呈放射状止于根尖周围的牙槽骨，具有固定牙根尖的作用，保护进出根尖孔的血管和神经。

（5）根间组：只存在于多根牙，起自根分叉处的牙根间骨隔顶，止于根分叉区牙骨质，有防止牙根向冠方移动的作用。

当牙承受垂直压力时，除根尖区外，几乎全部纤维呈紧张状态，可担负较大拾力，而侧向压力仅使部分纤维呈紧张状态，这时易造成牙周纤维的损伤。

2.弹性纤维

在牙周膜中无成熟的弹性蛋白，但有两种不成熟的弹力纤维，即 Oxytalan 和 Eluanin 纤维。Oxytalan 纤维是一种耐酸纤维，仅能用组织化学染色方法显示出来。纤维止于根尖区的动、静脉和淋巴管壁，与神经也有关系。推测该纤维在咀嚼压力下可保持血流通畅。另外，在担负较大拾力的牙中，纤维粗大、数量多，可能还具有支持功能。

（二）牙周膜中细胞的种类、分布及功能

1.成纤维细胞

成纤维细胞是牙周膜中最多、功能最重要的细胞。光镜下观察，细胞核大，细胞质嗜碱性，细胞排列方向与纤维束的长轴平行。胶原纤维能被成纤维细胞吞噬进入小泡中，然后细胞质的溶酶体与小泡融合，产生胶原酶降解被吞噬的纤维。成纤维细胞也有发育很好的细胞骨架，主要是肌动蛋白，能使细胞移动和形状发生变化，以适应功能的需要。牙周膜中胶原纤维不断的改建是由成纤维细胞合成胶原和降解胶原来实现的。任何对成纤维细胞功能的破坏，都将导致牙支持组织的丧失。

2.成牙骨质细胞

分布在邻近牙骨质的牙周膜中，细胞扁平，细胞核圆或卵圆形。细胞平铺在根面上，在牙骨质形成时近似立方状。

3.上皮剩余

在牙周膜中，邻近牙根表面的纤维间隙中可见到小的上皮条索或上皮团，与牙根表面平行排列，也称 Malassez 上皮剩余。这是牙根发育期上皮根鞘残留下来的上皮细胞。光镜下观察，细胞较小，立方或卵圆形，细胞质少，嗜碱染色。平时上皮剩余呈静止状态，受到炎症刺激时可增殖，成为颌骨囊肿和牙源性肿瘤的来源。

4.成骨细胞和破骨细胞

在骨形成时，邻近牙槽骨表面有许多成骨细胞。形态立方状，细胞核大，核仁明显，细胞质嗜碱性，静止期的成骨细胞为梭形。牙槽骨发生吸收时，在骨吸收处出现蚕食状凹陷，称为 Howship 陷窝。破骨细胞是多核巨细胞，直径可达 $50\,\mu m$ 以上，细胞核数目不等，细胞质嗜酸性，位于吸收陷窝内。骨吸收停止时，破骨细胞即消失。当牙骨质吸收时，在吸收处也可见破骨细胞,亦称为破牙骨质细胞。

5.未分化间充质细胞

位于血管周围 5 μm 内的区域,是牙周膜中新生细胞的来源,这些细胞可进一步分化为成纤维细胞、成骨细胞和成牙骨质细胞。在牙周膜中,新生的细胞必须与死亡的或移动到牙周膜外的细胞保持平衡。

(三)血管、神经的分布

牙周膜含有丰富的血管,主要有三方面来源:①来自牙龈的血管;②来自上、下牙槽动脉分支进入牙槽骨,再通过筛状板进入牙周膜;③来自上、下牙槽动脉进入根尖孔前的分支。在牙颈区,牙周膜血管分支与邻近的牙龈血管分支吻合形成血管网。多方面来源的血管在牙周膜中互相吻合,形成树枝状的血管丛。因此在根尖切除或牙龈切除时不会影响牙周膜的血液供给。

牙周膜有丰富的神经,来自根尖区神经纤维,沿牙周膜向牙龈方向走行;来自牙槽骨内神经,穿过牙槽窝骨壁进入牙周膜后分为两支,分别向根尖和牙龈方向走行,并与来自根尖的神经纤维混合。在人的牙周膜中有 4 种神经末梢。①游离末梢:呈树枝样分支,沿牙根有规律地间隔分布,可延伸到成牙骨质细胞层中。每一末梢支配各自的区域,属于伤害感受器和机械感受器。②Ruffini末梢:为分布在根尖周围的神经末梢,类似 Ruffini 小体,呈树突状,末端伸入牙周膜纤维束中,属于机械感受器。③环状末梢:分布在牙周膜中央区,功能不清。④梭形末梢:与根尖有联系并由纤维膜包被。丰富的感受器使牙周膜感觉敏感,加于牙冠的轻微压力都可感觉到强度和方向,并能明确其牙位。

三、牙槽骨

牙槽骨是上、下颌骨包围和支持牙根的部分,又称牙槽突。容纳牙根的窝称为牙槽窝,牙槽窝在冠方的游离端称为牙槽嵴,两牙之间的牙槽突部分称牙槽中隔。牙槽骨的生长发育依赖于牙的功能性刺激,如果牙脱落,牙槽骨也就随之而萎缩。

(一)组织学特点

1.固有牙槽骨

固有牙槽骨衬于牙槽窝内壁,包绕牙根,与牙周膜相邻,在牙槽嵴处与外骨板相连。它是一层多孔的骨板,又称筛状板。牙周膜的血管和神经纤维穿过小孔进入骨髓腔。固有牙槽骨很薄,无骨小梁结构,在 X 线片上表现为围绕牙周膜外侧的一条白色阻射线,称为硬骨板。牙周膜发生炎症和外伤时,硬骨板首先消失。

组织学上,固有牙槽骨属于束骨,由含有粗大纤维的编织骨构成,其中包埋了大量的穿通纤维。邻近牙周膜侧,束骨呈板层排列,与牙槽窝壁平行,穿通纤维与骨板垂直。邻近骨髓侧,骨板由哈弗系统构成,其外周有几层骨板呈同心圆排列,内有神经和血管通过。

2.密质骨

密质骨是牙槽骨的外表部分,即颌骨内、外骨板延伸的部分。密质骨的厚度颇不一致,上颌牙槽骨的唇面,尤其前牙区密质骨很薄,有许多血管和神经穿过的滋养管,而舌侧增厚。在下颌骨则相反,密质骨比上颌厚而致密,小孔很少,所以施行局部麻醉时,在上颌前牙用局部浸润麻醉的效果比下颌好。通常下颌的密质骨,其舌(腭)侧骨板比颊侧骨板厚,但在磨牙区由于担负较大的咀嚼力,磨牙颊侧骨板也增厚。

密质骨表面为平行骨板,深部有致密的不同厚度的哈弗系统。

3.松质骨

松质骨由骨小梁和骨髓组成,位于密质骨和固有牙槽骨之间。由含细纤维的膜性骨组成,呈板层排列伴有哈弗系统,形成大的骨小梁。前牙区松质骨含量少,有时几乎仅有两层密质骨,甚至牙根唇面由于骨部分缺失而形成裂隙。后牙支持骨量多,骨小梁的粗细、数量和排列方向与所承担的咀嚼力密切相关。承受较大咀嚼力的区域,支持骨量增多,骨小梁粗大致密,骨髓间隙小;而无功能的牙或咀嚼力小的牙,则骨小梁细小,骨髓间隙大。骨小梁的排列方向一般与咬合力相适应,以最有效的排列方向抵抗外来的压力。如两牙间的骨小梁呈水平排列,而根尖周围的骨小梁为放射状排列,故能从各个方向支持牙。而无功能牙的周围,骨小梁排列无规律。松质骨中的骨髓在幼年时有造血功能,称为红骨髓;成年时含脂肪多,为黄骨髓。

(二)生物学特性

牙槽骨是高度可塑性组织。它不但随着牙的生长发育、脱落替换和咀嚼压力而变动,而且也随着牙的移动而不断地改建。牙槽骨具有受压吸收、受牵引增生的特性。一般情况下牙槽骨的吸收与新生保持动态平衡。临床上利用此特性叮使错殆畸形的牙得到矫正治疗。

在骨质新生时,成骨细胞排列在新骨周围。新骨的表面有一层刚形成尚未钙化的骨基质,称为类骨质。在骨吸收区,骨表面有蚕食状凹陷,凹陷处可见破骨细胞。

1.牙生理移动时牙槽骨的改建

牙为补偿殆面磨损而不断向殆面方向移动,并为补偿牙冠邻面磨损向近中方向移动,以此来维持上、下牙列及相邻牙的正常邻接关系和颌间距离。当牙在生理性移动时,牙槽骨不断进行吸收和增生,以此达到改建。

有的牙在失去对殆牙时,常发生显著的咬合移动。牙槽突也发生失用性萎缩,甚至成为牙周病的因素。为了防止邻牙倾斜和对颌牙伸长,缺失的牙应该及时修补。

2.牙槽骨的增龄变化

随着年龄的增长,牙槽嵴的高度减少,与身体其他骨一样可出现生理性的骨质疏松,骨密度逐渐减低,骨的吸收活动大于骨的形成。骨髓被脂肪代替,由红骨髓变为黄骨髓。光镜下见牙槽窝骨壁由光滑、含有丰富的细胞变为锯齿状,细胞数量减少,成骨能力明显降低,埋入的穿通纤维不均匀。

（于　倩）

第三节　口腔黏膜

一、口腔黏膜的基本结构

口腔黏膜的组织结构与皮肤相似,由上皮和固有层构成,其中,上皮相当于皮肤的表皮,固有层相当于皮肤的真皮;不同的是口腔黏膜无皮肤附属器。上皮借基膜与固有层相连,部分黏膜深部还有黏膜下层。

口腔黏膜上皮由角质形成细胞和非角质形成细胞组成,以角质形成细胞为主,为复层鳞状上皮。根据所在部位及功能的不同,可为角化或非角化鳞状上皮。

（一）角质形成细胞

有角化的鳞状上皮由 4 层细胞构成。

1.角化层

位于最表层,由数层排列紧密的细胞构成。细胞扁平,体积大。细胞器及细胞核消失,细胞质内充满角蛋白,HE 染色为均质嗜酸性物。细胞间桥消失。这种角化称正角化,如在硬腭;如果上述细胞中含有浓缩的未消失的细胞核,则称不全角化,如在牙龈。

2.粒层

位于角化层深面,由 2～3 层细胞组成。细胞质内含嗜碱性透明角质颗粒,染色深。细胞核浓缩。

3.棘层

位于粒层深部,由体积较大的多边形细胞组成。是上皮中层次最多的细胞,细胞核圆形或卵圆形,位于细胞中央,含 1～2 个核仁,细胞质常伸出许多小的棘刺状突起与相邻细胞相接,此突起称为细胞间桥。细胞间桥之间为迂回的细胞间腔隙,此腔隙在牙龈和硬腭上皮更大些,所以细胞间桥更明显。电镜下见细胞间桥的突起相接处为桥粒。此层细胞内蛋白质合成最活跃。

4.基底层

位于上皮的最深面,是一层立方形或矮柱状细胞,借基膜与固有层结缔组织相连。电镜下基底细胞与结缔组织相连接处形成半桥粒,附着在基板上。光镜下见细胞核呈圆形,染色深。基底细胞和邻近的棘层细胞有增殖能力,因此称为生发层。

非角化上皮由基底层、中间层和表层构成。基底细胞形态同角化上皮;中间层细胞相当于角化上皮的棘层,但细胞体积大,细胞间桥不明显,细胞质中张力细丝不成束;表层细胞扁平,有细胞核,细胞质含糖原,染色浅,张力细丝分散,细胞器少。

生发层细胞分裂增殖并不断向上皮表面移动,在移动过程中不断分化并发生形态变化,最后达到上皮表面并脱落于口腔中。在口腔黏膜上皮,细胞从基底层移动至角化层的时间为 10～14 天。正常情况下脱落的细胞数量与新生的细胞数量保持平衡,如果此平衡被打破,将产生上皮增生或萎缩性病变。在细胞从基底层向表面移动的过程中,细胞内不断合成蛋白质,其中很重要的一种是中间丝角蛋白,也称细胞角蛋白,是主要的细胞骨架蛋白,对维持细胞的形态起重要作用。

（二）非角质形成细胞

口腔黏膜上皮内还分布一些不参与上皮细胞增生和分化的非角质形成细胞,包括黑色素细胞、朗格汉斯细胞和梅克尔细胞。常规染色,它们的细胞质不着色,因此称为透明细胞。

1.黑色素细胞

位于口腔黏膜上皮的基底层。来自神经嵴细胞。光镜下细胞质透明,细胞核圆形或卵圆形。特殊染色见细胞质有树枝状突起伸入基底细胞或棘细胞之间。细胞质内含黑色素颗粒,并且经细胞突起排出,再进入邻近的角质形成细胞内。对银染色、多巴染色、S100 蛋白染色呈阳性反应。临床上,牙龈、硬腭、颊和舌常见黑色素沉着,也是黑色素性病变的好发部位。

2.朗格汉斯细胞

朗格汉斯细胞也是一种有树枝状突起的细胞。主要位于棘层、基底层,来自造血组织。常规染色细胞质透明,核深染,对多巴染色呈阴性反应。电镜下细胞质内有特殊的棒状或球拍样颗粒,称朗格汉斯颗粒或 Birbeck 颗粒,有单位膜包绕。此细胞与黏膜的免疫功能有关。

3.梅克尔细胞

梅克尔细胞位于基底层,常成群分布,可能来自神经嵴或上皮细胞。HE染色着色较角质形成细胞浅。电镜下一般无树枝状突起,细胞质内可见发达的高尔基复合体和小而圆的电子致密性膜被小泡,内含神经递质。这种细胞是一种压力或触觉感受细胞。

(三)上皮与结缔组织交界

口腔黏膜上皮与其深面的固有层结缔组织紧密结合。它们之间的交界面并不是一条直线,而是固有层结缔组织形成许多乳头状突起,上皮深面形成许多上皮嵴,两者紧密镶嵌在一起。

光镜下上皮和固有层之间有一膜状结构,称基底膜,厚 $1\sim4~\mu m$,PAS染色阳性。电镜下见基底膜由三部分组成。

1.透明板

厚 45 nm,紧邻上皮基底细胞,为电子密度小的板状结构。与基底细胞半桥粒相对应的区域电子密度较高。

2.密板

厚 50 nm,位于透明板深面,为颗粒状或细丝状物质。电子密度较高。

3.网板

较透明板和密板厚。紧邻固有层,电子密度较密板低。由相对纤细的半环形纤维构成,半环形纤维的两端埋入密板中,此纤维称为锚纤维。固有层的胶原纤维穿过锚纤维形成的环状空隙与密板紧密连接。

透明板和密板来自上皮细胞,统称基板,其主要成分是Ⅳ型胶原蛋白和层粘连蛋白;网板来自固有层,主要成分是Ⅶ型胶原蛋白。在类天疱疮,上皮和结缔组织在透明板处分离而形成上皮下疱。在癌前病变时,基底膜中的Ⅳ型胶原蛋白等成分也会发生改变,有利于癌变细胞向结缔组织浸润。

固有层由致密的结缔组织组成。其中伸入上皮部分的乳头称为乳头层,其余部分称为网状层。乳头层胶原纤维较细,排列疏松,乳头的长短依所在部位有所不同,在咀嚼黏膜较长,在被覆黏膜网状层较发达。血管和神经纤维通过网状层进入乳头层,形成毛细血管网和神经末梢,部分神经末梢可进入上皮内。固有层深面可有与之过渡的黏膜下层,或直接附着在骨膜上。固有层的基本细胞成分是成纤维细胞,有合成和更新纤维及基质的功能。除此之外还有组织细胞、未分化的间充质细胞、肥大细胞等。固有层的纤维主要是Ⅰ型胶原纤维,此外还有弹性纤维。基质为无定型物,主要成分是透明质酸、蛋白多糖和血清蛋白等。固有层对上皮细胞的分化具有调控作用。

二、口腔黏膜的分类及结构特点

口腔黏膜根据所在的部位和功能分为咀嚼黏膜、被覆黏膜和特殊黏膜。

(一)咀嚼黏膜

咀嚼黏膜包括牙龈和硬腭黏膜,在咀嚼时承受压力和摩擦。咀嚼黏膜的上皮有角化,正角化时有明显的粒层,不全角化时粒层不明显。棘层细胞间桥明显。固有层厚,乳头多而长,与上皮嵴呈指状镶嵌。胶原纤维束粗大并排列紧密。固有层深部或直接附着在骨膜上形成黏骨膜,或借黏膜下层与骨膜相连。咀嚼黏膜与深部组织附着牢固,不能移动。

腭由两部分组成,前2/3为硬腭,后1/3为软腭。硬腭黏膜呈浅粉红色。表面角化层较厚,以正角化为主。固有层具有上述咀嚼黏膜的特征。根据有无黏膜下层可将其分为牙龈区、中间区、脂肪区和腺区。牙龈区和中间区无黏膜下层,固有层与骨膜紧密相连,脂肪区和腺区有黏膜下层,其中有很多胶原纤维将脂肪和腺体分成若干大小不一、形状各异的小隔。腺区内的腺体与软腭的腺体连为一体,为纯黏液腺。

硬腭前方正中有切牙乳头。乳头的上皮下为致密的结缔组织,其中有退化的鼻腭管的口腔部分。这是一条盲管,长度不定,内衬假复层柱状上皮。上皮内还有许多杯状细胞,并有黏液腺开口于此管腔内。硬腭前方侧部有黏膜皱襞,称腭皱襞,其隆起部分由致密的结缔组织固有层组成。在中间区即腭中缝的固有层内有时可见上皮珠,在切牙乳头处更常见,细胞呈同心圆状排列,中央常发生角化,是腭突胚胎融合时留下的上皮残余。

硬腭黏膜与软腭黏膜相延续,两者有明显的分界。软腭黏膜无角化,固有层乳头少而短,黏膜下层疏松,含腭腺。

(二)被覆黏膜

口腔黏膜中除咀嚼黏膜和舌背黏膜以外者均称被覆黏膜。表面平滑,粉红色,无角化。固有层含胶原纤维、弹性纤维和网状纤维。胶原纤维束不如咀嚼黏膜者粗大,上皮与结缔组织交界比较平坦,结缔组织乳头较短粗。有较疏松的黏膜下层,被覆黏膜富有弹性,有一定的活动度。

1.唇

分为外侧的皮肤、内侧的黏膜及两者之间的移行部唇红。

唇黏膜上皮为无角化复层扁平上皮,中间层较厚,固有层为致密的结缔组织。其乳头短而不规则。黏膜下层较厚,与固有层无明显界限,含小唾液腺、脂肪,深部附着于口轮匝肌。唇红的上皮有角化,细胞中含较多的角蛋白;固有层乳头狭长,几乎达上皮表面,乳头中含许多毛细血管祥,血色可透过表面上皮使唇部呈朱红色。当贫血或缺氧时,唇红表现为苍白或发绀。唇红部黏膜下层无小唾液腺及皮脂腺,故易干裂。

2.颊黏膜

组织结构与唇黏膜相似。上皮无角化,固有层结缔组织较致密,黏膜下层较厚,脂肪较多,有较多的小唾液腺称为颊腺。颊黏膜借黏膜下层附着于颊肌上,有一定张力,在咀嚼活动中不出现皱褶。在口角后方的颊黏膜咬合线区,有时可出现成簇的粟粒状淡黄色小颗粒,为异位皮脂腺,称福代斯斑。

3.口底和舌腹黏膜

口底黏膜较薄,松弛地附着于深层组织上。固有层乳头短,黏膜下层含脂肪组织。在舌下皱襞处有舌下腺。口底黏膜与下颌舌侧牙龈相连,两者有明显的界线,向后与舌腹黏膜相延续。

舌腹黏膜光滑而薄,上皮无角化,结缔组织乳头多而短。黏膜下层不明显,黏膜紧接舌肌束周围的结缔组织。

4.软腭黏膜

与硬腭黏膜相延续,色较硬腭深。固有层血管较多,固有层与黏膜下层之间有弹力纤维分隔。黏膜下层含黏液腺。

(三)特殊黏膜

特殊黏膜即舌背黏膜。尽管它在功能上属于咀嚼黏膜,但又具有一定的延伸度,属于被覆黏膜的特点。此外,舌背黏膜表面具有许多不同类型的乳头。黏膜上皮内还有味觉感受器,即味蕾。

舌背黏膜呈粉红色。上皮为复层扁平上皮,无黏膜下层,有许多舌肌纤维分布于固有层,故舌背黏膜牢固地附着于舌肌而不易滑动。舌体部的舌背黏膜表面有许多小突起,称舌乳头。根据其形态、大小和分布位置可分为丝状乳头、菌状乳头、轮廓乳头和叶状乳头。每一个乳头内部都有一个由固有层形成的轴心,称为初级乳头。初级乳头的固有层继续向上皮伸入,形成许多大小不等、数目不定的更小的突起,称为次级乳头。固有层内有丰富的血管、胶原纤维和弹性纤维。

1.丝状乳头

遍布于舌背,舌尖部最多。高 1～3 mm,尖端多向后方倾斜,末端具有毛刷样突起。乳头表面有透明角化上皮细胞。上皮的浅层细胞经常有角化和剥落现象。如角化上皮剥落延迟,同时与食物残渣、唾液、细菌等混杂,附着于乳头表面即形成舌苔。舌苔的色泽、分布、厚薄、干腻等变化可反映一些全身状况的改变。当丝状乳头萎缩时,舌面光秃。如舌苔剥脱,舌背呈地图样时称地图舌。丝状乳头在青年时期最发达,至老年渐变平滑。

2.菌状乳头

数目较少,分散于丝状乳头之间,位于舌尖和舌侧缘,呈圆形,头大颈细,高 0.7～1.5 mm,直径 0.4～1.0 mm,上皮较薄,表层无角化,固有层血管丰富,因而呈红色。

有的菌状乳头上皮内可见少数味蕾,有味觉感受作用。当多个菌状乳头增生、肿胀、充血时,舌表面似草莓状,称为草莓舌。当菌状乳头、丝状乳头均萎缩,致使舌乳头消失呈光滑的片状、平如镜面时,称为光滑舌或镜面舌。

3.轮廓乳头

体积最大,数目最少,8～12 个,沿界沟前方排成一列。该乳头呈矮柱状,高 1.0～1.5 mm,直径 1～3 mm,每个乳头的四周均有轮廓沟环绕,轮廓沟外的舌黏膜稍隆起,形成乳头的轮廓结构。表面上皮有角化,但轮廓沟壁上皮无角化,其上皮内有许多染色浅的卵圆形小体,称为味蕾。在轮廓沟底附近的舌肌纤维束间有较多纯浆液腺,即味腺或称埃伯纳腺。导管开口于轮廓沟底,其分泌物的冲洗作用可清除食物残屑,溶解食物,有助于味觉感受器发挥味觉感受作用。

4.叶状乳头

叶状乳头位于舌侧缘后部,在人类,此乳头退化,呈 5～8 条平行排列的皱襞。正常时不明显,炎症时往往肿大,且伴疼痛。

5.味蕾

味蕾是味觉感受器,为位于上皮内的卵圆形小体,长 80 μm,厚 40 μm。主要分布于轮廓乳头靠近轮廓沟的侧壁上皮、菌状乳头、软腭、会厌等,是上皮分化成的特殊器官。其基底部位于基底膜之上,表面由角质形成细胞覆盖,中央形成圆孔(即味孔)通于口腔。光镜下,可见构成味蕾的细胞有两种,即亮细胞和暗细胞。前者较粗大,后者较细长。细胞长轴与上皮表面垂直。近味孔处的细胞顶部有指状细胞质突起称味毛。其中舌体的菌状乳头主要感受甜味和咸味,叶状乳头处味蕾主要感受酸味;轮廓乳头、软腭及会厌处味蕾主要感受苦味。

舌根黏膜表面,被覆非角化鳞状上皮。黏膜表面可见圆形或卵圆形小突起,称舌滤泡。光镜下见每个滤泡含 1 个或 1 个以上的淋巴小结,含生发中心。多数舌滤泡的中心都有一个小凹陷,称为舌隐窝,隐窝内衬复层扁平上皮,含小唾液腺的开口。舌根部的舌滤泡统称舌扁桃体,与腭扁桃体和咽扁桃体一起构成口咽部的淋巴环。

(邢玉芹)

17

第四节　唾　液　腺

唾液腺是外分泌腺,其分泌物入口腔,即唾液。除腮腺、下颌下腺、舌下腺三对大唾液腺外,还有很多小唾液腺分布于口腔黏膜和黏膜下层,按其所在解剖部位而命名,如唇腺、颊腺、腭腺、舌腺、磨牙后腺等。据统计,90%的唾液来自腮腺和下颌下腺,5%来自舌下腺,5%～10%来自小唾液腺。唾液有湿润黏膜,溶解食物和促进消化的作用。

一、唾液腺的基本结构

唾液腺由实质和间质两部分组成。实质即由腺上皮细胞形成的腺泡与导管,间质即由纤维结缔组织形成的被膜与叶间或小叶间隔,其中有血管、淋巴管和神经出入。

(一)腺泡的基本结构及种类

腺泡连接于导管末端,由单层腺上皮细胞组成。腺泡外周有一层薄的基底膜包绕,在腺细胞和基底膜间,有肌上皮细胞附于腺细胞上。根据腺泡的形态、结构和分泌物性质的不同,可分为3种类型。

1.浆液性腺泡

呈球状,由浆液细胞组成。分泌物稀薄,呈水样,含唾液淀粉酶和少量黏液。因此更准确的名称应为浆黏液细胞。

光镜下,细胞呈锥体形,基底部较宽,紧附于基底膜上,顶端向着腔内。细胞核呈圆形,位于基底部1/3处。细胞质嗜碱性,含PAS阳性的分泌颗粒,称酶原颗粒,直径1 μm。当细胞分泌时,分泌颗粒减少,同时细胞体积变小,细胞核增大,核仁明显。

电镜下,浆液细胞具有合成、贮存和分泌蛋白质细胞的特征,表现为粗面内质网发育良好,平行排列在细胞核底部和侧方。其间有许多棒状线粒体。高尔基复合体显著,通常位于核的上方。细胞内还散在分布游离核糖体、溶酶体、含过氧化酶微体以及微丝、微管和张力细丝等。相邻细胞间可见连接复合体,如紧密连接、中间连接和桥粒。细胞顶端游离面上有微绒毛。腺腔常延伸到细胞之间,成为细胞间小管,此管有时深达基底膜。

2.黏液性腺泡

呈管状,由黏液细胞组成。酶成分较少,蛋白质与大量糖类结合,形成黏液,故其分泌物较黏稠。光镜下,黏液细胞呈锥体形。分泌产物少时细胞核较大,色浅;分泌产物多时细胞核扁平,位于细胞底部,染色较深。因细胞质内含丰富的黏原颗粒,在固定及染色过程中,黏原颗粒常被破坏,故细胞质透明呈网状结构。

电镜下,细胞内高尔基复合体较明显,表明糖类合成较旺盛。粗面内质网和线粒体等细胞器不如浆液细胞显著,主要集中在底部和侧面。细胞内充满电子透明的分泌颗粒,这些颗粒比浆液细胞大,且形状不规则。此颗粒在分泌过程中往往呈滴状离开细胞,或呈团块状由顶部破裂的膜排入腔内。

3.混合性腺泡

由黏液细胞和浆液细胞组成。前者组成腺泡之大部分,紧接闰管;后者呈新月状覆盖于腺泡的盲端表面,又名半月板。浆液细胞的分泌物由细胞间小管通入腺泡内。

肌上皮细胞位于腺泡和小导管的腺上皮与基底膜之间。光镜下,细胞体小,形扁平,发出4~8支分支状突起呈放射状包绕着腺泡表面,形似篮子,故又称篮细胞。细胞核大而扁,几乎占据整个细胞。电镜下,仅见散在分布的线粒体与粗面内质网,高尔基复合体通常位于核周部分,微吞噬小泡位于细胞膜内侧,有时可见脂滴。在细胞突起内充满着纵形排列的细丝,称为肌微丝,直径6 nm,常聚集成致密小体,与平滑肌细胞相类似。免疫荧光、免疫组织化学研究证实肌上皮细胞内有肌动蛋白。腺泡及闰管的外表面,公认有肌上皮细胞存在。

(二)导管系统的结构

唾液腺的导管系统分为闰管、分泌管、排泄管三段。前两者均位于小叶内,后者穿行于小叶间结缔组织。管径由细变粗,细胞由扁平变为柱状,由单层变为复层,最后汇集成总排泄管,将分泌物排入口腔,混合形成唾液。

1.闰管

连接腺泡与分泌管。其长短不一。若黏液细胞多,则闰管较短;反之,黏液细胞少,则闰管较长。光镜下,管壁上皮细胞为矮立方形,细胞质较少,染色较淡,细胞核位于细胞中央。电镜下,闰管细胞有浆液细胞的某些特点。在基底膜与细胞间有肌上皮细胞。

2.分泌管

与闰管相延续。管径较粗,管壁由单层柱状细胞所组成。核圆形,位于细胞中央或近基底部。细胞质丰富,呈强嗜酸性。在基底部有垂直于基底面的纵纹,所以又称纹管。电镜下,在上皮细胞基底面,细胞膜向内折,形成许多垂直的皱褶,其间夹有呈纵形排列的线粒体,构成光学显微镜下所见的纵纹。当腺泡分泌物流经分泌管时,上皮细胞能主动吸收钠,排出钾,并转运水,改变唾液的量和渗透压。此管的吸收与排泌功能受肾上腺皮质分泌的醛固酮等激素的调节,而细胞底部的折叠与密集的线粒体则起着明显的"钠泵"作用。

3.排泄管

起始于小叶内,与分泌管相延续。管壁细胞呈柱状,细胞质淡染。出小叶后穿行于小叶间结缔组织中,称小叶间导管。此时管径变粗,管壁细胞变为复层或假复层柱状上皮,此上皮除含有类似分泌管(纹管)的柱状细胞外,还含有许多小的基底样细胞,即所谓储备细胞,亦可能发挥干细胞的作用。最后,各小叶间导管汇集成更大的总排泄管,开口于口腔,其上皮逐渐变为复层鳞状上皮,并与口腔黏膜上皮融合。在黏液聚集、慢性炎症,尤其在有结石的情况下,大导管上皮可化生为柱状纤毛上皮和复层鳞状上皮。

二、唾液腺的分布及其组织学特点

(一)大唾液腺

1.腮腺

腮腺是唾液腺中最大者,全部由浆液腺泡组成,属纯浆液腺,但在新生儿腮腺中可见少量黏液细胞。腮腺闰管长,有分支;分泌管多,染色浅,与深色的腺泡形成鲜明的对照。在腺泡上皮的分泌颗粒中,除含有均质而致密的基质外,尚含有单个球形核,偏心位,电子密度明显高于基质。

正常腮腺组织内,尤其近表面部分经常出现小的淋巴结,此淋巴结结构正常。其中5%~

10%的淋巴结髓质内出现导管和腺泡样结构;有时淋巴组织呈壳样包绕在腮腺腺叶外围。颈上区淋巴结虽与腮腺组织有明显分隔,但其髓质内亦可含有唾液腺组织。以上是形成唾液腺良性淋巴上皮病变、腺淋巴瘤以至恶性淋巴瘤的组织学基础。

在腮腺闰管与分泌管交接处,可见典型的皮脂腺结构或含脂肪的导管上皮细胞团;在大导管上皮内亦见有少数含黏液的杯状细胞,此细胞可因腺体慢性炎症而增多。

晶样体多出现在腮腺导管中,呈针状、指状或板状,嗜伊红着色。它既可引起周围组织的炎症,又可形成结石中心的核。

2.下颌下腺

下颌下腺是混合腺,以浆液性腺泡为主,并有少数黏液性腺泡和混合性腺泡。在混合性腺泡外围所覆盖的新月形浆液细胞比较小而少。电镜下,下颌下腺浆液性细胞较腮腺者小,底部和侧面胞膜上有许多折叠,与相邻细胞的折叠呈指状交叉。其分泌颗粒在结构上也有明显的不同,该颗粒除核大于腮腺、舌下腺者外,尚有新月形结构位于颗粒周边部,并紧贴于颗粒膜。此外,闰管比腮腺短,难以辨认,分泌管则较腮腺者长。在下颌下腺导管周围常伴有弥散的淋巴组织。皮脂腺亦见于下颌下腺,但较腮腺者少。

3.舌下腺

舌下腺由一对较大和若干个较小的腺体组成,也是一种混合腺,黏液性腺泡占主要部分,纯浆液细胞是很少的,只见于混合性腺泡的新月形细胞群中。这些细胞的分泌颗粒也与腮腺、下颌下腺者不同,不仅其颗粒基质明显少于腮腺和下颌下腺,且核的电子密度中等,有时形成单个团块,偏心位;有时形成若干碎块,分散于颗粒基质中。这些结构上的不同可能反映其各自分泌物性质间的差异,闰管和分泌管发育不良,腺泡可直接连接于排泄管的远侧小管。

(二)小唾液腺

小唾液腺包括唇腺、颊腺、舌腺、腭腺、舌腭腺和磨牙后腺等,位于黏膜下层。其中唇腺、颊腺、磨牙后腺均属混合性腺体,但以黏液性腺泡为主。电镜下唇腺仅见有黏液细胞,其间有细胞间小管,闰管长度各异,小叶间导管也很短,细胞基底部有纹。在唇腺纤维结缔组织中,浆细胞分泌IgA,并与腺细胞分泌的分泌片结合形成分泌型IgA,排入口腔,具有免疫作用。唇腺是唾液分泌型IgA的主要来源,其浓度比腮腺高4倍。唇腺活检是诊断舍格伦综合征的一种简便方法。

舌腭腺、腭腺均属纯黏液腺。前者位于舌腭皱褶的咽部,但也可从舌下腺后部延伸至软腭;腭腺位于硬腭的腺区、软腭和腭垂(悬雍垂)。

舌腺可分成几组。舌前腺位于舌腹面舌系带两侧近舌尖处黏膜下,以黏液性腺泡为主,仅有少数混合性腺泡;舌根部和舌边缘区有舌后腺,是纯黏液腺;轮廓乳头环沟下方的味腺是浆液腺,向沟内开口。

唇、颊、磨牙后区、腭、舌等处是小唾液腺的主要分布部位,因此,这些部位也是黏液囊肿和唾液腺肿瘤的好发部位。

(李龙辉)

第五节 颞下颌关节

一、髁突

(一)纤维软骨

成年人下颌骨髁突表面被覆着纤维软骨,根据软骨的结构不同,从表层至深层可分为4个带。

1.关节表面带

由致密的无血管的纤维组织构成,其中有成纤维细胞,胶原纤维为Ⅰ型胶原,排列大致与髁突关节面平行。此带一般为10列纤维细胞,位于增殖带表面。随年龄增长,此带的细胞成分逐渐减少。

2.增殖带

此带在发育期由许多密集的小细胞组成,可见有丝分裂象。此带的细胞可分化出肥大带内的成软骨细胞和软骨细胞,还能分化出成纤维细胞。增殖带是髁突软骨生长活动的部位。因此,它是髁突软骨的生长和形成中心,在关节面的改建和修复中也起重要作用。

3.肥大带

肥大带是一层富有胶原纤维的软骨带,含有软骨细胞,一般4~5列。

4.钙化软骨带

该层为髁突覆盖组织和骨之间的联系,常有钙化。

(二)骨组织

髁突的表面纤维软骨下方为骨组织,由骨密质和骨松质构成。骨密质为一薄层骨板覆盖在骨松质的外面;下方为骨松质,骨小梁的排列方向和骨密质垂直,因此有较大的支持力。年幼者骨密质较薄,骨小梁细。随着年龄的增长,骨小梁逐渐增粗,骨髓腔变小,红骨髓逐渐为脂肪组织所代替,骨密质增厚。

二、关节盘

关节盘从前到后分为前带、中带、后带及双板区。双板区构成关节盘的后附着。

(一)前带

为增厚的胶原纤维,位于髁突之前,并分为两个板。上板的纤维与关节囊和关节结节前斜面的骨膜相连,下板向下附着在髁突颈前部,两者末端与关节囊或翼外肌上头肌纤维相连,其中有血管和神经分布,其前面及下面均有滑膜衬里。前带的内侧弹性纤维较为丰富。

(二)中带

由前后方向排列的胶原纤维和弹性纤维组成,无血管、神经分布。位于髁突的前斜面与关节结节后斜面之间。

(三)后带

由胶原纤维和弹性纤维组成,但胶原纤维排列方向不定,无血管、神经分布,位于髁突与关节窝底之间。

(四)双板区

后带的后方为双板区,有上、下两个板。上板由胶原纤维和粗大的弹性纤维组成,与关节囊融合止于颞鳞缝处。下板由胶原纤维组成,有少量弹性纤维。下板向下与髁突颈部骨膜相融合。两板之间的空隙为含有大量血管和神经的疏松结缔组织及脂肪组织。

出生时关节盘及髁突表面软骨中均有血管分布,至3~5岁时,髁突软骨面、关节盘的中带及后带中的血管均消失,因此关节盘的修复能力是有限的。

(于　倩)

第二章

口腔的微生物学

第一节 概　述

一、口腔微生物学的发展历程

口腔微生物学的发展经历了漫长的过程。1676 年,荷兰人 Antonie Van Leeuwenhoek 成为世界上第一个发现口腔微生物的人,他研制成功了第一台放大倍数为 266 倍的原始显微镜,并借助这台显微镜首次从口腔的唾液和牙垢中发现了肉眼不可见的微小生物。1880 年,美国化学家兼牙医 Miller 开始了口腔微生物学的研究,他从人的唾液和龋齿牙本质中分离出 30 多种细菌,并经过动物模型研究提出了关于龋齿和牙周病的病因学说,并于 1889 年在德国出版了第一本关于口腔微生物的书《人类口腔微生物学》。1891 年,他又发表了题为《人类口腔是个感染灶》的文章,首次提出了口腔菌群可能是机体其他部位或器官感染的病灶的观点,使得更多研究者开始对口腔微生物进行研究,也正是由于 Miller 对口腔微生物学研究做出了重大的贡献,后来的学者称其为"口腔微生物学之父",以示纪念。

医学正在形成一个多维的、庞大的、以分子生物学为带头的学科,以生物工程为先进手段的现代医学化体系,所以,在基础医学层次中,具有分子水平的生物化学、微生物学等学科成为与带头学科关系最密切的学科。随着相关技术方法的进步,口腔微生物学的研究也进入了一个全新的阶段水平,其中 Coy Kendall 等对变形链球菌的研究、Socransky 等对牙周病致病菌的研究及Gibbons 等对细菌对口腔组织黏附的研究,对阐明某些口腔疾病的病因及探讨口腔微生物与口腔疾病之间的关系,做出了极大的贡献。

二、口腔微生物学在口腔医学中的地位

随着化学、生物化学、分子生物学等学科的发展,微生物的研究也进入了一个新的时代。特异性菌斑学说和非特异性菌斑学说等观点的提出,对牙周病的病因学研究起到了很大的作用。

口腔中最常见的龋病和牙周病以及口腔颌面外科的干槽症等的发病机制,均涉及口腔菌丛,而口腔菌丛构成的复杂性和菌群之间的相互作用以及与周围环境的关系构成了复杂的口腔微生态系,其研究进展对疾病的病因、诊断、预防和治疗起到了非常重大的作用。口腔微生物学将逐

渐成为一门比较成熟的口腔专业基础学科,只有很好地了解口腔微生物学及免疫学的基础知识,才能更好地掌握口腔疾病的诊断、治疗和预防。此外,现代口腔微生物学的发展也为口腔医学的发展提出了新的内容和新的课题。

三、我国口腔微生物学的发展

我国口腔微生物学经历了建立和不断发展的过程,广大口腔医学工作者在口腔微生物的分类、口腔微生态学、牙周病等口腔感染性疾病的发病机制、动物模型、临床诊断与检测、预防、药物治疗等方面取得了令人叹服的成绩。目前研究的主要方向:利用分子生物学和细胞生物学技术,对牙周病与全身疾病(如糖尿病、心血管疾病、肺部感染及早产低体重儿的关系)的研究;HIV 感染的口腔表现及机制研究;牙周致病菌的基因组和蛋白质组学研究;口腔生物膜及多种微生物协同致病的研究;牙齿充填生物材料的研究等。

(魏丛丛)

第二节　口腔微生物

在口腔中可检出细菌、真菌、支原体、原虫和病毒等几大类微生物,其中细菌的数量最多,种类最复杂。在长期的进化过程中,微生物在宿主口腔中不断生长繁殖,逐渐适应口腔这一独特的生存环境,在口腔中形成相对固定的状态,成为口腔的固有菌群。目前已从口腔中分离出 30 多个菌属,菌种达 300 多个。虽然口腔中的微生物在不同个体之间、相同个体的口腔不同部位之间存在着差异,但口腔中的优势菌均为兼性厌氧链球菌、韦荣氏菌及革兰阳性杆菌,占口腔细菌的80% 左右。

口腔分布区域可以按解剖学和理化特性划分为几个区:①唇、颊;②舌、腭;③牙齿表面,包括光滑牙面(牙齿的舌面及颊面)、邻接牙面(近中及远中侧牙面)、牙窝、牙齿沟裂(牙齿的咬合面)及牙龈区;④唾液。

微生态学作为生命科学的分支之一,近年来得到了迅猛的发展。人体口腔不仅有适宜于各种微生物定居的温度、湿度,满足微生物生长繁殖的各种营养条件,还有适宜于微生物定居的解剖结构,使口腔成了人体最复杂的微生态系——口腔微生态系。微生物种群间、微生物种群内个体间以及微生物与宿主间存在着全面、广泛和复杂的联系——对立统一规律。正因为这种既互相竞争、互相制约又互为依存的关系,使口腔微生态得以平衡,这也是维持健康的口腔内环境的先决条件。

口腔中较重要的微生态系统为唾液及牙菌斑。

一、唾液及牙菌斑唾液

唾液及牙菌斑唾液主要来自口腔中的唾液腺,内含对口腔微生物生长有利的蛋白质、尿素、葡萄糖、黏多糖、维生素、二氧化碳及电解质等。每毫升成人唾液中含有 6×10^9 个原核微生物,包括链球菌、放线菌、乳杆菌、韦荣氏球菌、拟杆菌、梭杆菌、奈瑟氏球菌、螺旋体、酵母菌、原虫及其他。正常情况下,由于受到饮食、唾液不断流动被吞咽等内外界因素的影响,唾液中的微生物群处于动态平衡中,由于唾液可以到达口腔各个微生态部位,对各微生态环境及微生物群产生影响。

牙菌斑是牙齿表面以细菌为主体的微生态系统,该微生态系统主要包括牙齿表面、有机物质及存在其中的相关微生物群。在人类口腔最常见的两大主要疾病(龋齿和牙周病)的发病机理中,牙菌斑均起了重要的作用。结合微生态理论,我们了解到了牙菌斑的形成过程。牙菌斑的形成是一个动态过程,经历了新生儿期、幼儿期、青春期和成年期口腔微生物的演替过程,口腔微生物的种类和数量均达到高峰,变异链球菌和乳杆菌大量增加,类杆菌等厌氧菌也因口腔滞留区的增加而明显增多。这给牙菌斑的形成创造了条件。由于含磷唾液糖蛋白的覆盖,形成了获得性薄膜。在此基础上血液链球菌、变异链球菌、革兰阳性和阴性丝状菌等依次黏附其上,最后形成了龈上菌斑。而革兰阴性的无芽孢厌氧杆菌的存在与龈下菌斑的形成有关,牙菌斑的形成较好地解释了口腔微生态中,各细菌之间的相互依存关系以及口腔菌群失调引起口腔疾病的理论。

牙菌斑内的物质代谢活动是很复杂的。在糖代谢方面,变形链球菌、黏性放线菌等一些细菌能产生糖基转移酶,将蔗糖水解产生的葡萄糖、果糖合成葡聚糖、果聚糖,作为细菌代谢的能量来源,并能集聚更多的细菌黏附到牙菌斑中。一些细菌还能合成细胞内多糖,把多糖作为能源贮存起来,待缺乏外源性糖时利用。在糖代谢过程中,细菌产生了许多有机酸,如乳酸、醋酸、丙酸等,使牙菌斑的 pH 下降。当持续下降到 pH 5.0 以下时,就会发生牙组织脱矿,从而导致龋病的发生。牙菌斑中还存在着多种酶,如蛋白酶、磷酸酶、淀粉酶及葡聚糖酶等,这些酶的存在提示了菌斑内物质代谢的复杂。不仅如此,菌斑内微生物间的共生作用、拮抗作用可影响菌斑生态系的组成结构,影响菌斑内的细菌代谢活动。

二、革兰阳性球菌

从口腔中分离出的革兰阳性球菌主要包括葡萄球菌属、链球菌属及消化链球菌属。

(一)葡萄球菌属

葡萄球菌是一群革兰阳性球菌,直径为 $0.5\sim1.5\ \mu m$。多为需氧菌或兼性厌氧菌。口腔内的葡萄球菌很少,主要定植在口唇黏膜和口腔的其他黏膜表面。最多见的为表皮葡萄球菌,还有金黄色葡萄球菌等,可能与其他一些细菌共同造成口腔局部的感染。金黄色葡萄球菌是口腔颌面部感染的常见细菌。表皮葡萄球菌是口腔最常见的葡萄球菌,该菌是口腔的正常菌群,主要定植在唇黏膜和口腔的其他黏膜表面。虽然从感染根管、拔牙后干槽症等临床标本中也可检出,但无明显致病作用。

(二)链球菌属

链球菌为革兰阳性细菌,一般呈球形或卵圆形,直径小于 $2\ \mu m$,链状排列。大多数为兼性厌氧菌。它是口腔中最常见的细菌,在口腔正常菌群中含量最多,几乎从口腔中所有部位都可分离出。口腔链球菌属于链球菌属,是一组不溶血或产生可变溶血型的链球菌,其中大多数产生 α 溶血,这些链球菌是人类口腔中数量最多、分布最广的正常菌群成员,也是在口腔中定植的主要链球菌。

1.分类

人类口腔中的口腔链球菌主要包括血液链球菌、缓症链球菌、唾液链球菌、变形链球菌、米勒氏链球菌。在口腔各个部位都能发现口腔链球菌。血液链球菌的主要定植部位是牙菌斑,颊黏膜、唾液和龈沟也是常住部位。缓症链球菌在大多数部位定植,颊黏膜是主要的定植区。唾液链球菌对舌背有明显的亲和力,主要定植在舌背和唾液。变形链球菌的主要定植部位是牙冠面点隙沟裂和邻面。米勒氏链球菌是数量最少的口腔链球菌,主要定植在龈沟。

2.作用

链球菌为口腔的主要正常菌群成分,以往普遍认为链球菌对宿主无明显的致病作用。目前认为变形链球菌具有产生酸性代谢产物并且能在酸性环境中生存的能力,加上其特有的黏附能力,所以变形链球菌与龋齿的形成关系密切。变形链球菌的产酸和耐酸能力与其产生的酶类物质有关,这些酶在细菌的糖代谢中起重要的作用。变形链球菌胞壁表面还具有脂磷壁酸、表面多糖和蛋白等结构,这些结构均与变形链球菌在牙表面的黏附、聚集和定植有关。

(三)消化链球菌属

消化链球菌是革兰阳性无芽孢厌氧球菌。菌细胞呈球形,成对、链状或不规则排列。口腔中常见的菌种包括厌氧消化链球菌和微小消化链球菌,主要定植于龈沟和成熟牙菌斑的深层。厌氧消化链球菌是口腔中的条件致病菌,从牙周炎、牙髓炎及冠周炎等临床标本中可分离检出。微小消化链球菌的致病作用尚不清楚,在健康口腔和牙周炎病变口腔中均可检出该菌。

(四)口腔微球菌属

该菌是口腔正常菌群成员。口腔微球菌属是新近命名的菌属,属微球菌科,产生黏稠状菌落的黏性口腔微球菌是唯一的菌种。舌背是其主要的定植部位,其次是龈沟。

三、革兰阴性球菌

口腔正常菌群中,主要的革兰阴性球菌有奈瑟菌属和韦荣菌属。

(一)奈瑟菌属

奈瑟菌属细菌是需氧的革兰阴性双球菌。大多数的为球形结构,直径为 $0.6\sim1.0~\mu m$,成对排列。从口腔中大部分位置可分离出奈瑟菌,但数量少。奈瑟菌是在牙面上最早定植的细菌之一,目前认为其可能在牙菌斑的形成和龋齿的发病中有一定的作用。

(二)韦荣菌属

韦荣氏球菌是口腔中革兰阴性的厌氧球菌,主要菌种是小韦荣球菌,其次是非典型韦荣球菌和殊异韦荣菌。

韦荣菌属细菌是专性厌氧革兰阴性球菌,细菌呈球形,直径为 $0.3\sim0.5~\mu m$,成对、团块状或短链状排列。韦荣菌是口腔中最早定植的厌氧菌,在新生儿口腔中即可见到。最常见的为小韦荣菌,从健康口腔的唾液、牙菌斑、龈沟等部位均可分离检出。

(三)布兰汉氏球菌属细菌

布兰汉氏球菌属细菌是口腔早期定居的细菌,主要定植于早期牙菌斑和唾液,是口腔的正常菌群,卡他布兰汉氏球菌是布兰汉氏球菌属唯一的菌种。

四、革兰阳性杆菌和丝状菌

在口腔中,定植着大量的、多形态的革兰阳性杆菌和丝状菌。其种类繁多,以兼性厌氧菌为主,主要菌属有放线菌属、乳杆菌属、丝杆菌属。这些细菌是口腔的正常菌群,其数量仅次于口腔链球菌,主要定居部位是牙菌斑和龈沟,其次是唾液和舌背,其他黏膜表面比较少见。此外,有少量专性厌氧菌属和需氧菌属。

（一）放线菌属

人类口腔的放线菌主要包括黏性放线菌、内氏放线菌、溶牙放线菌、衣氏放线菌和梅氏放线菌。该菌属细菌是口腔中最常见的革兰阳性丝状菌，也是口腔正常菌群的主要成分。主要定植部位是牙菌斑和龈沟，唾液和其他口腔黏膜数量较少。

放线菌属是口腔中最常见的革兰阳性杆菌，菌细胞的形态和大小变化较大，无芽孢。不同菌种对氧的敏感性有一定差异，衣氏放线菌、溶牙放线菌、梅氏放线菌为专性厌氧菌，而黏性放线菌和内氏放线菌为兼性厌氧菌，补充二氧化碳可刺激多数放线菌的生长。内氏放线菌、衣氏放线菌、黏性放线菌和溶牙放线菌均可从牙菌斑、牙石和唾液中检出，其中衣氏放线菌和内氏放线菌也常定植于扁桃体，是人类面颈部放线菌病的主要致病菌。放线菌病患者面颈部肿胀，出现多发性脓肿，并伴有瘘管形成。从病灶局部形成的肉芽肿和多发性瘘管中排出的硫黄样颗粒中可检出典型的放线菌。放线菌感染也与根管内混合感染有关，在久治不愈的感染根管中常可检出。黏性放线菌因能产生黏性多糖（细胞外黏液）而得名，常从龋齿病灶中获得，有人称其为致龋菌。

（二）乳杆菌属

口腔乳杆菌中的主要菌种有嗜酸乳杆菌、干酪乳杆菌、发酵乳杆菌、唾液乳杆菌、短乳杆菌、胚芽乳杆菌、布氏乳杆菌等。

乳杆菌属是一群革兰阳性、无芽孢、厌氧或微需氧，一般为 $(0.6\sim0.9)\mu m \times (1.5\sim6.0)\mu m$ 的杆状菌，常排列呈整齐的栅栏状或链状，乳杆菌属的特点为耐酸。

乳杆菌是口腔的正常菌群。作为口腔的早期定植菌，可能是出生时接触母亲阴道或出生后接触乳制品污染所致。该菌可定植在口腔的各个部位，但数量都比较少。乳杆菌可使葡萄糖发酵产酸，使牙釉质脱矿，由于乳杆菌耐酸，其在牙菌斑中可持续存在。临床微生物学检查证实，常从龋损部位检出乳杆菌。近年来普遍认为，乳杆菌主要与龋齿的发展有关。流行病学上将其作为"龋标志菌"，通过测定唾液中乳杆菌的含量判断龋病的进展。与龋病关系最为密切的乳杆菌是干酪乳杆菌和嗜酸乳杆菌。

（三）丝杆菌属

丝杆菌属属于放线菌科。马氏丝杆菌是丝杆菌属唯一的菌种。马氏丝杆菌的主要定植部位是牙菌斑和牙石，是口腔的正常菌群。在牙菌斑的形成中，丝杆菌协同血链球菌起了一定的作用。成熟牙菌斑的特征性结构是栅栏状结构，在此结构中，丝状菌彼此平行并与牙面呈垂直排列，形成栅栏，球菌和杆菌分散于此栅栏状结构中，也称为谷穗状结构。

（四）双歧杆菌属

双歧杆菌属细菌是革兰阳性、厌氧、形态多样的无芽孢杆菌，主要定植于消化道。口腔中可从牙菌斑、龋损部位及感染根管中分离出。

（五）丙酸杆菌属

丙酸杆菌（短棒菌苗）是革兰阳性厌氧杆菌。菌体多呈棒状，与类喉杆菌相似，但形态多变。发酵糖类产生大量丙酸是该菌属细菌的特征。口腔中可从牙菌斑、牙石及感染根管中分离出。

（六）优杆菌属

优杆菌属属于丙酸杆菌科，是口腔中不发酵糖类、以丁酸为主要代谢产物的革兰阳性杆菌，专性厌氧。牙菌斑和龈沟是主要的定植部位，其次是牙石。该菌虽然在正常口腔中可分离到，但是分离的数量不多。

（七）诺卡菌属

诺卡菌是革兰阳性、无芽孢、不规则的需氧杆菌，形态与放线菌极为相似。可能参与拔牙后的感染，特别是创伤较大的下颌第三磨牙术后的感染。

（八）罗氏菌属

罗氏菌属属于放线菌科，主要定植部位是牙菌斑、牙石和唾液。本菌为口腔的正常菌群。

（九）蛛网菌属

蛛网菌属属于放线菌科，牙菌斑是主要的定植部位，其次是牙石。该菌虽然在正常口腔可分离到，但分离的数量不高。

（十）棒状杆菌属

口腔中发现的棒杆菌，长期以来被统称为"类白喉杆菌"。棒杆菌是口腔早期的定植菌，其中类白喉棒杆菌是常见的菌种，无致病性。该菌可在唾液、软腭、牙石和早期菌斑中分离到，但检出的数量不高。

（十一）芽孢杆菌属及梭菌属

这两种有芽孢的杆菌只是偶尔从人的口腔中分离到，是口腔的过路菌。

五、革兰阴性杆菌和丝状菌

口腔中存在着种类繁多的革兰阴性杆菌和丝状菌，与口腔疾病的发生密切相关。

（一）卟啉单胞菌属

卟啉单胞菌属是革兰阴性的专性厌氧杆菌或球杆菌。大小一般为 $(0.5\sim0.8)\mu m \times (1\sim21)\mu m$。不发酵糖类产酸，因此，糖类对卟啉单胞菌的生长无明显作用，氮源基质如胰蛋白酶可明显促进其生长。牙龈卟啉菌在血琼脂平板上生长，形成 $1\sim2$ mm 的凸起、有光泽、表面光滑的黑色菌落，培养 $4\sim8$ 天后可见从菌落边缘向中心扩散的黑色素。牙髓卟啉菌在血平板上的菌落与牙龈卟啉菌相同，培养 $7\sim14$ 天可见逐渐变深的褐色或黑色色素。色素的产生与血红素有关，血红素是主要的卟啉产物，这类细菌因此而得名。

卟啉单胞菌主要定植部位是牙龈沟、牙菌斑及牙石。牙龈卟啉菌常从牙周炎患者的牙周袋中分离出，分离率大于90%，健康人群中很少检出，现已被公认为是牙周炎的重要病原菌。牙髓卟啉菌多从感染的根管和牙周袋中检出，常引起龈周脓肿和牙周炎。卟啉单胞菌的致病物质和致病机制的研究进展很快，研究认为细菌含有内毒素、胶原酶和蛋白酶，能水解胶原，侵袭牙周组织。

（二）梭杆菌属

梭杆菌属细菌是革兰阴性、无芽孢、专性厌氧丝状菌，属拟杆菌科。梭杆菌属细菌的菌体多呈梭形，也有呈多样性者。该菌广泛定植在口腔各部位，主要是牙菌斑、龈沟、舌背，其次是唾液。口腔中的主要菌种是核梭杆菌，分布于牙龈沟和龈下菌斑，常从牙周炎、感染根管和拔牙后感染的标本中分离出。

主要菌种有具核梭杆菌和舟形梭杆菌。具核梭杆菌和牙周梭杆菌在牙周炎病损区的分离数量增加，可表明这些细菌在牙周炎混合感染中的作用。

（三）普氏菌属

普氏菌属也是从拟杆菌属中划分出来的一个新菌属，即将拟杆菌中的对胆盐敏感的细菌单独命名而成。它是一群革兰阴性、专性厌氧、无芽孢杆菌属，大小为 $(0.5\sim1.2)\mu m \times (1.0\sim8.0)\mu m$，呈单个、成对或短链状排列。在血平板上形成的菌落很特殊,菌落周围为黑色,中间为奶油色到暗褐色,并产生溶血环。

口腔中的普氏菌属包括中间普氏菌、口普氏菌、颊普氏菌。其中中间普氏菌在血琼脂平板表面生长,可形成黄褐色、灰色或黑色菌落。其定植部位主要是牙龈沟,同时大量存在于牙周袋深部,所以也存在于冠周炎、拔牙后感染、感染根管等标本中,该菌被认为是妊娠期龈炎的主要病原菌。

(四)放线共生放线杆菌

放线共生放线杆菌也称为伴放线杆菌,最初从放线菌病灶中分离到。由于此菌与伴放线嗜血杆菌的许多生物学性状相似,故称放线共生放线杆菌,最常定植于牙周袋的龈下部分和牙龈组织深处。

放线共生放线杆菌含有多种致病毒力因子,主要有脂多糖、骨吸收因子、白细胞毒素、成纤维细胞抑制因子。其中,脂多糖和骨吸收因子可破坏牙槽骨;白细胞毒素可杀伤龈沟中的中性粒细胞,并阻止白细胞向炎症部位移动,降低牙龈上皮的抵抗力;成纤维细胞抑制因子抑制胶原的合成,破坏结缔组织和上皮附着,使牙周袋形成。在青少年局限性牙周炎和成年人破坏性牙周炎中起重要作用。

(五)二氧化碳噬纤维菌属

二氧化碳噬纤维菌属是近年来从牙菌斑分离到的新菌属,为革兰阴性的纤柔杆菌,末端可呈梭形。该菌因生长严格依赖二氧化碳并产生典型的"润湿性扩散"菌落而得名。

该菌属可以从正常口腔的龈上菌斑和龈沟中检出,由于在青少年牙周炎的龈下菌斑中有较高数量的二氧化碳噬纤维菌定植,引起了学者们的关注。

(六)拟杆菌属

拟杆菌属主要定植在牙菌斑和龈沟,其次是舌背和唾液。在正常口腔常常可以检出拟杆菌,但在成熟菌斑和有牙周炎损伤的龈下部位检出数量增加,特别是产黑色素拟杆菌,数量的增加比较明显。牙龈类杆菌主要在成年性牙周炎病损区龈下菌斑中检出,中间型拟杆菌在妊娠性龈炎的检出数量明显增加,而牙髓拟杆菌则从感染根管中分离到。

(七)纤毛菌属

颊纤毛菌是纤毛菌属唯一的菌种。本菌是口腔中革兰阴性专性厌氧的粗大杆菌,为牙菌斑的正常菌群成员,无病原性。

(八)沃廉氏菌属

沃廉氏菌属是近期命名的新菌属,为革兰阴性的可动菌,直或弯曲形的小杆菌,属专性厌氧菌。直肠沃廉氏菌是口腔常见的菌种,龈下菌斑是主要的定植部位。本菌在牙周炎活动病变区的检出数量明显增加。

(九)月形单胞菌

生痰月形单胞菌是人口腔中发现的月形单胞菌菌种,为革兰阴性无芽孢的弯曲杆菌,可依靠成簇鞭毛运动,专性厌氧。本菌主要定植在龈沟和牙菌斑,在正常口腔中的检出数量比较低。

(十)弯曲杆菌属

口腔中的弯曲杆菌主要是唾液弯曲杆菌和简明弯曲杆菌,这些弯曲杆菌,要求在补充二氧化碳的微氧大气条件下生长。它们的主要定植部位是龈沟和牙菌斑。在正常口腔中数量不多,在牙周炎活动病变区的检出量增加。

(十一)嗜血菌属

嗜血菌属属于巴斯德菌科,在口腔的唾液、软腭以及龈沟等部位可分离到,是口腔的正常菌群成分,常见的是副流感嗜血菌,其次是副嗜沫嗜血菌、嗜沫嗜血菌和伴放线嗜血菌(原名为伴放线杆菌,属于放线杆菌属)。该菌可在龈沟定植,但数量很少。近年来,在牙周炎细菌病因学研究中,嗜血菌是讨论最多的细菌之一,被认为与青少年牙周炎的发病有密切关系。

(十二)艾肯氏菌属

溶蚀艾肯氏菌是艾肯氏菌属唯一的菌种,牙菌斑和龈沟是主要的定植部位,在唾液和口腔黏膜表面比较少见。

六、其他口腔微生物

(一)螺旋体

螺旋体是一类独立的微生物,其特点为菌体具有轴丝,螺旋体因轴丝的收缩而具有动力。口腔中的螺旋体常为绝对厌氧,并且其生长需很低的氧化还原电势(-185 mV 以下),其致病性主要与内毒素有关。往往与梭杆菌混合感染导致急性坏死性牙龈炎和奋森咽峡炎(樊尚咽峡炎)。口腔的螺旋体主要包括大齿密螺旋体、齿垢密螺旋体、口腔密螺旋体和奋森氏密螺旋体。

口腔的螺旋体主要定植部位是龈沟,在成熟牙菌斑和邻面菌斑中也可检出。在正常口腔有一定数量的检出率,但牙周炎深牙周袋的龈下非附着菌斑中,口腔螺旋体的数量明显增加,表明其与牙周炎的发展密切相关。

(二)病毒

病毒为非细胞型微生物,与口腔疾病有关的病毒主要有:①人类乳头状病毒,可引起口腔鳞状乳头瘤;②疱疹病毒中的Ⅰ型单纯疱疹病毒,引起口腔和面部感染;③水痘-带状疱疹病毒,在颌面部,可引起沿三叉神经分布的带状疱疹。

正常口腔还可以分离到巨细胞病毒、腮腺炎病毒和风疹病毒。

(三)真菌

真菌为真核细胞型微生物,大多数为机体的正常菌群。随着临床上广泛使用抗生素或皮质激素,使存在于机体中的真菌大量繁殖,导致真菌病。在健康成人口腔,酵母菌的流行率可达30%,其中最常见的是白色念珠菌,其次是热带念珠菌、星形念珠菌和假热带念珠菌。

与口腔疾病有关的真菌病主要有白色念珠菌,可引起口腔黏膜念珠菌病。在婴儿口腔中,白色念珠菌过度生长,即为口腔临床的"鹅口疮"。

(四)支原体

支原体是能独立生活的最小微生物,在口腔中主要有口腔支原体和唾液支原体。口腔支原体和唾液支原体主要定植部位是口腔的牙菌斑和牙石,是正常口腔中数量较少的微生物。支原体已从感染根管、龈炎和牙周炎的临床标本中检出,由于培养困难,有关生态学的意义尚不清楚。

(五)原虫

牙龈阿米巴、口腔梨形虫是在口腔定植的原虫类微生物,主要定植在龈沟。牙龈阿米巴是最常见的口腔原虫。

(马萌萌)

第三节 口腔微生物与口腔疾病

大量的研究结果表明,牙菌斑细菌是龋病和牙周炎产生的始动因子,变形链球菌是最主要的致龋菌,厌氧的革兰阴性无芽孢杆菌是各型牙周炎、牙髓和根尖周围组织感染及其他牙源性感染的病原菌。

一、口腔微生物与龋病的关系

龋病是发生在牙齿硬组织的慢性细菌性疾病,是口腔最常见的疾病之一。大量试验证明,龋病与细菌有着密切的关系。在有龋损的牙釉质和牙本质中可分离出细菌,在动物口腔中无细菌存在时,即使用蔗糖含量很高的食物饲养,也无龋损产生,只有在其口腔中植入细菌后才会引起龋损,不同的细菌可引起不同程度的龋损,并且细菌可引起离体牙的龋样损害。使用抗生素可降低龋病的发生率或减轻龋损,亦证明了细菌的存在与龋病的发生密切相关。近年的无菌鼠试验模型研究结果证实,变形链球菌、唾液链球菌、血链球菌、嗜酸乳杆菌、干酪乳杆菌和黏性放线菌都可引起试验性龋病,只是其致龋性和致龋部位存在差异。

二、口腔微生物与牙周病的关系

牙周病是牙齿支持组织疾病的总称,也是口腔最常见的疾病之一。近年研究的结果表明,几乎所有的牙周病都是由牙菌斑中的微生物感染所致,龈下菌斑是引起炎性牙周炎的始动因子。目前,牙周病的病原菌不肯定,但大量的研究证明,牙龈炎的发生与龈上菌斑中革兰阳性丝状菌和革兰阴性杆菌的增加有关。特别是随着龈缘菌斑中螺旋体、类杆菌、梭杆菌和其他可动菌的明显增加,牙龈炎的临床表现更加明显。大多数学者认为,牙周炎的病原菌是龈下菌斑中的常居菌,很少是外来菌,而且常为多种细菌的混合感染。

三、口腔微生物与牙髓及根尖周围组织感染的关系

牙髓及根尖周围组织感染在临床上很常见,细菌作为致病因子已被证实。牙髓炎发展迅速即可引起根尖周炎,而根尖周围组织的病变又可影响牙髓并导致感染,临床上称为逆行感染。因此,牙髓和根尖周围组织感染在细菌学上有很多相似之处。造成牙髓及根尖周围组织感染的微生物主要是深龋细菌和牙周细菌群,多以厌氧菌为主或专性厌氧菌和兼性厌氧菌混合感染。开放髓腔的感染根管的主要致病菌为革兰阳性兼厌氧菌,如表皮葡萄球菌及口腔链球菌群。封闭髓腔的感染根管的主要致病菌为革兰阴性无芽孢厌氧杆菌,亦可分离到革兰阳性无芽孢厌氧杆菌。

四、口腔微生物与口腔颌面部感染的关系

颌面部感染是口腔临床常见的感染之一,主要包括颌面部化脓性感染和牙源性混合感染。唇痈、颌面部蜂窝组织炎以及颌骨骨髓炎是比较常见的化脓性感染。金黄色葡萄球菌是唇痈、疖的主要病源菌,溶血性链球菌则是颌面部蜂窝组织炎的主要病原菌,绿脓杆菌是颌面部肿瘤术后

颌创面最常见的感染菌。口腔颌面部牙源性感染是以厌氧菌为主的混合感染,其中厌氧菌以类杆菌属、梭杆菌属、消化链球菌属为主,这些细菌大多数是口腔正常菌群。

五、口腔微生物与口腔其他感染的关系

在口腔临床中除龋病、牙周病、牙髓病和颌面部感染外,其他的感染性疾病尚有急性口炎、口角炎等,这些疾病主要累及口腔黏膜。其中,急性口炎是由Ⅱ型疱疹病毒引起的,口角炎的病原微生物有病毒、真菌及金黄色葡萄球菌。白色念珠菌是鹅口疮的主要病原菌,也是义齿佩戴后发生腭部黏膜炎的病原菌。

综上所述,不同的口腔疾病,其致病菌有所不同,即便是多种细菌引起的混合感染,也有优势菌存在。所以全面地了解口腔微生物与口腔相关疾病之间的关系,能够为今后的临床诊断及用药,提供坚实的理论基础。

(张 鑫)

第四节 口腔微生物对口腔治疗的影响

一、口腔微生物在充填材料上的黏附及其影响

继发龋、龈炎等牙体充填修复后的常见并发症与口腔微生物对充填材料表面的黏附进而形成菌斑有关。不同充填材料表面黏附的微生物数量、种类可能有所不同,这与微生物的生物学特性和材料的理化性质有关。

随着对美学要求的日益提高及科学技术的不断增长,接近于牙体颜色的充填修复材料,包括玻璃离子水门汀、复合树脂、复合体,相对于传统银汞合金充填材料,因其美观和力学性能的不断改善,在龋病、牙体缺损的充填修复治疗中的应用日益广泛,然而目前这类材料的修复效果距离理想境地还有一段距离。继发龋是导致充填治疗失败的主要原因,这是由于口腔微生物在充填材料表面形成了生物膜造成的。许多研究提示,不同类型和品牌的牙科充填材料,在口腔内有可能形成其特异性的生物膜。此外,充填材料边缘如位于龈沟内,将改变龈沟内微生物环境,在邻近龈缘的充填材料上菌斑的聚集会激惹牙龈而导致牙周疾病的发生。这些问题的产生,都与口腔微生物对充填材料的黏附有关,因此充填修复材料的抑菌效能引起了越来越多的关注。

(一)微生物对充填材料的黏附机制

微生物可黏附于口腔中的所有物质,无论是天然组织、义齿还是充填材料,而且在无机修复材料上形成的菌斑量远比在牙釉质上的多。充填材料一旦进入口腔环境,很快被各种吸附蛋白覆盖,形成一层蛋白吸附层,即获得性薄膜。不同材料表面形成的获得性薄膜其化学成分不一致,其表面菌斑的微生物组成情况各有差异。口腔微生物与充填材料的非特异性静电相互作用和/或细菌性黏着物及其配体的特异性相互作用,使其附着在材料表面。不同种类微生物之间的聚集使材料表面的菌斑日益成熟。

(二)影响微生物对充填材料黏附的因素

国内外关于微生物对不同充填材料黏附特点的研究报道不少,但是结论多有矛盾之处,可能

是由于微生物对充填材料黏附的影响因素甚多,不同品牌的同种材料性质间的差异,对试验结果的影响很大。例如,不同类型的复合树脂所含填料不同,形成的表面粗糙度可能不同;不同型号的玻璃离子水门汀含氟量不同:这些都有可能影响材料的抗菌性能,而产生不同的试验结果。因此要研究比较不同充填材料的菌斑黏附情况,研发更好的抗菌材料,提高充填修复成功率,有必要了解微生物对充填材料黏附的各种影响因素。

1.物理因素

(1)材料表面粗糙度:多数学者认为,充填材料的表面粗糙度对微生物形成及黏附有重要作用。扫描电镜显示,微生物在口腔内最先聚集在表面不平整的地方,如材料表面的刻痕、沟纹等部位,然后再由这些地方扩展开来。这是因为微生物一旦接触粗糙的表面,很难被自然外力及口腔卫生措施清除,因此可以停留很长时间,而且粗糙的表面还可增加微生物的接触面积。因此形成光滑的表面,是减少充填材料表面菌斑黏附,提高修复成功率的重要步骤。然而有学者的研究发现,玻璃离子水门汀和复合树脂经抛光后,表面粗糙度增加,其表面的组成和极性发生改变,更有利于蛋白的结合和微生物的黏附。这可能与其使用的抛光器械或抛光方法不合适有关。

(2)表面自由能:表面自由能(SFE)是指物质表面所具有的内能。不论液体还是固体,从无表面生成一个表面,必须依靠环境对其做功,该功即转变为表面自由能和影响口腔微生物对充填材料黏附的自由能,包括材料的表面自由能、微生物的表面自由能及悬浮介质的表面张力。表面自由能低的微生物优先黏附在表面自由能低的基质上,而表面自由能高的微生物易在表面自由能高的基质上黏附。材料表面形成获得性膜后,不同材料间原本差异较大的表面自由能趋于一致,但 Quirynen 等和 Steinberg 等的临床试验结果表明,充填修复材料的表面自由能会影响其获得性膜中蛋白质的质和量,其中唾液蛋白含量以及清蛋白和淀粉酶百分比均不一致,从而使高表面自由能的材料黏附的微生物量较多,而低表面自由能的材料与微生物的黏附较弱。

2.化学因素

不同的充填材料可释放多种不同的物质,体外和活体实验已证实,部分被释放的物质具有抗菌功能。

(1)树脂降解产物:甲基丙烯酸(MA)和三乙二醇(TEG)是复合树脂的降解产物。在 pH 等于 5 和 7 时,甲基丙烯酸对口腔链球菌 NG8 和口腔链球菌 JH1005 的生长有抑制作用,而相同条件下,三乙二醇对以上两种口腔微生物的生长有明显促进作用。这可能是由于微生物接触三乙二醇、甲基丙烯酸时,其营养摄取、信号转导和基因表达受到了影响。

(2)氟:玻璃离子水门汀强大的抗龋和抗菌的性能一直被视为减少继发龋的重要因素,主要机制是其具有长期释放氟的能力。氟可通过多种直接(如抑制与微生物分解糖有关的烯醇酶和 ATP 酶活性)和间接(如抑制微生物产酸)作用干扰微生物生长,影响微生物代谢活动。多位学者的研究表明,玻璃离子水门汀的抗菌效能与其氟离子含量呈正相关。

(3)金属离子。①铝:玻璃离子水门汀在释放氟的同时,还在不断释放其他物质,例如,铝也是玻璃离子水门汀的主要成分,也可被长期释放。研究证明,铝盐具有抗龋原性微生物的效能,变形链球菌的耐酸性依赖 ATP 酶的活性,而铝可增强氟对该酶活性的抑制作用,从而抑制了变形链球菌的耐酸性和产酸性能,干扰了微生物的生长与代谢。②银:Kawahara 等研究发现,当银离子的浓度达到一定程度时,能够抑制变形链球菌、轻链球菌等的生长。因此有学者用含银的石英玻璃作为复合树脂的填料,发现由于这种复合树脂能释放银离子,对变形链球菌的生长起到了抑制作用。③锌:添加 5%～10%硫酸锌的玻璃离子水门汀,对变形链球菌的生长有明显的抑制作用,而且硫酸锌能促进氟的释放。

(4)其他添加的抗菌物质:抗生素无疑是最有效的抑菌抗菌物质,添加了1%或浓度更高的氯己定复合树脂,具有显著的抗菌活性。然而,目前尚不能保证这些添加的抗生素具有长期释放的能力。季铵是一种阳离子表面活性剂,与口腔微生物结合后,可使微生物细胞膜通透性增加,胞浆溢出,从而起到抑菌作用。有学者将季铵固定在树脂基质或填料中,所生成的复合树脂对其接触的微生物有抑制作用。由于不是通过释放抑菌剂起抑菌作用,所以其抑菌作用不会随时间推移而减弱。季铵并不会影响复合树脂的机械强度、黏接性能和外观。

微生物对不同充填材料的黏附,与材料本身的理化性质以及充填修复体表面的光洁度等有着密切的关系。要延长充填修复体在口腔内的使用寿命,除有必要改进材料外,同时应完善充填修复过程,注重修复后的口腔卫生维护,以减少口腔微生物对充填修复材料的黏附,防止继发龋等并发症的发生。

二、口腔微生物在义齿材料表面的黏附

健康情况下,口腔微生物与宿主口腔保持着相对的平衡状态。当这种平衡遭破坏时即可导致口腔疾病。牙列缺损或缺失后进行义齿修复也可以引起口腔微生态平衡的失调,从而造成龋的发病率增高、义齿覆盖区黏膜病变——义齿性口炎,也有戴用义齿引起牙周组织病变的报道。以上这些口腔疾病的发病均与口腔微生物在修复材料表面的黏附有一定关系。

(一)关于细菌在修复材料表面黏附的机制

通常认为,细菌在固体材料表面的黏附是由理化因素作用下的一些非特异性的过程造成的,如不同疏水性间相互作用、静电间相互作用、流体动力学力的作用以及某些特殊黏附介质的作用等。最近的研究认为,细菌最初在固体表面的黏附主要受疏水性和静电这两个因素的影响。

牙面上形成获得性膜可以促进细菌对其表面的黏附。试验证明,修复材料表面也可以形成获得性膜。

(二)口腔微生物间的相互作用对黏附的影响

Olsen(1974)通过对100例义齿性口炎患者上颌义齿组织面进行涂片和培养后显微镜下观察发现,义齿组织面均有大量真菌,其中白色念珠菌检出率最高。因此,他提出白色念珠菌感染可能是义齿性口炎的病因之一。此后很多研究报告也证实了此点。现在白色念珠菌被公认是义齿性口炎的致病菌,Verran等发现在有链球菌黏附的基托上,白色念珠菌的附着率高于无链球菌处。同时他们还发现,白色念珠菌在与链球菌共同培养时,在有蔗糖存在的情况下,它的黏附能力有所提高。搞清微生物之间相互作用对黏附能力的影响,将有助于对黏附机制的了解,为减少和控制菌斑在义齿基托表面的形成提供理论依据。也可以利用微生物之间存在的共生和竞争、依存与拮抗关系,为口腔某些疾病的生态防治寻找新途径。

(三)环境因素对微生物黏附的影响

Carlsson等(1969)发现变链和血链是义齿上的主要附着菌群,并发现如果不戴义齿,两天后这些细菌就可以在唾液中消失。从而认为,戴义齿是造成这些细菌产生的原因之一。由这一发现可以推论,戴义齿可以引起口腔中细菌种类和数量的改变。

Olsen(1990)把影响真菌在黏膜和义齿表面黏附的因素归结为三大类:与微生物本身有关的因素,如细菌表型、菌的表面结构与特性等;环境因素,如阳离子、pH、糖、唾液等;宿主细胞,如宿主细胞上的受体或被附着物体本身的特性等。

(四)不同材料及同种材料不同表面粗糙度对微生物黏附的影响

Okita 等(1991)在体外试验中研究了变链和白念在四种义齿用组织调整剂、一种义齿软衬材料和常用义齿基托材料上的黏附。试验结果表明,两种微生物在组织调整剂和软衬材料上的黏附量高于在基托材料上的黏附量。这一结果说明,不同种类材料的成分、性质及表面结构的不同,可以影响微生物在其表面的黏附。微生物在材料表面的黏附量与材料表面粗糙度有关。

也有人做过这样的试验,把戴入患者口中的上颌总义齿的组织面一半进行光滑处理,另一半作为对照,一周后检查发现,经光滑处理的一半,黏附的菌斑量明显少于对照侧。但是,在一个月以后检查两者的菌斑量,就无明显的区别了。该结果说明细菌在基托表面的黏附是随着时间的延长而逐渐增多的。当菌斑在基托上的积累量多到一定程度时,即可导致义齿表面结构特性的改变,从而进一步加剧菌斑在其上的形成。同时,也提示从义齿戴入口内的早期,就应注意义齿的清洁,并应继续加以保持,这对于防止菌斑在其上黏附是很重要的。

口腔微生态环境的改变,微生物的生物学特性,义齿材料的性质、表面粗糙度及不同的体外试验条件等因素,可以影响微生物的黏附。可以说微生物在材料表面的黏附是一个很复杂的过程,影响因素也很多。

三、口腔微生物对种植体周围炎的影响

牙种植修复是近二十年发展起来的一种新型义齿修复方式,已取得良好的临床效果。近年来,种植义齿已广泛应用于临床,如何提高种植义齿的成功率,延长义齿的使用寿命,显得尤为重要。口腔微生物是造成种植体周围炎的重要因素,也是种植失败的重要原因之一。种植体周围炎的发生与口腔的微生态环境密切相关,而细菌在种植体表面的黏附定植并形成菌斑,是其进一步发挥致病性的基础。

(一)致病菌

一些学者认为,牙周致病菌是导致种植体周围炎的主要致病菌。Mombelli 等研究指出,种植体周围炎,龈下菌群构成有较高比例的革兰阴性厌氧杆菌、兼性厌氧杆菌及螺旋体。Sbordone 等认为,种植体周围炎龈下菌群中中间普氏菌、具核梭杆菌、牙龈卟啉单胞菌和螺旋体等的检出率比较高。由此可见,革兰阴性厌氧杆菌与种植体周围炎关系密切,可能是种植体周围炎的致病菌。种植体周围炎所检出的龈下厌氧菌均为口腔正常菌群,即条件致病菌,这表明种植体周围炎是内源性感染,是种植后细菌再定植过程中的一种菌群失调症,革兰阴性厌氧杆菌是其龈下优势厌氧菌群。

(二)致病机制

在对种植体周围炎进行研究的过程中,发现厌氧菌可以侵入种植体周围龈组织内,其原因可能有两方面:一方面可能与厌氧菌的生物学特性有关,如牙龈卟啉单胞菌的膜泡,主要含有牙龈素,能达到深层组织,造成远程破坏作用,而中间普氏菌的膜泡也有较强的致病性,其分泌的蛋白酶和胶原酶等具有明显侵入组织造成病变的能力;另一方面可能与种植体颈部薄弱的上皮附着有关。

在种植体感染中,细菌在种植体表面的黏附定植是其进一步发挥致病性的首要条件。Gristina 提出了"表面竞争理论",即组织细胞和口腔致病菌竞争性地在种植体表面附着。如果组织细胞首先在种植体表面附着,这个与组织细胞结合的表面则会因组织细胞的活力、完整的细胞膜、多糖及宿主的功能性防御机制抵抗细菌的定植;如果细菌首先在种植体表面附着,则会引

起感染,而且一旦细菌黏附发生后,组织细胞将很难取代细菌,与种植体表面结合。

(三)种植体表面粗糙度对牙菌斑形成的影响

近年来的研究表明,种植系统基台的表面粗糙度与菌斑形成密切相关。基台是种植体穿出口腔黏膜、连接上部牙冠与植入体的部分,粗糙的基台更利于细菌附着,并形成牙菌斑。所以理论上,种植体颈部应高度抛光,尽量避免划痕和不规则刻纹。但是,在实际应用中,由于工艺技术的限制,种植体基台的表面不可能无限制地抛光。更重要的是,上皮和结缔组织纤维在粗糙表面可以形成更好的封闭效应,所以种植体的基台应有适当的表面粗糙度。

(四)不同种植体材料对牙菌斑形成的影响

细菌黏附于种植体的表面,是形成种植体牙菌斑的首要条件,而种植体材料表面的化学成分是决定其表面黏附细菌的种类、数量的重要因素。适合种植的种植体材料有纯钛、钛-6 铝-4 钒合金以及羟基磷灰石等。由于羟基磷灰石的硬度逊色于钛金属,所以,种植体材料目前应用最多的是纯钛和钛-6 铝-4 钒合金。

(五)口腔微生物对种植体的危害

种植体周围炎是种植义齿修复的常见并发症。种植义齿成功与否,与其牙周组织的健康密切相关,种植体是否能与邻接上皮和结缔组织纤维长期稳定地共处,主要取决于与龈组织及骨组织的良好结合状态。所以,种植义齿牙周组织的健康对维持种植义齿的稳定,恢复正常的生理功能,有着至关重要的作用。而口腔独特的组织结构、温度、湿度及丰富的营养,特别适合微生物的生长繁殖。口腔中的微生物是一个复杂的生态系统,微生物的种类和数量繁多,但在正常的生理条件下,各菌群间保持特定的平衡关系。一旦种植体周围微生物菌群在宿主免疫力低下或者种植体受到化学刺激、机械损伤及抗生素大量使用等因素的影响下,这种平衡关系将被破坏,发生菌群失调,牙周组织的致病菌就会大量繁殖,形成牙菌斑。菌斑中的细菌是引发牙周病必不可少的始动因子。细菌的抗原性成分,以及代谢过程产生的酶及毒素,作用于牙周组织,引起牙周组织的局部免疫反应,造成组织损伤,引发牙周病。细菌及其毒素对牙周组织的长期与反复的破坏作用,最终将导致牙周组织的破坏,在临床上表现为牙龈红肿、流脓,牙槽骨吸收,牙周袋形成,牙龈萎缩,牙齿松动甚至脱落。因此,如果口腔维护措施不当,口腔中的微生物将对种植义齿构成直接危害。

牙种植修复是一种新型义齿修复方式,已取得良好的临床效果,应用前景十分乐观。而保持口腔微生物的生态平衡,选择较为理想的种植系统基台的表面粗糙度范围,以及利于控制菌斑形成的种植体材料,同时采用正确的口腔卫生维护方法,养成良好的口腔卫生习惯以减少牙菌斑的形成,对提高种植义齿的成功率,延长义齿的使用寿命,是十分必要的。

(熊智权)

第三章

口腔疾病的常见症状

第一节 口 干

正常人一昼夜的唾液分泌量为 600～1 500 mL,使口腔黏膜保持湿润而不感口干。口干可由各种原因所致的唾液分泌量减少而引起,但也有唾液分泌正常而自觉口干者。

一、唾液腺疾病

由各种原因造成唾液腺破坏或萎缩均可引起口干症,如鼻咽部肿瘤经放疗后两侧腮腺萎缩,唾液分泌减少。干燥综合征是一种自身免疫性疾病,以眼干、口干为主,还伴有肝脾大、多发性关节炎、吞咽困难等症状。患者常有一项或多项自身抗体水平增高以及丙种球蛋白增高等。本病患者在无刺激时或用酸性药物、咀嚼石蜡等刺激时,均可见唾液分泌量明显减少。

二、神经、精神因素

由于情绪、精神因素的影响,有些神经衰弱患者常自觉口干,但多为暂时性的。检查患者口腔黏膜无明显的干燥,无刺激时唾液量减少,但用石蜡等刺激后唾液量并不减少。

三、更年期综合征

更年期综合征发生在女性更年期。除有一般症状外,常伴有口干、萎缩性舌炎,口腔黏膜糜烂、灼痛和刺痛等症状。

四、营养障碍

维生素 B_2 缺乏可出现口干、唇炎、口角炎、舌炎和阴囊炎等症状,有的还可出现咽部、鼻腔干燥,咽下困难等。

五、局部因素

由于腺样体增殖或前牙严重开颌等造成习惯性口呼吸者常有口干症状,尤以晨起时明显。

检查唾液,无刺激时以及用酸性药物刺激后分泌量均正常。此外,口干症也可由其他系统病引起,如糖尿病、脱水、高热后以及使用阿托品类药物后等。

(韩蒙蒙)

第二节 口 臭

口臭是指口腔呼出气体中的令人不快的气味,是某些口腔、鼻咽部和全身性疾病的一个较常见症状,可以由多方面因素引起。

一、生理因素

晨起时常出现短时的口臭,刷牙后即可消除。可由某些食物(蒜、洋葱等)和饮料(乙醇性)经过代谢后产生一些臭味物质经肺从口腔呼出所引起。某些全身应用的药物也可引起口臭,如亚硝酸戊酯、硝酸异山梨酯等。

二、病理因素

(一)口腔疾病

口腔呼出气体中的挥发性硫化物可导致口臭,其中90%的成分为甲基硫醇和硫化氢。临床上最常见的口臭原因是舌苔和牙周病变处的主要致病菌,如牙龈卟啉单胞菌、齿垢密螺旋体、福赛坦菌和中间普氏菌等的代谢产物。此外,牙周袋内的脓液和坏死组织、舌苔内潴留的食物残屑、脱落上皮细胞等也可引起口臭。在没有牙周炎的患者,舌苔则是口臭的主要来源,尤其与舌背的后1/3处舌苔的厚度和面积有关。用牙刷刷舌背或用刮舌板清除舌苔可显著减轻或消除口臭。

软垢、嵌塞于牙间隙和龋洞内的食物发酵腐败,也会引起口臭。有些坏死性病变,如坏死性溃疡性龈(口)炎、嗜伊红肉芽肿、恶性肉芽肿和癌瘤等,拔牙创伤的感染(干槽症)等,都有极显著的腐败性臭味。如果经过治疗彻底消除了口腔局部因素,口臭仍不消失,则应寻找其他部位的疾病。

(二)鼻咽部疾病

慢性咽(喉)炎、化脓性上颌窦炎、萎缩性鼻炎、小儿鼻内异物、滤泡性扁桃体炎等均能发出臭味。

(三)消化道、呼吸道及其他全身性疾病

消化道、呼吸道及其他全身性疾病如消化不良、肝硬化、支气管扩张继发肺部感染、肺脓肿、先天性气管食管瘘等。糖尿病患者口中可有烂苹果气味,严重肾衰竭者口中可有氨味或尿味。此外,某些金属(如铅、汞)和有机物中毒时,可有异常气味。

(四)神经和精神异常

有些患者自觉口臭而实际并没有口臭,是存在心理性疾病,如口臭恐惧症等,或者由于某些神经疾病导致嗅觉或味觉障碍而产生。用鼻闻法、仪器测量法(气相色谱仪等)可直接检测口臭程度和挥发性硫化物的水平。

(韩蒙蒙)

第三节 牙 痛

牙痛是口腔科临床上最常见的症状,也是患者就医的主要原因。可由牙齿本身的疾病、牙周组织及颌骨的某些疾病,甚至神经疾病和某些全身性疾病所引起。对以牙痛为主诉的患者,必须先仔细询问病史,如疼痛起始时间及可能的原因、病程长短及变化情况、既往治疗史及疗效等。必要时还应询问工作性质、饮食习惯、有无不良习惯(如夜磨牙和咬硬物等)、全身健康状况及家族史等。关于牙痛本身,应询问牙痛的部位、性质、程度和发作时间。疼痛是尖锐剧烈的还是钝痛、酸痛;是自发痛还是激发痛、咬合时痛,自发痛是阵发的或是持续不断;有无夜间痛;疼痛部位是局限的或放散的,能否明确指出痛牙等。根据症状可得出一至数种初步印象,便于做进一步检查。应记住,疼痛是一种主观症状,由于不同个体对疼痛的敏感性和耐受性有所不同,而且有些其他部位的疾病也可表现为牵涉性牙痛。因此,对患者的主观症状应与客观检查所见、全身情况及实验室和放射学检查等结果结合起来分析,以作出正确的诊断。

一、引起牙痛的原因

(1)牙齿本身的疾病,如深龋、牙髓充血、各型急性牙髓炎、慢性牙髓炎、逆行性牙髓炎,由龋齿、外伤、化学药品等引起的急性根尖周炎、牙槽脓肿,微裂,牙根折裂,髓石,牙本质过敏,流电作用等。

(2)牙周组织的疾病,如牙周脓肿、急性龈乳头炎、冠周炎、坏死性溃疡性龈炎、干槽症等。

(3)牙齿附近组织的疾病所引起的牵涉痛:急性化脓性上颌窦炎和急性化脓性颌骨骨髓炎时,由于神经末梢受到炎症的侵犯,使该神经所支配的牙齿发生牵涉性痛。颌骨内或上颌窦内的肿物、埋伏牙等可压迫附近的牙根发生吸收,如有继发感染,可出现牙髓炎导致疼痛。急性化脓性中耳炎、咀嚼肌群的痉挛等均可出现牵涉性牙痛。

(4)神经系统疾病,如三叉神经痛患者常以牙痛为主诉。颞下窝肿物在早期可出现三叉神经第三支分布区的疼痛,翼腭窝肿物的早期由于压迫蝶腭神经节,可出现三叉神经第二支分布区的疼痛。

(5)有些全身性疾病,如流感、癔症、神经衰弱、月经期和绝经期等可诉有牙痛。高空飞行时,牙髓内压力增高,可引起航空性牙痛。有的心绞痛患者可反射性地引起牙痛。

二、诊断步骤

(一)问清病史及症状特点

1.尖锐自发痛

尖锐自发痛最常见的为急性牙髓炎(浆液性、化脓性、坏疽性)、急性根尖周炎(浆液性、化脓性)。其他,如急性牙周脓肿、髓石、冠周炎、急性龈乳头炎、三叉神经痛、急性上颌窦炎等。

2.自发钝痛

自发钝痛常见为慢性龈乳头炎,创伤𬌗等。在机体抵抗力降低时,如疲劳、感冒、月经期等,可有轻度自发钝痛、胀痛。坏死性龈炎时牙齿可有撑离感和咬合痛。

3.激发痛

牙本质过敏和Ⅱ～Ⅲ龋齿或楔状缺损等,牙髓尚未受侵犯或仅有牙髓充血时,无自发痛,仅在敏感处或病损处遇到物理、化学刺激时才发生疼痛,刺激去除后疼痛即消失。慢性牙髓炎一般无自发痛而主要表现为激发痛,但当刺激去除后疼痛仍持续一至数分钟。咬合创伤引起牙髓充血时也可有对冷、热刺激敏感。

4.咬合痛

牙隐裂和牙根纵裂时,常表现为某一牙尖受力而产生水平分力时引起尖锐的疼痛。牙外伤、急性根尖周炎、急性牙周脓肿等均有明显的咬合痛和叩痛、牙齿挺出感。口腔内不同金属修复体之间产生的流电作用也可使患牙在轻咬时疼痛或与金属器械相接触时发生短暂的电击样刺痛。

以上疼痛除急性牙髓炎患者常不能自行明确定位外,一般都能明确指出痛牙。急性牙髓炎的疼痛常沿三叉神经向同侧对颌或同颌其他牙齿放散,但不会越过中线放散到对侧牙。

(二)初步检查

1.牙体疾病

牙体疾病最常见为龋齿。应注意邻面龋、潜在龋、隐蔽部位的龋齿、充填物下方的继发龋等。此外,如牙隐裂、牙根纵裂、畸形中央尖、楔状缺损、重度磨损、未垫底的深龋充填体、外伤露髓牙、牙冠变色或陈旧的牙冠折断等,均可为病源牙。

叩诊对识别患牙有一定帮助。急性根尖周炎和急性牙周脓肿时有明显叩痛,患牙松动。慢性牙髓炎、急性全部性牙髓炎和慢性根尖周炎、边缘性牙周膜炎、创伤性根周膜炎等,均可有轻至中度叩痛。存在多个可疑病源牙时,叩诊反应常有助于确定患牙。

2.牙周及附近组织疾病

急性龈乳头炎时可见牙间乳头红肿、触痛,多有食物嵌塞、异物刺激等局部因素。冠周炎多见于下颌第三磨牙阻生,远中及颊舌侧龈瓣红肿,可溢脓。牙周脓肿和逆行性牙髓炎时可探到深牙周袋,后者袋深接近根尖,牙齿大多松动。干槽症可见拔牙窝内有污秽坏死物,骨面暴露,腐臭,触之疼痛。反复急性发作的慢性根尖周炎可在牙龈或面部发现窦道。

急性牙槽脓肿、牙周脓肿、冠周炎等,炎症范围扩大时,牙龈及龈颊沟处肿胀变平,可有波动。面部可出现副性水肿,局部淋巴结肿大、压痛。若治疗不及时,可发展为蜂窝织炎、颌骨骨髓炎等。上颌窦炎引起的牙痛,常伴有前壁的压痛和脓性鼻涕、头痛等。上颌窦肿瘤局部多有膨隆,可有血性鼻涕、多个牙齿松动等。

(三)辅助检查

1.牙髓活力测验

根据对冷、热温度的反应,以及刺激除去后疼痛持续的时间,可以帮助诊断和确定患牙。也可用电流强度测试来判断牙髓的活力和反应性。

2.X线检查

X线检查可帮助发现隐蔽部位的龋齿。髓石在没有揭开髓室顶之前,只能凭X线片发现。慢性根尖周炎可见根尖周围有不同类型和大小的透射区。颌骨内或上颌窦内肿物、埋伏牙、牙根纵裂等也需靠X线检查来确诊。

(韩蒙蒙)

第四节　牙齿松动

正常情况下,牙齿只有极轻微的生理性动度。这种动度几乎不可觉察,且随不同牙位和一天内的不同时间而变动。一般在晨起时动度最大,这是因为夜间睡眠时,牙齿无殆接触,略从牙槽窝内挺出所致。醒后,由于咀嚼和吞咽时的殆接触将牙齿略压入牙槽窝内,致使牙齿的动度渐减小。这种 24 小时内动度的变化,在牙周健康的牙齿不甚明显,而在有殆习惯,如磨牙症、紧咬牙者较明显。妇女在月经期和妊娠期内牙齿的生理动度也增加。牙根吸收接近替牙期的乳牙也表现牙齿松动。引起牙齿病理性松动的主要原因如下。

一、牙周炎

牙周炎是使牙齿松动乃至脱落的最主要疾病。牙周袋的形成以及长期存在的慢性炎症使牙槽骨吸收,结缔组织附着不断丧失,继而使牙齿逐渐松动、移位,终致脱落。

二、殆创伤

牙周炎导致支持组织的破坏和牙齿移位,形成继发性殆创伤,使牙齿更加松动。单纯的(原发性)殆创伤,也可引起牙槽嵴顶的垂直吸收和牙周膜增宽,临床上出现牙齿松动。这种松动在殆创伤除去后,可以恢复正常。正畸治疗过程中,受力的牙槽骨发生吸收和改建,此时牙齿松动度明显增大,并发生移位;停止加力后,牙齿即可恢复稳固。

三、牙外伤

牙外伤最多见于前牙。根据撞击力的大小,使牙齿发生松动或折断。折断发生在牙冠时,牙齿一般不松动;根部折断时,常出现松动,折断部位越近牙颈部,则牙齿松动越重,预后也差。有的医师企图用橡皮圈不恰当地消除初萌的上颌恒中切牙之间的间隙,常使橡皮圈渐渐滑入龈缘以下,造成深牙周袋和牙槽骨吸收,牙齿极度松动和疼痛。患儿和家长常误以为橡皮圈已脱落,实际它已深陷入牙龈内,应仔细搜寻并取出橡皮圈。此种病例疗效一般均差,常导致拔牙。

四、根尖周炎

急性根尖周炎:牙齿突然松动,有伸长感,不敢对咬合,叩痛(＋＋)～(＋＋＋)。至牙槽脓肿阶段,根尖部和龈颊沟红肿、波动。这种主要由龋齿等引起的牙髓和根尖感染,在急性期过后,牙多能恢复稳固。

慢性根尖周炎,在根尖病变范围较小时,一般牙不太松动。当根尖病变较大或向根侧发展,破坏较多的牙周膜时,牙可出现松动。一般无明显自觉症状,仅有咬合不适感或反复肿胀史,有的根尖部可有瘘管。牙髓无活力。根尖病变的范围和性质可用 X 线检查来确诊。

五、颌骨骨髓炎

成人的颌骨骨髓炎多是继牙源性感染而发生,多见于下颌骨。急性期全身中毒症状明显,如高热、寒战、头痛,白细胞增至$(10\sim20)\times10^3/L$等。局部表现为广泛的蜂窝织炎。患侧下唇麻木,多个牙齿迅速松动,且有叩痛。这是由于牙周膜及周围骨髓腔内的炎症浸润。一旦颌骨内的化脓病变经口腔黏膜或面部皮肤破溃,或经手术切开、拔牙而得到引流,则病程转入亚急性或慢性期。除病源牙必须拔除外,邻近的松动牙常能恢复稳固。

六、颌骨内肿物

颌骨内的良性肿瘤或囊肿由于缓慢生长,压迫牙齿移位或牙根吸收,致使牙齿逐渐松动。恶性肿瘤则使颌骨广泛破坏,在短时间内即可使多个牙齿松动、移位。较常见的,如上颌窦癌,多在早期出现上颌数个磨牙松动和疼痛。若此时轻易拔牙,则可见拔牙窝内有大量软组织,短期内肿瘤即由拔牙窝中长出,似菜花状。所以,在无牙周病且无明显炎症的情况下,若有一或数个牙齿异常松动者,应提高警惕,进行 X 线检查,以便早期发现颌骨中的肿物。

七、其他

有些牙龈疾病伴有轻度的边缘性牙周膜炎时,也可出现轻度的牙齿松动,如坏死性龈炎、维生素 C 缺乏、龈乳头炎等。但松动程度较轻,治愈后牙齿多能恢复稳固。发生于颌骨的组织细胞增生症,为原因不明的、累及单核-吞噬细胞系统的、以组织细胞增生为主要病理学表现的疾病。当发生于颌骨时,可沿牙槽突破坏骨质,牙龈呈不规则的肉芽样增生,牙齿松动并疼痛;拔牙后伤口往往愈合不良。X 线表现为溶骨性病变,牙槽骨破坏,病变区牙齿呈现"漂浮征"。本病多见于 10 岁以内的男童,好发于下颌骨。其他一些全身性疾病,如 Down 综合征等的患儿,常有严重的牙周炎症和破坏,造成牙齿松动、脱落。牙周手术后的短期内,术区牙齿也会松动,数周内会恢复原来动度。

(韩蒙蒙)

第五节 牙 龈 出 血

牙龈出血是口腔中常见的症状,出血部位可以是全口牙龈或局限于部分牙齿。多数患者是在牙龈受到机械刺激(如刷牙、剔牙、食物嵌塞、进食硬物、吮吸等)时流血,一般能自行停止;另有一些情况,在无刺激时即自动流血,出血量多,且无自限性。

一、牙龈的慢性炎症和炎症性增生

这是牙龈出血的最常见原因,如慢性龈缘炎、牙周炎、牙间乳头炎和牙龈增生等。牙龈缘及龈乳头红肿、松软,甚至增生。一般在受局部机械刺激时引起出血,量不多,能自行停止。将局部刺激物(如牙石、牙垢、嵌塞的食物、不良修复体等)除去后,炎症很快消退,出血亦即停止。

二、妊娠期龈炎和妊娠瘤

妊娠期龈炎和妊娠瘤常开始于妊娠的第 3~4 个月。牙龈红肿、松软、极易出血。分娩后,妊娠期龈炎多能消退到妊娠前水平,而妊娠瘤常需手术切除。有的人在慢性牙龈炎的基础上,于月经前或月经期可有牙龈出血,可能与牙龈毛细血管受性激素影响而扩张、脆性改变等有关。长期口服激素性避孕药者,也容易有牙龈出血和慢性炎症。

三、坏死性溃疡性牙龈炎

坏死性溃疡性牙龈炎为梭形杆菌、口腔螺旋体和中间普氏菌等的混合感染。主要特征为牙间乳头顶端的坏死性溃疡,腐臭,牙龈流血和疼痛,夜间睡眠时亦可有牙龈流血,就诊时亦可见牙间隙处或口角处有少量血迹。本病的发生常与口腔卫生不良、精神紧张或过度疲劳、吸烟等因素有关。

四、血液病

在遇到牙龈有广泛的自动出血,量多或不易止住时,应考虑有无全身因素,并及时做血液学检查和到内科诊治。较常见引起牙龈和口腔黏膜出血的血液病有急性白血病、血友病、血小板减少性紫癜、再生障碍性贫血、粒细胞减少症等。

五、肿瘤

有些生长在牙龈上的肿瘤,如血管瘤、血管瘤型牙龈瘤、早期牙龈癌等也较易出血。其他较少见的,如发生在牙龈上的网织细胞肉瘤,早期常以牙龈出血为主诉,临床上很容易误诊为牙龈炎。有些转移瘤,如绒毛膜上皮癌等,也可引起牙龈大出血。

六、某些全身性疾病

肝硬化、脾功能亢进、肾炎后期、系统性红斑狼疮等,由于凝血功能低下或严重贫血,均可能出现牙龈出血症状。伤寒的前驱症状有时有鼻出血和牙龈出血。在应用某些抗凝血药物或非甾体抗炎药,如水杨酸、肝素等治疗冠心病和血栓时,易有出血倾向。苯中毒时也可有牙龈被动出血或自动出血。

(王婷婷)

第六节　牙龈肿大

牙龈肿大是诸多牙龈病的一个常见临床表现。

一、病史要点

(1)牙龈肿胀的病程,是突发还是逐渐发展。

(2)有无刷牙出血、食物嵌塞及口呼吸习惯。

(3)是否服用苯妥英钠、硝苯地平、环孢素等药物。

(4)家族中有无牙龈肿大者。

(5)已婚妇女的妊娠情况。

二、检查要点

(1)牙龈肿胀的范围,牙龈质地、颜色。

(2)有无牙列不齐、开唇露齿及口呼吸、舔龈等不良习惯。

(3)详细检查牙周情况。

(4)必要时做组织病理检查。

三、鉴别诊断

(一)慢性炎症性肿大

因长期局部刺激引起,如牙石、牙列拥挤、冠修复体边缘过长、口呼吸及舔龈习惯等。本型病程缓慢,无症状,开始龈乳头和/或龈缘轻度隆起,逐步地增生似救生圈套在牙齿周围。口呼吸引起的牙龈肿大与邻近未暴露的正常牙龈有明显的分界线。

(二)急性炎症性肿大

急性炎症性肿大常见于急性牙龈脓肿、急性牙周脓肿及急性龈乳头炎。

(三)药物性牙龈肿大

该类患者有明显的服药史,如苯妥英钠、环孢素、硝苯地平均可引起牙龈增生。增生的牙龈呈实质性,质地坚实,淡粉红色,仅发生于有牙区,停药后增生的龈组织可逐步消退。

(四)遗传性牙龈纤维瘤病

遗传性牙龈纤维瘤病是一种原因不明的少发病,多有家族史。病变波及牙龈、龈乳头及附着龈,且上、下颌的颊舌面都可广泛受侵,与苯妥英钠引起的牙龈增生不同。肿大的牙龈颜色正常,质地硬似皮革。重者可将牙齿完全盖住,牙齿移位,颌骨变形。表面光滑或呈小结节样。

(五)青春期牙龈肿大

青春期牙龈肿大见于青春期患者,发病部位有局部刺激因素,但炎症和增生反应较明显,虽经治疗不易痊愈,而且易复发。青春期过后经治疗能较快缓解。临床表现同一般慢性炎症性肿大,即牙龈充血水肿,松软光亮,牙间乳头呈球状突起。

(六)妊娠期牙龈肿大

正处于妊娠期的妇女,牙龈鲜红色或暗紫色,松软光亮,极易出血。单个或多个牙间乳头肥大增生,重者形成有蒂或无蒂的瘤状物,应诊断为妊娠期牙龈肿大。

(七)白血病牙龈肿大

牙龈色暗紫或苍白,表面光亮,外形呈不规则的结节状,龈缘处可有坏死的假膜。牙龈自动出血或激惹出血,不易止住。常伴有牙齿松动,全身乏力,低热及相应部位的淋巴结肿大。血常规检查有助诊断。

(八)化脓性肉芽肿牙龈肿大

化脓性肉芽肿牙龈肿大可以呈扁平无蒂的肿大或有蒂的瘤状物,色鲜红或暗红,质地柔软。病损表面有溃疡和脓性分泌物,如果病损时间长可转变为较硬的纤维上皮性乳头状瘤。组织病理检查为慢性炎症细胞浸润的肉芽组织。

(九)浆细胞肉芽肿

牙龈肿大,鲜红色,且松软易碎,极易出血,表面呈分叶状,质地如同肉芽组织。应结合组织病理检查,主要在结缔组织内有大量浸润的浆细胞,或表现为有大量血管和炎症细胞浸润的肉芽肿。

（十）牙龈良性及恶性肿瘤

牙龈良性及恶性肿瘤包括血管瘤、乳头状瘤、牙龈癌等,可结合组织病理检查加以区别。

（王婷婷）

第七节　牙本质过敏

牙本质过敏又称牙齿敏感或牙齿感觉过敏。其症状为牙齿受到外界各种刺激时,如机械性刺激(摩擦、咬硬物等)、温度刺激(冷、热)、化学刺激(酸、甜),所产生的尖锐的异常酸痛感觉。除去刺激物,酸痛感即消失。许多牙体病都可产生此症状,有时牙体组织无病变,全身状态异常时,牙齿也会出现敏感状。

一、病史要点

(1)牙齿敏感症发生的部位。
(2)引起牙齿敏感的刺激因素。
(3)有无外伤史、咬硬物史。
(4)有无牙体病治疗史和修复前的牙体预备史。
(5)全身情况,是否在产褥期、月经期,头颈部是否做过放疗。

二、检查要点

(1)患牙殆面、切端、牙颈部是否有牙本质暴露。
(2)在牙本质暴露的部位或牙体硬组织被调磨处,以探针探划牙面是否可找到敏感点。
(3)患牙有无咬颌创伤。
(4)牙髓活力测验反应是否正常。

三、鉴别诊断

凡使牙本质暴露的各种牙体病、牙周病或牙体牙周病治疗术后,均可产生牙本质过敏症。有些患者牙本质未暴露,但全身处于应激性增高状态,神经末梢敏感性增强,如头颈部大剂量放疗后、产褥期等也可能出现牙齿敏感症。

（一）牙颈部楔状缺损、磨损（包括殆面或切端）

此两种牙体病,当硬组织丢失速度快于修复性牙本质形成速度时,则出现牙齿敏感症状。可采用脱敏治疗暂时缓解症状,或避免冷热刺激,待修复性牙本质形成后自行恢复。有些楔状缺损或磨损很深已近髓,有可能牙髓已有慢性炎症,应检测牙髓活力,注意与慢性牙髓炎鉴别。牙齿敏感症患牙牙髓活力正常,如活力异常,则为慢性牙髓炎,应进行相应的治疗。

（二）外伤牙折

当牙本质暴露时,即刻出现牙齿敏感症状,应仔细检查有无牙髓暴露,若无,先行护髓治疗,待修复性牙本质形成后,过敏症状消失。若护髓后出现自发痛,则已是牙髓炎,应行相应治疗。

（三）中龋

当龋坏达牙本质浅层即可出现牙齿敏感症。

（四）酸蚀症

发生在从事酸作业的人或长期反酸的胃病患者。由于酸的作用，牙面脱矿呈白垩状，或有黄褐色斑块，或有实质缺损，均产生牙齿敏感症状。

（五）牙隐裂

当隐裂的裂纹深达牙本质时，即可出现牙齿敏感症状。由于隐裂不易被察觉，常贻误治疗时机，发展成牙髓炎。故当牙面无明显磨耗，探划无过敏点时，应注意与早期隐裂鉴别。

（六）牙龈退缩，牙颈部暴露

各种原因所致牙龈退缩，只要使颈部牙本质暴露，均可产生牙齿敏感症状。应注意诊断导致牙龈退缩的疾病，并进行相应治疗。

（七）全身情况处于异常状态时

头颈部放疗患者，妇女月经期、产褥期等，亦会出现牙齿敏感症，均有相应的病史，不难诊断。

（王婷婷）

第八节　开口困难

开口困难是指由于各种原因造成根本不能开口或开口甚小者。造成开口困难的原因很多，可分为感染性、瘢痕性、关节性、外伤性、肿瘤源性和精神、神经性等。

一、感染所致的开口困难

（一）下颌智齿冠周炎

下颌智齿冠周炎可以直接累及咬肌和翼内肌，引起肌肉痉挛，造成开口困难。

（二）颌面部深在间隙感染

颞下窝和翼下颌间隙感染刺激翼肌群痉挛造成开口困难。感染的来源常常是上、下磨牙感染扩散或在注射上颌结节、翼下颌传导麻醉时将感染带入。因感染在深部，早期在颜面部无明显红肿症状，不易发现。所以在有上、下磨牙感染或拔牙史，低热，开口困难，并在该间隙的相应部位（如上颌结节后方、翼下颌韧带处）有明显红肿和压痛者应考虑本病。

（三）化脓性下颌关节炎

化脓性下颌关节炎多数在下颌关节附近有化脓性病灶，如中耳炎、外耳道炎等，继之引起下颌关节疼痛，开口困难。检查时可见关节区有红肿，压痛明显，尤其不能上、下牙对殆，稍用力即可引起关节区剧痛。颞下颌关节侧位 X 线片可见关节间隙增宽。

（四）破伤风

由破伤风杆菌引起的一种以肌肉阵发性痉挛和紧张性收缩为特征的急性特异性感染，由于初期症状可表现为开口困难而来口腔科就诊。一般有外伤史。痉挛通常从咀嚼肌开始，先是咀嚼肌少许紧张，继之出现强直性痉挛呈开口困难状，同时还因表情肌的紧缩使面部表情很特殊，形成"苦笑面容"。当颈部、背部肌肉收缩，则形成背弓反张。其他，如咬肌下、下颌下、颊部蜂窝织炎、急性化脓性腮腺炎等,均可发生开口困难,体征表浅,容易诊断。

二、瘢痕所致的开口困难

(一)颌间瘢痕挛缩

常常由坏疽性口炎后在上、下颌间形成大量瘢痕,将上、下颌紧拉在一起而不能开口。一般有口腔颌面部溃烂史,颊侧口腔前庭处能触到索条状瘢痕区,有时还伴有唇颊组织的缺损。

(二)放射性瘢痕

鼻咽部、腮腺区、颞下窝等恶性肿物经大量放疗后,在关节周围有大量放射性瘢痕造成开口困难。开口困难的症状是逐渐发展起来的,以致到几乎完全不能开口。照射区皮肤均有慢性放射反应,如皮肤薄而透明,毛细血管扩张,并可见到深棕色的斑点状色素沉着。

(三)烧伤后瘢痕

由各种物理、化学因素所致口颊部深部烧伤后,逐渐形成大量增生的挛缩瘢痕造成开口困难。

三、颞下颌关节疾病所致的开口困难

(一)关节强直

一般由关节区化脓感染或外伤后关节腔内血肿机化逐渐形成关节融合。关节强直常发病于儿童,逐渐出现开口困难以致最后完全不能开口呈开口困难状。关节强直侧下颌骨发育短小,面部丰满呈圆形;而健侧下颌骨发育较长,面部反而显塌陷狭长。颞下颌关节侧位 X 线片可见患侧关节间隙消失,髁突和关节凹融合成致密团块。少数可由类风湿颞下颌关节炎造成,其特点为常累及两侧并伴有指关节或脊柱关节的类风湿性关节炎,因此,同时可查到手指呈梭形强直畸形或脊柱呈竹节样强直畸形。

(二)颞下颌关节盘脱出

急性脱臼后或长期颞下颌关节紊乱病后可使关节盘脱出,脱出的关节盘在髁突运动中成为机械障碍物,甚至可嵌顿在髁突和关节结节之间致不能开口,呈开口困难状。

四、外伤所致的开口困难

(一)颧弓、颧骨骨折

颧弓、颧骨为面侧部突出处,容易被伤及。最常见为呈 M 形颧弓双骨折,骨折片下陷妨碍喙突活动造成开口困难;颧骨体骨折后向下向后移位可使上颌骨和颧骨之间的间隙消失,妨碍下颌骨活动造成开口困难。

(二)下颌髁突骨折

下颌髁突颈部是下颌骨结构中的薄弱区,当颏部和下颌体部受到外伤后容易在髁突颈部骨折而造成开口困难。此外,由于局部创伤引起的骨化性咬肌炎也可造成开口困难。新生儿开口困难除破伤风外应考虑由于难产使用高位产钳损伤颞下颌关节所致。

五、肿瘤所致的开口困难

关节区深部肿物可以引起开口困难,因为肿物在深部不易被查出,常误诊为一般颞下颌关节紊乱病而进行理疗。因此,有开口困难而同时存在脑神经症状者应考虑是否有以下部位的肿物。

(一)颞下窝综合征

颞下窝综合征为原发于颞下窝肿物引起的一种综合征。因肿物侵犯翼肌、颞肌,故常有开口困难。早期有三叉神经第三支分布区持续性疼痛,继之出现下唇麻木,口角皮肤、颊黏膜异常感或麻木感。肿瘤长大时可在上颌后部口腔前庭处触到。

(二)翼腭窝综合征

翼腭窝综合征为原发于翼腭窝肿瘤引起的一种综合征,因肿瘤侵犯翼肌可引起开口困难外,最早出现三叉神经第二支分布区持续性疼痛和麻木,以后可影响眼眶,累及视神经。

(三)上颌窦后部癌

肿瘤破坏上颌窦后壁,侵犯翼肌群,可以出现开口困难,并有三叉神经第二支分布区的持续性疼痛和麻木,鼻腔有脓血性分泌物,上颌侧位体层 X 线片见上颌窦后壁骨质破坏。

(四)鼻咽癌

鼻咽癌侵犯咽侧壁,破坏翼板,可影响翼肌群,出现开口困难,并常伴有剧烈头痛、鼻塞、鼻出血、耳鸣、听力障碍及颈部肿块等症状。

六、肌痉挛、神经精神疾病

(一)癔症性开口困难

癔症性开口困难如与全身其他肌痉挛或抽搐症状伴发,则诊断比较容易;但如只出现开口困难症状,则诊断比较困难。此病多发生于女性青年,既往有癔症史,有独特的性格特征。一般在发病前有精神因素,然后突然发生开口困难。用语言暗示或间接暗示(用其他治疗法结合语言暗示),常能解除症状。

(二)颞下颌关节紊乱

咀嚼肌群痉挛型一般由翼外肌痉挛经不适当的治疗或在全身因素影响下(如过度疲劳、精神刺激)引起。主要临床表现为开口困难,X 线片关节像正常。用肌肉松弛剂能立即开口,药物作用过后又开口困难。一般病期较长。

(三)咬肌挛缩

常因精神受刺激后突然发生开口困难,有时查不出诱因。一般发生在一侧咬肌,触时咬肌明显变硬,用钟式听诊器检查有嗡嗡的肌杂音。用 2% 普鲁卡因溶液封闭肌肉和咬肌神经时,变硬的肌肉可恢复正常,肌杂音可消失或减轻,开口困难症状亦缓解。咬肌挛缩有时可伴有颞肌挛缩。

(王婷婷)

第九节　颌面部麻木

颌面部麻木是因口腔颌面部损伤、炎症或肿瘤等造成支配口面部的三叉神经功能障碍而出现感觉异常、迟钝,甚至痛觉丧失。

一、病史要点

(1)有无外伤、手术、感染、肿瘤史。

（2）麻木的部位,发病的经过及目前情况。

（3）麻木是否进行性加重,有无缓解期。

二、检查要点

(一)检查感觉和肌肉运动

（1）面部触觉、痛觉、温度觉、直接与间接角膜反射,以确定麻木的范围和三叉神经第几支受损。

（2）检查咀嚼肌运动,如下颌有无偏斜、两侧肌张力与收缩力是否相等,有无咀嚼肌萎缩。

(二)检查引起麻木的病因

（1）有外伤史者查上、下颌骨有无骨摩擦音、骨不连续、压痛及异常动度。

（2）有无面部肿胀、多数牙松动及有无发热、乏力等症状。

（3）有无颌骨膨隆、牙齿松动、张口受限、下颌偏斜。

三、鉴别要点

(一)外伤

上颌骨、颧骨骨折损伤眶下神经出现上唇、鼻、眶下区麻木;下颌骨骨折出现下唇麻木。患者有外伤史。X线片可见骨折线。

(二)颌骨炎症

急性化脓性中央型骨髓炎因炎症沿下颌管扩散使下牙槽神经受损出现下唇麻木。可有多数牙松动、面部肿胀,并伴全身中毒症状。X线片见骨质密度改变波及下颌管。待炎症控制后麻木可缓解或消失。

(三)手术损伤

拔阻生下颌第三磨牙时,损伤下牙槽神经或舌神经而出现下唇或舌麻木。颌下腺、舌下腺手术时损伤舌神经也引起舌麻木。

(四)肿瘤

1.下颌骨恶性肿瘤

进行性下唇麻木,病灶区牙齿松动、剧烈疼痛。X线片示弥散溶骨性破坏,下颌管受侵。

2.颞下窝肿瘤

下颌神经分布区持续性疼痛及感觉异常,颊长神经受侵时最早出现颊部麻木。张口受限,下颌向患侧偏。耳鸣、听力下降。CT扫描可见占位性病变。

3.翼腭窝肿瘤

可为原发或继发恶性肿瘤。眶下区麻木,张口受限。三叉神经第二支持续性疼痛,向磨牙区放射。继发于上颌窦癌者X线下可见骨质破坏,CT扫描示翼腭窝有占位性病变。

(五)颌面部感觉减低或消失

绝大多数是由于三叉神经周围支病变所致,但有时也可能因脑干的三叉神经中枢传导束有关通道病变引起患者三叉神经分布区痛觉、触觉等改变,此时应转神经内科进一步确诊。

（王婷婷）

第十节 颌面部局部肿胀

颌面部局部肿胀是由于各种原因致毛细血管壁通透性改变、组织间隙过量积液、淋巴回流障碍及血管和淋巴管畸形的一种病理现象。

一、病史要点

(1)先天性抑或后天性,有无外伤、手术、过敏及其他治疗史。

(2)肿胀出现的时间、发展过程。

(3)肿胀范围有无改变,有无全身反应。

(4)肿胀性质,质地松软还是较硬,皮肤颜色有无改变等。

二、检查要点

(1)肿胀部位,皮肤色泽。

(2)肿胀质地,有无压痛、波动感、可压缩性或随体位改变其大小。

(3)穿刺液性质、色泽。

三、鉴别要点

(一)血管神经性水肿

突然发作的皮肤和黏膜局限性水肿,数小时或1~2天可自行消退。皮肤、黏膜紧张发亮,有胀感,以唇颊为好发区域,也可发生在口底、舌与颈部。如口底和舌根部的肿胀,可影响呼吸。患者体温正常,白细胞计数正常,嗜酸性粒细胞计数可增高。用糖皮质激素药物治疗效果明显。如反复发作则局部组织增厚,药物治疗效果欠佳。

(二)炎性肿胀

患者有牙痛、手术、外伤及结核接触史。炎性肿胀分为副性水肿及炎性浸润肿胀。副性水肿肿胀松软、无痛、皮肤可捏起皱褶,常见于牙槽脓肿所致肿胀。炎性浸润肿胀较硬、疼痛、发红、皮肤光亮、捏不起皱褶,常见于蜂窝织炎,如进一步发展为脓肿形成时穿刺有脓。

(三)损伤性水肿或血肿

损伤部位肿胀、压痛,皮肤伴出血性瘀斑,随着瘀斑的分解和吸收颜色逐渐变浅。挫伤后形成的血肿,开始较软,边界不清,以后逐渐变硬,边界逐渐清楚。伴有骨折时,肿胀或触及骨摩擦音及台阶感。

(四)淋巴管瘤

先天性,呈慢性肿大,边界不清楚,皮肤颜色正常,柔软,无压痛,一般无压缩性。发生在黏膜时表现为孤立或多发性散在小的圆形、囊性结节状或点状病损,浅黄色、柔软,以舌、唇、颊部多见。

(五)血管瘤和血管畸形

发生在颌面部深在的血管瘤局部肿大,皮色正常,侵及皮肤则呈紫色斑。有压缩性,低头试验阳性,穿刺有血液。对海绵状血管瘤(低流速静脉畸形)瘤腔造影有助于诊断。动脉造影有助于诊断蔓状血管瘤(又称动静脉畸形或高流速动静脉畸形)。

(六)手术后淋巴回流不畅

手术后淋巴回流不畅多发生在面颈部手术,尤其颈淋巴结清除术后。因面、颈部静脉与淋巴回流不畅所致。半侧面部肿胀,质地柔软、皮色正常。肿胀与体位有关,平卧时加重,下床活动后减轻。

(王婷婷)

第四章

牙体牙髓病

第一节 磨 牙 症

睡眠时有习惯性磨牙或清醒时有无意识的磨牙习惯称为磨牙症。

一、病因

磨牙症的病因虽然至今尚未明确,但与下列因素有关。

(一)精神因素

口腔具有表示紧张情绪的功能。患者的惧怕、愤怒、敌对、抵触等情绪,若因某种原因难以表现出来,这些精神因素,特别是焦虑、压抑、情绪不稳等可能是磨牙症病因的重要因素之一。

(二)𬌗因素

神经紧张的个体中,任何𬌗干扰均可能是磨牙症的触发因素。磨牙症患者的𬌗因素多为正中𬌗早接触,即牙尖交错位𬌗干扰,以及侧方𬌗运动时非工作侧的早接触。临床上,用调𬌗的方法也能成功地治愈部分磨牙症。𬌗因素是口腔健康的重要因素,但是否为引起磨牙症的媒介尚有争议。

(三)中枢神经机制

目前,有趋势认为磨牙与梦游、遗尿、噩梦一样,是睡眠中大脑部分唤醒的症状,是一种与白天情绪有关的中枢源性的睡眠紊乱,由内部或外部的、心理或生理的睡眠干扰刺激所触发。

(四)全身其他因素

与寄生虫有关的胃肠功能紊乱、儿童营养缺乏、血糖血钙浓度、内分泌紊乱、变态反应等都可能成为磨牙症的发病因素。有些病例表现有遗传因素。

(五)职业因素

汽车驾驶员、运动员、要求精确性较高的工作如钟表工,均有发生磨牙症的倾向。

二、临床表现

患者在睡眠时或清醒时下意识地做典型的磨牙动作,可伴有嘎嘎响声。磨牙症可引起牙齿𬌗面和邻面的严重磨损,可出现牙磨损并发的各种病症。顽固性磨牙症会导致牙周组织破坏、牙齿松动或移位、牙龈退缩、牙槽骨丧失。磨牙症还能引起颞下颌关节功能紊乱症、颌骨或咀嚼肌的疲劳或疼痛、面痛、头痛并向耳部、颈部放散。疼痛为压迫性和钝性,早晨起床时尤为显著。

三、治疗原则

(一)除去致病因素
心理治疗,调𬌗,治疗与磨牙症发病有关的全身疾病等。

(二)对症治疗
治疗因磨损引起的并发症。

(三)其他治疗
对顽固性病例应制作𬌗垫,定期复查。

(蒋芳芳)

第二节　龋　　病

一、病因

龋病是以细菌为主的多因素综合作用的结果,主要致病因素包括细菌和牙菌斑生物膜、食物和蔗糖、宿主对龋病的敏感性等。

1890 年著名的口腔微生物学家 Miller 第一次提出龋病与细菌有关,即著名的化学细菌学说。该学说认为龋病发生是口腔细菌产酸引起牙体组织脱矿的结果。口腔微生物通过合成代谢酶,分解口腔中糖类,形成有机酸,造成牙体硬组织脱钙。在蛋白水解酶的作用下,牙齿中的有机质分解,牙体组织崩解,形成龋洞。化学细菌学说的基本观点认为,龋病发生首先是牙体硬组织的脱矿溶解,再出现有机质的破坏崩解。Miller 学说是现代龋病病因学研究的基础,阐明了口腔细菌利用糖类产酸、溶解矿物质、分解蛋白质的生物化学过程。Miller 试验如下。

牙齿 ＋ 面包(糖类)＋ 唾液——脱矿

牙齿 ＋ 脂肪(肉类)＋ 唾液——无脱矿

牙齿 ＋ 面包(糖类)＋ 煮热唾液——无脱矿

Miller 试验第一次清楚地说明,细菌是龋病发生的根本原因,细菌、食物、牙齿是龋病发生的共同因素。对细菌在口腔的存在形式没有说明,也未能分离出致龋菌。

1947 年,Gottlieb 提出蛋白溶解学说。认为龋病的早期损害首先发生在有机物较多的牙体组织部位,如釉板、釉柱鞘、釉丛和牙本质小管,这些部位含有大量的有机物质。牙齿表面微生物产生的蛋白水解酶使有机质分解和液化,晶体分离,结构崩解,形成细菌侵入的通道。细菌再利用环境中的糖类产生有机酸,溶解牙体硬组织。龋病是牙组织中有机质先发生溶解性破坏,再出现细菌产酸溶解无机物脱矿的结果。该学说未证实哪些细菌能产生蛋白水解酶,动物试验未能证明蛋白水解酶的致龋作用。

1955 年,Schatz 提出了蛋白溶解螯合学说。认为龋病的早期是从牙面上的细菌和酶对釉质基质的蛋白溶解作用开始,通过蛋白溶解释放出各种螯合物质包括酸根阴离子、氨基、氨基酸、肽和有机酸等,这些螯合剂通过配位键作用与牙体中的钙形成具有环状结构的可溶性螯合物,溶解牙体硬组织的羟磷灰石,形成龋样损害。螯合过程在酸性、中性及碱性环境下都可以发生,该学说未证实引起病变的螯合物和蛋白水解酶。蛋白溶解学说和蛋白溶解螯合学说的一个共同问题是在自然情况下,釉质的有机质含量低于1%,如此少的有机质要使90%以上的矿物质溶解而引起龋病,该学说缺乏试验性证据。

Miller化学细菌学说和Schatz蛋白溶解螯合学说的支持者们在随后的几十年里展开了激烈的争论,化学细菌学说在很长一段时间占据了主流地位。近六十年来在龋病研究领域的相关基础和临床研究均主要围绕细菌产酸导致牙体硬组织脱矿而展开,龋病病因研究进入了"酸幕时代"时期。

随着近年来对牙菌斑生物膜致病机制的研究进展,特别是对牙周生物膜细菌引起的宿主固有免疫系统失衡进而引起牙周病发生的分子机制的深入研究,人们重新认识到蛋白溶解过程在龋病的发生发展过程中的重要作用。目前认为,细菌酸性代谢产物或环境其他酸性物质引起釉质的溶解后,通过刺激牙本质小管,在牙本质层引起类似炎症的宿主反应过程,继而引起牙本质崩解。值得注意的是,牙本质蛋白的溶解和牙本质结构的崩解并不是由"蛋白溶解学说"或"蛋白溶解螯合学说"中所提到的细菌蛋白酶所造成,而是由宿主自身的内源性金属基质蛋白酶(MMPs),如胶原酶所引起。这种观点认为龋病是系统炎症性疾病,龋病和机体其他部位的慢性感染性疾病具有一定的相似性,即龋病是由外源性刺激因素,如细菌的各种致龋毒力因子诱导宿主固有免疫系统失衡,造成组织破坏,牙体硬组织崩解。

随着现代科学技术的发展,大量的新研究方法、新技术和新设备用于口腔医学基础研究,证实龋病确是一种慢性细菌性疾病,在龋病的发生过程中,细菌、牙菌斑生物膜、食物、宿主及时间都起了十分重要的作用,即四联因素学说(图4-1)。该学说认为,龋病的发生必须是细菌、食物、宿主三因素在一定的时间和适当的空间、部位内共同作用的结果,龋病的发生要求有敏感的宿主、致病的细菌、适宜的食物及足够的时间。由于龋病是发生在牙体硬组织上,从细菌在牙齿表面的黏附,形成牙菌斑,到出现临床可见的龋齿,一般需要6～12个月的时间。特殊龋除外,如放射治疗后的猖獗龋。因此,时间因素在龋病病因中有着十分重要的意义,有足够的时间开展龋病的早期发现、早期治疗。四联因素学说对龋病的发生机制作了较全面的解释,被认为是龋病病因的现代学说,被全世界所公认。

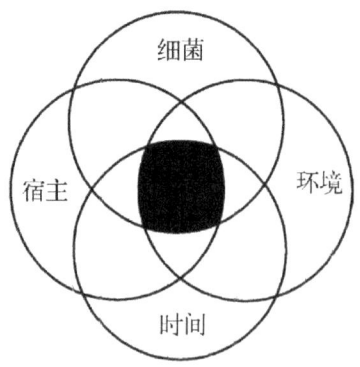

图4-1 龋病发生的四联因素

(一)细菌因素

龋病是一种细菌性疾病,细菌是龋病发生的最关键因素,大量的研究证明没有细菌就没有龋病。无菌动物试验发现,在无菌条件下饲养的动物不产生龋,使用抗生素能减少龋的发生。由龋损部位分离出的致病菌接种于动物,能引起动物龋或离体牙人工龋损。临床上也发现未萌出的牙不发生龋,一旦暴露在口腔中与细菌接触就可能发生龋。

口腔中的细菌有500余种,与龋病发生关系密切的细菌必须具备较强的产酸力、耐酸力;能利用糖类产生细胞内外多糖;对牙齿表面有强的黏附能力;合成蛋白溶解酶等生物学特性,目前认为变异链球菌、乳酸杆菌、放线菌等与人龋病发生有着密切的关系。

细菌致龋的首要条件是必须定植在牙齿表面,克服机械、化学、物理、免疫的排异作用,细菌产生的有机酸需对抗口腔中强大的缓冲系统,常难以使牙体组织脱矿。只有在牙菌斑生物膜特定微环境条件下,细菌产生有机酸聚积,造成牙齿表面 pH 下降,矿物质重新分布,出现牙体硬组织脱矿产生龋。因此,牙菌斑生物膜是龋病发生的重要因素。

(二)牙菌斑生物膜

20世纪70年代以后,随着科学技术的发展,对细菌致病有了新的认识。1978 年美国学者Bill Costerton 率先进行了细菌生物膜的研究,并提出了生物膜理论。随后细菌生物膜真正作为一门独立学科而发展起来,其研究涉及微生物学、免疫学、分子生物学、材料学和数学等多学科。90 年代后,美国微生物学者们确立了"细菌生物膜"这个名词,将其定义为附着于有生命和无生命物体表面被细菌胞外大分子包裹的有组织的细菌群体。这一概念认为在自然界、工业生产环境(如发酵工业和废水处理)及人和动物体内外,绝大多数细菌是附着在有生命或无生命的表面,以细菌生物膜的方式生长,而不是以浮游方式生长。细菌生物膜是细菌在各种物体表面形成的高度组织化的多细胞结构,细菌在生物膜状态下的生物表型与其在浮游状态下具有显著差异。

人类第一次借助显微镜观察到的细菌生物膜就是人牙菌斑生物膜。通过激光共聚焦显微镜(confocal scanning laser microscopy,CSLM)结合各种荧光染色技术对牙菌斑生物膜进行了深入研究,证明牙菌斑生物膜是口腔微生物的天然物膜。口腔为其提供营养、氧、适宜的温度、湿度和 pH。牙菌斑生物膜是黏附在牙齿表面以微生物为主体的微生态环境,微生物在其中生长代谢、繁殖衰亡,细菌的代谢产物,如酸和脂多糖等,对牙齿和牙周组织产生破坏。牙菌斑生物膜主要由细菌和基质组成,基质中的有机质主要有不可溶性多糖、蛋白质、脂肪等,无机质包含钙、磷、氟等。

牙菌斑生物膜的基本结构包括基底层获得性膜,中间层和表层(图 4-2)。唾液中的糖蛋白选择性地吸附在牙齿表面形成获得性膜,为细菌黏附与定植提供结合位点。细菌黏附定植到牙菌斑生物膜表面形成成熟的生物膜一般需要 5～7 天时间。对牙菌斑生物膜的结构研究发现,菌斑成熟的重要标志是在牙菌斑生物膜的中间层形成丝状菌成束排列,球菌和短杆菌黏附其表面的栅栏状结构,在表层形成以丝状菌为中心,球菌或短杆菌黏附表面的谷穗状结构(图 4-3)。

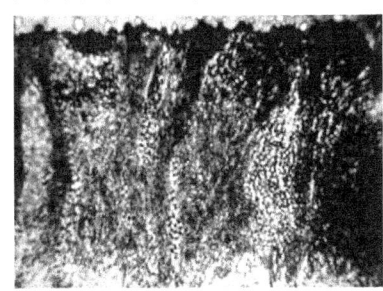

图 4-2 牙菌斑生物膜的基本结构

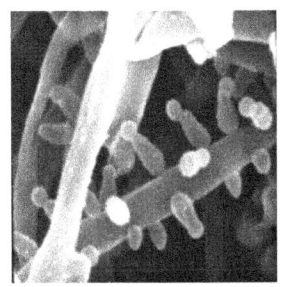

图 4-3 谷穗状结构

牙菌斑生物膜一经形成,紧密附着于牙齿表面,通过常用的口腔卫生措施如刷牙并不能有效消除。紧靠牙齿表面的牙菌斑生物膜的深层由于处于缺氧状态,非常有利于厌氧菌的生长代谢,细菌利用糖类进行无氧代谢,产生大量的有机酸,堆积在牙菌斑生物膜与牙齿表面之间的界面,使界面 pH 下降,出现脱矿导致龋病。牙菌斑生物膜是龋病发生的必要条件,没有菌斑就没有龋病。动物试验和流行病学调查研究表明控制菌斑能有效地减少龋病发生。

关于牙菌斑生物膜的致龋机制有三种主流学说。

1.非特异性菌斑学说

龋病不是口腔或牙菌斑生物膜中特殊微生物所致,而是牙菌斑生物膜中细菌共同作用的结果,细菌所产生的致病性产物超过了机体的防卫能力,导致龋病。

2.特异性菌斑学说

龋病是由牙菌斑生物膜中的特殊细菌引起的,这些特殊细菌就是与龋病发生关系密切的致龋菌。研究已经证实,牙菌斑生物膜中与龋病发生关系密切的致龋菌都是口腔常驻微生物群,非致龋菌在条件适宜时也可以引起龋病。

3.生态菌斑学说

牙菌斑生物膜致龋的最新学说,认为牙菌斑生物膜内微生物之间、微生物与宿主之间处于动态的生态平衡,不发生疾病;一旦条件改变,如摄入大量的糖类食物、口腔内局部条件的改变、机体的抵抗力下降等,正常口腔微生态失调,正常口腔或牙菌斑生物膜细菌的生理性组合变为病理性组合,一些常驻菌成为条件致病菌,产生大量的致病物质,如酸性代谢产物,导致其他非耐酸细菌生长被抑制,产酸耐酸菌过度生长,最终引起牙体硬组织脱矿,发生龋病。根据生态菌斑学说的基本观点,龋病有效防治的重点应该是设法将口腔细菌的病理性组合恢复为生理性的生态平衡。

(三)食物因素

食物是细菌致龋的重要物质基础。食物尤其是糖类通过细菌代谢作用于牙表面,引起龋病。

糖类是诱导龋病最重要的食物,尤其是蔗糖。糖进入牙菌斑生物膜后,被细菌利用产生细胞外多糖,参与牙菌斑生物膜基质的构成,介导细菌对牙齿表面的黏附、定植。合成的细胞内多糖是细菌能量的储存形式,保持牙菌斑生物膜持续代谢。糖进入牙菌斑生物膜的外层,氧含量较高,糖进行有氧氧化,产生能量供细菌生长、代谢。牙菌斑生物膜的深层紧贴牙齿表面,由于缺氧或需氧菌的耗氧,进行糖无氧酵解,产生大量的有机酸并堆积在牙齿与牙菌斑生物膜之间的界面内,不易被唾液稀释,菌斑 pH 下降,脱矿致龋。

细菌产生的有机酸有乳酸、甲酸、丁酸、琥珀酸,其中乳酸量最多。糖的致龋作用与糖的种类、糖的化学结构与黏度、进糖时间与频率等有十分密切的关系。葡萄糖、麦芽糖、果糖、蔗糖可以使菌斑 pH 下降到 4.0 或更低;乳糖、半乳糖使菌斑 pH 下降到 5.0;糖醇类,如山梨醇、甘露醇不被细菌利用代谢产酸,不降低菌斑 pH。淀粉因相对分子质量大,不易扩散入生物膜结构中,不易被细菌利用。含蔗糖的淀粉食物则使菌斑 pH 下降更低,且持续更长的时间。糖的致龋性能大致可以排列为:蔗糖>葡萄糖>麦芽糖、乳糖、果糖>山梨糖醇>木糖醇。蔗糖的致龋力与其分子结构中单糖部分共价键的高度水解性有关。

龋病"系统炎症性学说"认为,糖类除了为产酸细菌提供代谢底物产酸及介导细菌生物膜的黏附外,其致龋的另一重要机制是通过抑制下丘脑对腮腺内分泌系统的控制信号。腮腺除了具有外分泌功能(唾液的分泌)外,还具有内分泌功能,可控制牙本质小管内液体的流动方向。正常情况下,在下丘脑-腮腺系统的精密控制下,牙本质小管内液体由髓腔向釉质表面流动,有利于牙体硬组织营养成分的供给和牙齿表面堆积的酸性物质的清除。研究发现,高浓度糖类可能通过升高血液中氧自由基的量,抑制下丘脑对腮腺内分泌功能的调节。腮腺内分泌功能的抑制将导致牙本质小管内液体流动停滞甚至逆转,进而使牙体组织更容易受到细菌产酸的破坏。由于牙本质小管液体的流动还与牙本质发育密切相关,对于牙本质尚未发育完成的年轻人群,高浓度糖类对牙本质小管液体流动方向的影响还可能直接影响其牙本质的发育和矿化,该理论一定程度上科学解释 10 岁以下年龄组常处于龋病高发年龄段这一流行病学调查结果。

食物中的营养成分有助于牙发育。牙齿萌出前,蛋白质能影响牙齿形态、矿化程度,提高牙齿自身的抗龋能力。纤维性食物如蔬菜、水果等不易黏附在牙齿表面,有一定的清洁作用,能减少龋病的发生。根据"系统炎症性学说",龋病的发生与细菌代谢产物刺激产生的大量氧自由基与机体内源性抗氧自由基失衡进而导致牙体组织的炎性破坏有关。因此,通过进食水果、蔬菜可获取外源性抗氧化剂中和氧自由基的促炎作用,对维持牙体硬组织的健康具有潜在作用。

(四)宿主因素

不同个体对龋病的敏感性是不同的,宿主对龋的敏感性包括唾液成分、唾液流量、牙齿形态结构以及机体的全身状况等。

1.牙齿

牙齿的形态、结构、排列和组成受到遗传、环境等因素的影响。牙体硬组织矿化程度、化学组成、微量元素等直接关系到牙齿的抗龋力。牙齿点隙窝沟是龋病的好发部位,牙齿排列不整齐、拥挤、重叠等易造成食物嵌塞,产生龋病。

2.唾液

唾液在龋病发生中起着十分重要的作用。唾液是牙齿的外环境,影响牙发育。唾液又是口腔微生物的天然培养基,影响细菌的黏附、定植、牙菌斑生物膜的形成。唾液的质和量、缓冲能力、抗菌能力及免疫能力与龋病的发生有密切关系,唾液的物理、化学、生物特性的个体差异也是龋病发生个体差异的原因之一。

唾液钙、磷酸盐及钾、钠、氟等无机离子参与牙齿生物矿化,维持牙体硬组织的完整性,促进萌出后牙体硬组织的成熟,也可促进脱矿组织的再矿化。重碳酸盐是唾液重要的缓冲物质,能稀释和缓冲细菌产生的有机酸,有明显的抗龋效应。唾液缓冲能力的大小取决于重碳酸盐的浓度。

唾液蛋白质在龋病的发生中起重要的作用。唾液黏蛋白是特殊类型的糖蛋白,吸附在口腔黏膜表面形成一种保护膜,阻止有害物质侵入体内。黏蛋白能凝集细菌,减少对牙齿表面的黏附。唾液糖蛋白能选择性地吸附在牙齿表面形成获得性膜,为细菌黏附提供了有利条件,是牙菌斑生物膜形成的第一步,获得性膜又称为牙菌斑生物膜的基底层,也可以阻止细菌有机酸对牙齿的破坏。富脯蛋白、富酪蛋白、多肽等能与羟磷灰石结合,在维护牙完整性、获得性膜的形成、细菌的黏附定植中起重要的作用,唾液免疫球蛋白还能阻止细菌在牙齿表面的黏附。

3.遗传因素

遗传因素对宿主龋易感性也具有一定的影响。早在 20 世纪 30 年代就有学者对龋病发生与宿主遗传因素的关联进行了调查研究分析。直到近年来随着全基因组关联分析(genome wide association study,GWAS)在人类慢性疾病研究领域的盛行,学者们逐渐开始试图通过基因多形性分析定位与人类龋病发生相关的基因位点。已发现个别与唾液分泌、淋巴组织增生、釉质发育等相关基因位点的突变与宿主龋病易感性相关，由于龋病的发生还受到细菌生化反应及众多不可预知环境变量因素的影响，关于龋病全基因组关联分析研究的数量还较少，目前尚不能对宿主基因层面的遗传因素和龋病易感性的相关性做出明确的结论。作为困扰人类健康最重要的口腔慢性疾病，宿主与口腔微生物间的相互作用和进化关系，将导致宿主遗传因素在龋病的发生过程中起到重要的作用。

(五)时间因素

龋病是发生在牙体硬组织的慢性破坏性疾病，在龋病发生的每一个阶段都需要一定的时间才能完成。从唾液糖蛋白选择性吸附在牙齿表面形成获得性膜、细菌黏附定植到牙菌斑生物膜的形成，从糖类食物进入口腔被细菌利用产生有机酸到牙齿脱矿等均需要时间。从牙菌斑生物膜的形成到龋病的发生一般需要6～12个月的时间。在此期间，对龋病的早期诊断、早期干预和预防能有效地降低龋病的发生。因此，时间因素在龋病发生、发展过程和龋病的预防工作领域具有十分重要的意义。

值得注意的是，四联因素必须在特定的环境中才易导致龋病，这个特定的环境往往是牙上的点隙裂沟和邻面触点龈方非自洁区。这些部位是龋病的好发区，而在光滑牙面上很难发生龋病。在龋病的好发区，牙菌斑生物膜容易长期停留，为细菌的生长繁殖、致病创造了条件。同时，这些好发区多为一个半封闭的生态环境，在这样一个环境内，营养物、细菌等容易进入，使环境内产生的有害物质不易被清除，好发区的氧化还原电势相对较低，有利于厌氧菌及兼性厌氧菌的生长和糖酵解产酸代谢的发生，细菌酸性代谢产物在牙菌斑生物膜内堆积，将抑制非耐酸细菌的生长，导致产酸耐酸菌的过度生长，最终导致牙菌斑生物膜生态失衡，形成龋病。

(六)与龋病发生相关的其他环境因素

流行病学研究显示，环境因素，如宿主的行为习惯、饮食习惯等与龋病的发生显著相关。宿主的社会经济地位(socio economical status，SES)与龋病的发生也有密切关系。较低的社会经济地位与宿主的受教育程度，对自身健康状态的关注度和认知度，日常生活方式、饮食结构及获取口腔医疗的难易程度密切相关。上述各种因素结合在一起，在龋病发生和发展过程中扮演了重要地位。进一步研究发现，口腔卫生习惯与社会经济地位及受教育程度也密切相关，而刷牙的频率对于龋病的发生和发展程度有显著的影响，宿主居住环境的饮用水是否含氟对龋病的发生也有一定的影响。家庭成员的多少与龋病的发生也有密切关系，流行病学调查显示，来自具有较多家庭成员家庭的宿主往往具有较高的 DMFT 指数。

二、临床表现

龋病的破坏过程是牙体组织内脱矿与再矿化交替进行的过程，当脱矿速度大于再矿化，龋病发生。随着牙体组织的无机成分溶解脱矿，有机组织崩解，病损扩大，从釉质进展到牙本质。在这个病变过程中，牙体组织出现色、质、形的改变。

(一)牙齿光泽与颜色改变

龋病硬组织首先累及釉质，釉柱和柱间羟磷灰石微晶体脱矿溶解，牙体组织的折光率发生变化。病变区失去半透明而成为无光泽的白垩色；脱矿的釉质表层孔隙增大，易于吸附外来食物色素，患区即可能呈现棕色、褐色斑。龋坏牙本质也出现颜色改变，呈现灰白、黄褐甚至棕黑色。龋洞暴露时间越长，进展越慢，颜色越深。外来色素、细菌代谢色素产物，牙本质蛋白质的分解变色物质,共同造成了龋坏区的变色。

(二)牙体组织缺损

龋病由于不断地脱矿和溶解而逐步发展,随时间的推移,出现由表及里的组织缺损。早期龋在釉质表现为微小表层损害,逐步沿釉柱方向推进,并在锐兹线上横向扩展,形成锥状病变区。由于釉柱排列的方向,在光滑牙面呈放射状,在点隙裂沟区呈聚合状,光滑牙面上锥形龋损的顶部位于深层,点隙裂沟内锥形龋损的顶部位于表层(图4-4)。

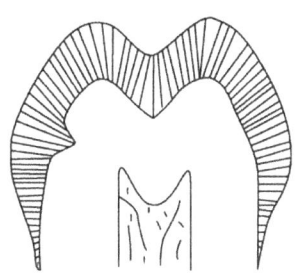

图4-4 龋损的锥形病变

牙本质内矿物质含量较少,龋病侵入牙本质后,破坏速度加快,并易沿釉牙本质界及向深层扩展,牙本质发生龋损时,由于顺着釉牙本质界扩展,可以使部分釉质失去正常牙本质支持成为无基釉。无基釉性脆,咀嚼过程中不能承受咬合力时,会碎裂、破损,最终形成龋洞。

(三)牙齿光滑度和硬度改变

釉质、牙骨质或牙本质脱矿后都会出现硬度下降。临床上使用探针检查龋坏变色区有粗糙感,失去原有的光滑度。龋坏使牙体组织脱矿溶解后,硬度下降更为明显,呈质地软化的龋坏组织用手工器械即可除去。

(四)进行性破坏

牙齿一旦罹患龋病,就会不断地、逐渐地被破坏,由浅入深,由小而大,牙体组织被腐蚀,成为残冠、残根。牙体组织破坏的同时,牙髓组织受到侵犯,引起牙髓炎症,甚至牙髓坏死,引起根尖周病变。这一过程可能因机体反应的不同,持续时间的长短有所差异。牙体硬组织一旦出现缺损,若不经过治疗,或龋病发生部位的环境不变,病变过程将不断发展,难以自动停止,缺失的牙体硬组织不能自行修复愈合。

(五)好发部位

龋病的发生,必然首先要在坚硬的牙齿表面上出现一处因脱矿而破坏了完整性的突破点,这个突破点位于牙菌斑生物膜——牙齿表面的界面处。如果牙菌斑生物膜存在一个短时期就被清除,如咀嚼或刷洗,脱矿作用中断,已出现的脱矿区可由于口腔环境的再矿化作用得以修复。

牙齿表面一些细菌易于藏匿而不易被清除的隐蔽区就成为牙菌斑生物膜能长期存留而引起龋病的好发部位。临床上将这些部位称为牙齿表面滞留区,常见的有点隙裂沟的凹部、两牙邻接面触点的区域、颊(唇)面近牙龈的颈部(图4-5)。牙面自洁区指咀嚼运动中,借助于颊(唇)肌和舌部运动、纤维类食物的摩擦及唾液易于清洗的牙齿表面。在这些部位细菌不易定居,故不易形成牙菌斑生物膜,龋病也就不易发生。自洁区是牙尖、牙嵴、牙面轴角和光滑面部位。

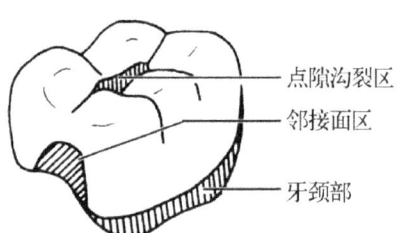

图 4-5　牙齿表面滞留区

点隙沟裂区
邻接面区
牙颈部

1.好发牙

由于不同牙的解剖形态及其生长部位的特点有别,龋病在不同牙的发生率也不同。流行病学调查资料表明,乳牙列中以下颌第二乳磨牙患龋最多,顺次为上颌第二乳磨牙、第一乳磨牙、乳上前牙,患龋最少的是乳下前牙(图 4-6)。在恒牙列中,患龋最多的是下颌第一磨牙,顺次为下颌第二磨牙、上颌第一磨牙、上颌第二磨牙、前磨牙、第三磨牙、上前牙,最少为下前牙(图 4-7)。

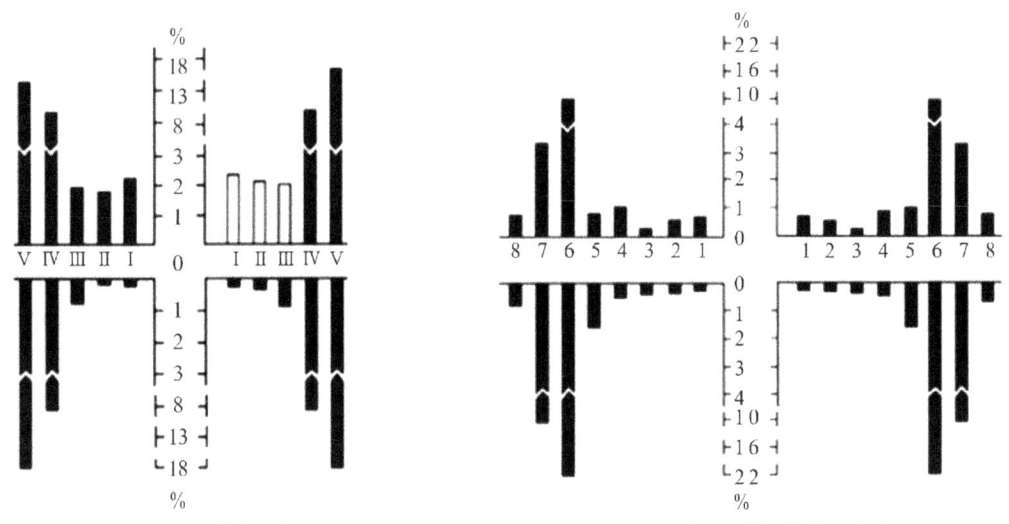

图 4-6　乳牙列龋病发生频率　　　　　图 4-7　恒牙列龋病发生频率

从不同牙的患龋率情况来看,牙面滞留区多的牙,如点隙沟最多的下颌第一磨牙和形态酷似它的第二乳磨牙,其患龋率最高;牙面滞留区最少的下前牙,龋病发生最少。下颌前牙舌侧因有下颌下腺和舌下腺在口底的开口,唾液的清洗作用使其不易患龋病。

2.好发牙面

同一个牙上龋病发病最多的部位是咬合面,其次是邻面、颊(唇)面,最后是舌(腭)面。

面是点隙裂沟滞留区最多的牙面,其患龋也最多,特别是青少年中。邻面触点区在接触紧密,龈乳突正常时,龋病不易发生。但随着年龄增长,触点磨损,牙龈乳突萎缩或牙周疾病导致邻面间隙暴露,形成的滞留区中食物碎屑和细菌均易于堆积隐藏,难于自洁,也不易人工刷洗,龋病发生频率增加。

唇颊面是牙齿的光滑面,有一定的自洁作用,也易于牙刷清洁,后牙的颊沟,近牙龈的颈部是滞留区,龋病易发生。在舌腭面既有舌部的摩擦清洁,滞留区又少,很少发生龋齿。在某些特殊情况下,如牙齿错位、扭转、阻生、排列拥挤时,可以在除邻面以外的其他牙面形成滞留区,牙菌斑生物膜长期存留,发生龋病。

3.牙面的好发部位

第一和第二恒磨牙龋病最先发生的部位以中央点隙为最多,其次为𬌗面的远中沟、近中沟、颊沟和近中点隙。在点隙裂沟内,龋损最早发生于沟底部在沟的两侧壁,随着病变扩展,才在沟裂底部融合。在牙的邻接面上,龋损最早发生的部位在触点的龈方。该部位的菌斑极易长期存留,而不易被清除(图 4-8)。

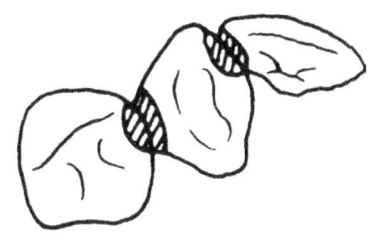

图 4-8　龋病好发部位

三、临床分类

根据龋病的临床损害模式,临床上,龋病可以根据破坏进展的速度,龋损发生在牙面的解剖学部位,以及龋损破坏的深度进行分类。

(一)按龋损破坏的进展速度分类

1.急性龋

急性龋多见于儿童或青年人。病变进展速度较快,病变组织颜色较浅,呈浅棕色,质地较软而且湿润,很容易用挖器剔除,又称湿性龋。急性龋病变进展较快,修复性牙本质尚未形成,或者形成较少,容易波及牙髓组织,产生牙髓病变。

2.猖獗龋

猖獗龋是一种特殊龋病,破坏速度快,多数牙在短期内同时患龋,常见于颌面部及颈部接受放射治疗的患者,又称放射性龋。Sjgren 综合征患者,一些有严重全身性疾病的患者中,由于唾液缺乏或未注意口腔卫生,亦可能发生猖獗龋。

冰毒(甲基苯丙胺)吸食者口腔也常见猖獗龋,俗称"冰毒嘴",可能与冰毒在体内产生大量氧自由基,破坏下丘脑细胞线粒体功能,抑制下丘脑-腮腺内分泌系统对牙本质小管液体正常流动速度和方向的调控相关。

3.慢性龋

慢性龋临床上多见,牙体组织破坏速度慢,龋坏组织染色深,呈黑褐色,病变组织较干硬,又称干性龋。

4.静止龋

静止龋是由于在龋病发展过程中环境发生变化,隐蔽部位变得开放,原有致病条件发生了变化,龋病不再继续进行,但损害仍保持原状,处于停止状态。邻面龋损由于相邻牙被拔除,受损的表面容易清洁,牙齿容易受到唾液缓冲作用和冲洗力的影响,龋病病变进程自行停止,咬合面的龋损害,由于咀嚼作用,可能将龋病损害部分磨平,菌斑不易堆积,病变因而停止,成为静止龋。

(二)按龋损发生在牙面上的解剖部位分类

根据牙齿的解剖形态,龋病可以分为两类,一是窝沟龋,二是光滑面龋,包括邻面和近颈缘或近龈缘的牙面。

1.窝沟龋

牙齿的咬合面窝沟是釉质的深盲道,不同个体牙面上窝沟的形态差异较大。形态学上窝沟可以分为很多类型:V 型,窝沟的顶部较宽,底部逐渐狭窄;U 型,从顶到底部窝沟的宽度相近;I 型,窝沟呈一非常狭窄的裂缝;IK 型,窝沟呈狭窄裂缝带底部宽的间隙。关于牙发育过程中窝沟的形成以及不同个体、不同牙齿,窝沟的形态差异是牙发育生物学研究的重要领域。

窝沟的形态和窝沟口牙斜面的夹角大小与龋病发病和进展速度密切相关。窝沟宽浅者较深窄者不易发生龋损,窝沟口斜面夹角小者比夹角大者易于产生龋损。在窝沟发生龋病时,损害从窝沟基底部位窝沟侧壁产生损害,最后扩散到基底,龋损沿着釉柱方向发展而加深,达到牙本质,沿釉牙本质界扩散(图 4-9)。

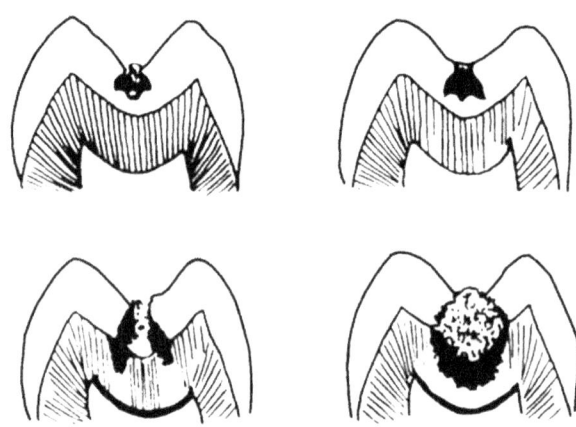

图 4-9　窝沟龋的发展过程

窝沟龋损可呈锥形破坏,锥形的底部朝牙本质,尖向釉质表面,狭而深的窝沟处损害更为严重,龋病早期釉质表面没有明显破坏,这类龋损又称潜行性龋。

2.平滑面龋

平滑面龋是发生在点隙窝沟的龋损,分为邻面龋和颈部龋。邻面龋是发生于近远中触点处的损害,颈部龋则发生于牙颊面或舌面,靠近釉牙骨质界处。釉质平滑面龋病损害呈三角形,其底朝釉质表面,尖向牙本质。当损害达到釉牙本质界时,损害沿釉牙本质界向侧方扩散,在正常釉质下方逐渐发生潜行性破坏。

3.牙根面龋

由于牙颈部的暴露,龋病会在牙根面发生,可以从牙骨质或直接从牙本质表面形成牙根面龋。这种类型的龋病损害主要发生于牙龈退缩、根面外露的老年人牙列。由于牙骨质和牙本质的有机成分多于釉质,龋损的破坏速度快。现代人群中的根面龋,最常发生于牙根的颊面和舌面。

4.线形釉质龋

线形釉质龋是一种非典型性龋病损害,常见于拉丁美洲和亚洲的儿童乳牙列。这种损害主要发生于上颌前牙唇面的新生线处或更确切地说是新生带。新生带代表出生前和出生后形成的釉质的界限,是所有乳牙具有的组织学特征。乳上颌前牙釉质表面的新生带部位产生的龋病损害呈星月形,其后续牙对龋病的易感性也较强。

(三)按龋损破坏的深度分类

根据病变深度龋病可以分为浅龋、中龋和深龋。这种分类方法在临床上最为常用。

1. 浅龋

浅龋指牙冠部釉质龋和牙根部牙骨质龋。龋损涉及釉质或牙骨质浅层,患者一般无症状,釉质出现黄褐色、黑棕色改变,没有形态和质地的改变。

2. 中龋

龋病从釉质发展到了牙本质浅层,称为中龋。牙本质的成分中矿物质含量明显少于釉质,结构上也因牙本质小管的存在,易于被细菌侵入,龋病横向沿牙釉本质界迅速扩展,纵向顺牙本质小管深入,脱矿的牙本质变软变色,使龋坏部位上方形成无基釉,随着龋损不断扩展,无基釉不胜咀嚼负荷而折裂、崩塌,暴露出下方已龋坏的牙本质,形成龋洞。

患中龋时,牙本质受到病损破坏,细菌及其代谢产物和口腔内各种刺激,均作用于牙本质-牙髓复合体,令暴露的牙本质部位产生死区和钙化区,相关的牙髓部位形成修复性牙本质,可起到一定减缓刺激及保护牙髓的作用。

3. 深龋

深龋是指牙本质深层龋。龋病在牙本质深层易于扩散而形成较深的开放龋洞。深龋牙本质暴露较多,深洞底仅余薄层牙本质,病变区已接近牙髓,外界刺激通过牙本质-牙髓复合体的传导和反应,可能出现牙髓组织的病变。

牙本质-牙髓复合体反应与龋病类型有关。急性深龋的修复性反应较少,脱矿性破坏区较宽,再矿化牙本质修复区很窄,微生物一般存在于外层的腐败区,牙髓组织有明显的反应,修复性牙本质缺乏。反之,慢性深龋的修复性反应强,脱矿破坏区较窄,再矿化牙本质修复区较宽,但微生物有可能存在脱矿区或再矿化区内,牙髓组织轻度病变,有修复性牙本质形成。

(四)按龋损发生与牙体修复治疗的关系分类

1. 原发龋

未经治疗的龋损称为原发龋。

2. 继发龋

龋病经充填治疗后,在充填区再度发生的龋损称为继发龋。常发生于充填物边缘或窝洞周围牙体组织上,也可因备洞时龋坏组织未除净,以后发展而成。继发龋又分为洞缘继发龋和洞壁继发龋,常需重新充填。

3. 余留龋

余留龋是手术者在治疗深龋时,为防止穿通牙髓,于洞底有意保留下来的少量软龋,经过药物特殊处理,龋坏不再发展,这和继发龋有所不同。

(五)其他龋病分类

临床上按照龋损破坏的牙面数可以分为单面龋;复面龋;多面龋是指一颗牙上有两个以上的牙面发生龋损,但不联结在一起;复杂龋指龋损累及 3 个及 3 个以上牙面。复面龋或复杂龋的各面损害可以相互连接,也可相互不连接。

四、诊断

龋病是一种慢性进行性、破坏性疾病。从细菌开始在牙齿表面的黏附与定植,形成牙菌斑生物膜,到引起临床上肉眼可见的龋损发生,一般需要 6～12 个月的时间。对龋病的早期诊断、早期治疗、早期预防有着十分重要的意义,它能有效地阻止龋病的进一步发展。一般情况下,用常规检查器械即可做出正确诊断,对某些疑难病例,可以采用 X 线检查或其他的特殊检查方法。

(一)常规诊断方法

1.视诊

对患者主诉区龋病好发部位的牙齿进行仔细检查,注意点隙裂沟区有无变色发黑,周围有无呈白垩色或灰褐色釉质,有无龋洞形成;邻面边缘嵴区有无釉质下的墨渍变色,有无可见的龋洞。对牙冠颈缘区的观察应拉开颊部,充分暴露后牙颊面,以免漏诊。视诊应对龋损是否存在,损害涉及的范围程度,得出初步印象。

2.探诊

运用尖锐探针对龋损部位及可疑部位进行检查。检查时应注意针尖部能否插入点隙裂沟及横向加力能否钩挂在点隙中。如龋洞已经形成,则应探查洞的深度及范围,软龋质的硬度和量的多少。怀疑邻面龋洞存在又无法通过视诊发现时,主要利用探针检查邻面是否有明显的洞边缘存在,有无钩挂探针的现象。

探诊也可用作机械刺激,探查龋洞壁及釉牙本质界和洞底,观察患者有无酸痛反应。深龋时,应用探针仔细检查龋洞底、髓角部位,有无明显探痛点及有无穿通髓腔,以判断牙髓状态及龋洞底与牙髓的关系。在进行深龋探察时,为了弄清病变范围,有时还必须作诊断性备洞。

3.叩诊

无论是浅、中、深龋,叩诊都应呈阴性反应。就龋病本身而言,并不引起牙周组织和根尖周围组织的病变,故叩诊反应为阴性。若龋病牙出现叩痛,应考虑并发症出现。

(二)特殊诊断方法

1.温度诊法

龋病的温度诊主要用冷诊检查。采用氯乙烷棉球或细冰棍置于被检牙面,反应敏锐且定位准确,效果较好;也可用乙醇棉球或冷水刺激检查患牙。以刺激是否迅速引起尖锐疼痛,刺激去除后,疼痛是立即消失抑或是持续存在一段时间来判断病情。

热诊则可用烤热的牙胶条进行。温度诊应用恰当,对龋病的诊断,尤其是深龋很有帮助。采用冰水或冷水刺激时,应注意水的流动性影响龋损的定位,并与牙颈部其他原因所致牙本质暴露过敏相鉴别。

2.牙线检查

邻面触点区的龋坏或较小龋洞,不易直接视诊,探针判定有时也有困难,可用牙线从牙相邻面间隙穿入,在横过邻面可疑区时,仔细做水平向拉锯式运动,以体会有无粗糙感,有无龋洞边缘挂线感;牙线从牙颈部间隙拉出后,观察有无发毛、断裂痕等予以判断。注意应与牙石作鉴别。

3.X 线检查

隐蔽的龋损,在不能直接视诊,探诊也有困难时,可通过 X 线检查辅助诊断,如邻面龋、潜行龋和充填物底壁及周缘的继发龋。龋损区因脱矿而在牙体硬组织显示出透射度增大的阴影,确定诊断。临床上,邻面龋诊断很困难,必须通过拍片检查,如根尖片和咬翼片。

邻面龋应与牙颈部正常的三角形低密度区鉴别:龋损表现为形态不一、大小不定的低密度透射区;釉质向颈部移行逐渐变薄形成的三角形密度减低区形态较规则,相邻牙颈部的近、远中面对称出现。

继发龋应与窝洞底低密度的垫底材料相区别:后者边缘锐利,与正常组织分界明显。此外,X 线检查还可以判断深龋洞底与牙髓腔的关系:可根据二者是否接近、髓角是否由尖锐变得低平模糊、根尖周骨硬板是否消失及有无透射区,间接了解牙髓炎症程度,与深龋鉴别。应当注意

X线检查是立体物体的平面投影,存在影像重叠,变形失真。当早期龋损局限于釉质或范围很小时,检查难以表现,对龋髓关系的判断,必须结合临床检查。

4.诊断性备洞

诊断性备洞是指在未麻醉的条件下,通过钻磨牙体,根据患者是否感到酸痛,来判断患牙是否有牙髓活力。诊断性备洞是判断牙髓活力最可靠的检查方法,但由于钻磨时要去除牙体组织或破坏修复体,该方法的使用只有在其他方法都不能判定牙髓状况时才考虑采用。

(三)诊断新技术

龋病是牙体组织的慢性进行性细菌性疾病,可发生于牙的任何部位,主要特征是牙齿色、形、质的改变,这种典型的病理改变对龋病的临床诊断有重要参考价值。目前临床上主要靠临床检查和X线检查来诊断龋病,但对隐匿区域发生的龋坏和早期龋的临床诊断比较困难,随着科学技术的高速发展,一些新的技术和方法被用于龋病的诊断,进而大大提高了龋病诊断的准确性和灵敏性。

1.光导纤维透照技术

光导纤维透照技术(FOTI)是利用光导纤维透照系统对可疑龋坏组织进行诊断,其原理是基于龋坏组织对光的透照指数低于正常组织,因而显示为较周围正常组织色暗的影像。

FOTI技术的具体使用方法是在检查前让患者漱口以清除牙面的食物残渣,如有大块牙石也应清除,然后将光导纤维探针放在所要检查的牙邻面触点以下,颊、舌侧均可,通过𬌗面利用口镜的反光作用来观察牙面的透射情况。起初,FOTI技术诊断灵敏性不高的原因是通过光导纤维所发散出来的光束过于分散,所显示牙面的每个细节不那么清楚,而导致漏诊。新近使用的光导纤维系统是采用装有石英光圈灯的光源和一个变阻器,前者可发散出一定强度的光,后者则可使光的强度达到最大。检查时需要口镜、光导纤维探针,探针的直径在0.5 mm左右,以便能放入内宽外窄的牙间隙中并产生一道窄的透照光。

FOTI技术诊断邻面牙本质龋具有重复性好,使用方便,无特殊技术要求,患者无不适感,对医患均无放射线污染、无重影、无伪影等优点,使之日益成为诊断邻面龋的好方法之一。FOTI技术作为一项新的诊断邻面龋的技术,较X线片更为优越,随着研究的进一步深入,通过对光导纤维系统的改进,如光束强度、发散系数以及探针的大小,一定会日臻完善。

2.电阻抗技术

点隙裂沟是龋病最好发的部位之一,一般来说临床上依其色、形、质的改变,凭借肉眼和探针是可以诊断的,对咬合面点隙裂沟潜行性龋,仅靠肉眼和探针易漏诊,电阻抗技术主要用于在咬合面点隙裂沟龋的诊断,方法简单、灵敏、稳定。

电阻抗技术是利用电位差测定牙的电阻来诊断龋病的一种方法。该技术通过特制的探针测量牙的电阻,探针头可发出较小的电流,通过釉质、牙本质、髓腔后由手柄返回该仪器。研究表明,釉质的电阻最高,随着龋病的发展,电阻逐渐下降。操作者将探针尖放在所检查牙的某几个部位上,仪器上便可显示出数据来说明该部位是正常的或是脱矿以及脱矿程度,同时做出永久性的数据记录。

3.超声波技术

超声波技术是用超声波照射到牙齿表面,通过测量回音的强弱来判断是否有龋病及其损害程度的一种方法,目前常用的超声波是中心频率为18 MHz的超声波。

假设完整釉质的含矿率为100%,有一恒定的超声回音,脱矿釉质或釉牙本质界处的回音率则大不相同,它们回音率的大小与龋坏组织中含矿物质量的多少有着明显的关系,只要所含矿物质量有很小的变化,超声回音将有很大的改变,进一步的研究还在进行中,超声波对龋病的诊断,特别是早期龋病的发现上将有很大的推进作用。

4.弹性模具分离技术

弹性模具分离技术是从暂时牙分离技术发展起来的一种新的龋病诊断技术。主要原理是利用物体的楔力将紧密接触的相邻牙暂时分开,以达到诊断牙邻面龋并加以治疗的一种方法。

弹性分离模具主要由一圆形的富有弹性的橡皮圈和一带有鸟嘴的钳子组成。使用时将橡皮圈安装在钳子上,轻而缓慢地打开钳子,这时圆形的橡皮圈变成长椭圆形,将其下半部分缓缓放进牙齿之间的接触区内,然后取出钳子,让橡皮圈留在牙间隙内;一周以后,两颗原来紧密接触的牙间将出现一 0.5~1.0 mm 大小的间隙,观察者即可从口内直接观察牙接触区域内的病变情况。观察或治疗完毕,取出模具,牙之间的间隙将在 48 小时内关闭。

弹性模具分离技术可用来诊断临床检查和 X 线检查不能确诊的根部邻面龋;使预防性制剂直接作用于邻面;便于观察龋坏的发展和邻面龋的充填。该技术的优点是能明确判断邻面有无龋坏;提供一个从颊舌向进入邻面龋坏组织的新途径;无放射线污染;患者可耐受,迅速,有效,耗费低;广泛用于成人、儿童的前、后牙邻面。对于邻面中龋洞形的制备,采用该方法后可不破坏边缘嵴,可避免充填物悬突的产生。该技术存在的主要问题是增加患者就诊次数;可出现咬合不适;如果弹性模具脱落,将导致诊断和治疗的失败;可能会给牙龈组织带来不必要的损伤等。

弹性模具分离技术给邻面龋的诊断和治疗带来了方便,它不但避免了 X 线检查在诊断邻面龋时的重叠、伪影现象,减少了污染,而且使邻面龋的诊断更为直接、准确。

5.染色技术

染色技术为使用染料对可疑龋坏组织染色,通过观察正常组织与病变组织不同的着色诊断龋病。通常用 1% 的碱性品红染色,有病变的组织着色从而可助鉴别。

临床上将龋坏组织分为不可再矿化层和可再矿化层,这两层的化学组成不同,可通过它们对染料的染色特性来诊断龋病的有无及程度。

6.定量激光荧光法

定量激光荧光法(quantitative laser fluorescence,QLF)是对釉质脱矿的定量分析,成为一种探察早期龋的非创伤性的敏感方法。其原理是运用蓝绿范围的可见激光作为光源,激发牙产生激光,根据脱矿釉质与周围健康釉质荧光强度的差异来定量诊断早期龋。由氩离子激光器发出的蓝绿光激发荧光,用高透过的滤过镜观察釉质在黄色区域发出的荧光,可滤过牙的散射蓝光,脱矿的区域呈黑色。临床研究表明 QLF 能提高平滑面、沟裂龋早期诊断的准确性及敏感性,还能在一定时期内对龋损的氟化物治疗进行追踪观察了解病变的再矿化情况。QLF 对龋病的早期诊断、早期预防及早期治疗都有积极的意义。随着研究的不断深入,人们在寻求便捷的光源、适合的荧光染色剂、准确可靠的数据分析方法。相关的新技术:染色增强激光荧光(dye-enhance laser fluorescence,DELF)、定量光导荧光、光散射、激光共聚焦扫描微镜等。

7.其他新兴技术

增加视野的方法,如白光内镜技术、光性龋病监测器、紫外光诱导的荧光技术、龋坏组织碳化等放大技术、不可见光影像技术、数字根尖摄影技术、数字咬翼摄影技术、放射屏幕影像技术(radio visio graphy,RVG)等。

龋病诊断方法很多,传统的口镜探针检查法,X 线检查及各种新技术均有一定的价值,每种方法都有其优缺点,没有任何一种方法可以对所有牙位、牙面的龋坏做出明确诊断。FOTI 技术主要用于邻面龋的诊断,电阻抗技术多用于𬌗面沟裂龋的诊断,超声波技术主要用于早期龋的诊断,而弹性模具分离技术则主要用于邻接面隐匿龋的诊断等。因此尚需研究和开发新的龋诊断技术和诊断设备,使之趋于更加准确和完善。

(四)鉴别诊断

点隙裂沟浅龋因其部位独特,较易判断。光滑面浅龋,在早期牙体缺损不明显阶段,只有光泽和色斑状改变,与非龋性牙体硬组织疾病有相似之处。

1.釉质钙化不全

牙发育期间,釉质在钙化阶段受到某些因素干扰,造成釉质钙化不全,表现为釉质局部呈现不规则的不透明、白垩色斑块,无牙体硬组织缺损。

2.釉质发育不全

牙发育过程中,釉质基质的形成阶段受到某些因素的影响造成釉质发育不全。表现为釉质表面有点状或带条状凹陷牙质缺损区,有白垩色、黄色或褐色的改变。

3.氟斑牙

牙发育期间,摄取过多氟,造成慢性氟中毒,引起氟斑牙又称斑釉症。依据摄氟的浓度、时间,影响釉质发育的阶段和程度,以及个体差异,而显现不同程度的釉质钙化不良,甚至合并釉质发育不全。釉质表现白垩色横线或斑状,多数显现黄褐色变,重症合并有牙体硬组织的凹陷缺损。

以上三种牙体硬组织疾病与龋病的主要鉴别诊断要点如下。①光泽度与光滑度:发育性釉质病虽有颜色改变,但一般仍有釉质光泽,且表面光滑坚硬。龋病系牙萌出后的脱矿病变,牙齿颜色出现白垩色、黄褐色,同时也失去釉质的光泽,探查有粗糙感。②病损的易发部位:发育性疾病遵循牙发育矿化规律,从牙尖开始向颈部推进,随障碍出现时间不同,病变表现在不同的平面区带。龋病则在牙面上有其典型的好发部位,如点隙裂沟内、邻面区、唇(颊)舌(腭)面牙颈部,一般不发生在牙尖、牙嵴、光滑面的自洁区。③病变牙对称性的差别:发育性疾病绝大多数是全身性因素的影响,在同一时期发育的牙胚,均受连累,表现出左右同名牙病变程度和部位的严格对称性。龋病有对称性发生趋势,只是基于左右同名牙解剖形态相同,好发部位近似,就个体而言,其病变程度和部位,并不同时出现严格的对称性。④病变进展性的差别:发育性疾病是既成的发育障碍结果,牙齿萌出于口腔后,病变呈现静止状,不再继续进展,也不会消失。龋病则可持续发展,色泽由浅变深,质地由硬变软,牙体硬组织由完整到缺失,病损由小变大,由浅变深。若菌斑被除净,早期白斑状龋损也有可能因再矿化作用而消除。

中龋一般较易做出诊断,患者有对甜、酸类及过冷过热刺激出现酸痛感,刺激去除后痛感立即消失的症状;检查时患牙有中等深度的龋洞,探针检查洞壁有探痛,冷诊有敏感反应;必要时可行 X 线检查予以确诊。中龋的症状源于龋洞内牙本质的暴露,与非龋性的牙本质暴露所表现的过敏症状是类似的。

牙本质过敏症是指由非龋性原因,引起牙本质暴露于口腔环境所表现的症状和体征。多见于咬合面和牙颈部,由于咀嚼或刷牙的磨耗,失去釉质,暴露出光滑平整的牙本质。病变区的颜色、光泽和硬度,均相似于正常牙本质。用探针检查牙本质暴露区,患者有明显的酸痛感,这与中龋的缺损成洞,颜色变深,质地软化病变,易于区别。

五、非手术治疗

龋病是一种进行性疾病,在一般情况下,不经过治疗不会停止其破坏过程,而治疗不当也易再次发病。龋病引起的牙体组织破坏所致组织缺损,不可能自行修复,必须用人工材料修复替代。由于牙体组织与牙髓组织关系十分密切,治疗过程中,必须尽量少损伤正常牙体组织,以保护牙髓-牙本质复合体。

龋病的治疗方法较多,不同程度的龋损,可以有所选择。早期釉质龋可采用非手术治疗以终止发展,或使龋损消失。出现牙体组织缺损的龋病,应采用手术治疗,即充填术治疗,是龋病治疗使用最多的方法。深龋近髓,应采取保护牙髓的措施,再进行牙体修复术。

龋病的非手术治疗是指用药物、渗透树脂或再矿化法进行的治疗,不采用牙钻或其他器械备洞。

(一)适应证

早期釉质龋,尚未形成龋洞者,损害表面不承受咀嚼压力。邻面龋病变深度至釉质或牙本质的外 1/3 范围内,尚未形成龋洞者。静止龋,致龋的环境已经消失,如咬合面磨损,已将点隙磨掉;邻面龋由于邻接牙已被拔除,龋损面容易清洁,不再有菌斑堆积。

对于龋病已经造成实质性损害,且已破坏牙体形态的完整,此种牙在口腔内保留的时间不长,如将在一年内被恒牙替换的乳牙。患者同意或拔除患牙或做非手术治疗,暂留待其自然脱落。

(二)常用方法

先用器械将损害面的菌斑去除,再用细砂石尖将病损牙面磨光,然后用药物处理牙齿表面。

1.氟化物

75％氟化钠甘油、8％氟化亚锡液或单氟磷酸钠液等氟化物中的氟离子能取代羟磷灰石中的羟基形成氟磷灰石,促进釉质脱矿区再矿化,增加牙体组织的抗酸能力,阻止细菌生长、抑制细菌代谢产酸的作用,减少菌斑形成。因此,可以终止病变,恢复矿化。氟化物对软组织无腐蚀刺激,不使牙变色,使用安全有效。

2.硝酸银

10％的硝酸银液或硝酸铵银液均有很强的腐蚀、杀菌和收敛作用。使用时用丁香油或 10％甲醛溶液作还原剂,生成黑色还原银,若用 2.5％碘酊则生成灰白色碘化银。两者都有凝固蛋白质、杀灭细菌、渗透沉积并堵塞釉质孔隙和牙本质小管的作用,可封闭病变区,终止龋病发展。硝酸银对软组织有腐蚀凝固作用,并使牙体组织变黑,一般只用于乳牙或恒牙后牙,不得用于牙颈部病损。

釉质发育不良继发的大面积浅碟状龋可以适当磨除边缘脆弱釉质。光滑面浅龋也可视情况稍加磨除。

3.渗透树脂

渗透树脂是具有较高渗透系数(penetration coefficient,PC)＞100 cm/s 的低黏度光固化树脂,这种树脂在较短的作用时间内可以迅速地渗透入脱矿釉质的微孔中,经过固化以后可以阻止病变进展,并有效地抵抗口腔环境的脱矿作用,增强树脂渗透病变区的强度。

通过低黏度光固化树脂取代邻面龋白垩色病变区的脱矿物质,并在病变体部形成屏障,从而终止病变进展,主要适用于邻面龋病变深度至釉质或牙本质的外 1/3 范围内,尚未形成龋洞者。

4.再矿化治疗

对脱矿而硬度下降的早期釉质龋,用特配的再矿化液治疗使钙盐重新沉积,进行再矿化,恢复硬度,从而消除龋病。这是近年来治疗早期龋的新疗法,有一定的临床效果。

主要适用于位于光滑面(颊、舌、腭或邻面)的白垩斑。以青少年效果更佳,对龋病活跃的患者,也可作预防用。

再矿化液有单组分和复合组分两类。近期更趋向用复合组分,主要为氟盐、钙盐和磷酸盐类,以下介绍两种。①单组分:氟化钠 0.2 g;蒸馏水 1 000 mL。②复合组分:氯化钠 8.9 g;磷酸三氢钾 6.6 g;氯化钾 11.1 g;氟化钾 0.2 g;蒸馏水 1 000 mL。用作含漱剂,每天含漱。用作局部涂擦,暴露釉质白斑区,清洗刮治干净、隔湿、干燥,用小棉球饱浸药液放置白斑处。药液对组织无损伤,患者也可自行使用。

六、充填修复治疗

龋病充填治疗又称手术治疗,主要步骤是制备洞形,去除病变组织,按一定要求将洞制作成合理的形状,再将修复材料填入洞内,恢复牙的功能与外形,其性质与一般外科手术相似,称为牙体外科。

(一)龋洞的分类

在临床中,根据龋病发生的部位和程度,将龋洞进行分类,常用的有根据部位的简单分类和广泛使用的 Black 分类法,随着牙体修复技术和材料的发展,出现了一些新的分类方法。

1.根据部位分类

通常也把仅包括一个牙面的窝洞称为单面洞。如窝洞位于𬌗面者称为𬌗面洞,位于近中邻面者称为近中邻面洞,以此类推还有远中邻面洞、颊(舌)面洞等。若窝洞同时包括两个或两个以上牙面时,以所在牙面联合命名,如近中邻𬌗洞、远中邻𬌗洞、颊𬌗洞等,通常称为双面洞或复杂洞。为方便记录,通常使用英语字首简写,如 M(mesial)代表近中邻面,D(distal)代表远中邻面,O(occlusal)代表𬌗面,B(buccal)代表颊面,L(Lingual)代表舌面,La(Labial)代表唇面。复杂洞记录时可将颊𬌗洞写作 BO,近远中邻𬌗洞写作 MOD,依此类推。

2.Black 分类法

Black 分类法是根据龋洞发生的部位和破坏,将制备的窝洞进行分类,这种分类法在临床上广泛使用。

(1)Ⅰ类洞:发生在所有牙齿表面发育点隙裂沟的龋损所备成的窝洞称为Ⅰ类洞,包括磨牙和前磨牙咬合面的点隙裂沟洞,下磨牙颊面和上磨牙腭面的沟、切牙舌面窝内的洞(图 4-10)。

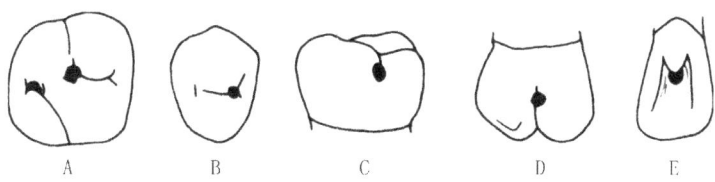

A　　　　B　　　　C　　　　D　　　　E

图 4-10　点隙裂沟龋洞、Ⅰ类洞形

(2)Ⅱ类洞:发生在后牙邻面的龋损所备的窝洞称为Ⅱ类洞。包括磨牙和前磨牙的邻面洞、邻颊面洞、邻舌面洞和邻邻洞。如邻面龋损破坏到咬合面,也属于Ⅱ类洞(图 4-11)。

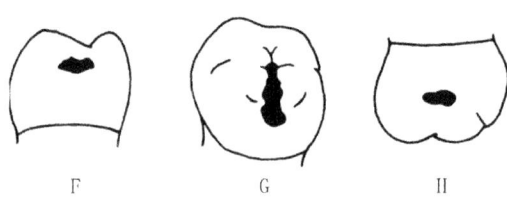

图 4-11　后牙邻面龋、Ⅱ类洞形

（3）Ⅲ类洞：前牙邻面未累及切角的龋损所备成的窝洞。包括切牙和尖牙的邻面洞、邻舌面和邻唇面洞。如果病变扩大到舌面或唇面，也属于此类洞。

（4）Ⅳ类洞：前牙邻面累及切角的龋损所备成的窝洞称为Ⅳ类洞。

（5）Ⅴ类洞：所有牙的颊（唇）舌面颈 1/3 处的龋损所备成的窝洞。包括前牙和后牙颊舌面的颈 1/3 洞，但未累及该面的点隙裂沟者，统称Ⅴ类洞。

由于龋损部位的多样化，Black 分类法已不能满足临床的需要，有学者将前牙切嵴上或后牙牙尖上发生的龋洞制备的窝洞又列为一类，称为"Ⅵ类洞"。也有人将前磨牙和磨牙的近中面-𬌗面-远中面洞叫作"Ⅵ类洞"者。

3.根据龋病发生的部位和程度分类

随着粘接修复技术和含氟材料再矿化应用的发展，现代龋病治疗提倡最大程度保留牙体硬组织，根据龋病发生的部位和程度，将龋洞分为以下类型。

（1）龋洞发生的 3 个部位。①部位 1：后牙𬌗面或其他光滑牙面点隙裂沟龋洞。②部位 2：邻面触点以下龋洞。③部位 3：牙冠颈部 1/3 龋洞或者牙龈退缩后根面暴露发生的龋洞。

（2）龋洞的 4 种程度。①程度 1：龋坏仅少量侵及牙本质浅层，但不可通过再矿化治疗恢复。②程度 2：龋坏侵及牙本质中层，洞形预备后余留釉质完整并有牙本质支持，承受正常咬合力时不会折裂，剩余牙体硬组织有足够的强度支持充填修复体。③程度 3：龋坏扩大并超过了牙本质中层，余留牙体硬组织支持力减弱，在正常𬌗力时可能导致牙尖或牙嵴折裂，洞形预备需要扩大使修复体能为余留牙体硬组织提供足够的支持和保护。④程度 4：龋坏已造成大量的牙体硬组织缺损。

这种洞形分类方法弥补了 Black 分类法的不足，如发生在邻面仅侵及牙本质浅层的龋洞（部位 1，程度 1，简写为 1-1）。

（二）洞形的基本结构

为了使充填修复术达到恢复牙齿外形和生理性功能，使充填修复体承受咀嚼压力并不脱落，必须将病变的龋洞制备成一定形状结构。

1.洞壁

经过制备具特定形状的洞形，由洞内壁所构成。内壁又分为侧壁和髓壁。侧壁与牙齿表面相垂直的洞壁，平而直。在冠部由釉质壁和牙本质壁所组成，在根部由牙骨质壁和牙本质壁所组成。髓壁为位于洞底，被覆于牙髓，与侧壁相垂直的洞壁。洞壁可以按其内壁相邻近的牙面命名，如一个𬌗面洞具有 4 个侧壁：颊壁、近中壁、舌壁、远中壁，位于洞底的髓壁，位于轴面洞底的为轴壁。牙轴面洞近牙颈的侧壁称为颈壁。

2.洞角

内壁与内壁相交处，形成洞角。两个内壁相交成为线角，三个内壁相交成为点角，线角与点角都位于牙本质。

3.洞缘角

洞侧壁与牙齿表面的交接线为洞缘角,又称洞面角。

4.线角

线角是依其相交接的 2 个内壁而定。点角依其相交接的 3 个内壁而定。以邻𬌗面洞的轴面洞为例,有颊轴线角、舌轴线角、龈轴线角。还有颊龈轴点角和舌龈轴点角。在洞底轴髓壁和𬌗髓壁的交接处,称轴髓线角。

(三)抗力形

抗力形是使充填修复体和余留牙能够承受咬合力而不会破裂的特定形状,充填修复体承受咬合力后与余留牙体组织之间内应力的展现。如果应力集中,反复作用而达到相当程度时,充填修复材料或者牙体组织可能破裂会导致充填失败。抗力形的设计,应使应力得以均匀地分布于充填修复体和牙体组织上,减少应力的集中。抗力形的基本结构有以下 3 种。

1.洞形深度

洞形达到一定深度时,充填修复体才能获得一定的厚度和强度,使充填体稳固在洞内。洞底必须建立在牙本质上,才能保证一定的深度,同时牙本质具有弹性可更好地传递应力。若将洞底建立在釉质上,深度不够,受力后充填修复体可能脆裂。

洞的深度随充填修复材料强度的改进,已有减少,后牙洞深以达到釉牙本质界下 0.2～0.5 mm 为宜。前牙受力小,牙体组织薄,可达到釉牙本质界的牙本质面。龋坏超过上述深度,制洞后以垫底材料恢复时,至少应留出上述深度的洞形,以容纳足够厚度的充填材料。

2.箱状结构

箱状洞形的特征是,洞底平壁直,侧壁与洞底相垂直,各侧壁之间相互平行(图 4-12)。箱状洞形不产生如龋损圆弧状洞底的应力集中,平坦的洞底与𬌗力方向垂直,内应力能均匀分布。箱状洞形充填修复体的厚度基本一致,不会出现圆弧洞形逐渐减薄的边缘,薄缘常因强度不足,受力后易折断。厚度均匀一致的充填修复体,可以更好地显现材料抗压性能。箱状洞形锋锐的点、线角,受力时会出现应力集中,洞底与侧壁的交角应明确而圆钝,使应力不集中,减少破裂。

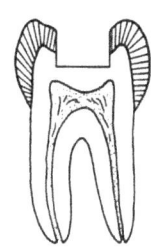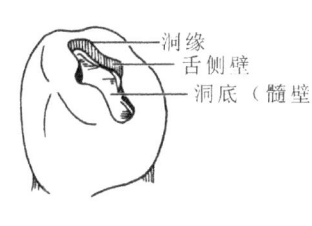

洞缘
舌侧壁
洞底（髓壁

图 4-12　箱状结构

3.梯形结构

双面洞的洞底应形成阶梯以均匀分担咬合力,梯形结构的组成包括龈壁、轴壁、髓壁、近/远中侧壁(图 4-13)。其中龈壁与髓壁平行,轴壁与近、远中侧壁平行,各壁交接呈直角,点、线角圆钝,特别是洞底轴壁与髓壁相交的轴髓线角,不应锋锐。梯形设计可均匀分布𬌗力,主要由龈壁和髓壁承担。

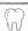

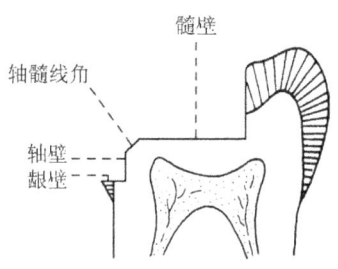

图 4-13　梯形结构

牙体硬组织的抗力设计：①去除无基釉，无基釉是缺乏牙本质支撑的釉质，侧壁的釉质壁，位于洞缘，如失去下方牙本质，承力后易出现崩裂，使充填修复体和牙齿的交接缘产生裂缝，导致充填失败。龋洞缘已有的无基釉应去除净，在洞形制备过程中也应避免产生新的无基釉。应运用牙体解剖组织学的知识，掌握牙齿各部位釉柱排列的方向，制备釉质壁时，与其方向顺应。②去除脆弱牙体组织，应尽量保留承力区的牙尖和牙嵴。组织被磨除越多，余留的牙体组织越少，承担咬合力的能力越低。龋坏过大，受到损伤而变得脆弱的牙尖和牙嵴，应修整以降低高度，减轻殆力负担，防止破裂和折断。③洞缘外形线要求为圆钝曲线，也含有使应力沿弧形向牙体分散均匀传递的作用。转折处若成锐角，则使向牙体的应力在锐角处集中，长期作用，牙体组织易于破裂。

抗力形的设计应结合充填修复体是否承受殆力和承力的大小来考虑，如殆面洞、邻殆洞的抗力形制备应严格按要求进行，颊、唇面的 V 类洞对抗力形要求不高。

(四)固位形

固位形使充填修复体能保留于洞内，承受力后不移位、不脱落的特定形状，在充填修复材料与牙体硬组织间，不具有粘接性时，充填修复体留在洞内主要靠密合的摩擦力和洞口小于洞底的机械榫合力。

1.侧壁固位

侧壁固位是相互平行并具一定深度的侧壁，借助于洞壁和充填修复体的密合摩擦，有着固位作用。从固位的角度考虑，洞底也与抗力形一样要求建立在牙本质，其弹性有利于固着充填修复体。盒状洞形的结构，包含相互平行并具一定深度的侧壁，可以避免洞底呈弧形时充填修复体在受力后出现的滑动松脱。可见盒状洞形既满足了抗力形的要求，也为固位形所需要。

2.倒凹固位

倒凹是在侧髓线角区平洞底向侧壁做出的凹入小区，可使洞的底部有突出的部位，充填修复体获得洞底部略大于洞口部的形状而能固位。倒凹固位形可以防止充填修复体从与洞底呈垂直方向的脱出(图 4-14)。

倒凹可制备在牙尖的下方，牙尖为厚实坚固的部位，但其下方深层，正是牙髓髓角所在，故应留意洞的深度。洞底在釉牙本质界 0.5 mm 以内者，可直接制备；洞底超过规定深度后，最好先垫铺基底再制备倒凹。

3.鸠尾固位

鸠尾固位是用于复面洞的一种固位形，形似鸠的尾部，由鸠尾峡部和鸠尾所构成(图 4-15)。借助于峡部缩窄的锁扣作用，可以防止充填修复体与洞底呈水平方向的脱出。后牙邻面龋累及咬合面边缘嵴，可在殆面制备鸠尾固位形，成为邻殆面洞。

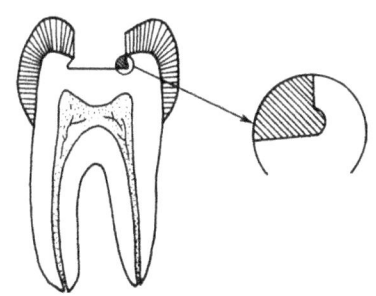

图 4-14 倒凹固位

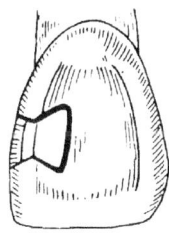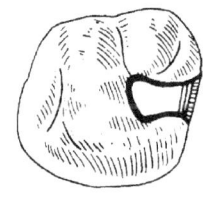

图 4-15 鸠尾固位形

鸠尾固位形的大小,与原发龋范围相适应,不宜过大或过小,深度应按规定要求,特别在峡部必须具有一定深度。鸠尾峡的宽度设计很重要,过宽固位不良,过窄充填修复体易在峡部折断,后牙一般为颊舌牙尖间距的 1/3~1/2,有 2~3 mm 宽。峡部的位置应在洞底轴髓线角的靠中线侧,不应与其相重叠。鸠尾的宽度必须大于小峡部才能起到水平固位作用。

4.梯形固位

梯形固位为复面洞所采用的固位形。邻𬌗面洞的邻面洞设计为颈侧大于𬌗侧的梯形,可防止充填修复体与梯形底呈垂直方向的脱出(图 4-16)。梯形洞的大小依据龋损的范围再进行预防性扩展而确定。侧壁应扩大到接触区外的自洁区,并向中线倾斜,形成颈侧大于𬌗侧的外形。梯形洞的底为龈壁,宜平行于龈缘,龈壁与侧壁连接角处应圆钝。梯形洞的深度,居釉牙本质界下 0.2~0.5 mm,同常规要求,龋损过深应于轴壁垫底。梯形洞的两侧壁在𬌗面边缘嵴中间部分与洞形的𬌗面部相连接。梯形固位还可用于邻颊(唇)面洞、邻舌(腭)面洞和磨牙的颊𬌗面洞和舌𬌗面洞的轴面部分。

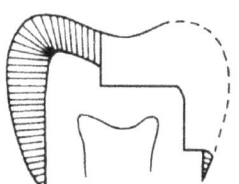

图 4-16 后牙邻

洞的梯形固位:固位形的设计与洞形涉及的牙面数有关。单面洞的充填修复体可能从一个方向脱出,即从与洞底呈垂直方向的脱出。复面洞的充填修复体则可能从洞底呈垂直向或水平向的两个方向脱出。包括邻面的三面洞充填修复体可从一个垂直方向脱出,如近中𬌗远中面洞充填修复体;也可能从垂直向或水平向两个方位脱出,如越过邻颊轴角的邻𬌗颊面洞充填修复体。在设计固位形时,应针对具体情况有所选择。

(五)洞形设计与制备

洞的外形设计根据病变的范围来决定,基本原则是去除龋坏组织,保留更多的健康牙体组织,洞的外形可以根据龋损的大小、累及的牙面设计,有时因预防和临床操作需要,洞的外形需扩展到健康的牙齿表面。洞的外形制备时应尽量保留牙尖、牙嵴,包括边缘嵴、横嵴、斜嵴、三角嵴等牙的自洁部位。

洞的外形线呈圆钝的曲线,圆钝的转角要尽量减少应力的集中(图4-17)。

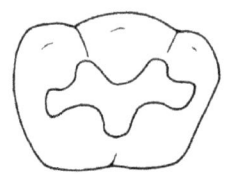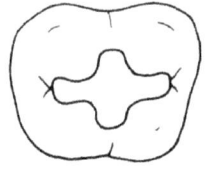

图4-17　洞的外形曲线

1.洞形制备的基本原则

在龋病治疗过程中,洞的制备(简称备洞)是非常重要的,直接关系到治疗的成败。洞形制备的基本原则如下。

(1)局部与全身的关系:充分认识备洞是在生活的器官——牙上进行手术,与全身有密切的联系,即使无髓或死髓牙也是如此。如同外科性手术治疗,必须遵循一般的手术原则。切割或磨除牙体硬组织时,切割或磨除过程产生的机械、压力和热刺激,均可对牙体硬组织、牙髓甚至身体造成不良影响。这些影响有的使牙或机体产生立即的反应,有的则产生延缓的反应。因此,主张在备洞时采用间断操作,必要时应用麻醉术辅助进行。

(2)尽量去除病变组织:备洞时将所有病变组织去除干净,对治疗效果非常重要。如果遗留一点病变组织,将会继续发生龋病病变,而且这种继续发展的病变位于充填修复体下面,不易被察觉,危害更大。病变组织指的是坏死崩溃的和感染的牙体组织,不包括脱矿而无感染的牙本质,后者可以适当保留。

(3)保护牙髓和牙周组织:备洞时术者应充分了解牙体硬组织、牙周组织的结构、性质、形态;组织的厚度、硬度、髓腔的形态、髓角的位置和高低;不同年龄时期产生的牙体生理性变化,如磨损、牙髓、继发性牙本质形成、修复性牙本质的形成、髓腔形态的变化、牙髓组织的增龄性变化等特点。注意保护牙髓和牙周组织,不能对它们造成意外的损伤。

(4)尽量保留健康牙体组织:在切割磨钻病变组织时,必须尽可能保留更多的健康组织,这对维持牙齿的坚硬度,恢复牙的功能有很重要的关系。牙体组织一经破坏不易恢复原来的性能。洞形制作时,还应该注意患者的全身健康和精神神经状态,对患某些慢性病,如结核病、心血管疾病、神经衰弱等患者或女性患者、儿童及老年患者,手术时间不宜过长,动作更要敏捷轻柔。由于备洞是一种手术,所以现代口腔医学非常重视治疗环境的优化和手术器械的改进。

2.洞形制备

(1)打开洞口查清病变:这一点非常重要,只有查清病变情况才能拟定良好的治疗方案。龋洞洞口开放者,比较容易查清;龋洞洞口小或位于较隐蔽的牙面,则必须将洞口扩开,否则无法查清病变范围、洞的深浅等情况,位于𬌗面的点隙裂沟龋就属于这种情况。

临床上经常见邻面龋洞,如靠近龋洞的邻面边缘嵴和洞的颊、舌侧均完整,就必须将𬌗面邻近龋洞的边缘嵴钻掉一部分,才能使洞敞开,以便进一步查清病变范围和深度,以及有无髓腔穿通情况。从殆面去除一部分边缘嵴然后进入洞内比从颊面或舌面进入的效果好,这样可以保留更多的健康牙体组织。

后牙邻面牙颈部的洞,可以从颊面(下后牙)或腭侧(上后牙)进入洞内,不从咬合面进入。前牙邻面洞从何方进入,可以根据洞靠近何方来定,靠近颊面者从颊方进入,靠近舌面者从舌方进入。

(2)去除龋坏组织:只有将龋坏的组织去除干净才能查清病变范围和深度。原则上已经龋坏软化的牙本质应彻底去除,以免引起继发龋。侧壁的龋坏,应全部切削净,直至形成由健康釉质和牙本质组成的平直侧壁。髓壁和轴壁的龋坏组织,在中龋洞内,也应彻底去净,建立健康牙本质的洞底。

深龋洞内,在不穿通牙髓的前提下应将软龋去净,但若彻底去净有可能导致牙髓暴露时,应保留极近髓角或髓室区的少许软龋,并按余留龋先进行治疗(如抗生素、非腐蚀性消毒药等)几天后再继续治疗。通常用挖器剔挖病变组织最好,在剔挖病变组织时,应当注意将着力点从洞周围往中央剔挖,不能将着力点放在洞底中央。一般情况下,洞底中央是薄弱的部分,稍不注意就会将髓腔穿破;而且这里也容易将剔挖时所施的压力传递到髓腔,刺激牙髓组织,产生疼痛。

当不易判断龋坏组织是否去除干净时,可以用1‰碱性品红染色洞底,若还留有感染的病变组织,被染成红色,再用挖器去除,不能去尽,可用大一点的球形钻针在慢速转动下将病变组织轻轻钻掉。

牙本质龋去净的临床判断,可以根据洞内牙本质的硬度和颜色变化来确定。龋坏牙本质一般呈深褐色、质软、探针易刺入,去除净后,洞内牙本质应接近正常色泽,质地坚硬。慢性龋进展慢、修复性牙本质形成作用较强,龋坏的前锋区可以因细菌代谢产物作用而脱矿变色,随着再矿化修复,牙体硬组织重新变硬,这种再矿化的牙本质通常较正常牙本质颜色深。因此,慢性龋可允许洞底牙本质颜色略深,只要硬度已近正常,牙钻磨削时,牙本质呈粉状,可不必除去。

(3)制备洞的外形:查清龋洞内的病变情况和去净坏变组织,根据龋洞的形状设计制备洞的外形。将一切病变部分和可疑病变部分包括进去,一些邻近的可被探针插入的点隙沟虽未产生病变也应包括进去。保留牙体组织,特别是边缘嵴和牙尖,可保证牙的坚牢性,不致在修复后承受咀嚼压力时将牙体咬破。

外形的边缘必须建立在牙刷易清洁和唾液易于冲洗的表面。如邻面洞的颊侧和舌侧边缘必须设计在触点(面)以外的牙面上。在殆面,不能把洞的边缘作在点隙裂沟内。外形必须建立在有健康牙本质支撑的部位上,特别是承受咀嚼压力的部位。外形必须是圆缓的曲线,不能有狭窄的区域,否则不易充填或修复,即使充填或修复了,修复物也容易折裂。

(4)制备抗力形和固位形:抗力形是指将洞形制备成可以承受咀嚼压力的形状,使充填修复材料或牙体硬组织不会在咀嚼食物时发生破裂、脱位或变形。固位形则是指这种形状可将充填修复体稳固地保留在洞内不致脱落。

制备抗力形时,应注意:洞底壁直,各壁互相平行,洞口略向外张开。箱状洞形中,洞底周围的线角要清楚,略微圆钝。洞底线角尖锐的修复物的锋锐边缘在咀嚼压力下会像刀刃一样切割洞壁,使洞壁破裂。

去尽洞口的无基釉,以免洞口的釉质在承受咀嚼压力时破裂,产生缝隙,产生继发龋。邻殆洞或邻舌(颊)洞,应在邻面洞与舌面洞或 面洞交界处的洞底作梯形结构,这样可以保护牙髓,也对承受咀嚼压力有帮助。制备梯形时要使梯两侧的髓壁和轴壁互相垂直,线角要圆钝。

邻𬌗洞邻面部分的龈壁,在后牙(前磨牙和磨牙)上应制备得垂直于牙的长轴,也就是与轴壁互相交成直角,切忌作成斜向龈方的斜面。

邻𬌗洞或邻舌洞的鸠尾峡应做在𬌗面洞或舌面洞的上方,不能做在邻面洞内,否则充填修复体容易崩裂。制备鸠尾固位形时鸠尾和邻面洞相连接的鸠尾峡应当比鸠尾窄一些,这样才能起到固位的作用。鸠尾峡不宜过宽也不宜过窄,对于准备用银汞合金充填的洞,应有鸠尾峡所在的颊、舌尖距离的 1/3,对于用复合树脂充填的洞则只要 1/4 就行了。

保留尽可能多的健康牙体组织,注意对𬌗牙的牙尖高度和锋锐度。如𬌗补牙的𬌗牙尖高而锋锐,则在咀嚼食物时易将修复牙上的修复体咬碎咬破。因此,在备洞时应将对𬌗牙上过高过尖的牙尖磨短磨圆一些,但不要破坏正常咬合关系。

制备固位形时,应注意洞必须具有一定深度,浅洞的固位力很小,稍一承受咀嚼压力,充填修复体就会脱落出来,或者松动。但也不能认为洞越深越好,洞太深会破坏更多的牙体组织并刺激牙髓,同时也减弱洞的抗力形。过去主张洞的深度应在中央窝下方釉牙本质界下 1 mm 左右。临床上,洞的深度还要取决于原有病变的深度。

洞形备好后,用倒锥形钻针在近牙尖部的底端,向外轻轻钻一倒凹,将来填进去的修复物硬固后,就像倒钩一样把修复体固定在洞内,一个𬌗面洞一般只需做四个倒凹。

倒凹一般做在牙尖的下面,牙尖的硬组织较厚,应当注意越是靠髓角很近的部位,倒凹做在牙尖下釉牙本质界下面不要太深。较深的洞,可以不做倒凹,靠洞的深度来固位。采用粘接性强修复材料修复时,也可以不做倒凹固位形。此外,用暂时性修复材料封洞时,也不必制作倒凹固位形。

洞壁与充填修复材料的密合也是一种固位形。在洞形制备上必须将洞壁制备得平滑,不要有过于狭窄的部分。洞周围与牙长轴平行的壁(对Ⅰ、Ⅱ类洞而言),要互相平行,这对修复材料与洞壁的密合也有帮助,不能将洞制备成底小口大的形状。

特殊情况下,为解决预备洞形时的困难,需要将洞壁扩大,以利于工具的使用、医师技术操作上的方便,这种洞形的改变称为便利形。上下颌前磨牙及磨牙邻接面的窝洞,充填修复操作困难,为了便利操作,可将窝洞扩展至咬合面。洞形制作最初阶段首先将无基釉去除,以便于观察龋坏范围,确定洞缘最后位置等,也属于便利形范畴。

3.清理洞形完成备洞

按照洞形设计原则,从生物学观点出发,对经过上述步骤制备的洞形,做全面复查,看洞形是否达到设计要求,有无制备的失误,以减少失败,提高成功率。

将洞清洗干净,用锐探针从洞缘到洞底作探查,检查龋坏组织是否去净;可疑深窝沟是否已扩展而消除;外形线是否位于自洁区;盒状洞形是否标准,固位形是否合理;髓壁是否完整,有无小的穿髓孔;无基釉和脆弱牙尖是否已修整。龋洞经洞形制备后成为可以修复治疗的窝洞。窝洞的基本特征是没有龋坏组织,有一定的抗力形和固位形结构,修复治疗后既恢复牙的外形又能承担一定的咬合力量。

根据患者对冷水喷洗时的敏感反应,探针检查洞壁洞底时的酸痛程度,结合制洞磨削过程的疼痛感,判断牙髓的状态,为已选定的治疗方法做最后的审定。经过洞的清洗、检查,一切合乎要求,制洞过程即告完成,进入进一步的治疗。

(六)各类洞形的制备要点

1. Ⅰ类洞

Ⅰ类洞多系单面洞,上磨牙腭沟和下磨牙颊沟内的龋洞,需备成包括𬌗面在内的双面洞。在制备后牙𬌗面的Ⅰ类洞时,如果𬌗面具有两个点隙或沟发生龋病,相距较远,中间有较厚的健康牙体硬组织,宜备成两个小洞形;如两个龋洞相距较近,可将两个洞合并制备。

颊面洞未累及𬌗面时,可以备成颊面单面洞。不承受咀嚼压力,对抗力形的要求不高,以固位形为主,应做倒凹。一般把倒凹做在𬌗壁和颈壁的中央。如果颊沟内的病变已累及咬合面,需制成双面洞𬌗补面洞做成鸠尾形,洞底髓壁和轴壁交界处,做成梯形。上颌磨牙远中舌沟内的龋洞一般多已累及𬌗面,也应将它做成双面洞,将𬌗面部分做成鸠尾形。

在制备下颌第一前磨牙𬌗面的Ⅰ类洞时,由于此牙面向舌侧倾斜。洞底不能制成水平,必须与𬌗面一致,向舌侧倾斜,否则容易钻穿髓腔。

制备上颌前牙腭面龋洞时,洞底不能做平,同时切壁和颈壁都应做成与腭面部呈垂直的形状,洞的外形呈圆形。

2. Ⅱ类洞

Ⅱ类洞一般均备成双面洞。制备此类洞时,如靠近龋坏面上的边缘嵴尚好,则宜先用小石尖将边缘嵴磨到牙本质,用裂钻往病变区钻,向颊侧和舌侧扩大,使病变范围暴露清楚,再用挖器挖尽病变组织;再根据邻面破坏大小和范围设计𬌗面的鸠尾形使鸠尾部的大小与局部保持平衡。如果邻面病变已经累及𬌗面,则用裂钻将洞口稍加扩大,再用挖器去除病变组织。病变组织去除干净后,就着手设计洞形并制备洞。

邻面洞应当将颊侧壁和舌侧或腭侧壁做成向牙间隙开扩的形状,两壁的洞缘角应在邻面的敞开部位,但不能扩到颊面或舌面上。

𬌗面破坏的龋洞,按Ⅰ类洞制备法将𬌗面洞备好,向邻面扩展。注意不要伤害髓角,去尽病变组织,修整洞形。应特别注意邻面洞的颊、舌或腭侧壁和龈壁。

对病变位于触点龈方的邻面洞,触点未被破坏,可将鸠尾制作在颊面或腭面。鸠尾不能做得过大,以免影响固位。备洞时,若有足够的空间容纳器械进入,则可将洞做成单面洞。

当后牙的两个邻面均患龋病,牙体硬组织破坏较大,可制备邻𬌗邻洞。这一类洞也属于Ⅱ类洞。制备方法与上述双面Ⅱ类洞相似,只是要在𬌗面做一个共同的鸠尾。应特别注意保留更多的健康牙体硬组织。

Ⅱ类洞修复时多采用银汞合金,该材料抗压强度高,抗张强度低,牙体硬组织自身的抗压强度较好,抗剪切度较低。为了抗衡负荷,Ⅱ类洞设计制时必须以承受压力为主,尽量减少张力和剪切力。

3. Ⅲ类洞

Ⅲ类洞制备时,前牙邻面洞备洞时一般都要把洞扩大到舌面,如果龋洞靠近唇面,洞舌侧的边缘嵴很厚实,则可将洞扩展到唇面,但不能太大。邻面龋未破坏接触点,不宜因备洞破坏邻面接触点的完整性。

Ⅲ类洞的修复以美观为主,洞形承受的负荷也不大,洞缘的无基釉可以适当保留。所保留的无基釉是全厚层釉质,无龋坏,未变色,无断纹隐裂,不直接承受压力,其下方的龋坏牙本质可以去除。

备洞时先将洞的舌或腭侧壁用球形钻或裂钻钻掉,然后用裂钻往切嵴和牙颈方向扩展一点,使洞充分暴露;用挖器将坏变组织去除干净,再根据龋洞大小,在舌或腭面设计与之相应的鸠尾固位形。可用倒锥钻自邻面洞的轴壁下牙釉本质界平齐往舌或腭面扩展,在舌或腭面备好鸠尾,仔细在舌或腭面与邻面之间做一梯,注意将梯的角做圆钝。可以先在舌或腭面制备鸠尾固位形,再向邻面扩展。舌或腭面鸠尾固位形备好后,用球形钻轻轻将邻面洞内的坏变组织去尽,用裂钻将唇、舌和龈壁修整好。

龋病损害在邻面完全敞开,器械容易进入,则将洞做成单面洞。

Ⅲ类洞的倒凹固位形一般做在靠近切嵴和龈壁与颊侧壁、舌或腭侧壁交界的点角底部。当洞同时涉及邻舌或腭面,应注意使鸠尾部的洞底与牙原来的舌或腭面平行。

4.Ⅳ类洞

Ⅳ类洞系开放性的洞,不易制备固位形和抗力形,去尽坏变组织后,在近切嵴处和龈壁上制作针道,安放金属固位丝或固位钉,行高黏性复合树脂修复。

5.Ⅴ类洞

Ⅴ类洞是牙冠颊或舌面近牙颈 1/3 区的洞形,多为单面洞。该类洞不直接承受咀嚼压力,对抗力形的要求不高,洞形制备以洞的外形和固位形为主。一般多将Ⅴ类洞做成肾形或半圆形,洞的龈壁凸向龈方,切壁平直,但均要做光滑,与洞底垂直,洞底略呈凸的弧面,要有一定深度,用小倒锥钻或球形钻在靠近洞底面的切壁(或𬌗壁)和龈壁上做倒凹固位形。

(七)洞形隔湿、消毒、干燥

洞形制备完成,为了使修复材料与牙体组织紧密的贴合,减少继发龋的发生,需对窝洞进行隔湿、消毒、干燥处理,力求达到更好的修复效果。

1.手术区的隔离

在备洞后,准备修复前,应当隔离手术区并消毒洞。所谓隔离手术区就是将准备修复的牙隔离起来,不要让唾液或其他液体进入洞内,以免污染洞壁和患牙,影响修复效果或修复材料的性质。最好是备洞前就隔离手术区,但应具备四手操作条件。

(1)简易隔离法:用消毒棉卷放在即将修复牙齿的颊侧和舌侧,上颌牙放在唇侧、颊侧。下颌牙可以用棉卷压器将棉卷压住,以免舌或颊部肌肉活动时将棉卷挤开。用小的消毒棉球或气枪干燥洞内。在使用综合治疗台治疗时,可将吸唾管置于口底,将积于口底的唾液或冲洗药液吸走。现代治疗用手术椅上装有吸唾管,每次使用时,均应更换经过消毒的吸唾管,以免交叉感染。

(2)吸唾器:利用抽气或水流产生的负压,吸出口腔内唾液。吸唾器套上吸唾弯管后放入患者下颌舌侧口底部。弯管最好采用一次性使用的塑料制品。吸唾器常配合橡皮障或棉卷隔湿使用,还可配合颊面隔湿片使用。隔湿片为医用硬泡沫塑料制成,状如圆角的三角形,患者张口时放入颊面的上下前庭穹隆,配合使用,可收到简单实用的效果。

(3)橡皮障隔离法:该方法的隔湿效果较好,能有效地将手术区与口腔环境隔离起来,达到干燥、视野清晰、防止唾液侵入的目的,并能防止器械的吸入。

2.窝洞消毒

窝洞消毒目的是去除或杀灭残留在洞壁或牙本质小管内的细菌,减少继发龋的发生,由于洞底多位于牙本质中层或深层,对消毒药物的要求较高。具有一定的消毒杀菌能力,对牙髓的刺激性要小;能渗透到牙本质小管内,不引起牙体组织着色。

在备洞时就应当把感染的牙体组织去除干净,以后再经适当的冲洗,洞内的细菌就基本上被清除干净了。许多窝洞消毒药物,如酚类、硝酸银等均对牙髓有刺激性,故不主张使用药物消毒。

准备修复前,对洞进行消毒还是必要的。但是应注意选用消毒力较强而刺激性较小,且不使牙变色的药物,特别是深龋洞的消毒。

常用的洞消毒药有氢氧化钙糊剂或液,50%苯酚甘油溶液,20%麝香草酚乙醇溶液,樟脑酚(含樟脑6.0 g、苯酚3.0 g、95%乙醇1.0 mL),丁香酚(商品),还可用75%乙醇。

3.干燥窝洞

窝洞在充填修复前的最后一个环节是干燥洞形,这是为了使充填修复材料或其他衬底材料能充分接触牙体,不被水分隔阻而出现空隙,也避免因洞内壁的水分而影响材料性能。窝洞的干燥对充填修复的质量十分重要。使用的工具为牙科综合治疗台上接有压缩空气的气吹或是接橡皮球的手用气吹。

(八)窝洞垫底

垫底是采用绝缘的无刺激性材料,铺垫于洞底,保护牙髓,避免充填材料的物理或化学因素刺激。

垫底多用于超过常规深度、近髓的窝洞。去净牙本质软龋后,洞底不平者,应用材料垫平。洞虽不深,但选用的充填修复材料对牙髓有刺激性。要求作衬底以阻隔刺激。经过牙髓治疗的无髓牙,充填修复材料前,应以垫底方法做出基底,以使洞形更符合生物力学要求,同时也可节约修复材料。

垫底所用材料要求对牙髓无刺激性,最好具有安抚镇痛、促进修复性牙本质生成的作用。应有一定的机械强度以间接承受𬌗力,并具有良好的绝缘性,不传导温度和电流。

1.单层垫底

单层垫底用于窝洞虽超过常规深度,但不太近髓时。后牙多选用磷酸锌粘固粉或聚丙烯酸锌粘固粉。前牙用复合树脂充填窝洞时,材料对牙髓有一定刺激性,多用氢氧化钙粘固粉垫底。

2.双层垫底

双层垫底用于洞深近髓的情况,磷酸锌粘固粉本身对牙髓也有轻度刺激,在其下先铺垫薄层具护髓性的材料。氧化锌丁香油粘固粉或氢氧化钙粘固粉这类材料却又因密度偏低,不宜在后牙承力洞形单独使用。因此,采用双层垫底方式。丙烯酸锌粘固粉强度好,不刺激牙髓可用于深洞垫底而不必再做双层基,但不具促进修复性牙本质生成的性能,尚不能代替护髓剂氢氧化钙粘固粉。

垫底的部位,在𬌗面洞为髓壁,在轴面洞为轴壁,不应置于侧壁和龈壁的釉质壁部分,以免垫底材料溶于唾液后产生边缘缝隙,日久出现继发龋。

洞漆和洞衬剂涂布于切削后新鲜暴露的牙体组织表面,封闭牙本质小管,阻止充填修复材料中的有害物质如银汞合金中的金属离子、磷酸锌粘固粉的磷酸,向深层牙本质渗透,还可以增强充填体与洞壁间的密合性,防止两者界面因出现缝隙发生微渗漏。所有材料为溶于有机溶剂氯仿或乙醇的天然树脂如松香,或合成树脂如硝酸纤维素,呈清漆状。洞漆可涂于釉质壁和牙本质壁,厚度为 $5\sim10~\mu m$。洞衬剂加有具疗效的物质如氧化锌、氢氧化钙或单氟磷酸钠等,稠于洞漆,通常用于牙本质壁,厚度可达 $25~\mu m$。

七、深龋治疗

深龋的病变已到达牙本质深层并接近牙髓,牙体组织破坏较大。由于接近牙髓、细菌毒素等刺激物可通过牙本质小管渗透进入牙髓,再加上其他物理、化学刺激的结果,牙髓往往已有一定的炎症反应,属于可逆性质。如果诊断和治疗不当,会引起牙髓的反应。因此,深龋治疗中准确判断牙髓的状况,选择恰当的治疗方案尤为重要。

(一)深龋诊断的要点

深龋发生在牙本质深层,患者自诉过冷过热刺激或食物嵌入患牙洞内引起明显的疼痛;检查发现龋洞洞深接近牙髓,洞壁有探痛,温度检查时冷刺激可引起激发性疼痛,但无穿髓孔和自发性疼痛。为了诊断,有时需要辅助牙髓电测试和X线检查。临床上,有时看似深的龋洞,可能只是中龋,或是伴有慢性牙髓炎症或已穿髓的深龋。深龋的诊断很大程度上是依靠患者对刺激出现疼痛的主观感觉,疼痛的程度与患者的年龄、性别、个体耐受力等有密切的关系。

诊断深龋最重要的是必须判明深龋底部与牙髓的关系,明确是近髓或是穿髓。如果查见穿髓孔,需要判明牙髓的状况和疼痛的性质,是明显的探痛或是深入髓腔才出现疼痛或是无探痛。

对深龋时间较长,无主观感觉,探诊无疼痛的病例诊断要格外注意,必须辅助牙髓电测试及放射诊断。做牙髓电测试时,应与邻牙或对侧同名牙作对比,若为阳性,且较对照牙敏感,一般表示为有活力,且可能伴有牙髓的急性变化。如较对照牙迟钝,则可能是有修复性牙本质形成或者是假阳性,假阳性者比如部分坏死或新近坏死的牙髓,髓腔内充满炎性渗出物与脓液,是电的良导体,就会出现假阳性。阴性结果一般为无活力,但也应防止有假阴性结果。做放射诊断时,可显示龋坏与牙髓腔的接近程度,牙本质的有效厚度。但需要注意的是,X线检查中显示的龋坏深度通常均稍小于病变实际范围;当发现髓腔内或髓腔四周有钙化影像时,表示髓腔的缩小或牙髓恢复能力的减弱,髓腔越小,恢复能力越差。

诊断时需准确判断深龋是否伴有牙髓充血,牙髓充血是可复性牙髓炎症,主要特点是激发性疼痛,温度检查产生尖锐的疼痛,去除刺激疼痛立刻消失,不再延续,临床上大多数深龋都伴有可复性牙髓炎。应注意是否伴有慢性溃疡性牙髓炎,后者属于无症状不可复性牙髓炎,刺激诱发牙髓剧烈疼痛,去除后疼痛持续一段时间,患者无自发疼痛,检查发现牙髓已穿通,穿髓孔有明显的探痛。

(二)深龋洞形的制备

深龋使牙体组织破坏严重,洞口较大,器械易进入。洞形制备时,需去除洞缘的龋坏组织和无基釉,充分暴露洞内壁,在清楚的视野下进行洞形的制备。

为了保护牙髓,有时在去除大部分洞侧壁和髓壁的龋坏组织后,在髓壁或轴壁的近牙髓部位可保留部分余留龋坏牙本质,其余洞内壁为正常牙体组织。应对余留龋坏牙本质是软化牙本质或修复性牙本质进行区别,以决定其去留。软化牙本质表现为染色较浅、质软而无光泽,用牙钻去除时互相粘连呈锯末状。修复性牙本质则多系棕褐色,质地较硬而有光泽,钻出物为白色粉末,且不粘连,必要时可以通过染色法协助鉴别。对承受咬合力的牙尖、牙嵴等牙体组织脆弱部位要做修整,适当降低高度。洞形的抗力形设计要求洞底随髓室顶呈弧形或圆弧形,洞壁直为箱状,固位形设计需按洞形制备原则进行。

(三)深龋治疗

深龋治疗原则是在尽可能去除龋坏组织的同时,设法消除牙髓的早期炎症,保护牙髓组织的活力,恢复牙髓功能。要求在治疗的每一步需避免物理、机械、化学等刺激,如机械损伤、温度激惹、摩擦产热、药物刺激、充填刺激等。

1.深龋治疗前必须判明的情况

(1)牙本质-牙髓复合体的反应:龋病刺激牙本质-牙髓复合体,出现明显的病理改变,口腔微生物的种类、数量、毒力强弱、牙本质的结构、矿化程度、微量元素含量等因素都会影响修复性牙本质的形成。修复性牙本质的形成与牙本质-牙髓的有效厚度有关。牙本质-牙髓有效厚度在2 mm以上，牙髓可产生完全正常的修复性牙本质；有效厚度为0.8～2 mm时，牙髓产生不完全的修复性牙本质；有效厚度为0.3～0.8 mm时，牙髓功能严重破坏，无或仅少量修复性牙本质形成。牙本质-牙髓复合体的反应还与患者的年龄、牙龄、髓腔及根管内牙髓组织细胞和微循环状况有关。

(2)洞内龋坏组织能否去干净：循证医学研究结果提示，对于无牙髓症状的乳牙和恒牙，部分去除龋坏可降低牙髓暴露的风险，不会对患者的牙髓症状产生不利影响。在深龋治疗中，为了降低露髓的风险，最好选用部分去龋的方式，在洞底近髓处允许留少许余留龋。

(3)洞底是否与牙髓腔穿通，牙髓是否暴露：穿髓孔很小时，需仔细判断，减少失误。若穿髓点较小如针尖大，周围是健康牙本质，无渗血，一般多为牙髓无炎症或仅有局限于暴露部位的轻度炎症，治疗后可恢复。若穿髓点四周有龋坏牙本质，或者探诊时有大量出血或炎性渗出物，表示牙髓已经出现一定程度的炎症或破坏，治疗已不能恢复牙髓活力。

2.治疗方法

(1)垫底充填法：当深龋不伴有上述激发病症状，牙髓活力正常时，选用双层垫底充填法，一次性完成治疗。保护牙髓可采用丁香油粘固粉均匀垫于洞底，固化后再用磷酸锌粘固粉做第二层垫底，垫平髓底，再做永久性充填修复。

(2)安抚治疗：安抚治疗是一种临时性治疗方法。深龋出现明显的症状，或温度、化学刺激引起较重的激发痛，可选择安抚疗法，先用消炎镇痛药物，常用丁香油小药棉球放入洞底，丁香油粘固粉封闭窝洞，观察1～2周，临床症状消除，再做进一步治疗。

(3)间接盖髓术：主要用于深龋洞为了保护牙髓，软龋不去净，髓壁留有少量的余留龋，牙本质-牙髓反应能力较好。为促进牙本质-牙髓复合体的修复反应，牙体组织的再矿化可选用此法。间接盖髓术分两次进行。洞形制备完成，第一次治疗是在髓底均匀垫置盖髓剂，常用有氢氧化钙盖髓剂，丁香油粘固粉和磷酸锌粘固粉作双层封洞。3～6个月的观察，患者无症状，牙髓活力良好，X线检查正常，第二次复诊，去除部分封洞材料，再行永久性充填修复治疗。

(蒋芳芳)

第三节 酸 蚀 症

酸蚀症是牙齿受酸侵蚀，硬组织发生进行性丧失的一种疾病。20世纪，酸蚀症主要指长期与酸雾或酸酐接触的工作人员的一种职业病。随着社会进步和劳动条件的改善，这种职业病明显减少。近十几年来，饮食习惯导致的酸蚀症上升，由饮食酸引起的青少年患病率增高已引起了人们的重视。反酸的胃病患者，牙齿亦可发生类似损害。

一、病因

酸蚀症的致病因素主要是酸性物质对牙组织的脱矿作用，而宿主的因素可以影响酸性物质导致酸蚀症的作用。有发病情况的调查研究发现无论饮食结构如何，酸蚀症仅发生于易感人群。

(一)酸性物质

1.饮食酸

酸性饮料(如果汁和碳酸饮料)的频繁食用,尤其是青少年饮用软饮料日趋增加。饮食酸包括果酸、柠檬酸、碳酸、乳酸、醋酸、抗坏血酸和磷酸等弱酸。酸性饮料 pH 常低于5.5,由于饮用频繁,牙面与酸性物质直接接触时间增加导致酸蚀症。

2.职业相关酸性物质

工业性酸蚀症曾经发生在某些工厂,如化工、电池、电镀、化肥等工厂空气中的酸雾或酸酐浓度超过规定标准,致使酸与工人牙面直接接触导致职业性酸蚀症。盐酸、硫酸和硝酸是对牙齿危害最大的三类酸。其他酸,如磷酸、醋酸、柠檬酸等,酸蚀作用较弱,主要集聚在唇侧龈缘下釉牙骨质交界处或牙骨质上。接触的时间越长,牙齿破坏越严重。与职业相关的酸蚀症,如游泳运动员在氯气处理的游泳池中游泳,因为 Cl_2 遇水产生 HClO 和 HCl,可发生牙酸蚀症;还如职业品酒员因频繁接触葡萄酒(pH 3~3.5)发生酸蚀症等。

3.酸性药物

口服药物,如补铁药、口嚼维生素 C、口嚼型阿司匹林及患胃酸缺乏症的患者用的替代性盐酸等的长期服用均可造成酸蚀症。某种防牙石的漱口液(含 EDTA)也可能使牙釉质表面发生酸蚀。

4.胃酸

消化期胃液含0.4％盐酸。胃病长期反酸、呕吐及慢性酒精中毒者的胃炎和反胃均可形成后牙舌面和腭面的酸蚀症,有时呈小点状凹陷。

(二)宿主因素

1.唾液因素

口腔环境中,正常分泌的唾液和流量对牙表面的酸性物质有缓冲和冲刷作用。如果这种作用能够阻止牙表面 pH 下降到5.5以下,可以阻止牙酸蚀症发生。如果唾液流率和缓冲能力降低,如头颈部放疗、唾液腺功能异常或长期服用镇静药、抗组胺药等,则牙面接触酸性物质发生酸蚀症的可能性就更大。

2.生活方式的改变

酸性饮食增多的生活习惯,尤其是在儿童时期就建立的习惯,或临睡前喝酸性饮料的习惯是酸蚀症发生的主要危险因素。剧烈的体育运动导致脱水和唾液流率下降,加上饮用酸性饮料可对牙造成双重损害。

3.刷牙因素

刷牙的机械摩擦作用加速了牙面因酸脱矿的牙硬组织缺损,是酸蚀症形成的因素之一。对口腔卫生的过分关注,如频繁刷牙,尤其是饭后立即刷牙,可能加速酸蚀症的进展。

4.其他因素

咬硬物习惯或夜磨牙等与酸性物质同时作用,可加重酸蚀症。

二、临床表现

前牙唇面釉质的病变缺损(以酸性饮料引起的酸蚀症为例)可分为5度(图 4-18)。

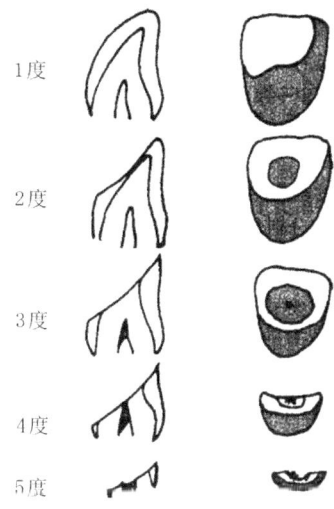

图 4-18　酸蚀症的程度

　　1度:仅牙釉质受累。唇、腭面釉质表面横纹消失,牙面异样平滑、呈熔融状、吹干后色泽晦暗;切端釉质外表熔融状、咬合面牙尖圆钝、外表熔融状、无明显实质缺失。

　　2度:仅牙釉质丧失。唇、腭面牙釉质丧失、牙表面凹陷、凹陷宽度明显大于深度;切端沟槽样病损;咬合面牙尖或沟窝的杯口状病损。

　　3度:牙釉质和牙本质丧失,牙本质丧失面积小于牙表面积的1/2。唇、腭面牙釉质牙本质丧失、切端沟槽样病损明显、唇面观切端透明;咬合面牙尖或沟窝的杯口状病损明显或呈弹坑状病损。

　　4度:牙釉质和牙本质丧失,牙本质丧失面积大于牙表面积的1/2。各牙面的表现同3度所描述,范围扩大加深,但尚未暴露继发牙本质和牙髓。

　　5度:①釉质大部丧失,牙本质丧失至继发牙本质暴露或牙髓暴露,牙髓受累。②酸蚀患牙对冷、热和酸刺激敏感。③酸蚀3～4度已近髓腔或牙髓暴露,可继发牙髓炎和根尖周病。④与职业有关的严重患者,牙感觉发木、发酸,并可伴有其他口腔症状,如牙龈出血、牙齿咀嚼无力、味觉减退,以及出现全身症状,如结膜充血、流泪、畏光、皮炎、呼吸道炎症、嗅觉减退、食欲缺乏、消化障碍。

三、防治原则

(一)对因治疗
改变不良的生活习惯、改善劳动条件、治疗有关的全身疾病。

(二)个人防护
与职业有关的患者使用防酸口罩,定期用3%的小苏打溶液漱口,用防酸牙膏刷牙。

(三)对症治疗
对牙齿敏感症、牙髓炎和根尖周病的治疗。

(四)牙体缺损
可用复合树脂修复或桩冠修复。

（蒋芳芳）

第四节 牙 隐 裂

未经治疗的牙齿硬组织由于物理因素的长期作用而出现的临床不易发现的细微裂纹,称为牙微裂,习惯上称牙隐裂。牙隐裂是导致成年人牙齿劈裂,继而牙齿丧失的一种主要疾病。

一、病因

(一)牙齿结构的薄弱环节

正常人牙齿结构中的窝沟和釉板均为牙齿发育遗留的缺陷区,不仅本身的抗裂强度最低,而且是牙齿承受正常𬌗力时应力集中的部位,因此是牙隐裂发生的内在条件。

(二)牙尖斜面牙齿

在正常情况下,即使受到应力值最小的0°轴向力时,由于牙尖斜面的存在,在窝沟底部同时受到两个方向相反的水平分力作用,即劈裂力的作用。牙尖斜度越大,所产生的水平分力越大。因此,承受力部位的牙尖斜面是隐裂发生的易感因素。

(三)创伤性𬌗力

随着年龄的增长,可由于牙齿磨损不均出现高陡牙尖,正常的咀嚼力则变为创伤性𬌗力。原来就存在的窝沟底部劈裂力量明显增大,致使窝沟底部的釉板可向牙本质方向加深加宽,这是微裂纹的开始。在𬌗力的继续作用下,裂纹逐渐向牙髓方向加深。创伤性𬌗力是牙隐裂发生的重要致裂因素。

(四)温度作用

釉质和牙本质的膨胀系数不同,在长期的冷热温度循环下,可使釉质出现裂纹。这点可解释与咬合力关系较小的牙面上微裂的发生。

二、病理

隐裂起自窝沟底或其下方的釉板,随𬌗力作用逐渐加深。牙本质中微裂壁呈底朝𬌗面的三角形,其上牙本质小管呈多向性折断,有外来色素与荧光物质沉积。该陈旧断面在微裂牙完全劈裂后的裂面上,可与周围的新鲜断面明显区分。断面及其周边常可见牙本质暴露和并发龋损。

三、临床表现

(1)牙隐裂好发于中老年患者的磨牙𬌗面,以上颌第1磨牙最多见。

(2)最常见的主诉为较长时间的咀嚼不适或咬合痛,病史长达数月甚至数年。有时咬在某一特殊部位可引起剧烈疼痛。

(3)隐裂的位置磨牙和前磨牙𬌗面细微微裂与窝沟重叠,如磨牙和前磨牙的中央窝沟,上颌磨牙的舌沟,向一侧或两侧延伸,越过边缘嵴。微裂方向多为𬌗面的近远中走行,或沿一主要承受𬌗力的牙尖,如上颌磨牙近中舌尖附近的窝沟走行。

(4)检查所见患牙多有明显磨损和高陡牙尖,与对颌牙咬合紧密,叩诊不适,侧向叩诊反应明显。不松动但功能动度大。

(5)并发疾病微裂纹达牙本质并逐渐加深的过程,可延续数年,并出现牙本质过敏症、根周膜炎、牙髓炎和根尖周病。微裂达根分歧部或牙根尖部时,还可引起牙髓-牙周联合病变,最终可导致牙齿完全劈裂。

(6)患者全口殆力分布不均,患牙长期殆力负担过重,即其他部位有缺失牙、未治疗的患牙或不良修复体等。

(7)X线检查可见到某部位的牙周膜间隙增宽,相应的硬骨板增宽或牙槽骨出现X线透射区,也可以无任何异常表现。

四、诊断

(一)病史和早期症状
表现为较长期的咬合不适和咬在某一特殊部位时的剧烈疼痛。

(二)叩诊
分别对各个牙尖和各个方向的叩诊可以帮助患牙定位,叩痛显著处则为微裂所在位置。

(三)温度测试
当患牙对冷敏感时,以微裂纹处最显著。

(四)裂纹的染色检查
2%～5%碘酊溶液或其他染料类药物可使已有的裂纹清晰可见。

(五)咬楔法
将韧性物,如棉签或小橡皮轮,放在可疑微裂处作咀嚼运动时,可以引起疼痛。

五、防治原则

(一)对因治疗
调整创伤性殆力,调磨过陡的牙尖。注意全口的殆力分布,要尽早治疗和处理其他部位的问题,如修复缺失牙等。

(二)早期微裂的处理
微裂仅限于釉质或继发龋齿时,如牙髓尚未波及,应作间接盖髓后复合树脂充填,调殆并定期观察。

(三)对症治疗
出现牙髓病、根尖周病时应做相应处理。

(四)防止劈裂
在做牙髓治疗的同时,应该大量调磨牙尖斜面,永久充填体选用复合树脂为宜。如果微裂为近远中贯通型,应同时作钢丝结扎或戴环冠,防止牙髓治疗过程中牙冠劈裂。多数微裂牙单用调殆不能消除劈裂性的力量,所以在对症治疗之后,必须及时做全冠保护。

(蒋芳芳)

第五节　牙本质过敏症

牙本质过敏症是指牙齿上暴露的牙本质部分受到机械、化学或温度刺激时,产生一种特殊的酸、软、疼痛的症状。

一、病因与机制

(一)牙本质的迅速暴露

因磨损、酸蚀、楔状缺损、牙周刮治及外伤等原因导致牙本质迅速暴露,而修复性牙本质尚未形成。此时,由于牙髓神经末梢穿过前期牙本质层分布在牙本质中,直达釉牙本质界;牙本质内的造牙本质的细胞突亦从牙髓直达釉牙本质界,并可延伸到釉质内部,形成釉梭;当牙本质暴露后,外界刺激经由神经传导或牙本质小管内的流体动力传导,可立即引起疼痛症状,故牙齿出现对机械、化学、温度刺激后的特殊敏感症状。牙本质过敏症状可自行缓解。

(二)全身应激性增高

当患者身体处于特殊状况时,如神经官能症患者、妇女的月经期和妊娠后期或抵抗力降低时,神经末梢的敏感性增高,使原来一些不足以引起疼痛的刺激亦引起牙齿过敏症;当身体情况恢复正常之后,敏感症状消失。

二、临床表现

主要表现为激发痛,刺激除去后,疼痛立即消失,其中以机械刺激最为显著。诊断时可用探针尖在牙面上寻找 1 个或数个敏感点或敏感区,引起患者特殊的酸、软、痛症状。敏感点可发现在 1 个牙或多个牙上。在𬌗面牙本质界或牙颈部釉牙骨质界处最多见。

牙本质敏感指数,根据机械探测和冷刺激敏感部位的疼痛程度分为 4 度:0 度,无痛;1 度,轻微痛;2 度,可忍受的痛;3 度,难以忍受的痛。

三、治疗原则

(1)治疗相应的牙体疾病,覆盖暴露的牙本质。

(2)调磨过高的牙尖。

(3)敏感部位的脱敏治疗:①𬌗面个别敏感点用麝香草酚熨热脱敏;②𬌗面多个敏感点或区,用碘化银、氨硝酸银或酚醛树脂脱敏;③牙颈部敏感区用含氟糊剂,如 75% 氟化钠甘油糊剂涂擦脱敏;④全口多个牙𬌗面或牙颈部敏感,可用氟离子和钙离子导入法脱敏。也可嘱患者自行咀嚼茶叶、生核桃仁或大蒜,前两者中含大量鞣酸,可使牙本质小管中的蛋白质凝固,从而起脱敏作用。或用含氟牙膏涂擦,均可收到一定脱敏效果。近年来,激光脱敏也已取得一定疗效。

(4)全身应激性增高引起的牙灰质过敏症,除局部处理外,可用耳穴刺激疗法。选用喉、牙、肾、神门、交感、心、皮质下等穴位。

(王俊荣)

第六节　牙　髓　病

一、可复性牙髓炎

可复性牙髓炎是牙髓组织以血管扩张、充血为主要病理变化的初期炎症表现。

(一)诊断

1.症状

患牙遇到冷、热或甜、酸刺激时,出现瞬间的疼痛反应,尤其对冷刺激更敏感。没有自发性疼痛。

2.检查

(1)患牙常有接近牙腔的牙体硬组织病损,如深龋、深楔状缺损、牙隐裂等。患牙也可有深牙周袋,或咬合创伤、正畸外力过大。

(2)温度测验表现为一过性疼痛。

(3)叩痛(一)。

(二)鉴别诊断

1.深龋

深龋患牙的冷诊反应正常,只有当冰水滴入洞中方可引起疼痛。当深龋与可复性牙髓炎一时难以区别时,可先按可复性牙髓炎进行安抚治疗。

2.不可复性牙髓炎

可复性牙髓炎与不可复性牙髓炎的关键区别在于前者无自发痛史,后者一般有自发痛史。不可复性牙髓炎患牙对温度测验的疼痛反应程度较重,持续时间较长,有时还可出现轻度叩痛。在临床上,若可复性牙髓炎与无典型自发痛症状的慢性牙髓炎一时难以区分,可先采用诊断性治疗,即用氧化锌丁香油(酚)黏固剂进行安抚治疗,在观察期内视其是否出现自发痛症状再明确诊断。

3.牙本质过敏症

牙本质过敏症的主要表现是酸、甜、冷、热等刺激可导致酸痛,刷牙、吃硬性食物等可导致更为明显的酸痛。

(三)治疗

彻底去除作用于患牙上的病原刺激因素,同时给予安抚治疗。

二、不可复性牙髓炎

(一)急性牙髓炎

急性牙髓炎的临床特点是发病急,疼痛剧烈。临床上绝大多数患者属于慢性牙髓炎急性发作,龋源性者尤为显著。

1.诊断

(1)症状:急性牙髓炎(包括慢性牙髓炎急性发作)的主要症状是剧烈疼痛。疼痛的性质具有下列特点。①自发性阵发性痛:疼痛可分为持续过程和缓解过程。炎症牙髓出现化脓时,可有搏动性跳痛。②夜间痛:患者常因牙痛难以入眠,或从睡眠中痛醒。有时患者带凉水瓶就诊。③温度刺激加剧疼痛:冷、热刺激可引起患牙的剧烈疼痛。如牙髓已有化脓或部分坏死,患牙可表现为"热痛冷缓解"。④疼痛不能自行定位:疼痛发作时,患者多不能明确指出患牙,且疼痛呈放射性或牵涉性,常放射到患牙同侧的上、下颌牙或头、颞、面、耳等部位,但不会放射到患牙的对侧区域。

（2）检查：①可见深龋洞、冠部充填体或其他近髓的牙体硬组织疾病，其中牙隐裂常被忽略。或患牙有深牙周袋。②探诊常可引起剧烈疼痛。有时可探及微小穿髓孔，并可见有少许脓血自穿髓孔流出。③温度测验表现为敏感或激发痛。冰棒去除后，疼痛症状持续一段时间。当患牙对热诊更为敏感时，表明牙髓已出现化脓或部分坏死。④急性牙髓炎早期，患牙叩痛（一）；而发展到晚期，可出现垂直叩痛（±）。

2.鉴别诊断

（1）三叉神经痛：表现为突然发作的电击样或针刺样剧痛。一般有疼痛"扳机点"，患者每触及该点即诱发疼痛，但每次发作时间短，最多数秒。此外，三叉神经痛较少在夜间发作，多数不影响患者的睡眠，冷、热温度刺激也不引发疼痛。

（2）龈乳头炎：表现为自发性持续性胀痛；对冷热刺激也有敏感反应，一般不会出现激发痛。患者对疼痛多可定位。检查时发现患者所指部位的龈乳头有充血、水肿，触痛明显。有食物嵌塞史。一般未查到可引起牙髓炎的牙体硬组织损害及其他疾病。

（3）上颌窦炎：急性上颌窦炎的疼痛为持续性胀痛，患侧的上颌前磨牙和磨牙可同时受累而导致 2～3 颗牙均有叩痛，但未查及可引起牙髓炎的牙体组织疾病。

（4）心源性牙痛：老年男性患者多见，牙痛剧烈，但无明显牙病。牙痛部位不确切，往往数颗牙齿均感到疼痛。虽经口腔科处理及服用止痛药，但都不能解除牙痛。做心电图检查、有心肌缺血改变，口服硝酸甘油后，疼痛停止。

3.治疗

急性牙髓炎的诊疗程序见图 4-19。

（二）慢性牙髓炎

慢性牙髓炎是临床上最为常见的一型牙髓炎。

1.诊断

（1）症状：慢性牙髓炎一般不发生剧烈的自发性疼痛，但有时可出现不甚明显的阵发性隐痛或者每天定时出现钝痛，一般可定位患牙。患者可有长期的冷、热刺激痛病史。

（2）检查：①可见深龋洞、冠部充填体或其他近髓的牙体硬组织疾病（图 4-20）。②温度测验多为热诊引起迟缓性痛，或表现为迟钝。③常有叩痛（±）或叩痛（＋）。

2.鉴别诊断

（1）深龋：深龋患牙温度测验同对照牙，只有当温度刺激进入洞内才出现敏感症状，刺激去除后症状立即消失；而慢性牙髓炎对温度刺激引起的疼痛反应会持续较长时间。另外，慢性牙髓炎可出现轻叩痛，而深龋患牙叩诊正常。

（2）干槽症：患侧近期有拔牙史。检查可见牙槽窝空虚，骨面暴露，出现臭味。拔牙窝邻牙虽也可有冷、热刺激敏感及叩痛，但无明确的牙髓疾病指征。

（3）牙龈息肉和牙周膜息肉：慢性牙髓炎当查及患牙深龋洞处有息肉时，要与牙龈息肉和牙周膜息肉相鉴别（图 4-21）。

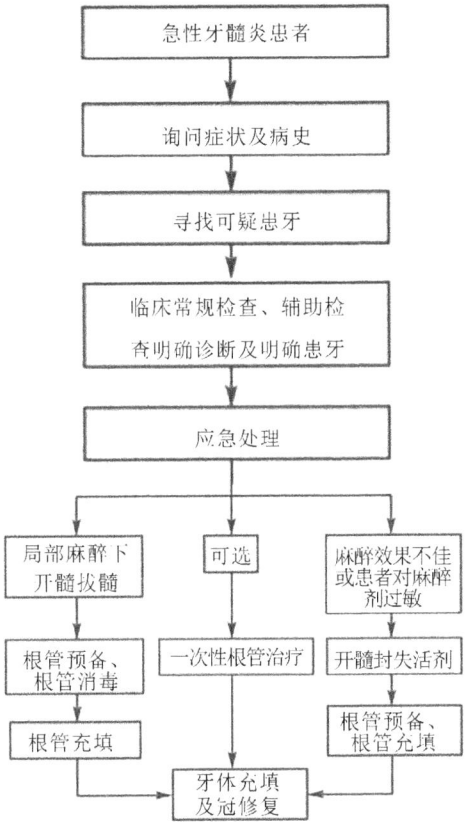

图 4-19 **急性牙髓炎的诊疗程序**

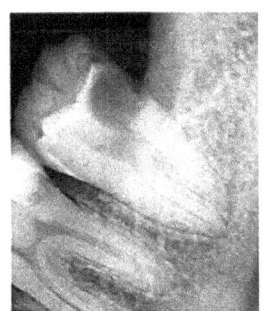

图 4-20 **深龋引起慢性牙髓炎**

X 线检查显示左下第二磨牙牙冠部透射影至牙腔

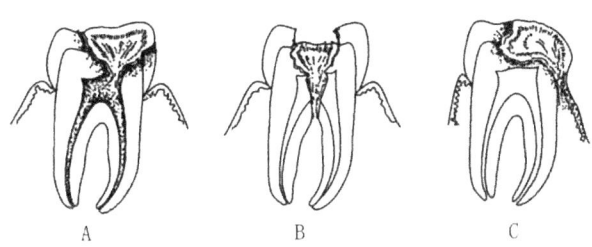

图 4-21 **龋洞内息肉的来源**

A.牙髓息肉;B.牙周膜息肉;C.牙龈息肉

3.治疗

慢性牙髓炎的诊疗程序见图4-22。

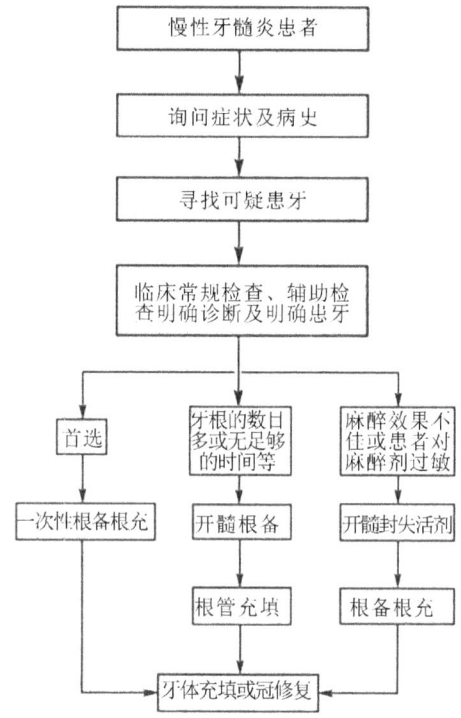

图 4-22　慢性牙髓炎的诊疗程序

(三)残髓炎

残髓炎发生在经牙髓治疗后的患牙,由于残留了少量炎症根髓或多根牙遗漏了未做处理的根管,而命名为残髓炎。

1.诊断

(1)症状:常表现为自发性钝痛、放射性痛、温度刺激痛。因炎症是发生于近根尖孔处的根髓组织,所以患牙多有咬合不适或轻微咬合痛。患牙均有牙髓治疗史。

(2)检查:①患牙牙冠做过牙髓治疗的充填体或暂封材料。②强冷或强热刺激可表现为迟缓性痛或仅有感觉。③叩痛(＋)或叩痛(±)。④去除患牙充填物,用根管器械探查患牙根管至深部时有探痛(＋)。

2.治疗

残髓炎的诊疗程序同慢性牙髓炎。

(四)逆行性牙髓炎

逆行性牙髓炎的感染来源于患牙牙周炎所致的深牙周袋,是牙周-牙髓联合病变的一型。

1.诊断

(1)症状:患牙可表现为自发性阵发性痛,冷、热刺激痛,放射痛,夜间痛等典型的急性牙髓炎症状,也可呈为慢性牙髓炎的表现,即冷、热刺激敏感或激发痛,以及不典型的自发钝痛或胀痛。患牙均有长时间的牙周炎病史,可诉有口臭、牙松动、咬合无力或咬合疼痛等不适症状。

(2)检查:①患牙有深达根尖区的牙周袋或较为严重的根分叉病变。牙龈水肿、充血、牙周袋溢脓。牙有不同程度的松动。②无引发牙髓炎的深龋或其他牙体硬组织疾病。③温度测验可表现为激发痛、迟钝或无反应。④叩诊为轻度叩痛至中度叩痛,叩诊呈浊音。⑤X线检查显示患牙有广泛的牙周组织破坏或根分叉病变(图 4-23)。

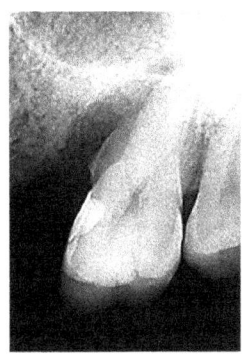

图 4-23　X线检查示左上第二磨牙近中根根尖周牙槽骨垂直吸收

2.治疗

逆行性牙髓炎的诊疗程序同慢性牙髓炎。

三、牙髓坏死

牙髓坏死常由各型牙髓炎发展而来,也可因外伤打击、正畸矫治所施加的过度创伤力、修复治疗对牙体组织进行预备时的过度手术切割产热,以及使用某些修复材料所致的化学刺激或微渗漏引起。

(一)诊断

1.症状

患牙一般没有自觉症状,也可见以牙冠变色为主诉前来就诊者,还常可追问出自发痛史、外伤史、正畸治疗史或充填、修复史等。

2.检查

(1)牙冠可存在深龋洞或其他牙体硬组织疾病,或有充填体、深牙周袋等,也可见牙冠完整者。

(2)牙冠变色,呈暗红色或灰黄色,失去光泽。

(3)牙髓活力测验无反应。

(4)叩痛(一)或叩痛(±)。

(5)患牙牙龈表面无根尖炎症来源的瘘管。

(6)X线检查显示患牙根尖周影像无明显异常。

(二)治疗

牙髓坏死的诊疗程序见图 4-24。

四、牙内吸收

牙内吸收是指正常的牙髓组织肉芽性变,分化出的破骨细胞从牙腔内部吸收牙体硬组织,致牙腔壁变薄,严重者可造成病理性牙折。临床上牙内吸收多发生于乳牙,恒牙偶有发生,见于受过外伤的牙、再植牙及做过活髓切断术或盖髓术的牙。

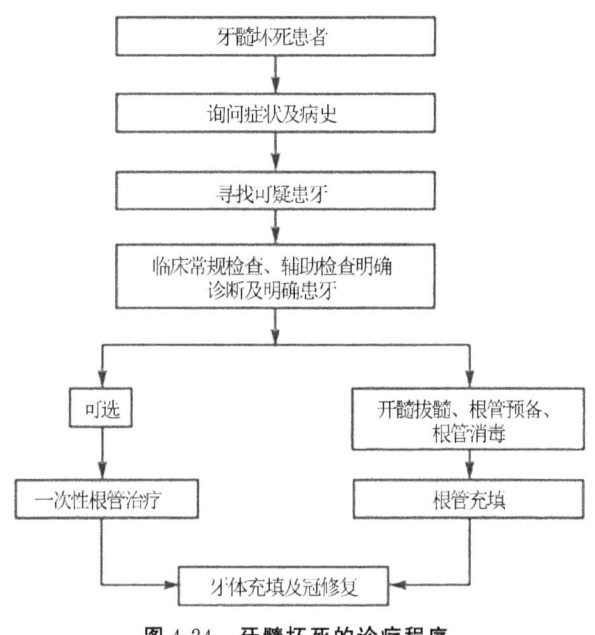

图 4-24　牙髓坏死的诊疗程序

(一)症状

一般无自觉症状,多于 X 线检查时偶然发现。少数患者可出现自发性阵发痛、放射痛和温度刺激痛等牙髓炎症状。

(二)检查

(1)牙内吸收发生在髓室时,牙冠呈现粉红色,有时牙冠可出现小范围的暗黑色区域。牙内吸收发生在根管内时,牙冠的颜色没有改变。

(2)温度测验的反应可正常,也可表现为迟钝。

(3)叩痛(一)或叩痛(±)。

(4)X 线检查显示牙腔内有局限性不规则的膨大透影区域,严重者可见内吸收处的牙腔壁被穿通,甚至出现牙根折断线。

(王俊荣)

第七节　根尖周病

根尖周病是指发生于根尖周围组织的炎症性疾病,又称根尖周炎,多为牙髓病的继发病,主要由根管内的感染通过根尖孔作用于根尖周组织引发的。

一、急性根尖周炎

急性根尖周炎(AAP)临床上以患牙及其周围组织肿痛为主要表现。可分为急性浆液性根尖周炎和急性化脓性根尖周炎。根据脓液相对集聚区域的不同,临床上急性化脓性根尖周炎可分为 3 个阶段:根尖周脓肿、骨膜下脓肿及黏膜下脓肿。

（一）诊断

急性根尖周炎各发展阶段的诊断要点见表 4-1。

表 4-1　急性根尖周炎各发展阶段的诊断要点

症状和体征	浆液期	根尖周脓肿期	骨膜下脓肿期	黏膜下脓肿期
疼痛	咬合痛	持续跳痛	极剧烈胀跳痛	咬合痛缓解
叩痛	（+）～（++）	（++）～（+++）	最剧烈（+++）	（++）～（+）
松动度	Ⅰ度	Ⅱ度～Ⅲ度	Ⅲ度	Ⅰ度
根尖区牙龈	无变化/潮红	小范围红肿	红肿明显,广泛	肿胀明显,局限
扪诊	不适	疼痛	剧烈疼痛+深波动感	轻痛+浅波动感
全身症状	无	无/轻	可有发热、乏力	消退

（二）鉴别诊断

急性根尖周脓肿与急性牙周脓肿的鉴别要点见表 4-2。

表 4-2　急性根尖周脓肿与急性牙周脓肿的鉴别要点

鉴别点	急性根尖周脓肿	急性牙周脓肿
感染来源	感染根管	牙周袋
病史	较长期牙体缺损史、牙痛史、牙髓治疗史	长期牙周炎病史
牙体情况	深龋洞、近期的非龋性疾病、修复体	一般无深及牙髓的牙体疾病
牙髓活力	多无	多有
牙周袋	无	深,迂回曲折
脓肿部位	靠近根尖部,中心位于龈颊沟附近	较近唇（颊）侧或舌（腭）侧牙龈缘
脓肿范围	较弥散	局限于牙周袋壁
疼痛程度	重	相对较轻
牙松动度	相对轻,病愈后牙恢复稳固	明显,消肿后仍很松动
叩痛	很重	相对较轻
X线片表现	无明显异常表现,若患牙为慢性根尖周炎急性发作,根尖周牙槽骨显现透射影像	牙槽骨嵴破坏,可有骨下袋
病程	相对较长,脓液自根尖周向外排出的时间需 5～6 天	相对较短,一般 3～4 天可自溃

（三）治疗

急性根尖周炎的诊疗程序见图 4-25。

二、慢性根尖周炎

慢性根尖周炎（CAP）表现为炎症性肉芽组织的形成和牙槽骨的破坏。慢性根尖周炎一般没有明显的疼痛症状,病变类型可有根尖周肉芽肿、慢性根尖周脓肿、根尖周囊肿和根尖周致密性骨炎。

（一）诊断

1.症状

一般无明显的自觉症状,有的患牙可在咀嚼时有不适感,也有因牙龈出现脓包而就诊者。在临床上多可追问出患牙有牙髓病史、反复肿痛史或牙髓治疗史。

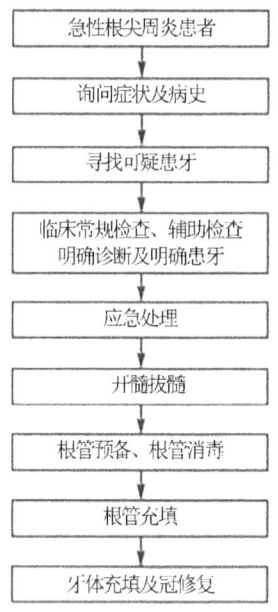

图 4-25　急性根尖周炎的诊疗程序

2.检查

(1)患牙可查到深龋洞、充填体或其他牙体硬组织疾病(图 4-26)。

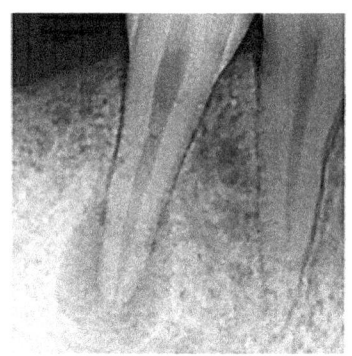

图 4-26　畸形中央尖导致慢性根尖周炎

X 线检查显示右下第二前磨牙根尖周透射影

(2)牙冠变色,失去光泽。洞内探诊无反应,牙髓活力测验无反应。

(3)叩痛(一)或叩痛(±)。患牙一般无明显松动。

(4)有窦型慢性根尖周炎的窦道口多数位于患牙根尖部的唇、颊侧牙龈表面,也有开口于患牙舌、腭侧牙龈者,偶尔还可见开口位于远离患根处。此时应仔细检查找出正确的患牙,必要时可自窦道口插入诊断丝拍摄 X 线示踪片以确定窦道的来源,避免将窦道口附近的健康牙误诊为患牙(图 4-27)。

(5)X 线检查显示患牙根尖区骨质变化的影像(图 4-28)。不同的 X 线影像有时可提示慢性根尖周炎的类型:①根尖部圆形透射影,直径<1 cm,边界清晰,周围骨质正常或稍显致密,多考虑为根尖周肉芽肿。②根尖区透射影边界不清楚,形状也不规则,周围骨质较疏松呈云雾状,多

为慢性根尖周脓肿。③较小的根尖周囊肿在根尖片上与根尖周肉芽肿难以区别,大的根尖周囊肿可见有较大的圆形透影区,边界清楚,并有一圈由致密骨组成的阻射白线围绕(图 4-29)。④根尖周致密性骨炎表现为根尖部骨质呈局限性的致密阻射影像,无透射区,多见于下颌后牙。

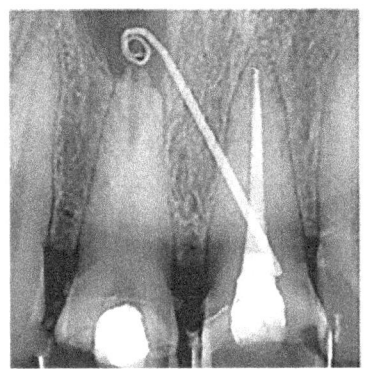

图 4-27　慢性根尖周炎

X 线示踪片显示指向右上中切牙根尖区透射影

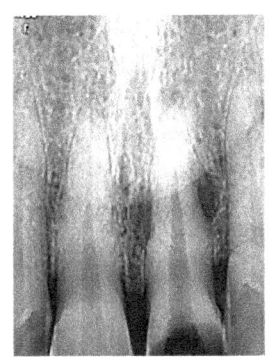

图 4-28　左上中切牙慢性根尖周炎合并牙根外吸收

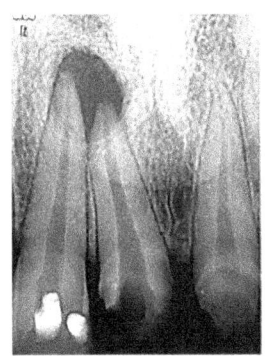

图 4-29　根尖周囊肿 X 线影像

(二)鉴别诊断

依据 X 线检查结果对慢性根尖周炎进行诊断时,必须结合临床表现与非牙髓源性的根尖区病损相鉴别。例如,非牙源性的颌骨内囊肿和其他肿物在 X 线片上的表现与各型慢性根尖周炎的影像,尤其是较大的根尖周囊肿的影像极为相似。这些疾病与慢性根尖周炎的主要区别是病变所涉及患牙的牙髓活力多为正常,仔细观察X线片可分辨出根尖部牙周膜间隙与根尖周其他部位的牙周膜间隙是连续、规则的透射影像,患牙牙根可因压迫移位。必要时还可辅以口腔科锥体束 CT 进行诊断。

(三)治疗

慢性根尖周炎的诊疗程序见图 4-30。

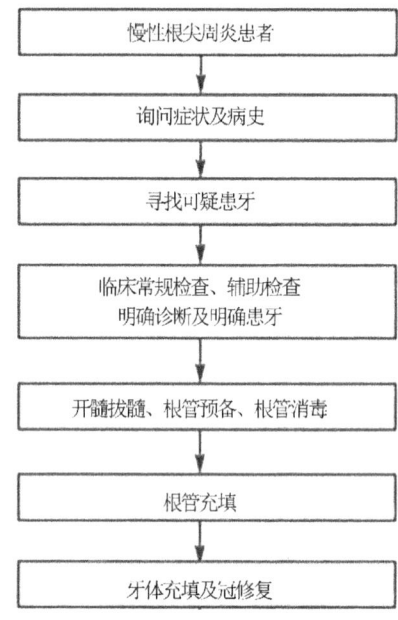

图 4-30　慢性根尖周炎的诊疗程序

三、根管治疗

根管治疗术(RCT)是目前最有效、最常用的手段,它采用专用的器械和方法对根管进行清理、成形(根管预备),有效的药物对根管进行消毒灭菌(根管消毒),最后严密填塞根管并行冠方修复(根管充填),从而达到控制感染、修复缺损,促进根尖周病变的愈合或防止根尖周病变发生的目的。

四、治疗新进展

(一)镍钛器械根管预备技术

1.镍钛器械根管预备步骤

(1)手用 ProTaper 预备基本操作步骤。①根管入口疏通:根据 X 线检查粗估工作长度,用 10 号、15 号 K 锉疏通根管至距粗估长度 3～4 mm 处。②根管入口预备:用 S_1、S_x 敞开根管中上段,距粗估工作长度 3～4 mm 处,S_x 进入的深度不得超过 S_1。③确定工作长度:用 10 号、15 号K 锉疏通根管至根尖狭窄处,确定精确工作长度。④根尖初步预备:用 S_1、S_2 依次达到工作长度,进行根尖初步预备。⑤预备完成:依次用 F_1、F_2、F_3 到达工作长度,完成根管预备;对于细小弯曲根管,可仅预备到 F_1 或 F_2。

(2)机用 ProTaper 器械预备法:实际上运用了手用器械预备法的原理,使用机用马达和专用手机预备。

2.注意要点

(1)正确选择适应证:钙化根管、有台阶形成的再治疗患者不要选用镍钛器械;对形态复杂的根管慎用镍钛器械。

(2)确定根管通畅:使用镍钛器械进行根管预备之前,先用手用不锈钢 K 锉疏通根管至15 号。有学者建议最好疏通至 20 号锉。

(3)制备直线通路:在根管预备前,可用 G 钻或其他根管口成形器械敞开根管口,保证镍钛器械可循直线方向进入根管和根尖区。

(4)在临床运用中过度用力,是引起镍钛器械折断的主要原因之一。

(5)临床上每换一支器械常采用次氯酸钠和 EDTA 交替冲洗根管,用 15 号锉疏通根管,并保持根管的润滑,可降低器械折断的风险。

(6)每次使用前后均应清洁和仔细检查器械,一旦发现变形即应丢弃。

(7)记录并控制器械的使用次数:一般建议预备 4~5 颗磨牙或 30~40 个前牙、前磨牙根管后即应丢弃。如根管重度弯曲,应使用新器械且预备一次后即应丢弃。

(二)热牙胶垂直加压充填技术

1.操作步骤

(1)彻底干燥根管:隔离术区,用吸潮纸尖干燥根管。

(2)选择主牙胶尖:选择与主尖锉相同型号的大锥度牙胶尖。

(3)选择垂直加压器:至少选择 3 种直径的垂直加压器。一种能够达到距根尖部 3~4 mm处,另外两种分别与根中 1/3 和根上段相适合。

(4)选择携热器:选择与主牙胶尖相同型号的携热器。

(5)放置主牙胶尖:将主牙胶尖蘸一薄层封闭剂,缓慢插入根管内至工作长度。

(6)充填根尖 1/3 和侧支根管:用携热器向下挤压牙胶并开启温度加热,直至距工作长度4~5 mm处停止加热,迅速取出携热器,退出时取出根管中上段的牙胶,垂直加压器加压。

(7)充填根管中上段:用注射式热牙胶向根管内注入牙胶后用垂直加压器压紧,每次注入根管内的长度为 3~5 mm。用乙醇棉球将残留在髓室内的封闭剂和牙胶清除,暂封,拍术后 X 线检查根充情况,最后永久充填(图 4-31)。

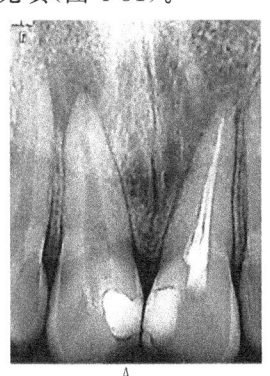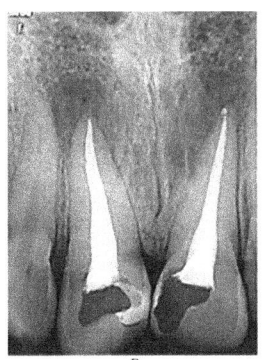

图 4-31　热牙胶垂直加压充填 X 线影像

A.上中切牙术前 X 线影像;B.上中切牙术后 X 线影像

2.注意要点

(1)根尖孔粗大的患者不建议选用热牙胶垂直加压充填。

（2）要求垂直加压器既能在根管内无妨碍地自由上、下运动，又不会接触根管壁，防止牙折。

（3）携热器每次在根管内加热过程持续不超过3秒。

（三）显微根管治疗技术

可在根管治疗的整个程序中使用手术显微镜，特别是在根管口的定位、钙化根管的疏通、变异根管的预备和充填、根管治疗失败后的再治疗、根管治疗并发症的预防和处理等方面，显微根管治疗较常规治疗技术更具优势（图4-32、图4-33）。

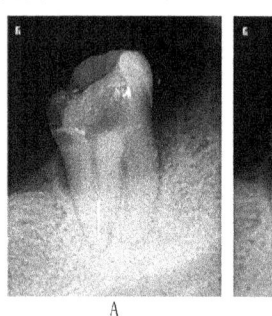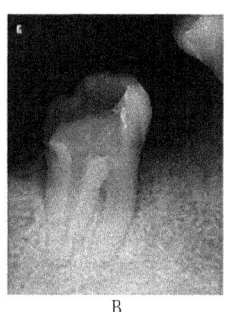

图4-32　**显微镜下取出根管内折断器械**

A.X线片示37根管内断针；B.X线片显示断针取出

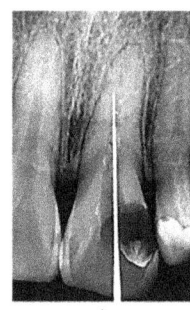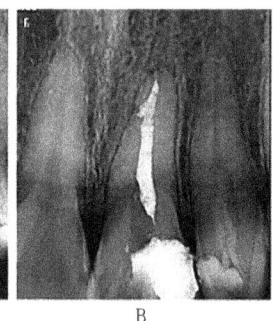

图4-33　**根管壁穿孔的修补**

A.X线检查示根管壁穿孔；B.X线检查示穿孔修补后

（四）显微根尖外科手术

1.适应证

（1）根管治疗或再治疗失败：①根管治疗失败且不适合根管再治疗，如患牙有良好的桩冠修复体、无法取出的折断器械或根管超填物、非手术治疗无法修补的根管侧穿等。②根管再治疗失败：根管再治疗后患牙症状持续或根尖透射影持续或扩大。

（2）严重的根管解剖变异：牙根重度弯曲、根管重度钙化和根管分叉等解剖因素使根管治疗器械和充填材料无法到达根尖区。

（3）需要通过探查手术明确诊断。

（4）医源性因素治疗中出现过度超充、折断器械超出根尖孔等情况。

（5）囊肿。

2.禁忌证

（1）患者有严重的全身性疾病，如严重高血压、白血病、血友病、重度贫血、心内膜炎、风湿性心脏病、肾炎、有出血倾向疾病等。

（2）根尖周炎的急性期。

（3）严重的牙周病变，如牙周支持组织过少，牙周袋深或牙齿松动明显。

（4）患牙附近有重要的解剖结构，如上颌窦、下牙槽神经等，有损伤危险或可能带来严重后果者。

3.操作步骤

根尖外科手术的操作步骤见图4-34。

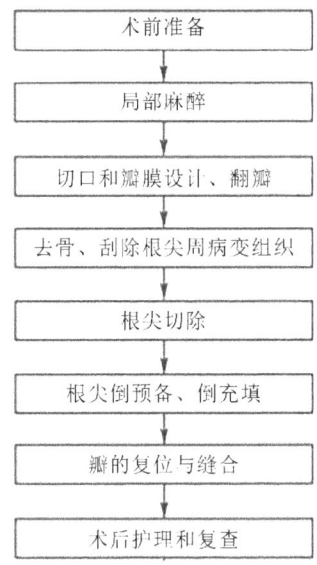

图4-34 根尖外科手术的操作步骤

（五）MTA直接盖髓术

直接盖髓术是用药物覆盖牙髓暴露处，以保护牙髓、保存牙髓活力的方法。多用于外伤性和机械性露髓患牙的保髓治疗。

1.适应证

（1）根尖孔尚未发育完全，因机械性或外伤性露髓的年轻恒牙。

（2）根尖已发育完全，机械性或外伤性露髓，穿髓孔直径不超过0.5 mm的恒牙。

2.禁忌证

（1）龋源性露髓的乳牙。

（2）临床检查有不可复性牙髓炎或根尖周炎表现的患牙。

3.常用的盖髓剂

（1）氢氧化钙：传统盖髓剂。

（2）MTA：临床上作为盖髓剂用于直接盖髓术和活髓切断术。此外，MTA还广泛用于髓室底穿孔修补、根管侧穿修补、根尖诱导成形、根尖屏障术和根尖倒充填等，具有良好的临床疗效。使用时将粉状MTA和蒸馏水以一定比例混合。

4.操作步骤

（1）制备洞形：可在局部麻醉下制备洞形。操作过程中，要求动作准确到位，避开穿髓孔，及时清除洞内牙体组织碎屑，以防止牙髓再感染。

（2）放置盖髓剂：用生理盐水缓慢地冲洗窝洞，严密隔湿下用消毒棉球拭干窝洞。将MTA

覆盖于暴露的牙髓上,用氧化锌丁香油黏固剂封闭窝洞。

5.疗效观察

(1)患牙盖髓治疗 1～2 周后无任何症状且牙髓活力正常,可去除大部分暂封剂,保留厚约 1 mm的氧化锌丁香油黏固剂垫底,再选用聚羧酸锌黏固剂做第二层垫底,复合树脂永久充填。

(2)患牙盖髓治疗 1～2 周后,若对温度刺激仍敏感,可继续观察 1～2 周,也可去除暂封物及盖髓剂,更换盖髓剂后暂封观察 1～2 周,症状消失后行永久充填。更换药物时,应注意无菌操作,避免再次感染。

(3)患牙盖髓治疗后出现自发痛、夜间痛等症状,表明病情已向不可复性牙髓炎发展,应去除充填物,改行根管治疗。

(王俊荣)

第五章

牙周疾病

第一节 概 述

一、概论

牙周病是一种古老而常见的疾病,自古以来牙周病就伴随着人类存在。目前在我国有 2/3 的成年人患有牙周疾病,它是 35 岁以上人群失牙的主要原因。牙周疾病不仅会导致牙齿的松动脱落,严重者还会影响咀嚼功能,加重胃肠道的负担;再者,牙周病患牙还可能作为感染病灶,造成或加剧某些全身疾病,如亚急性细菌性心内膜炎、风湿性关节炎、类风湿关节炎、肾小球肾炎、虹膜炎及多形红斑等,其对人类的健康危害极大。

口腔内的环境,如温度、水分、营养、氧气和酸碱度都适合细菌的生长、发育和繁殖。牙周组织复杂的生态环境造成牙周微生物种类繁多,数量极大,寄生期长,与宿主终生相伴的特点。近 20 年来,随着现代微生物学、免疫学、微生态学及分子生物学等学科的发展和电子显微镜、免疫荧光、免疫组化、单克隆抗体技术的应用,对牙周疾病的病因、病理、诊断、治疗和预防都有长足的认识。

二、牙周组织结构

牙周组织是指包围牙齿并支持牙齿的软硬组织,由牙周膜、牙龈、牙骨质和牙槽骨组成(图 5-1)。牙齿依靠牙周组织牢固地附着于牙槽骨内,并承受咬合功能。

(一)牙龈

牙龈由覆盖于牙槽突和牙颈部的口腔黏膜上皮及其下方的结缔组织构成。按解剖部位分为游离龈、附着龈和牙间乳头三部分。游离龈也称边缘龈,宽约 1 mm,呈领圈状包绕牙颈部,正常呈淡红色,菲薄且紧贴牙面,表面覆以角化复层鳞状上皮,其与牙面之间形成的"V"形浅沟为龈沟,正常深度为 1~2 mm,平均 1.8 mm,沟底位于釉牙骨质界处。

附着龈与游离龈相连续。其复层鳞状上皮下方没有黏膜下层,故呈粉红色,坚韧而不能移动,表面有橘皮样的点状凹陷称点彩。它是由数个上皮钉突融合并向结缔组织内突起而形成的。牙间乳头呈锥形充满于相邻两牙接触区根方,其由两个乳头即唇颊侧和舌腭侧的乳头及在邻面接触区下方汇合略凹的龈谷构成。龈谷上皮无角化,无钉突。

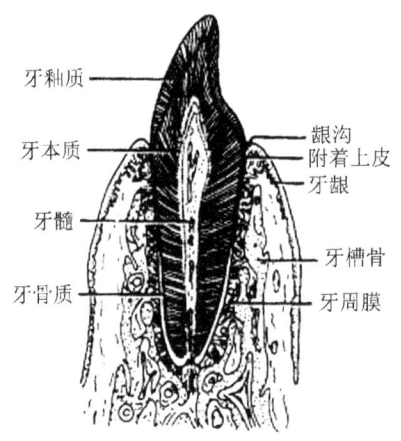

图 5-1　牙周组织结构

(二)牙周膜

牙周膜亦称牙周韧带,由许多成束状的胶原纤维以及束间的结缔组织所构成。这些纤维一端埋入牙骨质内,另一端埋入牙槽骨,借此将牙齿悬吊固定于牙槽骨窝内。牙周膜宽度 0.15～0.38 mm,在 X 线片上呈现围绕牙根的窄黑线。正常情况下牙周膜的纤维呈波纹状,使牙齿有微小的生理性动度。牙周膜内成纤维细胞具有较强的合成胶原的能力,不断形成新的主纤维和牙骨质,并实现牙槽骨的改建。牙周膜内有丰富的血管和神经,可感受痛觉、触觉并准确判断加于牙齿上的压力大小、位置和方向。

(三)牙骨质

牙骨质呈板层样被覆于牙根表面。在牙颈部的牙骨质与釉质交界处即釉牙骨质界有 3 种形式(图 5-2):①牙骨质与牙釉质不相连接,其间牙本质暴露,占 5%～10%。②两者端口相接,占30%。③牙骨质覆盖牙釉质,占 60%～65%。第一种情况,当发生牙龈退缩而暴露牙颈部易产生牙本质过敏。牙骨质内仅有少量细胞,无血管、神经及淋巴组织,没有生理性改建。在牙周病治疗过程中,牙周膜细胞分化出成牙骨质细胞,新牙骨质沉积于牙根表面,并将新形成的牙周膜纤维埋于其中,形成牙周新附着。

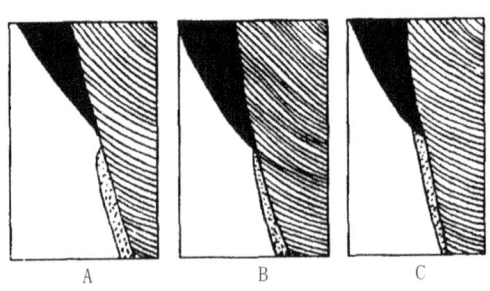

图 5-2　釉牙骨质界的 3 种形式

A.牙骨质与牙釉质不相连接;B.牙骨质与牙

釉质端口相接;C.牙骨质覆盖牙釉质

(四)牙槽骨

牙槽骨即颌骨包绕牙根周围的牙槽突起部分,由容纳牙根的凹窝(牙槽窝)和其游离端的牙槽嵴顶构成。牙槽骨的代谢和改建相当活跃,其形成、吸收及形态改变均随牙齿位置和功能状态而变化。正常情况下,牙合力使牙槽骨吸收和新生保持平衡。X 线片上构成牙槽窝内壁的固有牙槽骨呈致密白线,称为硬骨板。当牙槽骨因炎症或牙合创伤等发生吸收时,硬骨板模糊、中断甚至消失。正畸治疗时,牙槽骨随牙合力发生改变。在受压力侧,牙槽骨发生吸收;牵引侧有新骨生成。

(五)龈牙结合部

龈牙结合部指牙龈组织借结合上皮与牙齿表面连接,良好地封闭了软硬组织的交界处(图 5-3)。结合上皮为复层鳞状上皮,呈领圈状包绕牙颈部,位于龈沟内上皮根方,与牙面的附着由半桥粒体和基底板连接。结合上皮无角化层,无上皮钉突,上皮通透性较高,较易为机械力所穿透或撕裂。牙周探针易穿透结合上皮;深部刮治时,器械较易伤及结合上皮。结合上皮大约 5 天更新一次,表皮脱落细胞可连同入侵细菌脱落到龈沟内。如果上皮附着被手术剥离,1 周左右可重建。

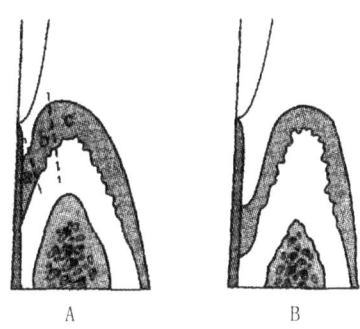

图 5-3 龈牙结合部

龈沟内上皮亦为无角化的复层鳞状上皮,具有一定的双向通透性,其下方有大量的血管丛,其中多为静脉,一些蛋白分子、抗原、抗体、酶类以及各种细胞成分经沟内上皮进入龈沟,形成龈沟液,当受到细菌、化学、机械等方面的刺激,血管丛的通透性增加,龈沟液的量增加。

三、口腔生态环境

(一)口腔及牙周生态环境

口腔内有上百种微生物,包括细菌(需氧菌、兼性厌氧菌和专性厌氧菌),还有真菌、酵母菌、支原体、原虫和病毒。唾液中每毫升细菌为 1.5×10^8 个,牙菌斑中细菌则更多,每克湿重中约为 5×10^{11} 个。从婴儿分娩后 3~4 小时始,口腔即有微生物存在,自此伴随人一生直到死亡。

寄居口腔各部位的微生物群,正常情况下,处于共生、竞争和拮抗状态,以此保持菌群间的相对平衡以及与菌群宿主之间的动态平衡。一般情况下对人体无害,不致病,这与人体其他三大菌库(皮肤,结肠和阴道)一样对维护人体尤其是口腔的健康极为有利,故称为正常菌群。口腔正常菌群的种类和数量随饮食、年龄、机体状态、卫生习惯不同而有所差异,在不同个体或是同一个体不同部位亦存在明显差异,故正常菌群是可变而相对的。

正常菌群之间及其与宿主之间的相互作用称为生态系。当生态系中微生物之间以及微生物与宿主之间处于平衡的状态,就能保持宿主健康。当正常菌群失去相互制约,或微生物和宿主失去平衡时都可以导致疾病。牙周组织特殊的解剖结构和理化性质各异,牙周袋形成有氧和无氧各种不同氧张力环境和许多特殊的微环境,并提供各种细菌生长的恒定温度(35~37 ℃)、湿度和营养底物,这为许多微生物的生长、繁殖和定居提供适宜的环境和条件。

(二)影响牙周生态系的因素

1.唾液的作用

唾液主要由颌下腺、腮腺、舌下腺分泌,还有许多口腔黏膜小腺体的分泌。一般24小时总唾液量为0.7~1.5 L,白天活动时分泌较睡眠时为多,咀嚼时较休息时为多,唾液流量及流速因人而异。其成分为99.5%水分及0.5%固体成分。固体成分中有蛋白质、糖类、氨基酸、尿素、氨、抗体、酶类和各种无机盐类以及脱落上皮细胞、白细胞、细菌及食物残渣。唾液酸碱度范围为5.6~7.6(平均6.8)。这相对恒定的pH主要通过唾液的缓冲来保持,还受饮食(尤其是食糖量)和唾液流率的影响,唾液pH对口腔正常菌群的构成影响甚大。唾液的缓冲作用与分泌速度有直接关系,分泌快,缓冲量大。唾液pH还决定于碳酸盐离子的浓度及溶解的二氧化碳的比例。口腔内各部位受进食影响,pH会有较大幅度波动。而在牙周袋内,受干扰少,pH变化不大,有利于嗜酸或嗜碱细菌的生存。

新鲜唾液的氧化还原电位(Eh)为+240~+400 MV,有利于需氧菌或兼性厌氧菌的生长。唾液pH通过氧化还原电位间接影响微生物的生长。当pH降低时,Eh为正值;pH升高时,Eh为负值。唾液中的还原物质能使Eh下降,有利于厌氧菌的生长。唾液对口腔黏膜及牙齿表面有润滑和保护作用;唾液的流动机械清洗口腔,将食物残渣和口腔细菌带到消化道;维持口腔的酸、碱平衡,发挥缓冲作用;唾液含有很多抗菌成分,可有利于抗感染并参与免疫反应;对控制菌斑活动,保持口腔健康起积极作用。

2.龈沟液的作用

龈沟液为龈沟底下方结缔组织渗出的液体。正常时龈沟液分泌很少,甚至无分泌。当炎症状态时,牙龈血管扩张,通透性增高,龈沟内渗出液增多。目前多数学者认为观察龈沟液是区别正常牙龈与炎性牙龈的重要临床方法;龈沟液量和质的变化,可用作评价牙龈或牙周炎症程度的指标之一。健康龈沟液成分与血清相似。其中含有大量嗜中性白细胞、淋巴细胞及吞噬细胞,还有脱落上皮细胞和细菌、糖类、蛋白质、酶类以及代谢产物和无机盐类。这些成分在牙龈炎症时比健康时明显增多。钙和磷高出血清3倍,这对龈下牙石的形成有利。

龈沟液的保护作用:①机械清洗作用,将沟内细菌和颗粒冲洗清除。②黏附作用,龈沟上皮分泌一种血清蛋白,可以增强上皮与牙面的黏附力。③防御作用,龈沟液中含的吞噬细胞、抗体、溶菌酶,可以吞噬和破坏细菌。牙龈炎症明显时,其防御反应增强。

龈沟作为一个相对隐蔽的场所,口腔一般卫生措施(含漱、刷牙等)以及唾液冲洗作用和食物的摩擦作用均难以影响到微生物的停留和繁殖。氧化还原电势可降至-300 MV以下,富含糖、蛋白质、无机盐的龈沟液等便利条件均为各种细菌的生长,尤其是不具备附着能力的、毒性较强的革兰阴性厌氧杆菌、活动菌和螺旋体等提供了一个极有利的生长场所。

四、病因

(一)细菌是主要致病因素

1.菌斑细菌是牙周病的始动因素

(1)1965年,Loe设计实验性龈炎,12名口腔科大学生(志愿者),停止口腔卫生措施(刷牙)。第10天开始,堆积于牙面的菌斑造成牙龈充血、水肿,开始早期边缘性龈炎。直到第21天,龈炎随时间推移而明显加重;实验结束,恢复刷牙,清除牙面菌斑,龈炎渐消,口腔恢复了健康。

（2）流行病学调查亦发现，口腔卫生差者，牙周疾病发生率高于口腔卫生好者。

（3）动物实验证实，将细钢丝或线栓结在牙颈部不会引起龈炎，加用有细菌的食物饲养，可造成动物的实验性牙周炎。

（4）甲硝唑及四环素等抗生素的应用可以减轻牙周病症状。

口腔内存在有上百种微生物，依不同的生物学特性栖息在口腔内不同部位。厌氧培养技术的不断改进和完善，专性及兼性厌氧菌的检出率大大提高，厌氧菌亦是正常菌群的主要成分。龈袋和牙周袋内氧化还原电势低，其龈下菌斑以厌氧菌占优势。革兰厌氧菌感染的特性与牙周病症状相符，说明两者之间存在密切关系：①革兰阴性厌氧菌属口腔正常菌群的组成部分，其感染可为内源性感染。②当机体抵抗力下降或局部血液供应障碍以及菌群比例失调时，革兰阴性厌氧菌为条件致病菌。③呈现多种厌氧菌共同造成混合感染致病。④引起的病变多呈慢性顽固性，有复发倾向，临床上常表现为炎症、脓肿或组织坏死、分泌物有臭味等。⑤大多数菌含有作用力强的内毒素。⑥用甲硝唑等抗生素可有效控制牙周病症状。从这几个方面来看，革兰阴性厌氧菌与牙周病之间存在密切的联系。

2.细菌致病机制

细菌致病性包括以下几种。

（1）在体表被膜或结构存活或穿入体表侵入宿主。

（2）在体内繁殖。

（3）抑制宿主的防御机制。

（4）对宿主起损伤作用。

（5）引起组织和宿主的特异性反应，间接造成组织损伤。

3.牙周菌斑

牙（根）面的细菌因牙周区域不同的生态环境，其细菌的组成差异很大，故分为龈上菌斑和龈下菌斑。龈上菌斑包括牙冠各部的菌斑，如𬌗面点隙沟裂菌斑、光滑面菌斑、邻面菌斑和颈缘菌斑。龈上菌斑主要由增生的微生物和基质组成，微生物以需氧菌或兼性厌氧菌为主，如革兰阳性丝状菌和口腔链球菌、一些脱落的上皮细胞、白细胞和巨噬细胞等成分。基质含有机质和无机质两部分，有机质为糖类、蛋白质和脂类，无机成分主要有钙和磷，还有少量的镁、钾和钠，无机成分含量高与菌斑的钙化、牙石的形成关系密切。龈下菌斑是龈上菌斑的延续。紧贴牙根面的菌斑组成主要是革兰阳性丝状菌，但由于牙周袋特殊的理化环境，为大量可动菌、厌氧菌的生长提供了极为有利的条件，龈下菌斑中与牙周病关系密切的细菌包括：厌氧弧菌、螺旋体、产黑色素类杆菌、伴放线杆菌、嗜二氧化碳噬纤维菌等。

通过电镜观察，牙周病患者的牙周袋内壁上皮多处溃疡，上皮下方结缔组织内有各种细菌入侵，有的细菌能达到其下方的牙槽骨和牙骨质。细菌通过自身的酶类如透明质酸酶、胶原酶、硫酸软骨素酶、蛋白酶、核酸酶等，对结缔组织产生破坏，成纤维细胞抑制因子使胶原合成减少，附着丧失。如放线共生放线杆菌的白细胞毒素、多形白细胞趋化抑制因子和淋巴因子就可以降低宿主这方面的防御功能。尤其应关注的是革兰阴性杆菌细胞壁、细胞膜或荚膜上的脂多糖内毒素、脂磷壁酸、肽聚糖、胞壁酰二肽等物质以及某些细菌的囊性物质，均能够直接或间接刺激破骨细胞引起骨吸收。

（二）协同因素

协同因素分为局部因素与全身因素。

1.局部因素

(1)牙石:牙石是附着于牙面上的钙化或正在钙化的以菌斑为基质的团块。牙石以牙龈边缘为界,分龈上牙石与龈下牙石。龈上牙石呈淡黄色,常发生于腮腺导管口附近的上颌后牙颊面以及舌下腺导管口的下前牙舌面。而龈下牙石附着于龈沟或牙周袋内的根面上,呈黑色,质地较硬,呈砂粒状或片状,附着很牢,不易直接观察,需用探针做检查。

牙石形成有 3 个基本步骤:获得性膜形成、菌斑成熟和矿物化。牙石由菌斑和软垢钙化而成,在菌斑形成 2～14 天中都可以进行钙化。菌斑钙化形成牙石,牙石提供菌斑继续积聚的核心,在牙石粗糙表面堆积有未钙化的菌斑。菌斑和牙石均可致病,因有牙石的存在及其表面菌斑的刺激,会产生机械压迫以及持续性刺激作用,加重了牙龈出血和牙槽骨吸收、牙周袋加深等情况,加速了牙周病的发展。通过电镜观察,牙石附着于牙面的方式有下列几种:①依靠牙菌斑附着;②渗入牙骨质或牙本质表层;③牙石无机盐结晶与牙结构结合。

(2)食物嵌塞:在咀嚼过程中,食物楔入相邻两牙的牙间隙内,称为食物嵌塞。由于塞入的食物机械压迫作用和细菌的代谢作用造成牙周炎症的发生,还可以引起和加重口臭、牙槽骨吸收、牙龈退缩及邻(根)面龋等。食物嵌塞原因复杂,可由牙齿松动或移位、咬合面异常磨耗造成牙尖陡峻、牙齿排列不整齐、接触点异常或是邻面不良修复体所致。

(3)不良修复体:义齿修复时桩冠及全冠边缘的不密合,牙体缺损的充填材料(如复合树脂、银汞合金等)形成的悬突,贴面时边缘粗糙以及不符合生理要求的义齿均有助于颈缘菌斑的堆积而加重牙周炎症。

(4)正畸治疗:矫治器的使用给口腔的清洁卫生带来一定困难,口腔内菌斑堆积增多,会产生暂时性的龈炎。

(5)牙列不齐:牙齿的错位、扭转、过长或萌出不足等,牙齿间接触不良,容易造成菌斑滞留,妨碍口腔清洁工作,牙龈及牙周组织的炎症易于产生和发展。

(6)不良习惯:开唇露齿,以口呼吸患者多见,上前牙牙龈通常较干燥,牙面的正常唾液清洁作用减少,易患肥大性龈炎。

(7)吸烟:吸烟时烟草燃烧产生的温度和积聚的产物是局部性刺激物,使牙龈角化增加;焦油沉积在牙面上形成烟斑,不仅使牙齿着黄色、褐色或黑色,并常与菌斑牙石结合,渗透到牙釉质甚至牙本质小管内。

2.全身性因素

研究证实没有一种全身因素可以引起牙周疾病,但可以有助于牙周疾病的发生和发展。

(1)糖尿病:患者易发生牙龈出血、牙周脓肿、牙齿移位等症状。这主要是由于糖尿病造成牙周组织内的小血管壁和基膜增厚,管腔闭塞,牙周组织供氧不足和代谢产物堆积,这大大降低了牙周组织对感染的抵抗力。

(2)性激素水平:青春期、月经期及妊娠期的内分泌激素水平的变化,可加重牙周组织对局部刺激因素的反应性,而导致青春期龈炎、妊娠性龈炎及妊娠瘤等改变。这是由于牙龈里含有性激素的蛋白受体,如雌激素可促使牙龈上皮过度角化、刺激骨和纤维组织的形成。黄体酮可造成牙龈微血管扩张、充血、循环淤滞、渗出增加,炎症加重。

(3)血液疾病:贫血、白血病及再生障碍性贫血等疾病常伴有牙龈苍白、溃疡、肿大或自发性出血,妨碍口腔卫生,易合并感染。

(4)遗传因素:一些基因异常有家庭遗传背景的疾病如青少年牙周炎、粒性白细胞减少症、

Down 综合征、掌跖角化牙周破坏综合征等,常伴有多形核细胞缺陷,加重牙周疾病进程。

(5)其他因素:①药物因素:抗癫痫病药物苯妥英钠有增强牙龈成纤维细胞合成蛋白质和胶原的能力,因此半数服药者出现牙龈增生呈球状遮掩牙冠。其他还有环孢菌素 A、硝苯地平等也有类似作用。②维生素 C 缺乏症:由于维生素 C 摄入、吸收障碍,致使牙龈出血,牙齿松动等,大量补充维生素 C 可使症状有明显缓解。

3.免疫反应与牙周病

(1)体液免疫反应:牙周损害的进展期和确立期,在病损区及其下方的结缔组织内有大量的浆细胞浸润,大多数浆细胞能产生 IgG,还可产生 IgA 和 IgE。当龈下细菌受 IgG、IgA 和 IgE 包被时,龈沟中细菌的数量和种类就会发生改变,免疫球蛋白减少了抗原的数目有利于机体的保护作用。

龈沟内存在有多种杀菌或抑菌物质,如溶菌酶、补体、乳铁蛋白等。补体活化产生大量生物活性物质,后者能增强白细胞的吞噬功能,促进溶菌酶的释放。在牙周病的慢性病程中,激活的补体参与抗原-抗体复合物的形成,使肥大细胞脱颗粒引起组织胺释放,增强吞噬细胞活性导致溶菌酶释放和骨吸收。细菌刺激的多克隆活化 B 细胞能产生自身抗体以及白细胞介素-1,后者在牙槽骨的破坏方面起重要作用。

(2)细胞免疫反应:牙周袋内龈下菌斑中的抗原物质与组织中的淋巴细胞接触时,后者会合成和分泌大量的淋巴因子,淋巴因子能刺激吞噬细胞增强吞噬活性和抗菌活性,促进中性粒细胞的趋化性,抑制病毒的复制。因此,细胞免疫是牙周组织抗感染的重要部分。

大量研究表明,牙周炎症的早期,组织中渗出的细胞以 T 淋巴细胞为主,并可发现大量的迟发性超敏反应物质。活化的淋巴细胞、分泌的淋巴因子以及细胞毒反应强弱程度与牙周炎症的严重程度有密切关系。淋巴因子如巨噬细胞趋化因子、巨噬细胞移动抑制因子、巨噬细胞活化因子、破骨细胞活化因子、干扰素和淋巴毒素。这些因子具有放大效应,使吞噬细胞过度释放蛋白溶解酶、胶原酶、溶菌酶和前列腺素加重牙周病变,而破骨细胞活化因子直接造成骨吸收和脱钙等骨破坏。

4.祖国医学对牙周病的认识

祖国医学称牙龈为齿龈、牙肉,称牙槽骨组织为牙车或牙床。牙周病实为外感六淫,内伤七情所致。风、寒、暑、湿、燥、火等邪,以及饮食不节,嗜食辛辣煎炒,饮酒无度伤及脾胃。胃热挟邪化火上蒸于口,引起齿衄痛疮等证。七情伤内,脏腑功能失调,与肾气衰弱有密切关系。久病耗损,劳倦过度,生育过多,崩中漏下,先天不足,均致肾气虚损。"肾主骨,齿为骨之余","肾虚而牙病,肾衰则齿豁。"

对牙周疾病的描述包括:牙宣,牙龈宣露,牙漏,齿漏,脓漏齿,牙疳,龈衄血,髓溢,齿豁,风齿,火牙,齿挺,风热龈肿痛,齿根露,齿根欲脱,风冷痛,瘀血痛,溃槽,牙槽风,牙漏吹,暴骨搜牙等。

(1)牙衄(亦名:龈烂、溃槽、齿衄):牙齿清理无方,垢积附齿,三焦之热,蕴于齿龈;手阳明经及足少阴三经行之,阳明与冲、任两脉相连附,多气多血,胃肠热邪循经上行,激血外出成衄,多属热实证。宜去垢敷药含漱。

(2)牙痈(亦名:牙疔):胃肠运化失调,太阳经湿热,胃经火毒,毒盛成疮。

(3)牙宣(亦名:齿豁、齿漏、牙龈宣露):气血不足,揩理无方,肾气虚弱,骨髓里损,风邪袭弱,骨寒血弱,龈肉缩落,渐至宣露。

（4）齿漏：初则肿痛，久呈黄泡，破溃出脓。多因心烦操劳，烟酒过度所致，时出秽脓，串至左右齿根。

五、症状、体征

（一）牙龈炎症

炎症时牙龈色泽呈鲜红或暗红色，牙龈肿胀使龈缘变厚，牙间乳头圆钝，与牙面分离。组织水肿使点彩消失，表面光亮，质地松软脆弱，缺乏弹性。如是增生性炎症，上皮增殖变厚，胶原纤维增殖，牙龈变得坚硬肥厚。健康牙龈的牙龈沟深度不超过 2 mm。当患炎症时，因牙龈肿胀或增生，龈沟加深。如果上皮附着水平没有明显改变，称为龈袋。当牙周袋形成时，袋底结合上皮向根方增殖，上皮附着水平丧失。

（二）牙龈出血

牙龈出血是患者最常见的主诉症状，多在刷牙或咬硬食物时发生，严重时可有自发性出血。牙龈出血可视为牙周疾病的早期症状，探诊后出血，对判断牙周炎症的活动性极具意义。而当牙龈组织纤维增生改变时，牙龈坚实极少出血。

（三）口腔异味或口臭

牙周疾病患者常出现口腔气味异常，患者自觉口内有血腥味，严重者可从患者呼出的气味中闻到。造成口臭的原因最常见的是牙周菌斑的代谢产物和滞留的食物残渣，尤其是挥发性食物。其他由鼻道、鼻旁窦、扁桃体、肺及消化道疾病也会伴有特殊的口臭。

（四）牙周袋形成

牙周袋的形成是牙周病一大特征性改变。牙龈因炎症刺激沟内上皮肿胀、溃疡，沟底结合上皮不规则向根方剥离，结缔组织水肿，慢性炎症细胞浸润，大量增生的毛细血管扩张充血。牙根面暴露于牙周袋内，有牙石、菌斑覆盖。牙周袋内牙骨质因菌斑细菌产酸及酶等化学物质的作用而发生脱矿和软化，易发生根面龋。更有甚之，细菌及内毒素可通过牙骨质深达其下方的牙本质小管，这些改变均加重牙周组织从牙根面上剥离而成深牙周袋。袋内菌斑、软垢、食物碎屑等毒性较大的内容物刺激加重了牙周组织炎症。

牙齿各根面牙周袋的深度不一，通常邻面牙周袋最深，该处最易堆积菌斑，最早受到炎症的侵袭。因此，探查牙周袋就按牙齿颊（唇）、舌（腭）侧之远、中、近三点做测量记录。牙周检查时，应采用带刻度的牙周探针，支点稳，力量适宜（20～25 g）压力，即将探针轻轻插入指甲沟而不致疼痛的力量，方向不偏，与牙齿长轴方向一致，这样才能准确反映牙周袋的真实情况。

（五）牙槽骨吸收

牙槽骨吸收是牙周病另一大特征性改变。牙槽骨是人体骨骼系统中代谢和改建最活跃的部分。在生理情况下，牙槽骨的吸收与再生是平衡的，故骨高度保持不变。当牙龈组织中的炎症向深部牙周组织扩展到牙槽骨附近，骨表面和骨髓腔内分化出破骨细胞和吞噬细胞，牙槽骨呈现水平状吸收；距炎症较远处，又有骨的修复性再生，新骨的形成可减缓牙槽骨的丧失速度。后者是牙周治疗的骨质修复的生物学基础。𬌗创伤是牙槽骨吸收的又一原因。由于牙周支持组织的病变，𬌗创伤时常发生。牙齿的压力侧牙槽骨发生明显垂直吸收。牙槽骨吸收可以用 X 线片来显示。早期牙槽骨吸收，X 线片上可表现为牙槽嵴顶的硬骨板消失或模糊，嵴顶的吸收使牙槽间隔由尖变平甚至呈现火山状的凹陷，随之是牙槽骨高度降低。正常情况下，牙槽骨嵴顶到釉牙骨质界的距离为 1～2 mm，若超过 2 mm 可认为是牙槽骨发生吸收。X 线片仅能反映牙齿近、远、中的骨质破坏情况,而颊、舌侧骨板与牙齿重叠而无法清晰显示。牙槽骨吸收的程度一般分 3 度。①Ⅰ°吸收:牙槽骨吸收高度≤根长 1/3。②Ⅱ°吸收:牙槽骨吸收高度＞根长 1/3;但＜根长 2/3。③Ⅲ°吸收:牙槽骨吸收高度＞根长 2/3。

(六)牙齿松动、移位

正常情况下,牙齿有水平方向的轻微动度。引起牙齿松动移位的主要原因:①牙周组织炎症,尤其是牙槽骨吸收到一定程度(＞根长 1/2),冠根比例失调者;②殆创伤。牙齿松动还可出现于妊娠期及牙周手术时,一经控制,松动度可下降,松动度可视其程度,依方向记录 3 级。①一级:仅有颊(唇)舌(腭)侧向动度,其范围≤1 mm。②二级:除有颊(唇)舌(腭)侧向动度,亦有水平方向动度,其范围≤2 mm。③三级:水平向动度＞2 mm 或出现垂直向松动。

牙周疾病常常无明显疼痛等自觉症状,而一个或多个牙齿移位是促使患者就诊的主要原因。牙周病患牙长期受炎症侵扰,牙槽骨吸收,支持组织减少,发生继发性殆创伤。全口牙齿向中线方向移位,造成开唇露齿;牙周病晚期牙齿可向任何方向移位,以缓解继发性殆创伤。

(七)牙龈退缩

牙龈退缩和牙根暴露是牙周疾病常有的表现。炎症和殆创伤使牙槽骨慢慢吸收,牙齿支持组织不断降低,牙周组织附着丧失,牙龈明显退缩,牙根暴露。此时为如实反映牙周组织破坏的严重程度,附着丧失应是龈缘到釉牙骨质界的距离与牙周袋深度之和。

六、预后和治疗计划

(一)预后

预后是预测牙周组织对治疗的反映情况,对治疗效果有一个前瞻性认识。牙周病的致病因素和治疗手段是复杂多样的,必须根据患者的情况选择最适宜的治疗方案,以期得到最佳的治疗效果。因此,判断预后应着重考虑以下几个方面。

1.牙周组织病变程度

(1)牙槽骨破坏情况:依 X 线片判断牙槽骨的吸收破坏情况。丧失的骨量愈多,预后愈差;骨吸收不足根长 1/3,预后不佳。

(2)附着水平和牙周袋深度:附着丧失发生在多侧较单侧严重;垂直型骨吸收较水平型骨吸收预后差。附着丧失近根尖,牙周袋深度＞7 mm 预后最差。多根牙病变波及根分叉较单根病变预后差。

(3)牙齿松动情况:如果松动度因炎症和殆创伤引起,预后较好;如果松动度由于牙槽骨降低所致,预后较差。

2.年龄与健康情况

一般身体健康状态良好的年轻人对疾病的抵抗力及恢复力较强,预后较好。如果特殊类型牙周炎存在免疫缺陷及糖尿病、白血病、Down 综合征、粒细胞减少症等患者牙周治疗预后较差。

3.病因控制

控制菌斑工作需要患者的配合。事先应与患者讲清疾病特点、治疗方法以及保持口腔卫生清洁的意义和具体做法,这对良好的预后和疗效维持至关重要。

4.余留牙情况

余留牙分布不均匀、数量少、不能负担义齿修复的咬合力等预后不好;牙齿形态小、冠根比例异常、排列错位、咬合不正常等预后较差。

(二)治疗计划

牙周病治疗目的：①控制病因。②恢复功能,创造一个健康的牙周环境和外观功能均佳的牙列。完整牙周病的治疗是一个以年为单位较漫长的治疗过程。因此,治疗前应设计一个方案,并向患者进行全面解释,方可开始实施。

1.向患者解释

开始治疗前,应向患者将其牙周病病情、程度、病因以及治疗计划全部讲清,可根据患者的年龄、时间、经济能力等方面提供若干个治疗方案供其选择。

2.治疗前拔牙

牙槽骨吸收至根尖 1/3 应拔除;因牙周病造成牙槽骨吸收＞根长 1/2 并伴严重倾斜移位造成修复困难应拔除。

3.基础治疗

(1)自我菌斑控制:培养和训练正确刷牙方法,使用牙线与牙签,保持口腔清洁,消除食物及菌斑堆积对牙周组织的不良影响。

(2)除牙石及菌斑:采用器械龈上洁治术或龈下刮治术去除牙(根)面上沉积的菌斑及牙石,彻底除去吸收细菌毒素的牙骨质表层组织,并用化学方法处理根面,以降解根面毒素,创造适宜的牙周软硬组织环境以利牙周组织的重建。

(3)咬合调整:消除咬合创伤,重建𬌗平衡对于牙周组织的修复、重建和功能的改善是至关重要的。调𬌗应在炎症控制后及手术前进行。

(4)炎症控制:牙周疾病伴发牙周脓肿或逆行牙髓感染,才会出现明显牙痛。配合抗菌药物的使用,进行牙周-牙髓联合病变的处理方可缓解炎症或疼痛。

牙周骨外科手术应视患者牙周疾病严重程度、年龄、机体状态而定,时间应在基础治疗阶段完成 2 周后进行。目的在于彻底消除牙周袋、纠正牙龈形态的异常和治疗牙槽骨的缺损。术后 2 个月即可进行永久性修复牙列工作。

4.修复重建

此期已进入牙周病稳定控制时期。可用强身健体、补肾固齿药物以增强宿主的免疫功能,巩固疗效。再就是进行牙周病的正畸治疗、永久性夹板、缺失牙修复以及食物嵌塞矫治等治疗。

5.疗效维持

每 3 个月至半年复查 1 次,检查口腔卫生情况,指导口腔保健措施,并进行必要的洁治和刮治工作。两年拍 1 次全口牙片,对患者的牙周情况进行再评价。需要强调的是疗效维持工作绝大部分取决于患者对牙周疾病的认识程度以及自我口腔卫生保健意识的建立与重视,并积极配合治疗,采取有效措施控制菌斑的形成,这样才能取得事半功倍的效果。而这一点恰恰是医务人员所不能取而代之的。如果口腔卫生差,菌斑堆积严重,会使牙周病情加重而前功尽弃。

七、疗效保持与监护

牙周病患者经系统治疗稳定后的疗效保持与维护至关重要,这需要医患双方的共同重视和努力。有资料表明,牙周病治疗后疏于牙周保健的患者失牙率是坚持牙周疗效维护者的 3 倍。牙周系统治疗后第一年为是否复发的关键阶段。

(一)牙周病的复发

牙周病的治疗是复杂而长期的,而其疗效却未必尽如人意。病变是随时可能再发生的,这与多种因素有关:①治疗不当或不充分,未能消除全部潜在的适于菌斑滞留的因素。常见的原因是对牙石的清除不彻底,尤其是龈下牙石的滞留,牙周袋未彻底消除。②牙周治疗完成后,牙齿修复体设计不良,制作不当,造成进一步牙周损伤。③患者放松了牙周护理或未能定期复查,使牙周病损再度出现。④系统性疾病降低了机体对细菌的抵抗力。

复发可从以下几方面加以判断:①牙龈呈炎症改变及探查龈沟时出血。②龈沟加深导致牙周袋的复发和形成。③由 X 线检查发现骨吸收逐渐加大。④牙齿松动度增加。

(二)疗效维护程序

随访间隔为 2～3 个月,复查目前的牙周健康状况,进行必要的牙周治疗,并对今后的疗效维护提出指导意见。

询问近期有何与牙周健康相关的问题。逐一检查牙龈组织,龈沟深度或牙周袋情况及其脓性分泌物、牙齿移动度、根分叉病变以及 X 线片复查牙槽骨高度。菌斑染色以确定滞留区位置及口腔卫生措施有效与否。有条件的可利用暗视野显微镜以及厌氧培养技术查找牙周病致病菌数量及比例,以确定病变是否处于活动期。

(三)维护措施

1.自我口腔卫生保健

有针对性的口腔卫生指导,控制菌斑,对非自洁区即滞留区彻底的清洁极为重要,并结合牙龈按摩及叩齿等措施保持牙周组织的健康。

2.根面平整

对病情有反复的牙周区段或牙位要进行龈下刮治及根面平整手术,以控制病情的发展。

3.抛光与脱敏

牙面经抛光,菌斑及牙石难以沉积。疾病及术后暴露的牙根呈现过敏表现,应用氟化物进行脱敏治疗。

牙周疾病经过系统的临床治疗后并不意味大功告成,治愈的效果并非一成不变,医患双方均应充分以动态的眼光看待疗效,随时间的推移,其疗效可呈双向发展。这就要求医患之间密切配合共同促进牙周组织健康的保持和维护,才可获得稳定的疗效。

(邢玉芹)

第二节 牙 周 炎

一、慢性牙周炎

慢性牙周炎原名成人牙周炎或慢性成人牙周炎。更改名称是因为此类牙周炎虽最常见于成年人,但也可发生于儿童和青少年,而且由于本病的进程缓慢,通常难以确定真正的发病年龄。大部分慢性牙周炎呈缓慢加重,但也可出现间歇性的活动期。此时牙周组织的破坏加速,随后又可转入静止期。大部分慢性牙周炎患者根本不出现爆发性的活动期。

本病为最常见的一类牙周炎,约占牙周炎患者的 95%,由长期存在的慢性牙龈炎向深部牙周组织扩展而引起。牙龈炎和牙周炎之间虽有明确的病理学区别,但在临床上,两者却是逐渐、隐匿地过渡。因此早期发现和诊断牙周炎十分重要,因为牙周炎的后果远比牙龈炎严重。

(一)临床表现

本病一般侵犯全口多数牙齿,也有少数患者仅发生于一组牙(如前牙)或少数牙。发病有一定的牙位特异性,磨牙和下前牙区以及邻接面由于菌斑牙石易堆积,故较易患病。牙周袋的炎症、附着丧失和牙槽骨吸收在牙周炎的早期即已出现,但因程度较轻,一般无明显不适。临床主要的症状为刷牙或进食时出血,或口内有异味,但通常不引起患者的重视。及至形成深牙周袋后,出现牙松动、咀嚼无力或疼痛,甚至发生急性牙周脓肿等,才去就诊,此时多已为晚期。

牙周袋处的牙龈呈现不同程度的慢性炎症,颜色暗红或鲜红、质地松软、点彩消失、边缘圆钝且不与牙面贴附。有些患者由于长期的慢性炎症,牙龈有部分纤维性增生、变厚,表面炎症不明显,但牙周探诊后,袋内壁有出血,也可有脓。牙周袋探诊深度超过 3 mm,且有附着丧失。如有牙龈退缩,则探诊深度可能在正常范围,但可见釉牙骨质界已暴露。因此,附着丧失能更准确地反映牙周支持组织的破坏。

慢性牙周炎根据附着丧失和骨吸收的范围及其严重程度可进一步分型。范围是指根据患病的牙数将其分为局限型和广泛型。全口牙中有附着丧失和骨吸收的位点数占总位点数≤30%者为局限型;若>30%的位点受累,则为广泛型。也可根据牙周袋深度、结缔组织附着丧失和骨吸收的程度来分为轻度、中度和重度。上述指标中以附着丧失为重点,它与炎症的程度大多一致,但也可不一致。一般随病程的延长和年龄的增长而使病情累积、加重。流行病学调查资料表明,牙周病的患病率虽高,但重症牙周炎只发生于 10%~15% 的人群。

轻度:牙龈有炎症和探诊出血,牙周袋深度≤4 mm,附着丧失 1~2 mm,X 线片显示牙槽骨吸收不超过根长的 1/3。可有轻度口臭。

中度:牙龈有炎症和探诊出血,也可有脓。牙周袋深度≤6 mm,附着丧失 3~4 mm,X 线片显示牙槽骨水平型或角型吸收超过根长的 1/3,但不超过根长的 1/2。牙齿可能有轻度松动,多根牙的根分叉区可能有轻度病变。

重度:炎症较明显或发生牙周脓肿。牙周袋>6 mm,附着丧失≥5 mm,X 线片示牙槽骨吸收超过根长的 1/2,多根牙有根分叉病变,牙多有松动。

慢性牙周炎患者除有上述特征外,晚期常可出现其他伴发症状。①牙松动、移位和龈乳头退缩,可造成食物嵌塞。②牙周支持组织减少,造成继发性合创伤。③牙龈退缩使牙根暴露,对温度敏感,并容易发生根面龋,在前牙还会影响美观。④深牙周袋内脓液引流不畅时,或身体抵抗力降低时,可发生急性牙周脓肿。⑤深牙周袋接近根尖时,可引起逆行性牙髓炎。⑥牙周袋溢脓和牙间隙内食物嵌塞,可引起口臭。

(二)诊断特征

(1)多为成年人,也可见于儿童或青少年。

(2)有明显的菌斑、牙石及局部刺激因素,且与牙周组织的炎症和破坏程度比较一致。

(3)根据累及的牙位数,可进一步分为局限性(<30%位点)和广泛型(>30%);根据牙周附着丧失的程度,可分为轻度(AL 1~2 mm)、中度(AL 3~4 mm)、和重度(AL≥5 mm)。

(4)患病率和病情随年龄增大而加重,病情一般缓慢进展而加重,也可间有快速进展的活动期。

(5)全身一般健康,也可有某些危险因素,如吸烟、精神压力、骨质疏松等。

中度以上的慢性牙周炎诊断并不困难,但早期牙周炎与牙龈炎的区别不甚明显,须通过仔细检查而及时诊断,以免贻误正确的治疗(表 5-1)。

表 5-1　早期牙周炎和牙龈炎的区别

鉴别要点	牙龈炎	早期牙周炎
牙龈炎症	有	有
牙周袋	真性牙周袋	假性牙周袋
附着丧失	有,能探到釉牙骨质界	无
牙槽骨吸收	嵴顶吸收,或硬骨板消失	无
治疗结果	炎症消退,病变静止,但已破坏的支持组织难以完全恢复正常	病变可逆,牙龈组织恢复正常

在确诊为慢性牙周炎后,还应通过仔细的病史询问和必要的检查,发现患者有无牙周炎的易感因素,如全身疾病、吸烟等,并根据病情确定其严重程度、目前牙周炎是否为活动期等,并据此制订针对性的治疗计划和判断预后。

(三)治疗原则

慢性牙周炎早期治疗的效果较好,能使病变停止进展,牙槽骨有少量修复。只要患者能认真清除菌斑并定期复查,则疗效能长期保持。治疗应以消除菌斑、牙石等局部刺激因素为主,辅以手术等方法。由于口腔内各个牙的患病程度和病因刺激物的多少不一致,必须针对每个患牙的具体情况,制订全面的治疗计划。

1.局部治疗

(1)控制菌斑:菌斑是牙周炎的主要病原刺激物,而且清除之后还会不断在牙面堆积。因此必须向患者进行细致的讲解和指导,使其充分理解坚持不懈地清除菌斑的重要性。此种指导应贯穿于治疗的全过程,每次就诊时均应检查患者菌斑控制的程度,并做记录。有菌斑的牙面占全部牙面的 20% 以下才算合格。牙周炎在龈上牙石被刮除以后,如菌斑控制方法未被掌握,牙石重新沉积的速度是很快的。

(2)彻底清除牙石,平整根面:龈上牙石的清除称为洁治术,龈下牙石的清除称为龈下刮治或深部刮治。龈下刮治除了刮除龈下石外,还须将暴露在牙周袋内的含有大量内毒素的病变牙骨质刮除,使根面平整而光滑。根面平整使微生物数量大大减少,并搅乱了生物膜的结构,改变了龈下的环境,使细菌不易重新附着。牙龈结缔组织有可能附着于根面,形成新附着。

经过彻底的洁治和根面平整后,临床上可见牙龈的炎症和肿胀消退,出血和溢脓停止,牙周袋变浅、变紧。袋变浅是由于牙龈退缩及袋壁胶原纤维的新生,牙龈变得致密,探针不再穿透结合上皮进入结缔组织内,也可能有新的结缔组织附着于根面。洁治和刮治术是牙周炎的基础治疗,任何其他治疗手段只应作为基础治疗的补充手段。

(3)牙周袋及根面的药物处理:大多数患者在根面平整后,组织能顺利愈合,不需药物处理。对一些炎症严重、肉芽增生的深牙周袋,在刮治后可用药物处理袋壁。必要时可用复方碘液,它有较强的消炎、收敛作用,注意避免烧灼邻近的黏膜。

近年来,牙周袋内局部放置缓释型的抗菌药物取得了较好的临床效果,药物能较长时间停留于牙周袋内,起到较好的疗效。可选用的药物如甲硝唑、四环素及其同族药物如米诺环素、氯己定(洗必泰)等。有人报道,用含有上述药物的凝胶或溶液冲洗牙周袋,袋内的微生物也消失或明显减少。但药物治疗只能作为机械方法清除牙石后的辅助治疗,不能取代除石治疗。

(4)牙周手术:上述治疗后,若仍有较深的牙周袋,或根面牙石不易彻底清除,炎症不能控制,则可进行牙周手术。其优点是可以在直视下彻底刮除根面的牙石及不健康的肉芽组织,必要时还可修整牙槽骨的外形或截除患根、矫正软组织的外形等。手术后牙周袋变浅、炎症消退、骨质吸收停止,甚至可有少量骨修复。理想的手术效果是形成新附着,使牙周膜的结缔组织细胞重新在根面沉积牙骨质,并形成新的牙周膜纤维束和牙槽骨。这就是牙周组织的再生性手术,是目前临床和理论研究的热点,临床取得一定的成果,但效果有待提高。

(5)松动牙固定术:用各种材料和方法制成牙周夹板,将一组患牙与其相邻的稳固牙齿连结在一起,使𬌗力分散于一组牙上,减少了患牙承受的超重力或侧向扭转力的损害。这种固定术有利于牙周组织的修复。一般在松牙固定后,牙齿稳固、咀嚼功能改善。有些病例在治疗数月后,X线片可见牙槽骨硬骨板致密等效果。本法的缺点是,对局部的菌斑控制措施有一定的妨碍。因此,一定要从有利于菌斑控制方面改善设计,才能使本法持久应用。如果患者有缺失牙齿需要修复,而基牙或邻近的患牙因松动而需要固定,也可在可摘式义齿上设计一定的固定装置,或用制作良好的固定桥来固定松动牙。并非所有松动牙都需要固定,主要是患牙动度持续加重、影响咀嚼功能者才需要固定。

(6)调𬌗:如果X线片显示牙槽骨角形缺损或牙周膜增宽,就要对该牙做有无𬌗干扰的检查。如有扣诊震颤,再用蜡片法或咬合纸法查明早接触点的部位及大小,然后进行选磨。如果不能查到𬌗干扰,说明该牙目前并不存在创伤,可能是曾经有过创伤,但由于早接触点已被磨损,或由于牙周组织的自身调节,创伤已经缓解,这种情况不必做调𬌗处理。

(7)拔除不能保留的患牙:严重而无法挽救的患牙必须及早拔除,以免影响治疗和增加再感染的机会。拔牙创的愈合可使原来的牙周病变区破坏停止而出现修复性改变,这一转机对邻牙的治疗有着良好的影响。

(8)坚持维护期治疗:牙周炎经过正规治疗后,一般能取得较好的效果,但长期疗效的保持取决于是否能定期复查和进行必要的后续治疗,患者的自我菌斑控制也是至关重要的。根据患者的病情以及菌斑控制的好坏来确定复查的间隔时间,每次复查均应对患者进行必要的口腔卫生指导和预防性洁治。若有病情未被控制的牙位,则应进行相应的治疗。总之,牙周炎的治疗绝非一劳永逸的,维护期治疗是保持长期疗效的关键。

2.全身治疗

慢性牙周炎除非出现急性症状,一般不需采用抗生素类药物。对严重病例可口服甲硝唑0.2 g,每天3~4次,共服1周,或服螺旋霉素0.2 g,每天4次,共服5~7天。有些患者有慢性系统性疾病,如糖尿病、心血管疾病等,应与内科医师配合,积极治疗和控制全身疾病。成功的牙周治疗对糖尿病的控制也有积极意义。

大多数慢性牙周炎患者经过恰当的治疗后,病情可得到控制,但也有少数患者疗效很差。有报告显示,对600名牙周炎患者追踪观察平均22年后,83%患者疗效良好、13%病情加重、4%则明显恶化(人均失牙10~23个)。过去把后两类患者称为难治性牙周炎或顽固性牙周炎。这些患者可能有特殊的致病菌,或牙体和牙周病变的形态妨碍了彻底地清除病原刺激物。有学者报告此类患者常为重度吸烟者。

二、侵袭性牙周炎

侵袭性牙周炎是一组在临床表现和实验室检查(包括化验和微生物学检查)均与慢性牙周炎有明显区别的、相对少见的牙周炎。它包含了1989年旧分类中的3个类型,即青少年牙周炎、快速进展性牙周炎和青春前期牙周炎,一度曾将这3个类型合称为早发性牙周炎。实际上这类牙周炎虽多发于年轻人,但也可见于成年人。本病一般来说发展较迅猛,但也可转为间断性的静止期,而且临床上对进展速度也不易判断。因此在1999年的国际研讨会上建议更名为侵袭性牙周炎。

(一)侵袭性牙周炎的危险因素

对侵袭性牙周炎的病因尚未完全明了,大量的病因证据主要源于过去对青少年牙周炎的研究结果。现认为某些特定微生物的感染及机体防御能力的缺陷是引起侵袭性牙周炎的主要因素。

1.微生物

大量的研究表明伴放线菌嗜血菌是侵袭性牙周炎的主要致病菌,其主要依据如下。

(1)从局限性青少年牙周炎患牙的龈下菌斑中可分离出伴放线菌嗜血菌,阳性率高达90%～100%,而同一患者口中的健康牙或健康人则检出率明显得低(<20%),慢性牙周炎患者伴放线菌嗜血菌的检出率也低于局限性青少年牙周炎。但也有些学者(尤其是中国和日本)报告未能检出伴放线菌嗜血菌,或是所检出的伴放线菌嗜血菌为低毒性株,而主要分离出牙龈卟啉单胞菌、腐蚀艾肯菌、中间普氏菌、具核梭杆菌等。这可能是重症患者的深牙周袋改变了微生态环境,使一些严格厌氧菌成为优势菌,而伴放线菌嗜血菌不再占主导,也可能确实存在着种族和地区的差异。广泛型侵袭性牙周炎的龈下菌群主要为牙龈卟啉单胞菌、福赛拟杆菌、腐蚀艾肯菌等。也有学者报告,在牙周健康者和儿童口腔中也可检出伴放线菌嗜血菌,但占总菌的比例较低。

(2)伴放线菌嗜血菌产生多种对牙周组织有毒性和破坏作用的毒性产物,例如,白细胞毒素能损伤乃至杀死中性粒细胞和单核细胞,并引起动物的实验性牙周炎。伴放线菌嗜血菌表面的膜泡脱落可使毒素播散,还产生上皮毒素、骨吸收毒素、细胞坏死膨胀毒素和致凋亡毒素等。

(3)引发宿主的免疫反应:局限性侵袭性牙周炎患者的血清中有明显升高的抗伴放线菌嗜血菌抗体,牙龈局部和龈沟液内也产生大量的特异抗体甚至高于血清水平,说明这种免疫反应发生于牙龈局部。伴放线菌嗜血菌产生的内毒素可激活上皮细胞、中性粒细胞、成纤维细胞和单核细胞产生大量的细胞因子,引发炎症反应。

(4)牙周治疗可使伴放线菌嗜血菌量明显减少或消失,当病变复发时,该菌又复出现。有人报告,由于伴放线菌嗜血菌能入侵牙周组织,单纯的机械治疗不能消除伴放线菌嗜血菌,临床疗效欠佳,口服四环素后,伴放线菌嗜血菌消失,临床疗效转佳。

近年来有些学者报告,从牙周袋内分离出病毒、真菌甚至原生动物,可能与牙周病有关。

2.全身背景

(1)白细胞功能缺陷:已有大量研究证明本病患者有周缘血的中性粒细胞和/或单核细胞的趋化功能降低。有的学者报告,吞噬功能也有障碍,这种缺陷带有家族性,患者的同胞中有的也可患侵袭性牙周炎,或虽未患牙周炎,却也有白细胞功能缺陷。但侵袭性牙周炎患者的白细胞功能缺陷并不导致全身其他部位的感染性疾病。

(2)产生特异抗体:研究还表明与伴放线菌嗜血菌的糖类抗原发生反应的抗体主要是IgG_2亚类,在局限性侵袭性牙周炎患者中水平升高,而广泛性侵袭性牙周炎则缺乏此亚类。提示IgG_2抗体起保护作用,可阻止病变的扩散。

(3)遗传背景:本病常有家族聚集现象,也有种族易感性的差异,本病也可能有遗传背景。

(4)牙骨质发育异常:有少量报道,发现局限性青少年牙周炎患者的牙根尖而细,牙骨质发育不良,甚至无牙骨质,不仅已暴露于牙周袋内的牙根如此,在其根方尚未发生病变处的牙骨质也有发育不良。说明这种缺陷不是疾病的结果,而是发育中的问题。国内有报告侵袭性牙周炎患者发生单根牙牙根形态异常的概率高于牙周健康者和慢性牙周炎患者;有牙根形态异常的牙,其牙槽骨吸收重于形态正常者。

3.环境和行为因素

吸烟的量和时间是影响年轻人牙周破坏范围的重要因素之一。吸烟的广泛型侵袭性牙周炎患者比不吸烟的广泛型侵袭性牙周炎患者患牙数多、附着丧失量也多。吸烟对局限型患者的影响似较小。口腔卫生的好坏也对疾病有影响。

总之,现代的观点认为牙周炎不是由单一种细菌引起的,而是多种微生物共同和相互作用。高毒性的致病菌是必需的致病因子,而高易感性宿主的防御功能低下和/或过度的炎症反应所导致牙周组织的破坏是发病的重要因素,吸烟、遗传基因等调节因素也可能起一定的促进作用。

(二)组织病理学改变

侵袭性牙周炎的组织学变化与慢性牙周炎无明显区别,均以慢性炎症为主。免疫组织化学研究发现,本病的牙龈结缔组织内也以浆细胞浸润为主,但其中产生 IgA 的细胞少于慢性牙周炎者,游走到袋上皮内的中性粒细胞数目也较少,这两种现象可能是细菌易于入侵的原因之一。电镜观察到在袋壁上皮、牙龈结缔组织甚至牙槽骨的表面可有细菌入侵,主要为革兰阴性菌及螺旋体。近年还有学者报告,中性粒细胞和单核细胞对细菌的过度反应,密集的白细胞浸润及过量的细胞因子和炎症介质表达,可能导致严重的牙周炎症和破坏。

(三)临床表现

根据患牙的分布可将侵袭性牙周炎分为局限型和广泛型。局限型大致相当于过去的局限型青少年牙周炎,广泛型相当于过去的弥漫型青少年牙周炎和快速进展性牙周炎。局限型侵袭性牙周炎和广泛型侵袭性牙周炎的临床特征有相同之处,也各有其不同处。在我国,典型的局限型侵袭性牙周炎较为少见,这一方面可能由于患者就诊较晚,病变已蔓延至全口多个牙,另一方面可能有种族背景。

1.快速进展的牙周组织破坏

快速的牙周附着丧失和骨吸收是侵袭性牙周炎的主要特点。严格来说,"快速"的确定应依据在两个时间点所获得的临床记录或 X 线片来判断,然而此种资料不易获得。临床上常根据"严重的牙周破坏发生在较年轻的患者"来做出快速进展的判断。有人估计,本型患者的牙周破坏速度比慢性牙周炎快 3～4 倍,患者常在 20 岁左右即已须拔牙或牙自行脱落。

2.年龄与性别

本病患者一般年龄较小,发病可始于青春期前后,因早期无明显症状,患者就诊时常在 20 岁左右。有学者报告,广泛型的平均年龄大于局限型患者,一般也在 30 岁以下,但也可发生于 35 岁以上的成年人。女性多于男性,但也有人报告年幼者以女性为多,稍长后性别无差异。

3.口腔卫生情况

本病一个突出的表现是局限型患者的菌斑、牙石量很少,牙龈表面的炎症轻微,但却已有深牙周袋,牙周组织破坏程度与局部刺激物的量不成比例。牙龈表面虽然无明显炎症,实际上在深袋部位是有龈下菌斑的,而且袋壁也有炎症和探诊后出血。广泛型的菌斑、牙石量因人而异,多数患者有大量的菌斑和牙石,也可很少。牙龈有明显的炎症,呈鲜红色,并可伴有龈缘区肉芽性增殖,易出血,可有溢脓,晚期还可以发生牙周脓肿。

4.好发牙位

1999 年新分类法规定,局限型侵袭性牙周炎的特征是"局限于第一恒磨牙或切牙的邻面有附着丧失,至少波及两个恒牙,其中一个为第一磨牙。其他患牙(非第一磨牙和切牙)不超过两个"。换言之,典型的患牙局限于第一恒磨牙和上下切牙,多为左右对称。X 线片可见第一磨牙的近远中均有垂直型骨吸收,形成典型的"弧形吸收"(图 5-4),在切牙区多为水平型骨吸收。但早期的患者不一定波及所有的切牙和第一磨牙。广泛型的特征为"广泛的邻面附着丧失,侵犯第一磨牙和切牙以外的牙数在三颗以上"。也就是说,侵犯全口大多数牙。

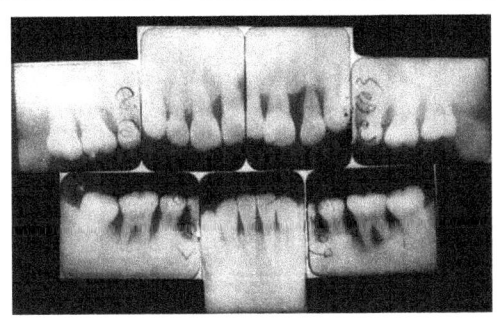

图 5-4 局限型侵袭性牙周炎的 X 线像第一恒磨牙处牙槽骨的"弧形吸收"

5.家族聚集性

家族中常有多人患本病,患者的同胞有 50% 患病机会。其遗传背景可能与白细胞功能缺陷有关,也有人认为是 X 连锁性遗传或常染色体显性遗传等。但也有一些学者认为是牙周致病菌在家族中的传播所致。临床上并非每位侵袭性牙周炎患者均有家族史。

6.全身情况

侵袭性牙周炎患者一般全身健康,无明显的系统性疾病,但部分患者具有中性粒细胞和/或单核细胞的功能缺陷。多数患者对常规治疗,如刮治和全身药物治疗,有明显的疗效,但也有少数患者经任何治疗都效果不佳,病情迅速加重直至牙齿丧失。

广泛型和局限型究竟是两个独立的类型,抑或广泛型侵袭性牙周炎是局限型发展和加重的结果,尚不肯定。但有不少研究结果支持两者为同一疾病不同阶段的观点。①年幼者以局限型较多,而年长者患牙数目增多,以广泛型为多。②局限型患者血清中的抗伴放线菌嗜血菌特异抗体水平明显地高于广泛型患者,起保护作用的 IgG_2 亚类水平也高于广泛型。③有些广泛型侵袭性牙周炎患者的第一磨牙和切牙病情较重,且有典型的"弧形吸收"影像,提示这些患者可能由局限型病变发展而来。

(四)诊断特点

本病应抓住早期诊断这一环,因患者初起时无明显症状,待就诊时多已为晚期。如果一名青春期前后的年轻患者,菌斑、牙石等刺激物不多,炎症不明显,但发现有少数牙松动、移位或邻面深袋,局部刺激因子与病变程度不一致等,则应引起重视。重点检查切牙及第一磨牙邻面,并拍摄 X 线片,𬌗翼片有助于发现早期病变。有条件时,可做微生物学检查,发现伴放线菌嗜血菌或大量的牙龈卟啉单胞菌,或检查中性多形核白细胞有无趋化和吞噬功能的异常,若为阳性,对诊断本病十分有利。早期诊断及治疗对保留患牙和控制病情极为重要。对于侵袭性牙周炎患者的同胞进行牙周检查,有助于早期发现其他病例。

临床上常以年龄(35 岁以下)和全口大多数牙的重度牙周破坏,作为诊断广泛型侵袭性牙周炎的标准,也就是说牙周破坏程度与年龄不相称。但必须明确的是,并非所有年轻患者的重度牙周炎均可诊断为侵袭性牙周炎,应先排除一些明显的局部和全身因素。①是否有严重的错拾导致咬合创伤,加速了牙周炎的病程。②是否曾接受过不正规的正畸治疗,或在正畸治疗前未认真治疗已存在的牙周病。③有无食物嵌塞、邻面龋、牙髓及根尖周病、不良修复体等局部促进因素,加重了菌斑堆积,造成牙龈的炎症和快速的附着丧失。④有无伴随的全身疾病,如未经控制的糖尿病、白细胞黏附缺陷、HIV 感染等。上述①~③的存在可以加速慢性牙周炎的牙槽骨吸收和附着丧失,如有④则应列入伴有全身疾病的牙周炎中,其治疗也不仅限于口腔科。如有条件检测患者周缘血的中性粒细胞和单核细胞的趋化及吞噬功能、血清 IgG_2 水平,或微生物学检测,则有助于诊断。有时阳性家族史也有助于诊断本病。

最近有学者提出,在有的年轻人和青少年,有个别牙齿出现附着丧失,但其他方面不符合早发性牙周炎者,可称之为偶发性附着丧失。例如,个别牙因咬合创伤或错拾所致的牙龈退缩、拔除智齿后第二磨牙远中的附着丧失等。这些个体可能为侵袭性牙周炎或慢性牙周炎的易感者,应密切加以复查和监测,以利早期诊断。

(五)治疗原则

1.早期治疗,防止复发

本病常导致患者早年失牙,因此特别强调早期、彻底的治疗,主要是彻底消除感染。治疗原则基本同慢性牙周炎,洁治、刮治和根面平整等基础治疗是必不可少的,多数患者对此有较好的疗效。治疗后病变转入静止期。但因为伴放线菌嗜血菌及其他细菌可入侵牙周组织,单靠机械刮治不易彻底消除入侵的细菌,有的患者还需用翻瓣手术清除组织内的微生物。本病治疗后较易复发(国外报道复发率约为 1/4),因此应加强定期的复查和必要的后续治疗。根据每位患者菌斑和炎症的控制情况,确定复查的间隔期。开始时为每 1~2 个月 1 次,半年后若病情稳定,可逐渐延长。

2.抗菌药物的应用

有报告,本病单纯用刮治术不能消除入侵牙龈中的伴放线菌嗜血菌,残存的微生物容易重新在牙根面定植,使病变复发。因此主张全身服用抗生素作为辅助疗法。国外主张使用四环素 0.25 g 每天 4 次,共服 2~3 周。也可用小剂量多西环素(强力霉素),50 mg,每天 2 次。这两种药除有抑菌作用外,还有抑制胶原酶的作用,可减少牙周组织的破坏。近年来还主张在龈下刮治后口服甲硝唑和阿莫西林,两者合用效果优于单一用药。在根面平整后的深牙周袋内放置缓释的抗菌制剂,如甲硝唑、米诺环素、氯己定等,也有良好疗效。文献报道,可减少龈下菌斑的重新定植,减少病变的复发。

3.调整机体防御功能

宿主对细菌感染的防御反应在侵袭性牙周炎的发病和发展方面起重要的作用。近年来人们试图通过调节宿主的免疫和炎症反应过程来减轻或治疗牙周炎。例如,多西环素可抑制胶原酶,非甾体抗炎药(NSAIDs)可抑制花生四烯酸产生前列腺素,阻断和抑制骨吸收,这些均有良好的前景。中医学强调全身调理,国内有些学者报告用六味地黄丸为基础的固齿丸(膏),在牙周基础治疗后服用数月,可提高疗效和明显减少复发率。服药后,患者的白细胞趋化和吞噬功能以及免疫功能也有所改善。吸烟是牙周炎的危险因素,应劝患者戒烟。还应努力发现和调整其他全身因素及宿主防御反应方面的缺陷。

4.综合治疗

在病情不太重而有牙移位的患者,可在炎症控制后,用正畸方法将移位的牙复位排齐,但正畸过程中务必加强菌斑控制和牙周病情的监控,加力也宜轻缓。牙体或牙列的修复也要注意应有利于菌斑控制。

总之,牙周炎是一组临床表现为慢性炎症和支持组织破坏的疾病,它们都是感染性疾病,有些人长期带菌却不发病,而另一些人却发生牙龈炎或牙周炎。牙周感染与身体其他部位的慢性感染有相同之处,但又有其独特之处,主要由牙体、牙周组织的特点所决定。龈牙结合部直接暴露在充满各种微生物的口腔环境中,细菌生物膜长期不断地定植于表面坚硬且不脱落的牙面上,又有丰富的来自唾液和龈沟液的营养。牙根及牙周膜、牙槽骨则是包埋在结缔组织内,与全身各系统及组织有密切的联系,宿主的防御系统能达到牙周组织的大部分,但又受到一定的限制。这些都决定着牙周炎的慢性、不易彻底控制、容易复发、与全身情况有双向影响等特点。

牙周炎是多因素疾病,决定着发病与否和病情程度的因素有微生物的种类、毒性和数量;宿主对微生物的应战能力;环境因素(如吸烟、精神压力等);某些全身疾病和状况的影响(如内分泌、遗传因素)等。有证据表明牙周炎也是一个多基因疾病,不是由单个基因所决定的。

牙周炎在临床上表现为多类型。治疗主要是除去菌斑及其他促进因子,但对不同类型、不同阶段的牙周炎及其并发病变,需要使用多种手段(非手术、手术、药物、正畸、修复等)的综合治疗。

牙周炎的治疗并非一劳永逸的,而需要终身维护和必要的重复治疗。最可庆幸和重要的一点是,牙周炎和牙龈炎都是可以预防的疾病,通过公众自我保护意识的加强、防治条件的改善及口腔医务工作者不懈的努力,牙周病是可以被消灭和控制的。

三、反映全身疾病的牙周炎

属于本范畴的牙周炎主要有两大类,即血液疾病(白细胞数量和功能的异常、白血病等)和某些遗传性疾病。以下介绍一些较常见而重要的全身疾病在牙周组织的表现。

(一)掌跖角化-牙周破坏综合征

本病特点是手掌和足跖部的皮肤过度角化,牙周组织严重破坏。有的病例还伴有硬脑膜的钙化。患者全身一般健康,智力正常。本病罕见,患病率为$(1\sim4)/10^{6}$。

1.临床表现

皮损及牙周病变常在4岁前共同出现,有人报告,可早在出生后11个月。皮损包括手掌、足底、膝部及肘部局限的过度角化、鳞屑、皲裂,有多汗和臭汗。约有1/4的患者易有身体他处感染。牙周病损在乳牙萌出不久即可发生,深牙周袋炎症严重,溢脓、口臭,骨质迅速吸收,在5～6岁时乳牙即相继脱落,创口愈合正常。待恒牙萌出后又发生牙周破坏,常在10多岁时自行脱落或拔除。有的患者第三磨牙也会在萌出后数年内脱落,有的则报告第三磨牙不受侵犯。

2.病因

(1)本症的菌斑成分与成人牙周炎的菌斑较类似,而不像侵袭性牙周炎。在牙周袋近根尖区域有大量的螺旋体,在牙骨质上也黏附有螺旋体。有人报告,患者血清中有抗伴放线菌嗜血菌的抗体,袋内可分离出该菌。

(2)本病为遗传性疾病,属于常染色体隐性遗传。父母不患该症,但可能为血缘婚姻(约占23%),双亲必须均携带常染色体基因才使其子女患本病。患者的同胞中也可有患本病者,男女患病机会均等。有学者报告本病患者的中性粒细胞趋化功能异常。

3.病理

与慢性牙周炎无明显区别。牙周袋壁有明显的慢性炎症,主要为浆细胞浸润,袋壁上皮内几乎见不到中性粒细胞。破骨活动明显,成骨活动很少。患牙根部的牙骨质非常薄,有时仅在根尖区存在较厚的有细胞的牙骨质。X线片见牙根细而尖,表明牙骨质发育不良。

4.治疗原则

对于本病,常规的牙周治疗效果不佳,患牙的病情常持续加重,直至全口拔牙。近年来有人报告,对幼儿可将拔除全部乳牙,当恒切牙和第一恒磨牙萌出时,再口服 10～14 天抗生素,可防止恒牙发生牙周破坏。若患儿就诊时已有恒牙萌出或受累,则将严重患牙拔除,重复多疗程口服抗生素,同时进行彻底的局部牙周治疗,每 2 周复查和洁治 1 次,保持良好的口腔卫生。在此情况下,有些患儿新萌出的恒牙可免于罹病。这种治疗原则的出发点是基于本病是伴放线菌嗜血菌或某些致病微生物的感染,而且致病菌在牙齿刚萌出后即附着于该牙面。在关键时期(如恒牙萌出前)拔除一切患牙,创造不利于致病菌生存的环境,以防止新病变的发生。这种治疗原则取得了一定效果,但病例尚少,仍须长期观察,并辅以微生物学研究。患者的牙周炎控制或拔牙后,皮损仍不能痊愈,但可略减轻。

(二)Down 综合征

本病又名先天愚型,或染色体 21-三体综合征,为一种由染色体异常所引起的先天性疾病。一型是典型的染色体第 21 对三体病,有 47 个染色体,另一型为只有 23 对染色体,第 21 对移到其他染色体上。本病可有家族性。

患者有发育迟缓和智力低下。约一半患者有先天性心脏病,约 15％患儿于 1 岁前夭折。患者面部扁平、眶距增宽、鼻梁低宽、颈部短粗,常有上颌发育不足、萌牙较迟、错殆畸形、牙间隙较大、系带附着位置过高等。几乎 100％患者均有严重的牙周炎,且其牙周破坏程度远超过菌斑、牙石等局部刺激物的量。本病患者的牙周破坏程度重于其他非先天愚型的弱智者。全口牙齿均有深牙周袋及炎症,下颌前牙较重,有时可有牙龈退缩。病情迅速加重,有时可伴坏死性龈炎。乳牙和恒牙均可受累。

患者的龈下菌斑微生物与一般牙周炎患者并无明显区别。有人报告,产黑色素普雷沃菌群增多。牙周病情的快速恶化可能与中性粒细胞的趋化功能低下有关,也有报告白细胞的吞噬功能和细胞内杀菌作用也降低。

本病无特殊治疗,彻底的常规牙周治疗和认真控制菌斑,可减缓牙周破坏。但由于患儿智力低下,常难以坚持治疗。

(三)糖尿病

糖尿病是与多种遗传因素有关的内分泌异常。由于胰岛素的生成不足、功能不足或细胞表面缺乏胰岛素受体等机制,产生胰岛素抵抗,患者的血糖水平升高,糖耐量降低。糖尿病与牙周病在我国的患病率都较高,两者都是多基因疾病,都有一定程度的免疫调节异常

1999 年的牙周病分类研讨会上,专家们认为糖尿病可以影响牙周组织对细菌的反应性。他们把"伴糖尿病的牙龈炎"列入"受全身因素影响的菌斑性牙龈病"中,然而在"反映全身疾病的牙周炎"中却未列入糖尿病。在口腔科临床上看到的大多为 2 型糖尿病患者,他们的糖尿病主要影响牙周炎的发病和严重程度。尤其是血糖控制不良的患者,其牙周组织的炎症较重,龈缘红肿呈肉芽状增生,易出血和发生牙周脓肿,牙槽骨破坏迅速,导致深袋和牙松动,牙周治疗后也较易复发。血糖控制后,牙周炎的情况会有所好转。有学者提出将牙周炎列为糖尿病的第六并发症(其

他并发症为肾病变、神经系统病变、视网膜病变、大血管病变、创口愈合缓慢)。文献表明,血糖控制良好的糖尿病患者,其对基础治疗的疗效与无糖尿病的、牙周破坏程度相似的患者无明显差别。近年来国内外均有报道,彻底有效的牙周治疗不仅使牙周病变减轻,还可使糖尿病患者的糖化血红蛋白(HbAlc)和 TNFa 水平显著降低,胰岛素的用量可减少,龈沟液中的弹力蛋白酶水平下降。这从另一方面支持牙周炎与糖尿病的密切关系。但也有学者报告,除牙周基础治疗外,还需全身或局部应用抗生素,才能使糖化血红蛋白含量下降。

(四)艾滋病

1.临床表现

1987 年,Winkler 等首先报告艾滋病患者的牙周炎,患者在 3~4 个月内牙周附着丧失可达90%。目前认为与 HIV 有关的牙周病损主要有 2 种。

(1)线形牙龈红斑。在牙龈缘处有明显的、鲜红的、宽 2~3 mm 的红边,在附着龈上可呈瘀斑状,极易出血。此阶段一般无牙槽骨吸收。现认为该病变是由白色念珠菌感染所致,对常规治疗反应不佳。对线形牙龈红斑的发生率报告不一,它有较高的诊断意义,可能为坏死性溃疡性牙周炎的前驱。但此种病损也可偶见于非 HIV 感染者,需仔细鉴别。

(2)坏死性溃疡性牙周病。1999 年的新分类认为尚不能肯定坏死性溃疡性牙龈炎和坏死性溃疡性牙周炎是否为两个不同的疾病,因此主张将两者统称为坏死性溃疡性牙周病。

艾滋病患者所发生的坏死溃疡性牙龈炎临床表现与非 HIV 感染者十分相似,但病情较重,病势较凶。需结合其他检查来鉴别。坏死性溃疡性牙周炎则可由患者抵抗力极度低下而从坏死性溃疡性牙龈炎迅速发展而成,也可能是在原有的慢性牙周炎基础上,坏死性溃疡性牙龈炎加速和加重了病变。在 HIV 感染者中坏死性溃疡性牙周炎的发生率在 4%~10% 之间。坏死性溃疡性牙周炎患者的骨吸收和附着丧失特别重,有时甚至有死骨形成,但牙龈指数和菌斑指数并不一定相应的高。换言之,在局部因素和炎症并不太重,而牙周破坏迅速,且有坏死性龈病损的特征时,应引起警惕,注意寻找其全身背景。有人报告,坏死性溃疡性牙周炎与机体免疫功能的极度降低有关,T 辅助细胞(CD4$^+$)的计数与附着丧失程度呈负相关。正常人的 CD4$^+$ 计数为600~1 000/mm^3,而艾滋病合并坏死性溃疡性牙周炎的患者则明显降低,可达 100/mm^3 以下,此种患者的短期病死率较高。严重者还可发展为坏死性溃疡性口炎。

艾滋病在口腔黏膜的表现还有毛状白斑、白色念珠菌感染、复发性口腔溃疡等,晚期可发生Kaposi 肉瘤,其中约有一半可发生在牙龈上,必要时可做病理检查以证实。

如上所述,线形牙龈红斑、坏死性溃疡性牙龈炎、坏死性溃疡性牙周炎、白色念珠菌感染等均可发生于正常的无 HIV 感染者,或其他免疫功能低下者。因此不能仅凭上述临床表征就做出艾滋病的诊断。口腔科医师的责任是提高必要的警惕,对可疑的病例进行恰当和必要的化验检查,必要时转诊。

2.治疗原则

坏死性牙龈炎和坏死性牙周炎患者均可按常规的牙周治疗,如局部清除牙石和菌斑,全身给以抗菌药,首选为甲硝唑 200 mg,每天 3~4 次,共服 5~7 天,它比较不容易引起继发的真菌感染,还需使用 0.12%~0.20% 的氯己定含漱液,它对细菌、真菌和病毒均有杀灭作用。治疗后疼痛常可在 24~36 小时内消失。线形牙龈红斑(LGE)对常规牙周治疗的反应较差,难以消失,常需全身使用抗生素。

四、根分叉病变

根分叉病变是牙周炎的伴发病损,指病变波及多根牙的根分叉区,可发生于任何类型的牙周炎。下颌第一磨牙患病率最高,上颌前磨牙最低。

(一)病因

(1)本病只是牙周炎发展的一个阶段,菌斑仍是其主要病因。只是由于根分叉区一旦暴露,该处的菌斑控制和牙石的清除比较困难,使病变加速或加重发展。

(2)𬌗创伤是本病的一个加重因素,因为根分叉区是对𬌗力敏感的部位,一旦牙龈的炎症进入该区,组织的破坏会加速进行,常造成凹坑状或垂直型骨吸收。尤其是病变局限于一个牙齿或单一牙根时,更应考虑𬌗创伤的因素。

(3)解剖因素:约40%的多根牙在牙颈部有釉突,有的可伸进分叉区,在该处易形成病变。约有75%的牙齿,其根分叉距釉牙骨质界较近,一旦有牙周袋形成,病变很容易扩延到根分叉区。在磨牙的髓室底常有数目不等的副根管,可使牙髓的炎症和感染扩散到根分叉区。尤其在患牙的近远中侧牙槽骨完整,病变局限于分叉区者,更应考虑此因素。

(二)病理

根分叉区的组织病理改变并无特殊性。牙周袋壁有慢性炎症,骨吸收可为水平型或垂直型,邻近部位可见不同程度的骨质修复。牙根表面有牙石、菌斑,也可见到有牙根吸收或根面龋。

(三)临床表现

根分叉区可能直接暴露于口腔,也可被牙周袋所遮盖,须凭探诊来检查。除用牙周探针探查该处的牙周袋深度外,还需用弯探针水平方向地探查分叉区病变的程度。Glickman提出根据病变程度可分为四度。

1.一度

牙周袋深度已到达根分叉区,探针可探到根分叉外形,但分叉内的牙槽骨没有明显破坏,弯探针不能进入分叉区。X线片上看不到骨质吸收(图5-5)。

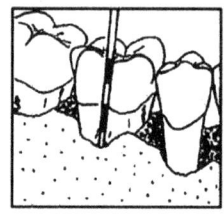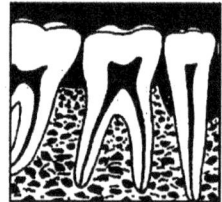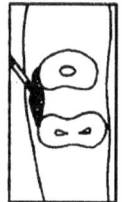

图5-5 一度分叉区病损

2.二度

分叉区的骨吸收仅局限于颊侧或舌侧,或虽然颊、舌侧均已有吸收,却尚未相通。X线片显示该区仅有牙周膜增宽,或骨质密度略减低。根据骨质吸收的程度,又可将二度病变分为早期和晚期。早期二度为探针水平方向探入根分叉的深度小于3 mm,或未超过该牙颊舌径的1/2;晚期二度病变则探针水平探入超过3 mm,或超过颊舌径的1/2,但不能与对侧相通,也就是说,分叉区尚有一部分骨间隔存在(图5-6)。

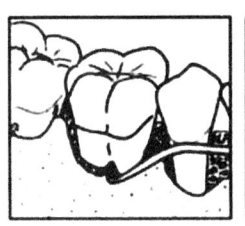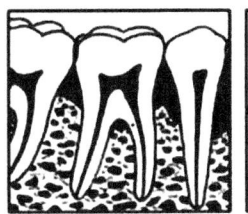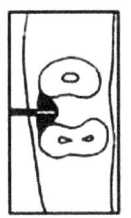

早期二度分叉病根

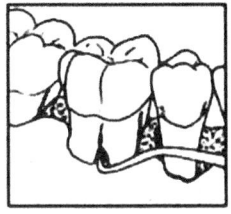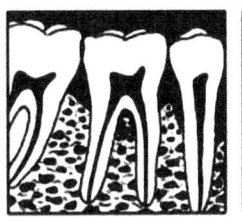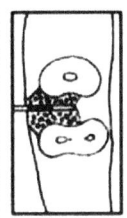

晚期二度分叉病根

图 5-6　二度分叉区病损

3.三度

病变波及全部根分叉区,根间牙槽骨全部吸收,探针能通过分叉区,但牙龈仍覆盖分叉区。X 线片见该区骨质消失呈透射区(图 5-7)。

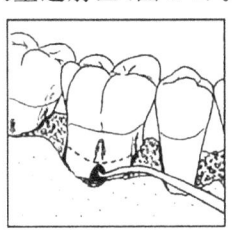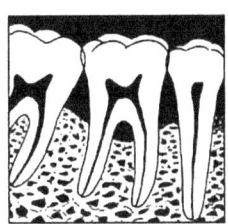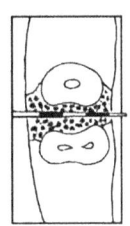

图 5-7　三度分叉区病损

4.四度

病变波及全部根分叉区,根间骨间隔完全破坏,牙龈退缩而使分叉区完全开放而能直视(图 5-8)。

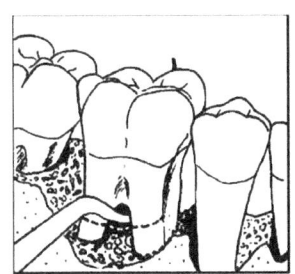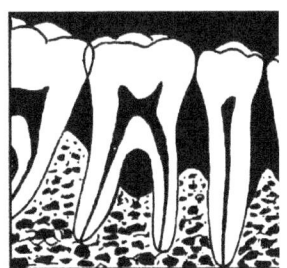

图 5-8　四度分叉区病损

以上分度方法同样适用于上颌的三根分叉牙。但由于三根分叉在拍 X 线片时牙根重叠,因而影像模糊不清。临床检查时可用弯探针从腭侧进入,探查近中分叉及远中分叉是否尚有骨质存在,或已完全贯通。借此法来辨别是二度或三度病损。但这些检查都只能探查水平向的根分叉骨缺损。

X线片在根分叉病变的诊断中只能起辅佐作用,实际病变总是比 X 线片所显示的要严重些。这是由影像重叠、投照角度不同及骨质破坏形态复杂所造成的。当见到分叉区已有牙周膜增宽的黑线,或骨小梁略显模糊时,临床上已肯定有二度以上的病变,应仔细检查。当磨牙的某一个牙根有明显的骨吸收时,也应想到根分叉区可能已受波及。

根分叉区易于存积菌斑,故此处牙周袋常有明显的炎症或溢脓。但也有时表面似乎正常,而袋内壁却有炎症,探诊后出血常能提示深部存在炎症。当治疗不彻底或其他原因使袋内引流不畅时,能发生急性牙周脓肿。当病变使牙根暴露或发生根面龋,或牙髓受累时,患牙常可出现对温度敏感直至自发痛等症状。早期牙齿尚不松动,晚期牙齿松动。

(四)治疗原则

根分叉区病变的治疗原则与单根牙病变基本一致,但由于分叉区的解剖特点,如分叉的位置高低,两根(或三根)之间如过于靠拢,则妨碍刮治器械的进入。根面的凹槽,骨破坏形态的复杂性等因素,使分叉区的治疗难度大大提高,疗效也受到一定影响。治疗的目标有两个:①消除或改善因病变所造成的缺损,形成一个有利于患者控制菌斑和长期保持疗效的局部形态。②对早期病变促使其有一定程度的新附着,这方面尚有较大难度。

对一度根分叉病变处的浅牙周袋,做彻底的龈下刮治和根面平整即可,袋深且牙槽骨形态不佳者则做翻瓣术并修整骨外形。

二度病变牙周袋较深者不宜做单纯的袋切除术,因会使附着龈丧失,且效果不持久。此时应做翻瓣术,必要时修整骨外形,并将龈瓣根向复位,使袋变浅,根分叉区得以充分外露,便于患者自我控制菌斑,防止病变复发。若牙齿、牙槽骨的形态较好,分叉区能彻底进行根面平整,则可用引导性组织再生手术加植骨术,促使分叉处新骨形成。此法为目前研究的热点。

三度和四度根分叉病变,因分叉区病变已贯通,单纯翻瓣术难以消除深袋和保持分叉区的清洁。可将病变最严重的牙根截除或用分牙术等消除分叉区,以利患者自我保持清洁。

(邢玉芹)

第三节　牙　龈　病

牙龈病指发生于牙龈组织而不侵犯深部其他牙周组织的一组疾病,其中牙龈炎最常见。几乎所有的牙龈疾病中均有慢性炎症存在,因为龈牙结合部总是存在牙菌斑及其他激惹因素。除炎症外,也可伴有增生、变性、萎缩、坏死等病理变化。在有些牙龈病中,炎症可以为原发和唯一的变化,如最常见的菌斑性龈炎;炎症也可以是后发生或伴发于某些全身因素所致的疾病,如药物性牙龈增生常因伴有菌斑引起的炎症而加重;有些全身情况本身并不引起牙龈疾病,但它们可改变机体对微生物的反应性,从而促发或加重牙龈的炎症,如妊娠期的牙龈炎。

一、慢性缘龈炎

慢性缘龈炎是局限于边缘龈和龈乳头的慢性炎症性疾病,无结缔组织附着丧失,没有明显的骨质破坏,X 线诊断结果通常为阴性。

患者自觉症状不明显,常有刷牙、咀嚼、吮吸等引起牙龈出血的现象。最早的临床改变是牙龈颜色由粉红转为亮红,龈乳头变钝或轻度水肿。进一步发展,颜色改变更明显,患处牙龈充血发红,变为深红色乃至紫红色,表面光亮水肿,点彩消失,质地松软,龈缘变厚、圆钝,不再与牙面贴附,龈沟液的分泌增加。龈沟一般较浅,不超过 2 mm,但有的部位由于牙龈的炎性肿胀,龈沟加深,此时龈沟底仍位于釉牙骨质界的冠方,附着上皮并无根向移位。加深了的龈沟与发生炎性反应的龈组织一起合称为龈袋。在龈炎中,袋的形成是由于牙龈的增生,而不是袋底的根方移位,因此称为假性牙周袋。袋上皮可有溃疡或糜烂,触诊易出血。病变范围可以是全口的边缘龈和龈乳头,也可能只影响局部牙龈。一般以前牙区最为明显,其次为上后牙颊侧及下后牙舌侧,常常在相应部位有菌斑、牙石、软垢堆积。

慢性缘龈炎是持续的、长期存在的牙龈炎症。在程度上起伏波动,常常是可复性的。组织破坏和修复同时或交替出现,破坏与修复的相互作用影响了牙龈的临床外观,因此牙龈的颜色可表现为淡红、深红或紫红色。牙龈的颜色还与上皮组织角化程度、血管密度、扩张血管周围纤维结缔组织的量、血流量及局部血液循环障碍的严重程度相关。牙龈的外形也取决于组织破坏与修复的相互作用。纤维组织大量破坏,牙龈质地软;当修复反应产生大量纤维组织,有时甚至是过量的纤维组织时,牙龈质地较硬、边缘宽而钝。因此,龈缘变钝可能是因为水肿,也可能是因为纤维增生。另外,如果牙龈组织较薄,炎症反应可能导致牙龈退缩,胶原丧失,探诊龈沟深度变浅甚至为零。

显微镜下可见菌斑及钙化沉积物沉积于牙面,并与沟内上皮相接触,龈组织内有大量浆细胞、淋巴细胞及中性粒细胞浸润,牙龈纤维组织被溶解,有时可见纤维结缔组织增生成束。结合上皮及龈上皮均增生,白细胞迁移出血管,穿过结合上皮进入龈沟。发炎的牙龈血管扩张,血管周围可见炎性细胞。超微结构的研究显示,上皮细胞的细胞间隙增大,部分细胞间联合被破坏,有时淋巴细胞和浆细胞均会进入增大了的细胞间隙。牙龈内血管周围纤维组织溶解,炎症区成纤维细胞显示退行性改变,包括明显的胞质水肿、内质网减少、线粒体的嵴减、胞质膜破裂等。这些细胞病理改变常伴随淋巴细胞的活性增高,在龈炎初期,血管周围纤维组织的丧失更易于在电镜下发现,淋巴细胞、浆细胞在胶原纤维破坏处大量存在,肥大细胞、中性白细胞、巨噬细胞也常见。

龈炎的这些改变被认为是菌斑内抗原及趋化因子造成的宿主反应。通常情况,炎症和免疫反应对宿主起到保护作用,然而在一定条件下,炎症和免疫反应也可造成宿主的损害。

在发病因子中,菌斑诱导的效应机制是龈炎病理发生的主要原因,尤其是靠近牙龈边缘处的龈上菌斑及龈下菌斑。在牙龈健康部位,龈上菌斑薄而稀疏,主要含有革兰阳性球菌和丝状菌,其中以革兰阳性放线菌居多,研究发现引起龋病的菌斑细菌与引起龈炎的菌斑细菌不一样,附着在牙冠上的菌斑主要含有能合成葡聚糖的链球菌,而附着在牙颈部的菌斑主要含有能合成果聚糖的链球菌。随着菌斑的成熟,菌斑增厚,细菌数量增多,并逐渐有革兰阴性菌定植,如韦荣球菌、类杆菌、纤毛菌等,但从总的比例来看,仍然是革兰阳性球菌、杆菌和丝状菌占优势。在近龈缘的成熟龈上菌斑的外表面上,常见到细菌聚集成"玉米棒"样或"谷穗"状,研究证实其中心为革兰阳性丝状菌,如颊纤毛菌、放线菌,表面附着较多的球菌,如链球菌、韦荣球菌。龈下菌斑厚度和细菌数目明显增加,在龈炎初期,由正常的革兰阳性球菌为主变为以革兰阴性杆菌为主,其中的黏性放线菌可能发挥着重要作用。在实验性龈炎形成过程中,菌斑中的黏性放线菌数量明显增多,比例增加,且发生在临床炎症症状出现之前。黏性放线菌借助菌毛与合成的果聚糖,可黏附于牙面,与变形链球菌有共凝集作用,产生间种黏合,聚集成菌斑,在动物实验中,黏性放线菌可造成田鼠牙周的破坏。由人类中分离的黏性放线菌已证实可造成人类和啮齿动物实验性牙周损害和根面龋。一般认为黏性放线菌是早期龈炎的主要致病菌之一,与龈组织的血管扩张充血、牙龈出血有关。随着牙龈炎症的长期存在,龈下菌斑中革兰阳性球菌和杆菌比例减少,革兰阴性厌氧杆菌的比例增加,如具核梭杆菌、牙龈卟啉单胞菌等。

除了菌斑成分对牙龈组织的刺激以外,其他的外源性和内源性因素也影响慢性缘龈炎的临床表现及发生、发展。外源性因素常见的是组织创伤和张口呼吸,牙龈的创伤一般是由刷牙或使用牙签不当、咀嚼硬物等造成,如果创伤是短暂的,牙龈可迅速恢复正常,如果创伤反复发生或持续存在,比如下颌切牙反复创伤上颌腭侧黏膜,可能导致牙龈长期肿胀发炎,甚至发展成急性龈炎。食物嵌塞或不良牙科修复体造成的慢性创伤也很常见。张口呼吸或闭唇不全者,牙龈常肿大、流血,受损区域常常与唇外形一致。内源性因素,如不良修复体、食物嵌塞等,纠正不良习惯如张口呼吸,发炎的牙龈可以在短期内恢复正常。更重要的是教会患者正确的刷牙方法,养成刷牙习惯,防止龈炎的再次发生。

二、青春期龈炎

青春期龈炎是与内分泌有关的龈炎,在新分类中隶属于菌斑性龈病中受全身因素影响的牙龈病。

牙龈是性激素作用的靶器官。性激素波动发生在青春期、月经期、妊娠期和绝经期。女性在生理期和非生理期(如性激素替代疗法和使用性激素避孕药)时,激素的变化可引起牙周组织的变化,尤其是已存在菌斑性牙龈炎时变化更明显。这类龈炎的特点是非特异性炎症伴有突出的血管成分,临床表现为明显的出血倾向。青春期龈炎为非特异性的慢性炎症,是青春期最常见的龈病。

(一)病因

青春期龈炎与牙菌斑和内分泌明显有关。青春期牙龈对局部刺激的反应往往加重,可能是激素(最重要的是雌激素和睾丸激素)水平高使得龈组织对菌斑介导的反应加重。不过这种激素作用是短暂的,通过口腔卫生措施可逆转。这一年龄段的人群,乳牙与恒牙的更替、牙齿排列不齐、口呼吸及戴矫治器等,造成牙齿不易清洁。加之该年龄段患者一般不注意保持良好的口腔卫生习惯,如刷牙、用牙线等,易造成菌斑的滞留,引起牙龈炎,而牙石一般较少。

成人后,即使局部刺激因素存在,牙龈的反应程度也会减轻。但要完全恢复正常必须去除这些刺激物。此外,口呼吸、不恰当的正畸治疗、牙排列不齐等也是儿童发生青春期龈炎的促进因素。青春期牙龈病的发生率和程度均增加,保持良好的口腔卫生能够预防牙龈炎的发生。

(二)临床表现

青春期发病,牙龈的变化为非特异性的炎症,边缘龈和龈乳头均可发生炎症,好发于前牙唇侧的牙间乳头和龈缘。其明显的特征:龈色红、水肿、肥大,轻刺激易出血,龈乳头肥大常呈球状突起。牙龈肥大发炎的程度超过局部刺激的程度,且易于复发。

(三)诊断

(1)青春期前后的患者。

(2)牙龈肥大发炎的程度超过局部刺激的程度。

(3)可有牙龈增生的临床表现。

(4)口腔卫生情况一般较差,可有错𬌗、正畸矫治器、不良习惯等因素存在。

（四）治疗

（1）口腔卫生指导。

（2）控制菌斑洁治，除去龈上牙石、菌斑和假性袋中的牙石。

（3）纠正不良习惯。

（4）改正不良修复体或不良矫治器。

（5）经上述治疗后仍有牙龈外形不良、呈纤维性增生者可行龈切除术和龈成形术。

（6）完成治疗后应定期复查，教会患者正确刷牙和控制菌斑的方法，养成良好的口腔卫生习惯，以防止复发。对于准备接受正畸治疗的青少年，应先治愈原有的牙龈炎，并教会他们掌握正确的控制菌斑的方法。在正畸治疗过程中，定期进行牙周检查和预防性洁治，对于牙龈炎症较重无法控制者应及时中止正畸治疗，待炎症消除、菌斑控制后继续治疗，避免对深部牙周组织造成损伤和刺激。

三、妊娠期龈炎

妊娠期龈炎是指妇女在妊娠期间，由于女性激素水平升高，原有的牙龈炎症加重，牙龈肿胀或形成龈瘤样的改变（实质并非肿瘤）。分娩后病损可自行减轻或消退。妊娠期龈炎的发生率报告不一，在30%～100%之间。国内对上海700名孕妇的问卷调查及临床检查的研究结果显示，妊娠期龈炎的患病率为73.57%，随着妊娠时间的延长，妊娠期龈炎的患病率也提高，妊娠期龈瘤患病率为0.43%。有文献报告，孕期妇女的龈炎发生率及程度均高于产后，虽然孕期及产后的菌斑指数均无变化。

（一）病因

妊娠期龈炎与牙菌斑和患者的黄体酮水平升高有关。妊娠本身不会引起龈炎，只是由于妊娠时性激素水平的改变，原有的慢性炎症加重。因此，妊娠期龈炎的直接病因仍然是牙菌斑，此外与全身内分泌改变即体内性激素水平的变化有关。

研究表明，牙龈是雌性激素的靶器官，妊娠时雌激素水平增高，龈沟液中的雌激素水平也增高，牙龈毛细血管扩张、淤血，炎症细胞和液体渗出增多。有文献报告，雌激素和黄体酮参与调节牙龈中花生四烯酸的代谢，这两种激素刺激前列腺素的合成。妊娠时雌激素和黄体酮水平的增高影响龈上皮的角化，导致上皮屏障的有效作用降低，改变结缔组织基质，并能抑制对菌斑的免疫反应，使原有的龈炎临床症状加重。

有学者发现妊娠期龈炎患者的牙菌斑内中间普氏菌的比率增高，并与血浆中雌激素和黄体酮水平的增高有关。因此在妊娠期炎症的加重可能是由于菌斑成分的改变而不只是菌斑量的增加。分娩后，中间普氏菌的数量降至妊娠前水平，临床症状也随之减轻或消失。有学者认为黄体酮在牙龈局部的增多，为中间普氏菌的生长提供了营养物质。在口腔卫生良好且无局部刺激因素的孕妇，妊娠期龈炎的发生率和程度均较低。

（二）临床病理

组织学表现为非特异性、多血管、大量炎细胞浸润的炎症性肉芽组织。牙龈上皮增生、上皮钉突伸长，表面可有溃疡，基底细胞有细胞内和细胞间水肿。结缔组织内有大量的新生毛细血管，血管扩张充血，血管周的纤维间质水肿，伴有慢性炎症细胞浸润。有的牙间乳头可呈瘤样生长，称妊娠期龈瘤，实际并非真性肿瘤，而是发生在妊娠期的炎性血管性肉芽肿。病理特征为明显的毛细血管增生，血管间的纤维组织可有水肿及黏液性变，并有炎症细胞浸润，其毛细血管增生的程度超过了一般牙龈对慢性刺激的反应,致使牙龈乳头炎性过长而呈瘤样表现。

(三)临床表现

1.妊娠期龈炎

患者一般在妊娠前即有不同程度的牙龈炎,从妊娠 2~3 个月后开始出现明显症状,至 8 个月时达到高峰,且与黄体酮水平相一致。分娩后约 2 个月时,龈炎可减轻至妊娠前水平。妊娠期龈炎可发生于个别牙或全口牙龈,以前牙区为重。龈缘和龈乳头呈鲜红或暗红色,质地松软、光亮,呈显著的炎性肿胀,轻触牙龈极易出血,出血常为就诊时的主诉症状。一般无疼痛,严重时龈缘可有溃疡和假膜形成,有轻度疼痛。

2.妊娠期龈瘤

妊娠期龈瘤亦称孕瘤。据报告,妊娠期龈瘤在妊娠妇女的发生率为 1.8%~5.0%,多发生于个别牙列不齐的牙间乳头区,前牙尤其是下前牙唇侧乳头较多见。通常在妊娠第 3 个月,牙间乳头出现局限性反应性增生物,有蒂或无蒂、生长快、色鲜红、质松软、易出血,一般直径不超过 2 cm。有的病例在肥大的龈缘处呈小分叶状,或出现溃疡和纤维素性渗出。严重病例可因巨大的妊娠瘤妨碍进食,但一般直径不超过 2 cm。妊娠期龈瘤的本质不是肿瘤,不具有肿瘤的生物学特性。分娩后,妊娠瘤大多能逐渐自行缩小,但必须除去局部刺激物才能使病变完全消失。

妊娠妇女的菌斑指数可保持相对无改变,临床变化常见于妊娠期 4~9 个月时,有效地控制菌斑可使病变逆转。

(四)诊断

(1)孕妇,在妊娠期间牙龈炎症明显加重且易出血。

(2)临床表现为牙龈鲜红、松软、易出血,并有菌斑等刺激物的存在。

(3)妊娠瘤易发生在孕期的第 4 个月到第 9 个月。

(五)鉴别诊断

(1)有些长期服用避孕药的育龄妇女也可有妊娠期龈炎的临床表现,一般通过询问病史可鉴别。

(2)妊娠期龈瘤应与牙龈瘤鉴别。牙龈瘤的临床表现与妊娠期龈瘤十分相似,可发生于非妊娠的妇女和男性患者。临床表现为个别牙间乳头的无痛性肿胀、突起的瘤样物、有蒂或无蒂、表面光滑、牙龈颜色鲜红或暗红、质地松软极易出血,有些病变表面有溃疡和脓性渗出物。一般多可找到局部刺激因素,如残根、牙石、不良修复体等。

(六)治疗

(1)细致认真的口腔卫生指导。

(2)控制菌斑(洁治),除去一切局部刺激因素(如牙石、不良修复体等),操作手法要轻巧。

(3)一般认为分娩后病变可退缩。妊娠瘤若在分娩以后仍不消退则需手术切除,对一些体积较大妨碍进食的妊娠瘤可在妊娠 4~6 个月时切除。手术时注意止血。

(4)在妊娠前或早孕期治疗牙龈炎和牙周炎,并接受口腔卫生指导是预防妊娠期龈炎的重要举措。

虽然受性激素影响的龈炎是可逆的,但有些患者未经治疗或不稳定可引发牙周附着丧失。

四、药物性牙龈增生

药物性牙龈增生又称药物性牙龈肥大,是指全身用药引起牙龈完全或部分的肥大,与长期服用药物有关。我国在 20 世纪 80 年代以前,药物性牙龈增生主要是由抗癫痫药苯妥英钠引起。近年来,临床上经常发现因高血压和心、脑疾病服用钙通道阻滞剂以及用于器官移植患者的免疫抑制剂——环孢素等引起的药物性牙龈肥大,而苯妥英钠引起的龈肥大相对少见。目前我国高血压患者已达 1.34 亿,心、脑血管疾病亦随着我国社会的老龄化进一步增加,最近这些疾病又出现低龄化的趋势。依据中国高血压协会的统计,目前我国高血压患者接受药物治疗者约 50% 使用钙通道阻滞剂,其中约 80% 的高血压患者服用硝苯地平等低价药,由此可见,钙通道阻滞剂诱导的药物性牙龈增生在口腔临床工作中会越来越多见。

药物性龈肥大的存在不仅影响到牙面的清洁作用,妨碍咀嚼、发音等功能,有时还会造成心理上的障碍。

(一)病因

与牙龈增生有关的常用药物有 3 类:①苯妥英钠,抗惊厥药,用于治疗癫痫病。②环孢素,免疫抑制剂,用于器官移植患者以避免宿主的排异反应,以及治疗重度牛皮癣等。③钙通道阻滞剂,如硝苯地平,抗高血压药。长期服用这些药物的患者易发生药物性龈增生,其增生程度与年龄、服药时间、剂量有关,并与菌斑、牙石有关。

1.药物的作用

上述药物引起牙龈增生的真正机制目前尚不十分清楚。据报告,长期服用苯妥英钠治疗癫痫者有 40%～50% 发生牙龈纤维性增生,年轻人多于老年人。组织培养表明苯妥英钠能刺激成纤维细胞的分裂活动,使合成蛋白质和胶原的能力增强,同时,细胞分泌无活性的胶原溶解酶。合成大于降解,致使结缔组织增生。有人报告药物性龈增生患者的成纤维细胞对苯妥英钠的敏感性增高,易产生增殖性变化,此可能为基因背景。环孢素 A 为免疫抑制剂,常用于器官移植或某些自身免疫性疾病患者。有学者报告该药会引起牙龈肥大,服用此药者有 30%～50% 发生牙龈纤维性增生,另有研究发现服药量>500 mg/d 会诱导牙龈增生。硝苯地平为钙离子通道阻断剂,对高血压、冠心病患者具有扩张外周血管和冠状动脉的作用,对牙龈也有诱导增生的作用,约有 20% 的服药者发生牙龈增生。环孢素和钙通道阻滞剂两药联合应用,会增加牙龈增生的发生率和加重严重程度。这两种药引起牙龈增生的原因尚不十分清楚,有人报告两种药物以不同的方式降低了胶原酶活性或影响了胶原酶的合成。也有人认为牙龈成纤维细胞可能是钙离子通道阻断剂的靶细胞,硝苯地平可改变其细胞膜上的钙离子流动而影响细胞的功能,使胶原的合成大于分解,从而使胶原聚集而引起牙龈增生。

最近的研究表明,苯妥英钠、环孢素可能通过增加巨噬细胞的血小板生长因子的基因表现而诱导牙龈增生。这些药物能抑制细胞的钙离子摄入(钙是细胞内 ATP 酶活动所必需的)导致牙龈的过度生长。此外,药物对牙龈上皮细胞凋亡的影响作用不可忽视,甚至有的与药物剂量和用药时间呈正相关。这些相关凋亡蛋白的异常表达,可破坏上皮组织的代谢平衡,最终导致龈组织增生。

2.菌斑的作用

菌斑引起的牙龈炎症可能促进药物性牙龈增生的发生。长期服用苯妥英钠,可使原来已有炎症的牙龈发生纤维性增生。有研究表明,牙龈增生的程度与原有的炎症程度和口腔卫生状况有明显关系。人类和动物实验也证实,若无明显的菌斑微生物、局部刺激物及牙龈的炎症或对服药者施以严格的菌斑控制,药物性牙龈增生可以减轻或避免。但也有人报告,增生可发生于无局部刺激物的牙龈。可以认为,局部刺激因素虽不是药物性牙龈增生的原发因素,但菌斑、牙石、食物嵌塞等引起的牙龈炎症能加速和加重药物性牙龈增生的发展。

(二)病理

不同药物引起的龈肥大不仅临床表现相似,组织病理学表现也相同。上皮和结缔组织有显著的非炎症性增生。上皮棘层增厚,钉突伸长到结缔组织深部。结缔组织内有致密的胶原纤维束,成纤维细胞和新生血管均增多。炎症常局限于龈沟附近,为继发或伴发。

(三)临床表现

药物性龈增生好发于前牙(特别是下颌),初起为龈乳头增大,继之扩展至唇颊龈,也可发生于舌、腭侧牙龈,大多累及全口龈。增生龈可覆盖牙面 1/3 或更多。病损开始时,点彩增加并出现颗粒状和疣状突起,继之表面呈结节状、球状、分叶状,色红或粉红,质地坚韧。口腔卫生不良、创伤殆、龋齿、不良充填体和矫治器等均能加重病情。增生严重者可波及附着龈并向冠方增大,以致妨碍咀嚼。当牙间隙较大时,病损往往较小,可能由此处清洁作用较好所致。无牙区不发生本病损。牙龈肥大、龈沟加深,易使菌斑、软垢堆积,大多数患者合并有牙龈炎症。此时增生的牙龈可呈深红或暗红色,松软易于出血。增生的牙龈还可挤压牙齿移位,以上、下前牙区较多见。

苯妥英钠性牙龈增生一般在停药后数月之内增生的组织可自行消退。切除增生牙龈后若继续服药,病变仍可复发。

(四)诊断与鉴别诊断

1.诊断

(1)患者有癫痫或高血压、心脏病或接受过器官移植,并有苯妥英钠、环孢素、硝苯地平或维拉帕米等的服药史。一般在用药后的 3 个月即发病。

(2)增生起始于牙间乳头,随后波及龈缘,表面呈小球状、分叶状或桑椹状,质地坚实、略有弹性。牙龈色泽多为淡粉色。

(3)若合并感染则有龈炎的临床表现,存在局部刺激因素。

2.鉴别诊断

药物性龈增生主要应与伴有龈增生的菌斑性龈炎和龈纤维瘤病相鉴别。

(1)伴有龈增生的菌斑性龈炎:又称为增生性龈炎,是慢性炎症性肥大,有明显的局部刺激因素,多因长期接触菌斑所引起。增生性龈炎是牙龈肿大的常见疾病,好发于青少年。龈增生一般进展缓慢,无痛。通常发生于唇颊侧,偶见舌腭侧,主要局限在龈乳头和边缘龈,可限于局部或广泛,牙龈的炎症程度较药物性龈增生和遗传性牙龈纤维瘤病重。口呼吸患者的龈增生位于上颌前牙区,病变区的牙龈变化与邻近未暴露的正常黏膜有明显的界限。牙龈增生大多覆盖牙面的1/3~2/3。一般分为 2 型。①炎症型(肉芽型):炎症型表现为牙龈深红或暗红,松软,光滑,易出血,龈缘肥厚,龈乳头呈圆球状增大。②纤维型:纤维型表现为牙龈实质性肥大,较硬而有弹性,颜色接近正常。临床上炎症型和纤维型常混合存在,病程短者多为炎症型,病程长者多转变为纤维型。

(2)龈纤维瘤病:龈纤维瘤病可有家族史,而无服药史。龈增生较广泛,大多覆盖牙面的 2/3 以上,以纤维性增生为主。

(五)治疗

(1)停止使用或更换引起牙龈增生的药物是最根本的治疗,然而大多数患者的病情并不允许停药。因此必须与相关的专科医师协商,考虑更换使用其他药物或与其他药物交替使用,以减轻不良反应。

（2）去除局部刺激因素，通过洁治、刮治去除菌斑、牙石，消除其他一切导致菌斑滞留的因素，并指导患者切实掌握菌斑控制的方法。治疗后多数患者的牙龈增生可明显好转甚至消退。

（3）局部药物治疗对于牙龈炎症明显的患者，除了去除菌斑和牙石外，可用 3% 过氧化氢液冲洗龈袋，并在袋内置入抗菌消炎的药物，待炎症减轻后再进行下一步的治疗。

（4）手术治疗：对于虽经上述治疗但增生的牙龈仍不能完全消退者，可进行牙龈切除并成形的手术治疗；对于重度增生的患者为避免角化龈切除过多可采用翻瓣加龈切术的方法。术后若不停药和忽略口腔卫生，则易复发。

（5）指导患者严格控制菌斑，以减轻服药期间的牙龈增生程度，减少和避免手术后的复发。

对于需长期服用苯妥英钠、硝苯地平、环孢素等药物的患者，应在开始用药前先治疗原有的慢性牙龈炎。

（于　倩）

第六章

口腔黏膜病

第一节 口腔黏膜感染性疾病

一、伪膜性口炎

本病是由几种球菌引起的口腔黏膜急性炎症。在口腔的病损都是以形成假膜为特点,故又称伪膜性口炎。

(一)病因

金黄色葡萄球菌、溶血性链球菌、肺炎双球菌、草绿色链球菌感染等。

(二)诊断要点

(1)口腔黏膜糜烂或溃疡,病损表面形成灰白色假膜,范围大小不等,略高出黏膜表面。

(2)局部疼痛明显,无特异口臭。可伴发热、颌下淋巴结肿大等。

(3)假膜涂片或细菌培养。

(三)治疗

1.全身治疗

(1)抗菌消炎:选用广谱抗菌药物,如四环素,磺胺等;或根据药敏培养结果选用合适的抗菌药物。

(2)B族维生素及维生素 C,口服。

2.局部治疗

可选用 0.25% 金霉素液含漱,0.05% 氯己定,银花甘草煎水漱口。局部涂抹珠黄散、冰硼散等药物。疼痛明显者可用 1% 普鲁卡因溶液饭前含漱。

(四)护理与预防

(1)宜半流质饮食。

(2)保持口腔卫生。

(3)注意休息。

二、单纯疱疹

本病是由单纯疱疹病毒引起的一种全身性疾病而见口腔病损者。病变发生在口腔黏膜时称疱疹性口炎;发生在唇周皮肤或颊部皮肤者,称唇或颊疱疹。6岁以下儿童好发。

(一)病因

主要为Ⅰ型单纯疱疹病毒,也有少数为Ⅱ型。通过飞沫和接触传染,全身抵抗力降低时发病。

(二)诊断要点

(1)多见于3岁以下的婴幼儿,有骤然发热史,体温逐渐下降后,口腔病情逐渐加重,拒食流涎,区域淋巴结肿大。

(2)唇周皮肤或口腔黏膜可见散在或成簇的透亮小疱疹。

(3)口腔内侧黏膜均可累及,黏膜呈片状充血、疼痛,其上育成簇的小溃疡,有的互相融合成较大的溃疡,边缘不齐,疡面覆有黄白色假膜,愈合不留瘢痕。

(4)成年患者全身反应较轻,并可复发。

(三)鉴别诊断

应与疱疹性咽峡炎、多形性红斑、手足口病等区别。疱疹性咽峡炎是柯萨奇病毒A引起的急性疱疹性炎症,但发作较轻,全身症状多不明显,病损分布限于口腔局部,软腭、悬雍垂、扁桃体等处,丛集成簇小水疱,疱破成溃疡,无牙龈损害,病程7天左右。

(四)治疗

1.全身治疗

(1)支持疗法:口服大量多种维生素。病情较重。影响进食者,予以输液。

(2)抗病毒治疗:可选用利巴韦林、盐酸吗啉呱、板蓝根冲剂之类。

(3)对反复发作者可选用丙种球蛋白3~6 mL,肌内注射,每周2次。

2.局部治疗

(1)含漱:可选用0.1%依沙吖啶液或3%过氧化氢漱口。继发感染者可用0.25%金霉素溶液含漱。

(2)外涂:唇疱疹可用0.1%碘苷或炉甘石洗剂。

(五)护理与预防

(1)半流质饮食。

(2)适当休息。

(3)对患儿应予隔离,避免与其他儿童接触。

三、带状疱疹

本病为病毒感染性疾病。特点是剧烈疼痛,沿神经走向发生水疱、溃疡,呈单侧分布。疱疹单独或成簇地排列并呈带状。中年以上多见,无明显性别差异。

(一)病因

致病病毒为带状疱疹病毒,通过唾液飞沫或皮肤接触而进入人体,侵犯神经末梢,潜伏于脊髓神经的后结节或脑神经髓外节、三叉神经节,当机体抵抗力下降时发病。

(二)诊断要点

(1)发病迅速,病前可有发热、全身不适等前驱症状。

(2)患侧皮肤有烧灼感,神经性疼痛,继而出现小水疱,且疼痛与疱疹沿着三叉神经区域分布,损害多为单侧不超过中线。

(3)口内疱疹较易破裂而成糜烂面;皮肤疱疹破裂较缓,逐渐形成黄色结痂脱落,病程 2～5 周,愈合不留瘢痕。

(4)可发生历时较久的类似神经痛的后遗症,本病愈后很少复发。

(三)鉴别诊断

应与单纯疱疹、手足口病、疱疹性咽峡炎等区别。

(四)治疗

1.全身治疗

(1)抗病毒:可肌内注射板蓝根注射液,口服吗啉胍等。

(2)止痛:苯妥英钠 300 mg,或卡马西平 600～800 mg,每天分 3 次服用。

(3)注射:肌内注射维生素 B_1 或维生素 B_2 隔天 1 次。

2.局部治疗

病损局部可涂 1% 甲紫,炉甘石溶液可帮助水疱吸收、干燥、脱痂。

(五)护理与预防

(1)保持局部清洁,避免摩擦病损部位。

(2)忌食烟、酒、辛辣厚味与发物。

(3)加强锻炼,提高机体免疫功能。

四、口腔念珠菌病

本病是指口腔黏膜广泛的感染呈小点或大片凸起,如凝乳状的假膜。多见于婴幼儿。

(一)病因

(1)婴幼儿患本病主要来自母体的白色念珠菌感染或哺乳器消毒不严所致。

(2)成人患本病多由于体质虚弱或长期大量应用抗生素或免疫抑制剂后使某些微生物与白色念珠菌之间的拮抗失调引起。

(二)诊断要点

(1)多见于婴幼儿,患儿常烦躁不安、低热、拒食,在成年人,自觉症状不明显。

(2)口腔任何部位均可受累,病损为片状白色斑块,周围有散在的白色小点,有如残留的奶块,不易擦去,强行剥离,可见溢血糜烂面。周围黏膜正常或轻度充血。

(3)涂片可查见菌丝或芽孢,培养可查见白色念珠菌。

(三)治疗

1.局部治疗

用 2%～4% 碳酸氢钠溶液或 2% 硼砂、0.05% 氯已定清洗口腔。病损区涂布 1%～2% 甲紫,每天 3～4 次。

2.全身治疗

重症者可口服制霉菌素:小儿 5 万～10 万 U;成人 50 万～100 万 U,每天 3 次。

(四)护理与预防

(1)注意口腔清洁卫生。

(2)食具定期消毒。

(3)避免长期大量使用广谱抗生素或免疫抑制剂。

五、口腔结核

(一)病因

由结核杆菌通过黏膜或口周皮肤的创伤而感染。

(二)诊断要点

(1)多有全身结核病史或结核病接触史。

(2)口腔黏膜某部位见有结核性溃疡。溃疡面积较大,损害边缘不整齐,似鼠啮状。疡面密布粟粒状的紫红色或桑葚样肉芽肿,上覆少量脓性分泌物。

(3)病损位于鼻唇部皮肤见有寻常狼疮。一般无明显的自觉症状,损害为散在分布的数量不等的绿豆至黄豆大小的结节,且不断扩大融合,也可静止或萎缩,破溃后形成溃疡。

(4)进行胸透、血沉、结核菌素试验有助诊断。

(三)治疗

1.抗结核治疗

用异烟肼 0.1 g,口服,每天 3 次;利福平 0.45 g,顿服,疗程 6 个月以上。

2.局部治疗

0.5%达可罗宁涂布,或链霉素 0.5 g 于局部封闭。

(四)护理与预防

(1)保持口腔清洁卫生,以防继发感染。

(2)及时去除有关的创伤因子。

六、坏疽性口炎

(一)概述

1.病因

螺旋体和梭形杆菌感染,合并产气荚膜杆菌与化脓性细菌的感染。

2.临床表现

单侧颊黏膜上出现紫红色硬结,迅速变黑脱落遗留边缘微突起的溃疡面,向深扩展,并有大量坏死组织脱离,腐烂脱落导致"穿腮露齿",有特异性腐败恶臭,称为坏疽性口炎或走马疳。

(二)治疗

局部用 1.5%～3%过氧化氢冲洗去除坏死组织;全身抗感染要给予足量广谱抗生素,如青霉素、红霉素等,也可使用甲硝唑、替硝唑等;全身应给予高维生素、高蛋白饮食,加强营养,必要时可补液、输血。

七、手足口病

(一)概述

手足口病是一种儿童传染病,以手、足和口腔黏膜疱疹或破溃成溃疡为主要临床特征。

1.病因

柯萨奇 A-16 型病毒与肠道病毒 71 型感染。

2.临床表现

潜伏期为 3～4 天,多无前驱期症状,常有 1～3 天的持续低热,口腔和咽喉疼痛。发疹多在第 2 天,呈离心分布,多见于手指、足趾背面及甲周。开始为玫瑰红色斑丘疹,1 天后形成小水疱。发生于口内时极易破溃形成溃疡面,上覆灰黄色假膜。

3.诊断与鉴别诊断

根据临床表现可做出诊断(季节、临床表现、年龄),应与单纯性疱疹性口炎、疱疹性咽峡炎相鉴别。

(二)预防和治疗

1.预防

(1)隔离、消毒及时发现疫情,隔离患者(1 周)。注意日常用品、玩具的消毒。

(2)增强机体免疫力有接触史的婴幼儿及时注射 1.5～3 mL 的国产丙种球蛋白。

2.治疗(注意药物适应证与禁忌证)

(1)对症治疗:注意休息和护理。口服维生素 B_1 和维生素 C。

(2)抗病毒治疗:利巴韦林,每次 200 mg,每天 4～6 次,口服;或 5～10 mg/(kg·d),每天 2 次,肌内注射,5 天为 1 个疗程。

(3)中医中药治疗:板蓝根冲剂,每次 1 包,每天 2 次,冲服。

(4)局部用药:主要用于口腔溃疡,如各种糊剂和含片。

(于　倩)

第二节　口腔黏膜溃疡类疾病

一、复发性口疮

复发性口疮又称复发性口腔溃疡、复发性阿弗它性溃疡,是口腔黏膜病中常见疾病。

(一)病因

本病病因复杂,目前尚不十分清楚。可能与病毒感染、细菌感染、胃肠道功能紊乱、内分泌失调、精神神经因素、遗传因素以及免疫功能失调有关。

(二)诊断要点

1.发病特点

口腔溃疡具有明显的复发规律性,间歇期不定,每次发作可在 1～2 周内自行愈合;但腺周口疮愈合缓慢,可长达数月之久。

2.临床类型

(1)轻型口疮:1 个或几个小溃疡,直径为 0.1～0.5 cm。散在分布于角化较差的被覆黏膜上。

(2)口炎型口疮:损害形态同轻型口疮,但数量多,十几个甚至几十个不等,且多伴有发热、困倦、颌下淋巴结肿大等症状。

(3)腺周口疮:深在性大溃疡,直径1 cm左右,边缘不规则隆起,中央凹陷,基底可呈结节状,愈后可留下瘢痕组织。

(三)鉴别诊断

应与白塞综合征鉴别。后者是一种病因不明,全身多个系统受损的疾病。除有反复发作的口腔溃疡外,多同时伴有眼部病变(如眼色素层炎、虹膜睫状体炎和前房积脓、视神经萎缩等)、皮肤病变(如结节性红斑、毛囊炎、疖肿等)、关节肿痛、胃肠道症状、呼吸道症状和发热、肝脾肿大、血管病变以及颅脑神经损害等病变。

(四)治疗

1.局部治疗

(1)含漱:用0.1%依沙吖啶或0.05%~2.00%氯己定含漱;口炎型口疮可用2%~5%金霉素水溶液含漱。亦可用银花、野菊花、甘草各适量煎水含漱。

(2)局部吹药:用锡类散、冰硼散、白及粉之类吹患处,日数次。

(3)激素局部注射:用于腺周口疮。地塞米松2 mg加入2%普鲁卡因溶液0.5~1.0 mL于病变下方注射,每周1~2次,一般5次左右。

(4)超声雾化:用清热解毒、活血化瘀中药制成雾化水剂,每次15分钟,每天1~2次。

2.全身治疗

(1)维生素:口服维生素C、复合维生素B。

(2)调整免疫功能药物:①溃疡频繁发作,数目多者,可用泼尼松每天15~30 mg,分3次口服,约5天后逐渐减量,7~10天内停药。②左旋咪唑50 mg,每天3次,每周连服3天,3个月1个疗程。如用药一个月效果不明显即停药,用药1周后观察白细胞数是少于4×10^9/L时应停药。③转移因子,每次1 mL,于腋下或腹股沟处作皮下注射,每周1~2次,10次1个疗程。④胎盘球蛋白或丙种球蛋白,每次3 mL,肌内注射,在溃疡急性期注射1次,必要时1周后重复注射1次。⑤厌氧棒菌菌苗,皮下注射,用于严重的腺周口疮患者。开始每次0.5~1.0 mg,每周1次,如超过1 mg时可行多点注射,连续1~3个月。

(五)护理与预防

(1)注意生活起居规律、保持心情舒畅。

(2)饮食清淡,避免辛辣等刺激。

(3)避免口腔黏膜创伤。

(4)保持大便通畅,有习惯性便秘者,宜常服蜂蜜。

二、白塞综合征

白塞综合征又称口、眼、生殖器三联征。以口腔黏膜、外生殖器黏膜和眼的损害为主要特点。

(一)病因

可能与自身免疫或微循环障碍有关。

(二)诊断要点

1.发病特点

具有周期性反复发作的规律。

2.损害特点

(1)口腔:与轻型或口炎型复发性口疮溃疡相似。

(2)眼:结膜炎、虹膜睫状体炎、角膜炎、视网膜出血,晚期可伴前房积脓。

(3)生殖器:外阴或肛周溃疡。

(4)皮肤:结节红斑、毛囊炎、痤疮样皮炎等。有针刺丘疹或脓疱等非特异性皮肤反应。

(5)其他:膝、踝、腕等关节酸痛;脉管炎;发热,肝脾肿大及消化道溃疡、颅脑神经损害等。

如出现以上损害特点(1)~(4)中3个或仅2条,而(5)中亦有2种症状者,即可诊为本病。

(三)治疗

局部与全身治疗参照复发性口疮的治疗。

(四)护理与预防

(1)保持局部清洁。

(2)起居有规律,饮食宜清淡。

(3)保持心情舒畅,避免精神刺激。

三、创伤性溃疡

本病是指由长期的慢性机械创伤所引起的口腔黏膜溃疡性损害,故亦称"压疮"。

(一)病因

(1)口腔内持久的机械性刺激,如不良修复体的卡环、牙托、残冠、残根等。

(2)婴儿舌系带过短,在吸吮、伸舌等动作时与下切缘长期摩擦所致。

(二)诊断要点

(1)口腔溃疡无周期性复发史。

(2)溃疡形态与邻近机械性创伤因子相互契合,病损相应部位有明显的刺激因素存在。

(3)溃疡边缘隆起,中央凹陷。

(4)去除刺激后溃疡即愈合。

(三)鉴别诊断

注意与腺周口疮、癌性溃疡及结核性溃疡相鉴别。

(四)治疗

(1)去除刺激因素,如拔除残冠、残根、修改义齿、调合等。

(2)舌系带损害,应磨改锐利切嵴。舌系带过短者,考虑行舌系带修整术。

(3)局部用0.1%依沙吖啶、0.05%氯己定或口泰含漱液含漱,再用1%龙胆紫、冰硼散等涂布。

(4)如有继发感染,应用抗生素。

(五)护理与预防

(1)保持口腔卫生,预防继发感染。

(2)及时拔除残冠、残根,修改、去除不良充填、修复体等。

(王俊荣)

第三节　口腔黏膜大疱类疾病

一、天疱疮

天疱疮是一种危及生命的黏膜皮肤病,较为少见。临床可分寻常型、增殖型、落叶型和红斑型四种。其中寻常型最为多见。

(一)病因

病因不十分清楚,多认为是一种自身免疫性疾病。

(二)诊断要点

(1)寻常型:几乎都有口腔损害。除了唇部有时可见完整的水疱外,口内黏膜仅见破裂的灰白色疱壁。皮肤水疱多向周围扩大而松弛,疱壁塌陷、破裂、剥脱。损害受到摩擦时可发生疼痛。有时可并发多窍性黏膜损害。

(2)增殖型:口腔损害与寻常型相似,但在大疱破裂后剥脱面出现乳头状或疣状增生,形成高低不平的肉芽创面,有疼痛。

(3)落叶型:口腔损害少见,为浅表而小的糜烂。皮肤损害为红斑基础上的水疱,容易剥离成为落叶状的皮炎,好发于颜面及腹部。

(4)红斑型:是落叶型天疱疮的局限型。主要发生在颜面两颧与跨越鼻梁的"蝶形"落叶状损害。

(5)取新鲜完整大疱活检,可见大量松解的棘细胞。

(三)治疗

1.全身治疗

(1)首选皮质激素:用泼尼松每天剂量为 $60\sim80$ mg 或更多,至少服 6 周。症状控制后,逐渐减量至每天 10 mg 左右。疗程长短,视病情而定。

(2)免疫抑制剂:口服环磷酰胺 50 mg,或硫唑嘌呤 50 mg,每天 2 次。

(3)支持疗法:维生素 C、B 族维生素。进食困难者可输液。

(4)抗生素:继发感染者应用抗生素。

2.局部治疗

(1)含漱:用氯己定、依沙吖啶、苏打液之类或金霉素液含漱。

(2)止痛:1‰~2‰普鲁卡因液饭前 10 分钟含漱。

(四)护理与预防

(1)保持口腔清洁。

(2)流质、高蛋白饮食。

(3)坚持治疗,以防病情反复。

二、家族性慢性良性天疱疮

家族性慢性良性天疱疮又称 Hailey-Halley 病(HHD),是一种少见的常染色体显性遗传性大疱性皮肤病。该病由 Halley 兄弟于 1939 年首次报道,男女发病率大致相等,70％的患者有家族史。

（一）病因

已有研究表明,家族性良性慢性天疱疮遗传基因定位于 3q21-24,是编码高尔基体钙离子泵的 ATP2C1 基因发生突变所致。ATP2C1 基因 mRNA 在全身各组织都有表达,角质形成细胞表达量最高。

（二）临床表现

本病多于青春期以后发病,病程缓慢,病情较轻,夏季易加重。主要发病部位为颈、腋窝、腹股沟等易摩擦和创伤的部位。初起病损为红斑基础上的局限性小疱,疱壁松弛,易破溃形成糜烂及结痂。非典型表现有水疱、丘疹、脓疱、过度角化和疣状增生等。出汗、摩擦、皮肤感染等外界因素可诱发该病或加重病情。口腔较少出现损害,程度较轻,水疱尼氏征可阳性。

（三）组织病理

组织病理显示表皮内棘层松解,基底层上方裂隙及水疱形成,疱内可见棘刺松解细胞,基底层上呈倒塌砖墙样外观。

（四）治疗

本病治疗目前尚无特效方法,保持局部干燥,避免搔抓、摩擦,注意卫生,勤洗澡有助于减轻病情。大部分局部应用激素和抗生素治疗有一定疗效,严重的患者可考虑口服泼尼松每天 20～40 mg,能有效控制病损的扩展。其他药物如氨苯砜与泼尼松、雷公藤和抗生素联合应用能有效地控制病情。

（五）预后

预后较好。有作者分析了 27 例病史超过 20 年的患者,其中病情逐渐改善、无变化、逐渐加重的例数分别为 17 例、7 例和 3 例。

三、大疱性类天疱疮

大疱性类天疱疮(BP)是一种好发于老年人的大疱性皮肤黏膜病,临床以躯干、四肢出现张力性大疱为特点。常见于 60 岁以上老年人,女性略多于男性。预后一般较好。

（一）病因

目前多认为是一种自身免疫病,取患者大疱周围的皮肤做直接免疫荧光检查,在表皮基膜可见连续细带状免疫荧光沉积,有 IgG,部分为 IgM,少量为 IgA、IgD、IgE。约 1/4 的患者有 C_3 补体沉积。引起基膜带损伤主要是 IgG,它能激活补体。血清间接免疫荧光检查,显示患者血清中有抗基膜自身抗体存在,约 70％为 IgG 阳性。近年来对 BP 抗原研究显示 BP 存在两个分子量不同的抗原即 $BPAg_1$ 和 $BPAg_2$。$BPAg_1$ 的分子量为 230 kD,它位于基底细胞内,是构成半桥粒致密斑桥斑蛋白的主要成分。$BPAg_1$ 基因位于染色体 6Pterql5,基因组序列约 20 kb。$BPAg_2$ 分子量为 180 kD,是一个跨膜蛋白,具有典型胶原纤维结构。$BPAg_2$ 基因位于染色体 10q14.3,基因组序列约 21 kb。

（二）临床表现

好发于老年人,发病缓慢,病程较长,口腔损害较少。据报道 13％～33％有口腔黏膜损害。损害较类天疱疮轻,疱小且数量少,呈粟粒样,较坚实不易破裂。尼氏征阴性。无周缘扩展现象,糜烂面易愈合。除水疱和糜烂外,常有剥脱性龈炎损害,边缘龈、附着龈呈深红色红斑,表面有薄的白膜剥脱,严重时可并发出血。病程迁延反复发作。皮肤损害开始可有瘙痒,继之红斑发疱,疱大小不等,大疱达 1～2 cm,疱丰满含透明液体,不易破裂,病损可局限或泛发,可发生于身体各部位,胸、腹、四肢较多见。尼氏征阴性。一般无明显全身症状。严重者伴发热、乏力、食欲缺乏等症状。病损愈合后,可遗有色素沉着。

(三)病理表现

口腔损害特点为上皮下疱,无棘层松解。结缔组织中有淋巴细胞、浆细胞、组织细胞和散在多形核白细胞浸润。直接免疫荧光检查,在基膜处有免疫荧光抗体沉积。

(四)诊断与鉴别诊断

1.诊断

本病病程缓慢,口腔黏膜损害较少见,且不严重。黏膜水疱较小而不易破裂,疱壁不易揭去,无周缘扩展现象,尼氏征阴性,破溃后较易愈合。皮肤水疱较大而丰满,伴有瘙痒。多发于老年人,但幼儿也可见。病程迁延反复,预后较好。

2.鉴别诊断

(1)天疱疮:见良性黏膜类天疱疮鉴别诊断。

(2)良性黏膜类天疱疮:口腔黏膜发生水疱、充血、糜烂等损害,以牙龈部位最多见,波及边缘龈和附着龈,类似剥脱性龈炎。口腔损害较天疱疮为轻。软腭、悬雍垂、咽腭弓等处黏膜破溃可形成粘连。眼结膜损害较为多见,可形成睑球粘连、睑缘粘连。约 1/3 的患者可有皮肤损害。组织病理为上皮下疱,无棘层松懈现象。

(3)大疱性表皮松解症:为先天性遗传性疾病,水疱多发生于皮肤、黏膜等易受摩擦的部位。口腔黏膜、颊、腭、舌等部位,可发生水疱和糜烂,因摩擦创伤而发生。

(4)多形性红斑:口腔和皮肤损害常见水疱或大疱发生,唇部病损较为多见,颊、舌、口底也可见到,但很少累及牙龈。病理检查上皮表层多有变性改变,棘细胞层可见液化、坏死,但无棘层松解。并多呈急性发作,以中青年多见。

(五)治疗

本病对类固醇皮质激素治疗反应较好。开始时多用较大剂量泼尼松以控制病情,每天 30～60 mg,多数患者病情能够缓解。亦可采用短时间氢化可的松静脉滴注,剂量每天 100～300 mg。

有报告用免疫抑制剂、细胞毒药物治疗本病有一定效果。一般多在泼尼松治疗后,待病情缓解,开始合用硫唑嘌呤或单独用硫唑嘌呤,每天 150 mg,逐步减至每天 50 mg,直至最后停药。亦有泼尼松与环磷酰胺合用的报道。

(六)中医辨证

中医辨证论治基本与天疱疮相同。

四、副肿瘤天疱疮

副肿瘤天疱疮(PNP)1990 年由 Anhalt 首先报道,是一种特殊类型的天疱疮。它与肿瘤伴发,认为是一种独立性疾病。无论在临床上、病理上都有其特殊表现。

(一)病因

目前认为 PNP 属自身免疫性大疱病。在肿瘤发生时,机体的免疫功能出现异常,从而诱发机体的自身免疫反应。目前已证实 PNP 有多种抗原物质,其中之一为桥斑蛋白。

(二)临床表现

1.口腔病损

约 90% 的 PNP 患者有口腔病损,并可为本病的唯一表现。首发的疱性病损较少见,45% 的患者仅表现为口腔广泛糜烂、溃疡,炎性充血,大量渗出物。累及颊、舌、腭、龈等多个部位。疼痛明显,影响进食。此外,PNP 患者口腔可具有多种不同的临床表现,如扁平苔藓样病损、多形红斑样、移植物抗宿主样反应等。顽固性口腔炎为其最常见到的临床特征。

2.皮肤损害呈多样性

在四肢的屈侧面和躯干部可出现泛发的紫红色斑丘疹,掌趾大片状紫红斑。此外,在四肢远端可见多形红斑样皮损,在红斑基础上出现水疱或大疱。尼氏征可阳性。伴有不同程度的瘙痒。

3.其他黏膜

眼结膜糜烂、眼周皮肤红斑、外阴部糜烂。此外,患者食管、气管也可糜烂。

4.合并有良性或恶性肿瘤

与 PNP 有关的肿瘤依次为非霍奇金淋巴瘤、慢性淋巴细胞白血病、Castlcman 病、胸腺瘤、分化不良的肉瘤、Waldenstrom 巨球蛋白血症、炎性纤维肉瘤、支气管鳞状细胞癌等。如为良性肿瘤,将肿瘤切除后 6～18 个月,黏膜皮肤病损可完全消退;若为恶性肿瘤,皮肤黏膜病损呈进行性加重,预后不良。

(三)病理

组织病理上同时具有天疱疮及扁平苔藓的特点。可见松解棘细胞,表皮内可见坏死性角质形成细胞为本病的组织病理特点之一。真皮浅层(或固有层)有致密的淋巴细胞及组织细胞浸润。

(四)免疫病理

(1)直接免疫荧光示棘细胞间有 IgG 沉积。

(2)间接免疫荧光显示患者血清中存有 IgG 自身抗体。

(3)PNP 患者血清抗体与膀胱上皮结合最强,此外还可与呼吸道、小肠及大肠、甲状腺上皮和肾脏、膀胱及肌肉(平滑肌和横纹肌)等多种上皮结合。以大鼠膀胱为底物行间接免疫荧光检查呈强阳性。

(五)诊断

(1)疼痛性黏膜糜烂和多形性皮损。

(2)组织病理示表皮内棘层松解、角质形成细胞坏死等。

(3)直接免疫荧光检查示 IgG 或补体表皮细胞间沉积或补体沉积于基膜带。

(4)间接免疫荧光检查示皮肤或黏膜上皮细胞间阳性染色,尚可结合于移行上皮。

(5)免疫印迹患者血清能结合 250 kD、230 kD、210 kD 和 190 kD 的表皮抗原。

(6)发现相伴的良性或恶性肿瘤。

免疫病理学检查对于副肿瘤性天疱疮的诊断具有重要意义。PNP 患者血清抗体与膀胱上皮结合最强,此外还可与呼吸道、小肠及大肠、甲状腺上皮和肾脏、膀胱及肌肉(平滑肌和横纹肌)等多种上皮结合。以大鼠膀胱为底物行间接免疫荧光检查可作为 PNP 的过筛试验,且可通过滴度的改变监测病情的变化。对怀疑为 PNP 的患者应作全身体检,如胸部 X 线片、B 超或全身 CT 以寻找相伴的肿瘤。

（六）治疗

首先应积极治疗原发的肿瘤，或手术切除，或放疗、化学治疗（简称化疗）。皮肤黏膜损害视病情轻重，可给予类固醇皮质激素，一般起始量为 40～60 mg/d。

五、瘢痕类天疱疮

瘢痕性类天疱疮又称良性黏膜类天疱疮，是类天疱疮中较常见的一型。以水疱为主要临床表现，口腔与眼结膜等体窍黏膜损害多见。口腔可先于其他部位发生，牙龈为好发部位。严重的眼部损害可影响视力，甚至造成失明。中年或中年以上发病率较高，女性多于男性。

（一）病因

一般认为本病为自身免疫性疾病，用直接免疫荧光法检查患者的组织，在基膜区有带状的 IgG 和/或 C_3 沉积所致的荧光、ISG 常见的亚型：IgG_4。间接免疫荧光法检测患者血清发现有低滴度的自身抗体存在。近年来对瘢痕性类天疱疮抗原的研究显示，其位于基底细胞外半桥粒的下方，致密斑与透明斑的交界处，为一个由二硫键连接的多肽，分子量 165～200 kD。

（二）临床表现

主要侵犯口腔黏膜及眼结膜。发病缓慢，病情迁延。口腔黏膜多首先受累，并可长期局限于口腔。2/3 患者有眼损害，受侵严重者，可导致瘢痕粘连，甚至致盲。皮肤损害较少见。口腔黏膜主要表现为类似剥脱性龈炎样损害，牙龈为好发部位。局部充血发红水肿，形成 2～6 mm 的大疱或小疱，与寻常天疱疮不同，疱壁较厚，色灰白透明清亮，触之有韧性感，不易破裂。其次是疱破溃后无周缘扩展现象，疱壁不易揭起，尼氏征阴性。疱多在红斑基础上发生，疱破裂后形成与疱大小相同的红色糜烂面。如继发感染则形成溃疡基底有黄色假膜的化脓性炎症。疼痛较轻，多不影响进食。疱破溃后糜烂面愈合约需两周左右，愈合后常发生瘢痕粘连。严重的病例可在软腭、扁桃体、悬雍垂、舌腭弓、咽腭弓等处造成黏膜粘连，瘢痕畸形。眼部病变可和口腔黏膜损害一起出现。病变开始时较为隐匿，早期可为单侧或双侧的反复性结膜炎，患者自觉有灼热感、异物感。伴有水疱发生，而无破溃。后结膜发生水肿，在睑球结膜之间出现纤维粘连。也可在眼睑边缘相互粘连，可导致睑裂狭窄或睑裂消失，甚至睑内翻，倒睫以至角膜受损、角膜翳斑而影响视力。眼部水疱病损可发生糜烂或溃疡，但较少见。随着病情发展，角膜血管受阻，并被不透明肉芽组织和增殖结缔组织遮盖而使视力丧失。泪管阻塞，泪腺分泌减少。其他孔窍如鼻咽部黏膜、食管黏膜及肛门、尿道、阴道等处黏膜也可发生糜烂炎症。皮肤病损较少见，少数患者皮肤可出现红斑水疱，疱壁厚而不易破裂。破后呈溃疡面，以后结痂愈合，但愈合时间较长，可遗留瘢痕和色素沉着。

（三）病理

1.组织病理

组织病理为上皮下疱，基底细胞变性，致使上皮全层剥离。结缔组织胶原纤维水肿，有大量淋巴细胞、浆细胞及中性粒细胞浸润。

2.细胞病理

用直接免疫荧光法在基膜区荧光抗体阳性，呈翠绿色的基膜荧光带。

（四）诊断与鉴别诊断

1.诊断依据

口腔黏膜反复发生充血、水疱及上皮剥脱糜烂，牙龈为好发部位。疱壁较厚而不易揭去，尼氏征阴性。损害愈合后,常发生瘢痕粘连。眼可发生睑球粘连,皮肤病损较少见。组织病理检查无棘细胞层松解,有上皮下疱。直接免疫荧光检查,在基膜处可见免疫球蛋白抗体。

2.鉴别诊断

(1)天疱疮:早期常在口腔黏膜出现疱性损害,病损发生广泛。疱破后有红色创面而难愈合,疱壁易揭起,有周缘扩展现象,尼氏征阳性。组织病理检查有棘层细胞松解,有上皮内疱。细胞学涂片检查可见棘层松解细胞,即天疱疮细胞。免疫荧光检查可见抗细胞间抗体阳性,呈鱼网状翠绿色的荧光带。

(2)扁平苔藓:有疱性损害或糜烂型扁平苔藓,尤其是发生于牙龈部位的扁平苔藓,与良性黏膜类天疱疮相似。应仔细观察有无扁平苔藓病损的灰白色角化斑纹。必要时应借助组织病理检查。扁平苔藓上皮基底层液化变性,胞核液化,细胞水肿,基膜结构改变。而良性黏膜类天疱疮,为上皮下疱,上皮本身完好,基底层通常完整,变性较少。在扁平苔藓有时在固有层可见嗜酸染色小体(胶样小体)。

(3)大疱性类天疱疮:是少见的慢性皮肤黏膜疱性疾病,病程较长。口腔黏膜损害约占 1/3 病例,疱小而少,不易破溃,症状轻,多不影响进食。尼氏征阴性。本病多发生于老人,皮肤出现大小水疱,不易破裂,预后留有色素沉着。常伴有瘙痒症状。预后较好,可自行缓解(表 6-1)。

表 6-1　三种大疱类疾病症状对比表

鉴别要点	寻常性天疱疮	大疱性类天疱疮	良性黏膜类天疱疮
性别	男性较多见	女性略多于男性	女性较多见好发
年龄	中老年多发,40 岁以上多见	老年多见,60 岁以上为多	以老年为多
水疱	较小,疱壁松弛而薄,易破裂	疱较大丰满,疱壁紧张不易破裂	小疱或大疱,疱壁较厚不易破裂,疱液清亮
好发部位	黏膜多发可见于任何部位,口腔受损可达 100% 且严重、常先发于皮肤损害以头、躯干为多	口腔损害较少见约占 1/3,且较轻。皮肤损害较多见,躯干好发	口腔牙龈好发,似剥脱性龈炎,眼结膜易被累及,黏膜损害易发生瘢痕粘连,约 1/3 有皮肤损害发于胸、腋下、四肢屈侧
尼氏征	阳性,有周缘扩展,不易愈合	阴性,多无周缘扩展,易愈合	阴性,无周缘扩展,愈合较慢
组织病理	上皮内疱,有棘层松解	上皮内疱,无棘层松解	上皮内疱,无棘层松解
免疫荧光	抗细胞间抗体阳性,呈鱼网状翠绿色荧光带	基膜有免疫荧光带状抗体	基膜抗体阳性呈翠绿色荧光带
全身状况	可伴有发热、感染,逐渐衰弱	一般较好,可有或无全身不适	良好
预后	不良	较好	好

(五)治疗

本病无特效疗法,主要采取支持疗法,保持口腔、眼等部位清洁,防止继发感染和并发症。对于病情严重患者,全身应用皮质类固醇治疗有时能收到效果。但病损只限于口腔黏膜时,则应避免全身使用皮质激素,因长期大量应用会对全身造成不良影响,并且效果也常不理想。因此常以局部应用为主,如泼尼松龙、曲安奈得、倍他米松、地塞米松等局部注射或外用。局部也可涂养阴生肌散、溃疡散等。同时应用 0.12% 氯己定溶液、0.1% 依沙吖啶溶液含漱,以保持口腔卫生和减少炎症。

（六）中医辨证

中医辨证本病为肝肾阴虚、湿热内蕴。治宜滋补肝肾，清热祛湿，健脾解毒。方药如杞菊地黄汤、五苓散、二妙丸等加减。

（王俊荣）

第四节 口腔黏膜斑纹类疾病

一、口腔白斑病

（一）病因

不完全明了，可能与吸烟、白色念珠菌感染、缺铁性贫血、维生素 B_{12} 和叶酸缺乏有关。

（二）诊断要点

1.发病特点

（1）口腔黏膜上出现白色角化斑块。

（2）中年以上男性吸烟者易发病。

2.损害特征

（1）斑块状：为白或灰白色的较硬的均质斑块，表面粗糙稍隆起。

（2）皱纸状：多见于口底或舌腹，表面高低起伏似白色皱纹纸，基底柔软，粗糙感明显。

（3）颗粒状：充血的黏膜上有散在分布的乳白色颗粒，高出黏膜面。

（4）疣状：白色斑块或乳白色颗粒上有溃疡或糜烂，触诊微硬，溃后发生疼痛。

（5）组织学检查：见上皮单纯性或异常增生。

（三）治疗

（1）0.3％维 A 酸软膏局部涂布。

（2）维生素 A 5 万 U，口服，每天 3 次。维生素 E 10～100 mg，口服，每天 3 次。必要时服用制霉菌素。

（3）手术：重度上皮异常增生，保守治疗 3 个月无好转者，应施行手术切除。

（四）护理与预防

（1）保持口腔清洁卫生。

（2）去除刺激因素，戒烟。

（3）术后定期随访观察。

二、口腔扁平苔藓

本病是一种皮肤黏膜慢性表浅性非感染性炎症疾病，临床多见。可在口腔黏膜或皮肤单独发生，也可同时罹患。

（一）病因

病因尚不明确，可能与精神神经功能失调、内分泌变化、免疫功能异常、局部不良刺激以及感染、微量元素缺乏等有关。

(二)诊断要点

（1）多见于中年以上的妇女。

（2）口腔黏膜任何部位均可发生，但以颊黏膜多见，亦可见于舌、牙龈、上腭、口底黏膜等处。

（3）病损是由白色小丘疹组成的线纹，并互相交织成线条状、网状、环状、斑块状等，多呈对称性。

（4）周围黏膜正常或见充血、糜烂、水疱等，一般无自觉症状，若有糜烂则灼痛。发生在舌背处，病损多表现为白色斑块状，表面光滑；在牙龈则见附着龈水肿、充血，上皮剥脱。

（5）活检可见扁平苔藓组织病理相。

(三)鉴别诊断

应注意与白斑、盘状红斑狼疮鉴别。

(四)治疗

1.全身治疗

（1）维生素：B族维生素、维生素 E、谷维素等。

（2）免疫调节剂：①左旋咪唑 50 mg，口服，每天 3 次。每周服 3 天，2 个月为 1 个疗程，应用时注意粒细胞及肝功能的检查。②转移因子 2 mL，皮下注射，每天 1 次，20 次 1 个疗程。③磷酸氯喹 0.25～0.50 g，每天 1 次，2～4 周 1 个疗程。

2.局部治疗

（1）清洁口腔：用 0.1％依沙吖啶、0.05％氯己定液含漱。

（2）局部用醋酸地塞米松 2 mg 或 5 mg，或醋酸泼尼松龙混悬液 25 mg/mL 或 15 mg/mL，加 2％普鲁卡因溶液 1～2 mL 行基底封闭，3～7 天 1 次，有助于溃疡愈合。

(五)护理与预防

（1）注意口腔卫生。

（2）忌烟、酒、辛辣等刺激之物。

（3）去除口内不良刺激。

三、盘状红斑狼疮

本病属非特异性结缔组织疾病，以头面部皮肤、口腔黏膜红斑病损为主，可伴其他症状。

(一)病因

病因不十分清楚，一般认为与感染、过度的日光照射、遗传因素、自身免疫、精神创伤等因素有关。

(二)诊断要点

（1）病程较长，青年女性多见。

（2）病损多见于下唇唇红部。早期为暗红色丘疹或斑块界限清楚。病情发展，损害扩大，呈桃红色，向唇周皮肤蔓延。唇红部损害最易发生糜烂，常有黑色结痂或灰褐色脓痂覆盖，周围可有色素沉着或脱色。

（3）口腔内侧黏膜损害好发于颊、舌、腭等部位，糜烂基底柔软，边缘为白色围线。

（4）发生在颧部或鼻旁蝶形损害，多为对称性，呈棕黄色或桃红色丘疹与红斑，表面粗糙，上覆角质栓或鳞屑。

（5）活检、直接免疫荧光检查有助于诊断。

（三）鉴别诊断

注意与多形性红斑、天疱疮区别。天疱疮者病损限于口腔黏膜,发生较广泛,疱性损害,活检可帮助鉴别。

（四）治疗

1.局部治疗

应用激素软膏外涂,如氟轻松软膏、地塞米松、氢化可的松等软膏。也可于病损基底处注射地塞米松 2 mL 或泼尼松混悬液。每周 1 次。

2.全身治疗

常用抗疟药磷酸氯喹,开始剂量每次 0.125～0.250 g,口服,每天 2 次。一周后改为每天 1 次,可连服 4～6 周。症状明显好转后,逐渐减至最小维持量,每周 0.25～0.50 g 以控制病情。治疗期间定期复查血象,白细胞低于 $4×10^9/L$ 时应予停药。如病损较广泛其他治疗无效时,可考虑使用小剂量皮质激素,如强的松每天 15～20 mg。

（五）护理与预防

(1)应向患者解释本病属良性过程,预后与系统性红斑狼疮不同,以减少其精神负担和心理压力。

(2)注意避免各种诱发因素,避免日光直接照射。

(3)饮食宜清淡。

四、口腔红斑

（一）概述

口腔红斑是指口腔黏膜上出现的鲜红色天鹅绒样改变,是癌前病变。

1.病因

腔红斑病因不明。

2.临床表现

(1)均质型:病变较软,鲜红色,表面光滑,无颗粒。表层无角化,红色光亮,状似"无皮"。损害平伏或微隆起,边缘清楚,范围常为黄豆或蚕豆大。红斑区内也可包含外观正常的黏膜。

(2)间杂型:红斑的基底上有散在的白色斑点,临床上见到红白相间,类似扁平苔藓。

(3)颗粒型:在天鹅绒样区域内或外周可见散在的点状或斑块状白色角化区(此型也即颗粒型白斑),稍高于黏膜表面,有颗粒样微小的结节,似桑葚状或似颗粒肉芽状表面,微小结节为红色或白色。这一型往往是原位癌或早期鳞癌。

3.诊断

组织病理学检查即可确诊。

（二）治疗

一旦确诊,应立即做根治术。

五、口腔黏膜下纤维化

（一）概述

口腔黏膜下纤维化或口腔黏膜下纤维变性是一种慢性进行性疾病。

1.病因

不明,可能与下列因素有关:①咀嚼槟榔。②食用辣椒。③维生素缺乏、免疫力低下。

2.临床表现

有灼痛、疼痛及舌、唇麻木,口干等自觉症状。严重时张口受限,吞咽困难。初为起小水疱→溃疡→形成瘢痕。①软腭苍白或白色斑块,条索状形成,软腭缩短。②两颊黏膜灰白色,形成斑块状。③舌背及舌缘苍白,舌前伸受限,光滑舌。④唇黏膜苍白,扪及纤维条索。

3.诊断

根据生活史及口腔黏膜发白、条索状瘢痕等特征诊断。

(二)治疗

1.维 A 酸

有 13-顺式维 A 酸、芳香维 A 酸类药物等可使用,以减轻症状。

2.手术

切断纤维条索,创面植皮,适用于严重张口受限者。

3.免疫制剂

雷公藤多苷片 10 mg,每天 3 次,口服。

4.维生素 E

维生素 E 每次 100 mg,每天 2 次,口服。

5.中药

活血化瘀,主药用当归、丹参、红花、川芎、赤芍药等。

6.去除致病因素

戒除嚼槟榔习惯,避免辛辣食物。

六、口腔白色角化病

(一)概述

1.病因

黏膜长期受到明显的机械性或化学性刺激。

2.临床表现

灰白色、浅白或乳白色、边界不清的斑块。可发生于口腔黏膜任何部位,以唇、颊、舌多见。病损不高出于黏膜,柔软而无任何症状。烟碱性白色角化病(烟碱性口炎),上腭因吸烟呈灰白色或浅白色损害,其间有腭腺开口而呈小红点状。

3.诊断与鉴别诊断

去除刺激因素后病变消失,病理变化为上皮过度角化或部分不全角化。应与白色水肿、颊白线、灼伤鉴别。

(二)治疗

主要去除局部刺激因素,角化严重者局部可用维 A 酸涂布。

（王俊荣）

第五节　口腔黏膜变态反应性疾病

一、多形性红斑

本病为黏膜与皮肤急性渗出性炎症病变。病损以多形性红斑、丘疹、水疱、糜烂、结痂等多种形式出现。多见于青少年。病因复杂,以变态反应为多见,有一定自限性。

（一）病因

一般认为与变态反应因素有关。发病前常有服药史,或食用异性蛋白、接触化妆品等。与季节气候因素、寒冷、灰尘、日光或微生物感染、精神情绪应激反应等亦有关。

（二）诊断要点

(1)口腔黏膜表现为红斑、水疱,破溃后常融合成片状表浅糜烂,形状不规则,疼痛明显。可伴唇部水泡渗出、结痂或脓痂。

(2)皮肤可有散在丘疹、红斑、水疱,对称性分布于颜面、耳郭、四肢与躯干等部位。典型红斑呈虹膜样(在红斑中心发生水疱而状似虹膜)或环状(在红斑边缘部分发生水疱而似环状)。

(3)发病急骤,病程短,可以复发。

（三）鉴别诊断

应注意与药物过敏性口炎、白塞综合征、天疱疮、疱疹性龈口炎等鉴别。

（四）治疗

1.全身治疗

(1)抗组织胺类药物,用苯海拉明、氯苯那敏、阿司咪唑之类,可配合 10％葡萄糖酸钙加维生素 C 静脉注射。

(2)皮质激素:病重者,用泼尼松 30 mg,口服,每天一次,3～5 天后减量至 5 mg,每天一次。或静脉滴注氢化可的松。

(3)支持治疗:给予多种维生素。必要时给予输液。

2.局部治疗

(1)消炎止痛:用雷弗奴尔、氯己定或多贝氏液及 1％～2％普鲁卡因含漱。

(2)皮肤病损可用 5％硫黄炉甘石洗剂。

（五）护理与预防

(1)保持口腔卫生。

(2)避免和停止可能引起变态反应的药物及食物。

二、药物性口炎

本病属Ⅳ型变态反应性疾病,病损可单独或同时见于口腔与皮肤。若有口腔病损者,根据病因不同又称接触性口炎或药物性口炎。

（一）病因

由于口腔黏膜反复接触某种物质,如托牙材料、食物、银汞合金、牙膏、唇膏等所致;或使用某些药物,如磺胺类、巴比妥类、抗生素类、镇静剂等发生变态反应所致。

(二)诊断要点

(1)有明显的病因接触史。

(2)接触性口炎潜伏期≤2天。口腔黏膜充血水肿,出现水疱,糜烂渗出,上覆假膜,局部灼热疼痛。

(3)药物性口炎潜伏期初次发作稍长,随着反复发作可缩短至数小时或数分钟。口腔黏膜灼热发胀或发痒,充血水肿,渗出糜烂甚至坏死。也可合并全身皮肤损害或限局固定性色素斑即固定性药疹。

(三)治疗

1.局部治疗

(1)消炎含漱剂:氯己定、口泰、雷弗奴尔等溶液含漱。

(2)止痛:0.5%～1.0%普鲁卡因液,于饭前10分钟含漱。

2.全身治疗

(1)抗组织胺类药物:口服苯海拉明、氯苯那敏、阿司咪唑之类。

(2)10%葡萄糖酸溶液钙20 mL加维生素C 1 g,静脉注射,每天1次。

(3)病情严重者可酌情使用泼尼松、地塞米松等皮质激素。

(4)给予大量维生素C。

(四)护理与预防

(1)保持口腔卫生,防止继发感染。

(2)及时去除和避免变应原因。

三、血管神经性水肿

(一)病因

血管神经性水肿属Ⅰ型变态反应。引起变态反应的物质如食物、药物、寒冷、情绪、感染、外伤等。

(二)诊断要点

(1)好发于口唇周围的疏松组织,上唇多于下唇。

(2)肿胀发展迅速,一般在10分钟内已明显,水肿区光亮潮红或接近正常色泽。

(3)局部有灼热,瘙痒感。触诊微硬而有弹性,无压痛。

(三)治疗

(1)寻找变应原,并停止接触。

(2)抗组织胺类药物,如苯海拉明、氯苯那敏、阿司咪唑等。必要时使用皮质类固醇。

(3)局部涂用炉甘石洗剂止痒。

四、接触性口炎

(一)概述

过敏性接触性口炎是过敏体质者于局部接触药物后,发生变态反应引起的一种炎症性疾病。

1.病因

迟发型变态反应。

2.临床表现

接触部位轻者黏膜肿胀发红或形成红斑;重者糜烂和溃疡,甚至坏死。在接触区外,也可向邻近组织扩张。

3.诊断

根据病史及发现局部变应原,除去病因后症状很快消失。

(二)治疗

除去变应原,药物治疗见过敏性口炎。

(介稳雅)

第七章

口腔颌面部感染

第一节　智齿冠周炎

智齿冠周炎是发生在阻生智齿牙冠周围软组织的化脓性炎症。多发生在 18～25 岁,智齿萌出期的年轻人。下颌比上颌的多见。

一、病因

智齿是全口牙中萌出最晚的牙,常因空间不足,多被阻生或位置不正,尤其是下颌智齿更多阻生。此时,智齿牙冠被一层软组织龈瓣所覆盖,龈瓣和牙冠之间形成一个间隙盲袋。这盲袋是窝藏食物残渣、渗出物及细菌的天然场所。在人体抵抗力强、智齿冠周软组织健康的情况下,常驻盲袋内的细菌与人体相安共处。然而,当人体抵抗力下降,或局部龈瓣受创伤,或细菌毒力增强时,就会发生冠周炎。致病菌多为葡萄球菌、链球菌及其他口腔细菌,特别是厌氧菌。发病的诱因可以是感冒、上呼吸道感染、过度油腻食物、便秘、过度劳累、月经期及上颌智齿下垂咬伤对口牙龈等因素,都可降低机体抵抗力而导致冠周炎的发生。

二、临床表现

智齿冠周炎可有急性期和慢性期。

(一)急性期

根据其炎症的范围和严重程度又可分为轻、重两型,更便于认识和处理。

1.轻型

全身症状较轻或不明显。龈瓣有局限性红肿和疼痛。盲袋可有少量渗出。有轻度咀嚼触痛及吞咽痛但无明显的开口困难。

2.重型

症状严重,炎症范围较广。全身有发冷发热、倦怠、尿黄、便秘、脉快、白细胞计数增多及肿大。局部冠周软组织红肿和压痛的范围广泛,可达全磨牙后区、颊侧前庭沟和舌侧沟。伴有面颊部的充血和水肿、吞咽疼痛及开口受限。一般认为炎症刺激磨牙后区的咽上缩肌和颞肌附着是引起吞咽疼痛及开口困难的最早原因。本型常有严重的并发症。

(二)慢性期

可以是原发的,也可以是急性期后迁延所致。这时,全身症状及局部红肿基本消退,但局部软组织较硬、盲袋有渗出物,颊部黏膜或皮肤可有瘘管,可有轻度开口受限。下颌下淋巴结有时肿大。如果不除去智齿和盲袋,炎症常会急性发作。反复发作,易导致感染的扩散。

三、并发症

智齿冠周炎的扩散可引起严重的颌周间隙感染、颌骨骨髓炎及全身败血症。感染的局部扩散途径如下:向颊侧前方的颊肌内侧黏膜下扩散,形成下颌前庭沟脓肿或瘘管,因多位于下第1、2磨牙处,故要与其牙槽脓肿鉴别。后者应有牙髓及根尖的病变,而冠周炎的扩散则没有。智齿冠周脓肿若穿出颊肌,可形成颊部皮下脓肿及颊皮肤瘘,位于咬肌前下角处。脓液若向后外方扩散,可形成咬肌间隙感染。向后内方扩散,可发生翼下颌间隙、颞下间隙、咽旁间隙等感染。脓液向内侧扩散,会出现咽峡前、舌下间隙感染。再向下方扩散时,则发生下颌下间隙及口底蜂窝织炎。感染还可侵犯颌骨,引起颌骨骨髓炎。

四、诊断

发现有阻生智齿及其周围软组织的红肿疼痛,不难诊断为智齿冠周炎。冠周炎的面颊部水肿充血,要和咬肌间隙、颊部感染等鉴别。智齿冠周炎的颊面部肿胀为反应性水肿,软而触痛不显,而后两处的间隙感染为炎症浸润、硬、触痛明显,有可凹性水肿。磨牙后区的恶性肿物也有肿块、疼痛与开口困难。依照病史、X线检查及病理切片检查可作鉴别。

五、治疗

(一)急性期

1.全身疗法

轻型者可口服磺胺类药加增效剂、土霉素、螺旋霉素等;也可服用中草药,如风寒感冒引起者服银翘解毒丸,胃火便秘者服牛黄解毒丸。重型者可应用青霉素肌内注射。同时注意休息、流食及补充维生素 C 等支持疗法。

2.局部疗法

常用1:5 000 高锰酸钾液或1%过氧化氢液,以钝细针头伸入盲袋冲洗脓液、细菌及食物残渣,然后将浓碘甘油或冰硼散或樟脑酚细棉捻置入盲袋,每天1次,有消炎止痛的作用。同时,用0.05%氯己定液含漱,一天3次,有促进血循环和清洁杀菌的作用。针灸、理疗有消炎、止痛及缓解开口困难的作用。

3.手术疗法

(1)脓肿切开引流。脓肿形成和切开的指征:局部有红肿、压痛、变软及波动感;全身有发热、白细胞增多,为期已3~5天。智齿冠周脓肿的切开部位有3处:①垂直阻生齿的𬌗面处脓肿,应作近远中向的龈瓣切开,达𬌗面,再用镊子作颊、舌向盲袋分离,放出脓栓、冲洗、放橡皮条引流。②智齿颊侧骨膜下脓肿,应作近远中向切开达骨面,冲洗,放引流条。③智齿舌侧脓肿,只应近远中向切开黏膜,即改用止血钳钝性分离到脓腔,以免损伤舌神经。有开口困难者,可先选用高位局部麻醉,松弛咀嚼肌,再行冠周脓肿切开。

(2)拔除上颌智齿:如果上颌智齿下垂并咬在对颌冠周软组织上,使炎症长期不消退者,应及早先拔除上颌智齿。

（3）关于急性炎症期是否拔除智齿的争论：由于阻生智齿拔除术较复杂，创伤大，位置又较后，炎症期开口困难和有感染扩散的危险，所以一般主张待急性炎症消退后，及早拔除病源牙。但也有不少人报道，对于那些炎症早期、轻型、垂直位阻生和全身情况较好的阻生齿，在抗生素的治疗下，早期拔除阻生智齿，有利引流和消炎，缩短疗程。对于开口困难者，还可在高位封闭麻醉下强行开口，进行拔牙。尽管这种有条件的手术能发挥一定的作用，但还是应慎重对待，以防引起严重的并发症。

（二）慢性期

1.龈瓣切除术

切除龈瓣的目的是消灭窝藏细菌的盲袋。方法是梭形切除包在牙冠周围的龈瓣，以完全暴露牙冠为止，然后缝合或填塞碘仿纱布条。但是此法术后龈瓣复生者很多，所以要严格掌握手术的适应证。只有在正位智齿，有对殆牙，在第2磨牙到下颌升支前缘之间。

2.阻生智齿的拔除

阻生智齿的拔除是根治智齿冠周炎的主要手段。应及早拔除那些曾有症状的阻生智齿，预防冠周炎的复发。

（于　倩）

第二节　颌面部间隙感染

颌面部间隙感染是指发生在颌骨、肌肉、筋膜、皮肤之间的疏松结缔组织的急性化脓性炎症。炎症弥散性者称为蜂窝织炎，局限性者称为脓肿。

一、临床表现及诊断

颌面部间隙感染的临床表现及诊断有以下一些特点。

（一）发病之初

常有原发病的病史，应仔细查问。如牙根尖炎、牙周炎、智齿冠周炎、颌骨骨髓炎、淋巴结炎、唾液腺导管结石、唾液腺炎、扁桃体炎、上呼吸道感染、鼻窦炎、皮肤疖痈、眼耳鼻等感染，颌面部外伤、注射和手术等，都可以带进细菌，引起颌面部间隙感染。

（二）全身症状

症状明显，有发冷发热、白细胞计数增高、血沉加快、全身不适、局部淋巴结肿大等。

（三）局部症状

炎症区红肿高突、发硬，皮肤紧，捏不起皱褶、有压痛和凹陷性水肿。这些症状是炎症细胞浸润、渗出和淋巴回流障碍的结果。在炎症区的四周则是反应性水肿区，较软、皮肤可捏起皱褶、无压痛。

（四）脓肿的诊断与切开引流的指征

脓肿时中心液化变软。表浅的脓肿，可在皮肤或黏膜侧见到红肿，扪之压痛、变软和波动感。但深部脓肿，常因被肌肉、筋膜所隔，扪之发硬而无波动感。这时脓肿的诊断要依据：发病已4～

5 天,体温和白细胞计数仍高,有跳痛,局部红肿、压痛和可凹性水肿明显,表示其深部有脓液聚积,应作穿刺抽脓诊断。穿刺有脓时应常规作细菌培养及药物敏感试验,并作脓肿切开引流。

(五)并发症的判断

颌面部间隙感染常有严重的全身和局部并发症,应及时诊断和处理,否则危及生命。

(六)原发病灶的诊断

除了仔细询问病史,还要做深入的检查,包括一些特殊检查,如 X 线检查等。发现和去除病源才能根治间隙感染。

颌面部有许多肌肉,可分成许多个肌肉筋膜间隙。脓液可以局限在某一个间隙内,但也可以互相扩散,形成多间隙的感染。

二、上唇基底脓肿

(一)局部解剖

位于鼻孔下方,上唇基底部、双侧鼻唇沟之间。内含口轮匝肌。

(二)感染来源

由上前牙根尖炎及上唇痈扩散来。

(三)临床特点

上唇基底部的皮肤及前庭沟有明显的红肿、压痛和波动感。邻近的眶下区可有反应性水肿。病源牙可有叩痛。感染会向眶下间隙扩散。

(四)脓肿切开

多采取口内前庭沟处切开引流。消炎后处理病源牙。

三、眶下间隙感染

(一)局部解剖

眶下间隙上界眶下缘,下界上牙槽嵴,内界鼻外侧,外界颧骨,表面是皮肤,底面是上颌骨前壁。内容有疏松结缔组织、脂肪、提上唇肌、颧肌、提口角肌、面静脉、面动脉、眶下血管、神经及淋巴结等。

(二)感染来源

感染多来自上颌尖牙、前磨牙的感染和上唇基底脓肿的扩散。偶见上颌窦炎穿破前壁引起本间隙感染。婴幼儿上颌骨骨髓炎常伴有眶下间隙蜂窝织炎。

(三)临床特点

轻者上颌尖牙凹处皮肤及前庭沟处红肿、压痛、有波动感。重者全眶下区皮肤及口腔前庭沟处红肿、压痛及波动感。邻近眶下区的下眼睑、鼻侧、上唇及颊部出现反应性水肿,眼睛不能睁开,唇颊活动受限。

(四)感染的扩散

可向上唇、眶内、颊部等处扩散。严重者会沿内眦静脉扩散引起化脓性海绵窦血栓性静脉炎。

(五)脓肿切开

多采用口内切口,在上颌单尖牙、前磨牙的前庭沟处作平行于牙列的横切口,切开黏膜。插入大弯止血钳,达到脓腔处,张大钳喙,扩腔放出脓液,冲洗脓腔,并置入橡皮引流条。隔天换药。

四、颊部感染

(一)局部解剖及感染来源

颊部的境界其皮肤侧是上界颧骨、下界下颌骨下缘、前界鼻唇沟、后界咬肌前缘;其黏膜侧是前到口角,后达翼下颌皱襞,上、下界为口腔前庭沟;颊部的外侧壁是颊皮肤,内侧面是颊黏膜。

颊部以颊肌和咬肌为界,又可分成两个区域。

1.颊肌外侧后部间隙

此间隙位于颊肌和咬肌之间,后界翼下颌韧带、翼内肌前缘和下颌支前缘,前界咬肌前缘并前通颊肌外侧的前部皮下组织。Thoma 等称此处为颊间隙。此间隙充满颊脂体与疏松组织并向上伸入颞下间隙。此间隙感染多来自下颌智齿冠周炎、或上颌磨牙的感染、或咬肌间隙和颞下间隙感染的扩散。

2.颊肌外侧前部皮下组织

此区域的范围就是颊部皮肤的范围,是咬肌前方的颊肌外侧皮下组织。内含颊脂体、疏松结缔组织及一些重要的神经、血管、导管和淋巴结。即自上而下横行排列有:面神经颧支、上颊支,腮腺导管,面神经下颊支、下颌缘支及颊长神经;还有面静脉和面动脉斜行通过上述神经的深方;以及颊、颌上两组淋巴结。此区的蜂窝织炎多来自颊部的淋巴结炎的扩散,也可以是上、下颌磨牙,皮肤疖肿及邻近间隙感染的扩散。

(二)临床特点

由于脓肿所在区域和感染来源的不同,临床表现也有些差异。

当脓肿位于颊部黏膜下层时,口腔黏膜侧的红肿、压痛、波动感明显,这时颊部皮肤侧只有相应的水肿反应;但是,脓肿位于颊部皮下区时,颊部皮肤的红肿、压痛,甚至波动感就很明显了。另外,颊前部的感染虽可有一些开口困难,而颊后部的感染就会引起较重的开口困难。还有,不同感染源引起的颊部脓肿部位也各有特点,如下颌智齿冠周炎最易引起下颌第1、第2磨牙的颊侧前庭沟脓肿和颊肌咬肌之间的脓肿,并出现咬肌前下角处皮下脓肿或皮瘘。因上颌牙感染的扩散所致的脓肿先发生在颊部上半部分。颊淋巴结炎的扩散通常开始在颊中、下部的皮下区。

(三)感染的扩散

可向周围的咬肌间隙、颞间隙和颞下、翼下颌、下颌下等间隙扩散。

(四)脓肿切开

按美观要求,颊间隙脓肿尽可能从口内颊黏膜切开引流。应在颊黏膜的下方,做平行于牙列的横切口,长 2～3 cm。因为低位切口有利于脓液的引流和不损伤腮腺导管。切开黏膜后,用弯止血钳插入黏膜下的脓腔引流。当颊部皮下脓肿时,止血钳还须分开颊肌后才能进入脓腔。

颊部皮下脓肿较广泛或较表浅时,可选用皮肤下颌下切口,于下颌下缘下 1.5 cm 处,平行于下颌下缘做 2～3 cm 长的皮肤切口,用大弯止血钳从皮下由下而上越过下颌下缘,进入颊间隙,扩腔排脓,冲洗,置入凡士林纱布条。隔天换药。

五、咬肌间隙感染

(一)局部解剖

咬肌间隙为咬肌与下颌支之间的潜在间隙,上界颧弓,下界下颌角及下颌下缘,前为咬肌前缘,后为腮腺。内含疏松结缔组织、咬肌血管和神经。

（二）感染来源

多来自下颌智齿冠周炎或下颌磨牙感染的扩散。此外，下颌骨骨髓炎常并发此处感染，邻近间隙的感染也可扩散到此。

（三）临床特点

咬肌区有明显的红肿和压痛，并伴有严重的开口困难。红肿常以下颌角为中心，也有的因咬肌在下颌支的附近较高，而肿胀的中心也高些。此间隙脓肿因被强大的咬肌和筋膜所覆盖，所以扪不到波动，而有明显的凹陷性水肿，应做穿刺抽脓来确定诊断。有时，日久不能排脓，会并发下颌骨骨髓炎。

（四）感染扩散

咬肌间隙感染可向颞间隙、颊间隙、腮腺区及翼下颌、颞下间隙扩散，还会侵犯下颌支。

（五）脓肿切开

多采用下颌角下的皮肤切口。在下颌角下 1.5 cm 处，做4～5 cm长的平行于下颌角的皮肤切口。切开皮肤、皮下及颈阔肌，用大弯止血钳，贴着下颌支外侧面，穿过咬肌，插入脓腔，扩腔引流。为了使脓液引流通畅，也常切开咬肌的下颌支附着。同时，应探查下颌支是否有骨皮质的粗糙或破坏。最后冲洗脓腔并置入凡士林纱布条。隔天换药。

口内切口是沿下颌支前缘，切开黏膜及颊肌，止血钳插进咬肌间隙，引流脓液。但因此处并非咬肌间隙的最低处，引流不够理想，故本法不常用。

六、翼下颌间隙感染

（一）局部解剖

本间隙位于翼内肌和下颌支之间，上界为翼外肌下缘并直接上通颞下间隙，下界下颌角及下颌下缘，前界翼下颌韧带，后界腮腺。内容除疏松结缔组织外，有下牙槽神经和血管、舌神经、下颌舌骨肌神经和血管。

（二）感染来源

本间隙感染常来自下颌智齿冠周炎及下颌磨牙感染的扩散。下颌传导麻醉、下颌智齿摘除术及其断根被冲入翼下颌间隙，都会带入细菌。还有邻近间隙感染会扩散到此。

（三）临床特点

此间隙感染位于下颌支的深面，炎症早期面部的红肿不明显，故难以诊断。但是，患者会有面侧深区的疼痛，并放散到耳颞部，还有渐进性开口困难和全身发冷发热、白细胞计数增高等表现。检查时可发现此间隙的前界翼下颌皱襞处黏膜红肿和压痛，在下颌角内侧及后方的皮肤有肿胀及深处压痛。穿刺抽脓可协助诊断。

（四）感染扩散

翼下颌间隙感染会扩散到颞下和颞间隙、咽旁间隙、腮腺区、舌下及下颌下间隙。有时可侵犯下颌支内侧骨质。

（五）脓肿切开

此间隙脓肿可从口内切开。沿翼下颌皱襞外侧，垂直切开黏膜及颊肌，用长弯止血钳向下颌支内侧插入翼下颌间隙，扩腔引流脓液。对于严重的翼下颌间隙感染，应做口外皮肤切口。切口的部位与咬肌间隙的下颌下皮肤切口相同，只是到达下颌角后，却沿下颌支内侧，用止血钳分开翼内肌，插进翼下颌间隙，扩腔引流。

七、颞下间隙感染

(一)局部解剖

颞下间隙位于面侧深区,面部各间隙的中央部位,上界为颞骨的颞下嵴并上通颞深间隙,下界为翼外肌的下缘并向下直通翼下颌间隙,前界为上颌骨后壁,后界为茎突及其诸肌,外界为颞骨颧弓及喙突和髁突,内界为翼外板。间隙内含翼静脉丛、上颌动脉和静脉及其分支、三叉神经下颌支及其各分支、上牙槽后神经等。

(二)感染来源

常见的感染源是上颌磨牙的感染,也有上颌结节麻醉或翼外肌封闭时带进的感染,还有邻近间隙感染扩散而来。

(三)临床特点

感染深在,早期炎症时面部红肿可不明显,但出现面侧深部的疼痛和开口受限、全身发热、白细胞计数增高的症状。检查时,可见上颌结节处的前庭沟红肿和压痛。随后,此间隙四周的面部可出现肿胀,如乙状切迹、颧弓上方及眶下区的肿胀。常伴有其下方的翼下颌间隙的感染。

(四)感染扩散

感染向上扩散到颞深间隙,可通过卵圆孔和棘孔进入颅内。感染向前进入眼眶、颊间隙,向下直达翼下颌间隙,向内扩散到翼腭窝和咽旁间隙,向后扩散到腮腺,向外到咬肌间隙或侵犯髁突。通过翼静脉丛引起颅内感染。

(五)脓肿切开

本间隙脓肿常做口内切口,在上颌结节的前庭沟处,红肿和压痛最明显的部位,做平行于牙槽嵴的黏膜切口,弯钳插入颞下间隙,扩腔引流脓液。如果合并翼下颌间隙感染时,最佳引流切口还是下颌角下方的皮肤切口。

八、颞间隙感染

(一)局部解剖

颞间隙是颞肌所在的部位,颞肌又将颞间隙分为两部分:颞肌与浅面的筋膜之间为颞浅间隙,与咬肌间隙相通;颞肌与深面的颞骨鳞部之间是颞深间隙,与颞下间隙相通。

(二)感染来源

本间隙感染多由邻近间隙的感染扩散而来,如咬肌间隙和颞下间隙的感染。

(三)临床特点

本间隙感染时,颞区皮肤红肿、压痛并有凹陷性水肿,周围的反应性水肿可达眼眶、额、顶、枕及颧部,还有明显的开口困难。

(四)感染扩散

颞间隙感染可向四周扩散,如额、顶、枕、颧部。颞深间隙脓肿可侵犯颞骨鳞部,导致颞骨骨髓炎及脑膜炎。

(五)脓肿切开

对于局限性的脓肿及颞浅间隙的感染,可做平行于颞肌纤维的直线切口,切开皮肤、皮下及颞浅膜,用止血钳钝剥离到脓腔,放出脓液。对于广泛的脓肿或深间隙脓肿,应在颞肌附着的边缘处做弧形切口或颞肌后缘做切口,切开颞肌根部,做脓腔引流。

九、咽旁间隙感染

(一)局部解剖

咽旁间隙位于咽上缩肌与翼内肌、腮腺之间,上达颅底,下到舌骨水平,后界椎前筋膜,前界翼下颌韧带、颊肌和下颌下腺。茎突及其附着的诸肌又将咽旁间隙分成前、后两部分:咽旁前间隙无重要器官;咽旁后间隙有颈内动脉、静脉及4对脑神经(第Ⅸ～Ⅻ对)。

(二)感染来源

多由牙源性炎症引起,特别是智齿冠周炎。亦可为腺源性,来自扁桃体。

(三)临床特点

患有明显的咽部疼痛、吞咽困难,也可发生呼吸困难。检查时可见开口受限,咽侧壁、咽峡和软腭等处红肿,并且腭垂被推向健侧。局部还有压痛及凹陷性水肿。

(四)感染扩散

向后扩散到咽后间隙,向下引起舌下、下颌下及口底蜂窝织炎,向内可到翼下颌及颞下间隙。

(五)脓肿切开

局限性咽旁脓肿常做口内切口引流,在翼下颌皱襞内侧,红肿压痛最明显处做垂直的黏膜切口,用长弯止血钳插入脓腔,扩腔引流脓液。广泛性脓肿,应在下颌角下方1.5 cm处做皮肤切口,进入咽旁。

十、咽峡前感染

(一)局部解剖

咽峡前是指下颌智齿的舌侧后方这一小区域。其后界为舌腭肌、咽上缩肌,前界为下颌舌骨肌后缘,外侧为磨牙后区及智齿舌侧骨板,内侧是舌体,上界达软腭弓的高度,下界达下颌舌骨肌后缘水平并下通下颌下间隙。舌神经在此间隙通过。Edwards称此区为"下颌舌骨肌后间隙"。

(二)感染来源

主要是下颌智齿拔除后的出血或舌侧骨板折裂的继发感染或智齿冠周炎的扩散。扁桃体周围脓肿也常出现在此处。

(三)临床特点

有饮食困难、吞咽疼痛、全身不适和发热。检查时因开口困难,观察咽峡部很困难。可用口镜通过窄小的上、下牙间隙,拉开舌体,在良好的照明下,看到红肿的咽峡前。严重者的红肿可波及软腭、舌腭弓、翼下颌皱襞及智齿处,较轻者的脓肿局限在智齿舌侧黏膜下。此外,下颌角内侧皮肤有红肿和压痛。

(四)感染扩散

感染可扩散到下颌下、舌下、咽旁、翼下颌等间隙。

(五)脓肿切开

经穿刺有脓应及时切开引流。一般在咽峡前红肿及压痛最明显处做纵形切口,切开黏膜后,即插入弯止血钳引流脓液,以免损伤舌神经。

十一、舌下间隙感染

(一)局部解剖

舌下间隙位于下颌体与舌体之间,表面是口底黏膜,底为下颌舌骨肌和舌骨舌肌,后界为舌根并通下颌下间隙。由舌系带及颏舌肌将舌下区分为左、右两部分。此间隙内含舌下腺及其大导管、下颌下腺导管、舌神经、舌下静脉、舌下动脉及舌下神经等。

(二)感染来源

多来自下颌牙的感染,其次是下颌下腺导管结石或口腔溃疡的感染扩散。

(三)临床特点

舌下区红肿、压痛,有脓肿时可扪到波动。出现舌运动受限、语言障碍和吞咽不便。严重者有口底肿胀、舌体高抬,呈"二重舌"状态,嘴不能闭,流口涎。如果舌根处肿胀,会出现呼吸困难。

(四)感染扩散

多向下颌下间隙扩散,进而发生口底蜂窝织炎。

(五)脓肿切开

脓肿由口内切开,做平行并靠近下颌体内侧的口底黏膜切口,换用大弯止血钳插入舌下区脓腔放脓。注意勿伤及下颌下腺导管、舌神经及血管。当合并下颌下、颏下等多间隙感染时,应做下颌下皮肤切口,分开皮下、颈阔肌、颌舌骨肌后,引流舌下区脓肿。

十二、舌基底部感染

(一)局部解剖

舌基底部是介于颏舌肌与颏舌骨肌之间的潜在间隙。

(二)感染来源

多由下颌前牙的感染及下颌骨骨髓炎引起。

(三)临床特点

舌轻度水肿,颏下部位有硬性浸润和疼痛。弥漫性者口底显著水肿,伴有吞咽疼痛、舌运动受限和疼痛、语言困难及一定程度的呼吸困难。无明显的下颌运动受限。

(四)感染扩散

可向舌下、下颌下及全口底扩散。

(五)脓肿切开

可选舌下区正中垂直切口,切开黏膜后钝分离到肌间隙中;也可做颏下皮肤横切口,向上钝分离到颏舌骨肌和颏舌肌之间的脓腔。

十三、下颌下间隙感染

(一)局部解剖

下颌下间隙位于下颌体内侧与二腹肌前、后腹所构成的三角区内,其表面是皮肤、皮下和颈阔肌,其深面是下颌舌骨肌,经该肌的后缘与舌下间隙相交通。内含下颌下腺、淋巴结、面动脉、面静脉、面神经下颌缘支、舌神经及舌下神经等重要结构。

(二)感染来源

感染可来自下颌智齿冠周炎、下后磨牙的感染、急性淋巴结炎、急性下颌下腺炎、下颌骨骨髓炎、颌骨囊肿感染,以及邻近间隙感染的扩散。

（三）临床特点

下颌下区出现红肿和压痛。早期炎症浸润发硬,后期皮肤变软可扪到波动。可有轻度开口受限及吞咽疼痛。牙源性感染者发病急骤,而淋巴结炎来源者发病较慢,多发生在儿童年龄。

（四）感染扩散

感染可扩散到舌下、咽旁及颏下间隙,严重者引起口底蜂窝织炎。

（五）脓肿切开

在下颌骨体下 2 cm、红肿和压痛最明显处,做平行于下颌下缘的 3~5 cm 长的皮肤切口,切开皮肤、皮下和颈阔肌,钝分离进入脓腔,扩腔引流。

十四、颏下间隙感染

（一）局部解剖

本间隙位于左、右二腹肌前腹与舌骨所构成的三角区内,表层为皮肤,深面为颌舌骨肌。内含颏下淋巴结。

（二）感染来源

感染来自下颌前牙的感染、颏下急性淋巴结炎及邻近间隙感染的扩散。

（三）临床特点

颏下区皮肤红肿、压痛及炎症浸润发硬。如脓肿浅在可扪到波动感。

（四）感染扩散

向双侧下颌下区及口底扩散。

（五）脓肿切开

在颏下 1.5 cm 处做横切口,切开皮肤、皮下组织,钝分离做脓腔引流。

十五、口底蜂窝织炎

口底蜂窝织炎是指包括舌下、双颌下、颏下等多间隙的广泛性急性蜂窝织炎,常波及颈部的筋膜间隙。本感染可以是一般化脓性的,也可以是腐败坏死性的（曾被称为 Ludwig 咽峡炎）,有的呈凝固坏死性。这是口腔颌面部最严重的感染之一。

（一）感染来源

感染多来自牙、口腔及颌骨的感染,也可来自淋巴结炎、唾液腺炎、咽峡炎、扁桃体炎及上呼吸道感染。

（二）临床特点

化脓性口底蜂窝织炎的早期常在某一舌下区或下颌下区开始红肿和疼痛,继而很快扩散到整个口底、舌根、咽喉和上颈部软组织。局部表现为皮肤广泛性红肿、压痛、浸润发硬及凹陷性水肿。口腔半开,舌下区肿胀,舌体被抬起,流涎,并伴有舌运动不便和语言、吞咽困难,以及呼吸困难等症状。全身中毒症状十分明显。

（三）治疗

治疗原则应是首先防止窒息及中毒性休克,同时给予全身支持疗法,大量广谱抗生素应用,无论有无脓液,应紧急作颌下、颏下的联合切开,切开的目的是减压引流,同时改变局部的厌氧环境。可行弧形切口切开,也可行"⊥"形切口,广泛切开,用 1% 过氧化氢溶液反复冲洗。切开后常见有少量脓液及广泛软组织呈灰黑色,其间夹杂着少量气体,均为腐败坏死性口底蜂窝织炎所特有。切开后应每天换药,并反复用1%过氧化氢溶液冲洗,在病情稳定后,高压氧治疗有较好的辅助作用,同时注意改善全身状况,注意了解有无糖尿病等基础疾病存在及特殊服药史,如服用糖皮质激素、免疫抑制剂等,加强营养调理。

(李斐斐)

第三节　颌骨骨髓炎

颌骨骨髓炎是指包括骨髓、骨松质、骨皮质及骨膜等全颌骨性的炎症。

各书对颌骨骨髓炎有不同的分类和命名方法,这里按致病因素和病理性质来进行分类,再结合其感染途径、病变部位和炎症的急、慢性期等命名,具体如下。

一、化脓性颌骨骨髓炎

本病是以化脓性炎症过程为主的颌骨骨髓炎。主要讨论发生在成人及儿童的牙源性化脓性颌骨感染,而婴幼儿非牙源性的感染,将在下文"婴幼儿颌骨骨髓炎"中讨论。

(一)病因

化脓性颌骨骨髓炎的感染细菌多为金黄色葡萄球菌和链球菌,也有变形杆菌。并且随细菌培养技术的提高,厌氧菌也被发现是其感染细菌。

在成人及儿童的颌骨骨髓炎中,多为牙源性感染扩散所致,如根尖周炎、牙周炎和智齿冠周炎的扩散。其次,外伤开放性骨折可造成细菌侵入。还有某些颌骨疾病,如颌骨囊肿、肿瘤、石骨病、骨纤维异常增殖症等,可继发细菌感染及血源性感染(如全身败血症、白血病等)。

一般认为颌骨具有较强的抗菌力和对细菌的自然屏障作用。然而,在机体抵抗力不佳、机体对细菌致敏或颌骨的屏障被破坏的状态下,可能发生感染。如常遇到一些患者,在过度劳累、营养极差和全身性疾病(如糖尿病等)的情况下,原有的牙齿感染会迅速扩散,引起颌骨骨髓炎。

另一个颌骨骨髓炎发病的重要因素是与颌骨的组织结构、血液供应等特点有关。下颌骨的骨髓炎发病率是上颌骨的2倍,就是解剖因素决定的。因为上颌骨的骨皮质较薄且疏松多孔,牙根尖周围的脓液易穿破骨皮质,引流出体外而不在颌骨内扩散,况且上颌骨的血运丰富,分支多,不易发生血循环营养障碍和骨坏死。相反,下颌骨的骨皮质厚而致密,根尖周脓肿不易穿破骨壁外流而向骨髓腔方向扩散,发生骨髓炎。即使脓液穿出骨皮质,也被下颌骨周围的强大的咀嚼肌所围困而不易排出,长期积聚的脓液若侵蚀邻近骨皮质,造成更大的破坏。另外,下颌骨的血液供应主要是一支下牙槽动脉,一旦血管栓塞,就会发生大面积的骨缺血、坏死,比上颌骨骨髓炎要严重得多。

(二)病理

1.急性期

感染初期,骨髓腔内充血、渗出,继而化脓。但是,牙槽脓肿的扩散,一开始就有脓液,随着压力的增高,脓液沿血管、淋巴管和骨髓腔隙向四周扩散,可达对侧下颌骨。由于细菌的毒素、酶及脓液的压力,骨小梁被溶解和破坏。若骨皮质被穿破,脓液外流,急性炎症可转为慢性期。

2.慢性期

脓液的扩散一方面使骨质溶解破坏,形成坏死灶;另一方面造成血管栓塞和骨膜被掀起,都导致骨的血循环和营养障碍,发生骨坏死。一旦骨坏死,钙质沉积使死骨密度增高。周围的破骨细胞吞噬死骨边缘,健康肉芽组织增生,最终死骨分离。死骨呈污秽状或白土色,边缘不规则、虫咬状,表面有脓液和细菌。小的死骨及坏死灶,可被吸收或通过瘘管向体外排出。但大块死骨不能自动排出,只能靠手术摘除。在死骨周围,正常骨质可有反应性增生致密,是一种炎症修复现象。广泛的颌骨破坏,会发生病理性骨折。

(三)临床表现

1.中央型化脓性颌骨骨髓炎

中央型骨髓炎是指感染起于骨髓质,再向四周扩散。

(1)急性期:发病急骤。牙源性骨髓炎者初起有牙痛史及颌骨剧痛,放散至耳颞部,但面部肿胀不明显。有发热和全身不适。随着脓液在骨髓腔的扩散,可出现多个牙松动、龈沟溢脓和口臭。在下颌骨可出现下牙槽神经受压的下唇麻木症状,还有骨膜炎的面部肿胀。继而,脓液穿破骨皮质,形成颌周蜂窝织炎,出现面部间隙感染的红肿疼痛、凹陷性水肿、开口困难等症状。间隙感染又可侵犯邻近的骨皮质,引起边缘性颌骨骨髓炎。全身中毒症状明显,高热、脱水、白细胞计数明显增高,可有核左移现象。当拔牙或切开使脓液引流后,全身及局部的急性炎症可以缓解而进入炎症慢性期。急性期10～14天。

(2)慢性期:病程可能相当长,有数周到数年之久的。急性红肿、发热症状消退。因骨质的破坏,有多个牙松动和龈沟溢脓。在死骨及破坏灶相应的口腔黏膜或面部可有不同程度的肿胀或瘘管,时而有脓及小死骨片排出,探针进入瘘管可探到骨破坏灶或粗糙活动的死骨块。只要死骨存在,炎症就不会消除,常伴有面部瘢痕、开口受限、骨质缺损畸形,也可能有病理性骨折。全身可有慢性胃炎、贫血等现象。如果瘘管阻塞、排脓不畅或全身机体衰弱,慢性炎症会急性发作。炎症的反复发作,可蔓延到整个颌骨,患者异常痛苦。

2.边缘型化脓性颌骨骨髓炎

边缘型骨髓炎是指感染由骨皮质到骨髓质的炎症破坏过程。可以原发于颌周间隙感染,如咬肌间隙、翼下颌间隙、颞下间隙的感染;也可继发于中央性骨髓炎的感染扩散。脓液多侵蚀下颌骨升支、下颌角、喙突及髁突等处的骨皮质,一般破坏较浅,骨面有粗糙或破坏吸收,也有的出现小的骨髓质破坏,但严重者可形成下颌升支的大面积死骨。

边缘性骨髓炎的急性期症状常被颌周蜂窝织炎时的面部红肿、疼痛和全身发热等症状所掩盖而不被注意。当颌周间隙脓肿切开并探查骨面时,才发现骨面粗糙或有破坏。对于那些间隙脓肿切开后,长期流脓不止的,应怀疑骨髓炎的存在。

慢性期患区局部(如腮腺咬肌区)肿胀、硬、压疼、轻度充血,可有开口受限,在皮肤或黏膜表面可见瘘管。全身可无明显不适。炎症可急性发作。

(四)诊断与鉴别诊断

牙源性颌骨骨髓炎的早期应与牙槽脓肿鉴别。前者炎症广泛,不仅牙痛,还有颌骨剧痛,多个牙松动,全身中毒症状严重。而牙槽脓肿主要局限在单个牙的肿痛。

X线检查对两周以内的急性颌骨骨髓炎无诊断价值。一般认为骨矿物质吸收达30%～60%时X线检查才能显示。因此,骨髓炎的早期要依靠病史和临床表现做出诊断。但X线检查对以后骨髓炎的破坏和死骨形成的部位、程度及范围有重要的诊断意义,能指导手术的时机、范围和追踪观察治疗的效果。X 线检查还能帮助找出病源牙。

依病情的发展,颌骨骨髓炎的 X 线检查表现可分为 4 个阶段。

1.弥散破坏期

出现骨小梁的模糊脱钙或斑点状破坏,骨膜有炎性增厚反应。

2.病变开始局限期

破坏灶周围的界限已清楚,有的破坏灶可见分离的死骨。本期还可反映病理性骨折。

3.新骨显著生成期

死骨已分离移位,周围骨小梁增多、变粗。皮质骨外有新骨增生。

4.痊愈期

病灶部位骨质已致密。

(五)治疗

颌骨骨髓炎需要采用药物与手术、全身与局部综合性治疗才能取得好的效果。急性炎症早期以大量抗生素控制感染和全身支持疗法等,并应及早拔除病牙引流及脓肿切开引流。慢性炎症期,应选择适当时机手术摘除死骨、病灶刮治,消除病源,并注意促进愈合、防止骨缺损畸形和病理性骨折。

1.抗菌药物的应用

在急性骨髓炎早期还未能取得细菌培养时,可先根据骨髓炎以革兰染色阳性球菌最多见的经验,选用青霉素与耐青霉素酶青霉素合用(苯唑西林、氯唑西林)。重症患者须静脉滴注青霉素 480 万单位,一天 2 次,持续 3～5 天。症状控制后可改用口服给药,如青霉素 V 钾片 0.5 g,一天 3～4 次,维持 2～4 周,或头孢拉定 0.5 g,一天4次。必须及早取得脓液或分泌物作细菌培养和药物敏感试验,以指导和改进抗生素的种类和剂量。特别是在最初治疗效果不佳时更应注意这一点。如果患者对青霉素过敏,可选用其他敏感药物,依次为克林霉素、头孢唑啉、红霉素等(有青霉素过敏性休克史者不宜选用头孢霉素)。

2.全身支持疗法

静脉滴注输液,可减轻中毒症状,注意水、电解质平衡,必要时输血。还要注意营养。有全身疾病,如贫血、营养不良、糖尿病、白血病者等须同时治疗。

3.消除病源

及早拔除病源牙,从拔牙创口引流脓液,减轻颌骨内的压力,可以减轻疼痛,避免脓液在骨髓腔内再扩散。如有其他病原,如颌骨肿瘤等,应在急性炎症控制后,手术切除,以免感染复发。

4.软组织的脓肿切开引流

可以缓解症状、减少全身并发症,避免脓液再返回侵犯骨皮质。

5.骨髓炎的死骨摘除和病灶刮治术

(1)适应证。急性炎症已消退,骨髓炎已到局限期,死骨已形成,可进行手术。大约是在发病后 2 个月左右。过早手术,病变不局限,不易刮净,会扩散或复发。可根据以下指征,判断病变的部位以指导手术:①在反复肿胀过、有硬结或瘘管的部位,还可通过瘘管探到死骨或破坏灶;②能查到多个松动牙,溢脓,有时还能见到浮动的死骨块;③X 线检查能显示破坏灶及死骨的部位和范围。

(2)手术方法。①口内进路:适合于上、下牙槽骨及近口腔部位的颌骨病变手术。先拔除病牙,做梯形骨黏膜瓣切开,翻瓣,不宜过大,以暴露病变为度。摘除死骨,刮除病变,修整创面,使口大底小,填塞碘仿纱布条,1～2周更换一次,促进肉芽生长,防止伤口关闭过早。②口外进路:适合于升支或大面积颌骨体的病变。在下颌角下1.5 cm处做切口,切开皮肤、皮下、颈阔肌,达下颌角处,切开咬肌并翻起肌瓣暴露病区,摘除死骨,刮净病区。修整骨腔,使成口大底小的碟形创面,过氧化氢液冲洗,将咬肌填盖创面,不留死腔。对于可能尚残留感染的创面,应填碘仿纱布条,1～2周更换一次,注意使其保持口大底小,让肉芽组织由下向上地生长,以防无效腔发生。若手术时病变已十分局限,且无感染渗出,可立即缝合创口。

6.预防病理性骨折

必要时做颌间结扎,以防颌骨骨折。

二、婴幼儿颌骨骨髓炎

本病是发生在婴幼儿的一种非牙源性的化脓性颌骨骨髓炎。上颌多发于下颌。

(一)病因

本病多为金黄色葡萄球菌所致。感染途径可以是局部感染的扩散,如分娩及哺乳期婴儿口腔黏膜或皮肤的擦伤、母体乳腺炎的传染及眼耳鼻感染的扩散等;也可以是血源性感染,如脐带感染、皮肤疖肿等通过血循环感染。

(二)临床表现

全身症状明显,小儿哭闹不安、发热,白细胞计数20×10^9/L以上。婴幼儿抵抗力弱,易形成败血症,危及生命。

局部多发生在上颌。眶下区红肿,呈蜂窝织炎状态,眼睑红肿,结膜充血,眼睑裂变窄。在口内可见腭及前庭沟处红肿。至化脓期,脓液可从眼内眦、腭部、牙槽突、鼻腔等破溃处流出,形成瘘管,并有小死骨片,甚至坏死牙胚自瘘管排出。有时发生在下颌角处,出现咬肌腮腺区红肿,压痛和开口受限。

(三)诊断

根据婴幼儿眶下及腭部的红肿和全身发热不难考虑到本病,但易误认为单纯眶下区蜂窝织炎。X线检查在早期变化不明显,2～3周后可见骨质疏松,骨纹理模糊及死骨形成。本病死骨较小,有的可溶解排出。牙胚周界如不清或断裂,表示可能已坏死。

(四)防治

(1)炎症早期应尽早开始抗感染的经验治疗,选用对金黄色葡萄球菌敏感的抗生素并注意全身支持疗法,尽可能使感染消散,防止败血症的发生。

(2)脓肿期及早切开引流,可缓解症状,使骨髓炎局限,可能排出小死骨。口内脓肿切开时要防止脓液误吸入肺。

(3)慢性期病灶局限或死骨形成可行刮治术,但手术应较保守,只去除死骨,不伤及牙胚。

(4)针对本病的病因,加强对孕妇乳母的卫生宣教,注意婴幼儿的口腔清洁卫生,防止创伤,处理好新生儿的脐带、防止感染的发生。

三、颌骨放射性骨坏死

随着头颈部恶性肿瘤放射治疗的增多,颌骨放射性骨坏死及其继发感染性骨髓炎也日益增加,引起了人们的普遍关注。

（一）病因、病理

学者一般认为，放射、创伤和细菌感染是放射性骨坏死及骨髓炎的三大致病因素。放射导致骨组织活力的逐渐丧失，处于坏死状态，在此基础上，任何局部创伤（拔牙、手术、黏膜创伤等）和细菌感染（根尖周炎、牙周炎等）都能诱发骨髓炎。

放射是主要的致病因素。它的致病强度与放射线的种类、剂量，局部组织特点及保护措施等有关。放射线对口腔组织的损害：①骨母细胞（成骨及破骨细胞）的变性和坏死；②骨血管结构的破坏、内膜炎、栓塞；③口腔黏膜下血管床破坏，黏膜营养不良易溃疡；④牙齿有机成分变性，无机成分崩解；⑤牙周膜增厚，纤维排列紊乱，血管和细胞成分减少；⑥唾液腺唾液分泌减少。

（二）临床表现

放射后骨活力低下或处于坏死状态可以长期无症状。有的是在拔牙或局部损伤后才发现创口不愈或发现骨坏死。

继发化脓性感染时，患者有深部持续性剧烈疼痛，常伴有颌周红肿、瘘管、溢脓、口臭、发热等症状。

放射性骨坏死的最大特点是死骨与正常骨之间长期不能分离和脱落，暴露在口腔，界线不清，反复感染，炎症急性发作。

面部软组织常有放射性瘢痕，伴有开口困难。有的还有面颊组织坏死和洞穿性缺损。

放射后唾液分泌受到抑制，口干，发生猖獗龋，牙齿病损至残根、残冠。全身有消瘦及贫血症状。

X线检查的表现主要是骨矿物质减少呈现的密度减低，骨小梁粗糙，其周围有斑块状密度减低。病变区与正常骨界限不清。牙槽突处易见到破坏，严重的有颌骨显著脱钙及骨吸收。

（三）诊断

根据放射治疗的病史、临床表现和X线检查所见，可以诊断。对炎症控制后仍有肿块或溃疡者，应取活检，以除外肿瘤复发。

（四）预防

一旦发生放射性骨髓炎，患者极为痛苦，且预后不佳，故预防其发生极为重要。根据本病发病因素，在放疗前、中、后，应注意以下事项。

（1）放射治疗前要消除口腔内外的一切感染病灶：如全口洁治，消除龈炎。拆除口内金属材质的固定桥及冠套。用非金属材料充填Ⅰ、Ⅱ度龋。对Ⅲ～Ⅴ度龋不宜做牙髓治疗而应拔除。牙周病的患牙及阻生牙也应摘除，待拔牙后10～14天伤口愈合后才能开始放疗。为了不耽误时间，有条件者可住院，在抗生素控制感染下，行一次手术拔除应拔除的牙齿，并修整骨尖、缝合伤口促进早日愈合。但要避免术中大翻瓣及大创伤。

（2）根据肿瘤的性质选择合适的放射种类、适当的剂量及准确的部位。

（3）放射中要用铅板保护放射野以外的组织，特别是牙及颌骨。应加强营养，增强体质。Shannon（1977年）认为用含矿物质和氟化物的人工唾液含漱口腔，有使牙齿再硬化及湿润口腔的作用，放疗后还可长期应用。

（4）放疗后应注意保持口腔清洁，口干者可应用人工唾液。定期检查口腔。防止颌骨受到任何损伤，一年内不要戴义齿。一般认为，任何时期拔牙都难免诱发颌骨放射性骨髓炎，尤其是在照射后3年内更易诱发，应视拔牙为禁忌，而对牙病尽量采取保守疗法。但是，近年来，临床医师发现牙源性感染会诱发颌骨骨髓炎，如果牙的感染不能控制，也应拔除。要在大量抗生素的控制下拔除,并尽量减少拔除术中的创伤。

(五)治疗

1.控制急性炎症,加强全身支持疗法

建立良好的引流、冲洗及抗生素治疗,一般能够缓解急性炎症的症状,但不能有效地分离死骨。病原菌为革兰阳性球菌的感染或需氧菌与厌氧菌的混合感染,

2.手术疗法

当X线检查显示死骨形成,可行死骨摘除术。但是放射性死骨的形成与分离需要等待很长时间。目前,多数人主张早期在健康骨组织内切除死骨,终止颌骨炎症的扩展。但是病灶与正常组织之间的界限不清,如何掌握切除范围是手术难点之一。另外,放疗后面部软组织的瘢痕或缺损,使手术修复有一定困难。因此,术前应做好诊断与设计。抗生素的应用是必要的。

3.高压氧治疗

高压氧可以增加血管内的氧压。氧的增加使细菌对低浓度抗生素敏感,从而有抑菌作用,也能增强白细胞及成纤维细胞的活力,从而促进肉芽组织由健康组织向死骨生长,使死骨早日形成与分离,对手术有利。

具体方法:患者进入气压为两个大气压的纯氧舱内,每次 1.5～2 小时,每周 5～6 次,共60 次。同时每天口服抗生素,如青霉素、红霉素或四环素。每天服维生素 E 0.1 g,以减少氧中毒。每天冲洗伤口并适时地作死骨切除术。6 个月后再增加 10 次这种治疗。禁忌证为:有恶性肿瘤、毒血症及精神病患者。

(于　倩)

第四节　牙源性上颌窦炎

一、病因

上颌磨牙和前磨牙离上颌窦底很近,这些牙的根尖周围炎可以直接扩散到上颌窦,或拔牙时将根推入上颌窦,引起上颌窦炎。另外,上颌骨骨髓炎、根尖周囊肿感染也可并发上颌窦炎。牙源性上颌窦炎的病原菌多为厌氧菌,需氧菌以链球菌最多见。

二、临床表现

急性期有发热、全身不适、单侧上颌胀痛、头痛、鼻塞等症状。检查可见患侧眶下区水肿、压痛。鼻腔内鼻甲充血,中鼻道有脓。患侧可见上颌病源牙或其他病灶,前庭沟处有压疼。鼻颏位(华氏位)X线检查可见患侧上颌窦密度增高,产生均匀模糊的影像。窦内有脓时,坐位投照可见其内有水平面表现。

慢性上颌窦炎表现为患侧上颌压迫沉重感,周期性疼痛,常有一侧鼻炎或排脓。能找到患侧上颌病源牙。X线检查可见患侧上颌窦黏膜增厚,环绕窦壁有密度增高的带状影像,窦中央有透光区或普遍上颌窦密度增高、均匀模糊、骨壁硬化。炎症严重者,上颌窦壁可以模糊不清。牙根被推进上颌窦者,可见到断根在窦腔内。病源牙的根尖片显示根尖病变通向上颌窦。

三、诊断

牙源性上颌窦炎为单侧性,具有典型的上颌窦炎的临床及 X 线检查的表现。上颌窦的透光试验或穿刺抽脓检查,可协助诊断。要与上颌窦癌鉴别,后者可有深部持续性痛、鼻腔血性分泌物、眶下区神经麻木等早期症状。

四、防治

(一)急性期

嘱患者休息,局部热敷,鼻腔滴 1‰麻黄碱收缩黏膜肿胀以利引流。根据病原菌(厌氧菌,需氧菌多见链球菌)全身应用抗生素。若脓液引流不畅而症状不减轻时,可用穿刺灌洗法。对于不能保留的牙齿,也可拔牙引流。

(二)慢性期

宜用保守疗法,鼻腔施用血管收缩剂,使窦腔引流通畅,或用上颌窦灌洗法。拔除或治疗病源牙,去除病灶。必要时由耳鼻喉科行上颌窦自然孔扩大引流术。炎症控制后,再作口腔上颌窦瘘的修补术。

(马萌萌)

第五节 颜 面 疖 痈

疖是皮肤毛囊、皮脂腺、汗腺的化脓性感染。多个疖肿在浅筋膜层融合成为痈。颜面部皮肤,尤其是唇部和鼻部是疖痈的好发区。鼻唇部又称面部危险三角区,因为此处血运丰富且面部静脉缺少瓣膜,感染可以逆流而上,通过内眦静脉,进入颅内,引起化脓性海绵窦血栓及脓毒血症,危及生命。俗话说"面无善疖",应予以高度重视。

一、病因

多为金黄色葡萄球菌感染。在面部卫生不佳、擦伤及全身抵抗力差的情况下,如有糖尿病、感冒、劳累、食用油腻食品等情况,感染极易发生。

二、临床表现

疖肿早期为毛囊或皮肤皮脂腺处粟粒大的红丘,感疼痛。化脓时,在此红丘的中央有一白脓头,跳痛,全身有轻度不适。脓头破溃,排出脓栓及腐肉,症状缓解,病痊愈。如果处理不当,如刺、挑、挤等不良刺激,感染会扩散成痈。

以上唇痈为例,发病急骤,早期上唇一片红肿,发硬,周围水肿扩散到眶下区或颊部,全身发热,白细胞计数增高。化脓期,以多个小脓头向皮肤及黏膜表面冒出为其特点,较少形成大脓腔。全身中毒症状明显。脓栓连同腐肉脱落或取出,伤口渐好。

三、并发症

面静脉炎：沿面静脉走行方向呈条状红肿，压痛、四周水肿。眶下间隙蜂窝织炎、败血症、海绵窦炎等。

四、防治

（1）注意面部清洁卫生及全身健康。

（2）疖肿：以碘酊一天 3 次点涂可消肿。禁忌挑、捏、切及热敷，以免感染扩散。脓头明显局限时，可用镊子夹出并涂以碘酊。

（3）痈：应及早作脓的细菌培养及药敏试验以指导用药。抗生素使用应该比较积极，首选青霉素与耐青霉素酶青霉素合用。重症患者须静脉滴注青霉素 480 万单位，一天 2 次，或者苯唑西林、氯唑西林，症状控制后可改用口服阿莫西林、克拉维酸、青霉素 V 钾片，或口服头孢拉定 0.5 g，一天 4 次，直至痊愈。青霉素过敏者选用红霉素、克林霉素。也可应用中草药，如五味消毒饮等。

（4）密切观察病情的变化，如有并发症时要及时抢救。疑有败血症者须取血作细菌培养及药敏试验。

（5）局部治疗：以药物湿敷为主。以高渗药物或抗菌药物局部湿敷可以杀菌和拔脓。如 10％大蒜液、50％硫酸镁溶液、10％盐水、1％杆菌肽溶液等沾湿小块纱布，湿敷唇痈处，2 小时换一次，待脓头出现，用镊子轻轻夹出脓栓及腐肉。周围的硬结可在 1～2 周后逐渐恢复正常。禁忌对唇痈切开、挤压，以免引起严重并发症。只有当皮下脓肿很明显时才能轻挑开脓肿。

（马萌萌）

第八章

口腔颌面部神经疾病

第一节 面 肌 痉 挛

面肌痉挛的病因不明确,表现为一侧面神经支配的部分或全部表情肌不自主抽动。

一、诊断

(1)面肌痉挛多见于中、老年,女性多于男性。

(2)抽搐多先从下睑开始,渐扩展至半侧面部表情肌,甚至颈阔肌。但额肌较少受累。

(3)为单侧、阵发性,不能自主,情绪紧张、激动可诱发并加重。睡眠时少有发作。

(4)抽搐发作时间由数秒至数十分钟不等。

(5)患者可伴耳鸣,严重者可同时出现面肌轻度瘫痪、面肌萎缩及舌前 2/3 味觉减低。

二、治疗要点

目前面肌痉挛缺少十分理想的治疗方法。

(一)药物治疗

抗癫痫药物(卡马西平、苯妥英钠等),镇静药物(地西泮等)。

(二)封闭疗法

维生素 B_1、维生素 B_{12} 或山莨菪碱等注射于茎乳孔处面神经干。

(三)注射疗法

肉毒毒素 A 注射于抽搐面肌。

(四)射频温控热凝面神经干

有止抽搐或缓解作用,术后面瘫,复发率较高。

(五)手术治疗

颅内显微血管减压术,适用于抽搐严重、保守治疗无效者。

(于 倩)

第二节　面神经麻痹

一、概念

面神经麻痹是以颜面表情肌群的运动功能障碍为主要特征的一种常见病,也称为面瘫。根据引起面神经麻痹的损害部位不同,分为中枢性面神经麻痹和周围性面神经麻痹。病损位于面神经核以上至大脑皮质中枢之间,即一侧皮质脑干束受损,称为中枢性或核上性面神经麻痹。贝尔麻痹系指临床上不能肯定病因的不伴有其他体征或症状的单纯性周围面神经麻痹。一般认为是经过面神经管的面神经部分发生急性非化脓性炎症所致。

二、临床表现

贝尔面瘫起病急剧,且少有自觉症状,不少患者主诉临睡时毫无异常,但晨起盥洗时,忽觉不能喝水与含漱或者自己并无感觉而为他人首先察觉。这种不伴其他症状或体征的突发性单侧面瘫,常是贝尔面瘫的特殊表现。

面瘫的典型症状有患侧口角下垂,健侧向上㖞斜,上下唇因口轮匝肌瘫痪而不能紧闭,故发生饮水漏水、不能鼓腮、吹气等功能障碍。上下眼睑不能闭合的原因是由于眼轮匝肌瘫痪后,失去了受动眼神经支配的上睑提肌保持平衡协调的随意动作,致睑裂扩大、闭合不全、露出结膜,用力紧闭时,则眼球转向外上方,此称贝尔征。由于不能闭眼,故易患结膜炎。在下结膜囊内,常有泪液积滞或溢出,这种泪液运行障碍,一般是由于泪囊肌瘫痪与结膜炎等原因所引起。前额皱纹消失与不能蹙眉是贝尔面瘫或周围性面瘫的重要临床表现,也是与中枢性面瘫鉴别的主要依据。

表情肌的瘫痪症状,特别在功能状态时更为突出,因此,评价治疗效果恢复程度的标准,也必须在功能状态下进行。

面瘫的症状还取决于损害的部位。如发生在茎乳孔外,一般都不发生味觉、泪液、唾液、听觉等方面的变化。但如同时出现感觉功能与副交感功能障碍时,则所出现的症状对损害的发生部位具有定位意义。因此,临床上在必要时,尚应进行下列各种检查。

(一)味觉检查

伸舌用纱布固定,擦干唾液后,以棉签蘸糖水或盐水涂于患侧舌前 2/3,嘱患者对有无味觉以手示意,但不要用语言回答,以免糖(盐)水沾至健侧而影响检查结果。由于舌背边缘区域的几个部位对不同的味觉具有相对的敏感性,因此,如用甜味检查可涂于舌尖,稍偏后对咸味敏感,依次向后为酸味与苦味。味觉的敏感性虽有个体差异,但左右两侧一般相同。

(二)听觉检查

主要是检查镫骨肌的功能状态。以听音叉(256 Hz)、马表音等方法,分别对患侧与健侧进行由远至近的比较,以了解患侧听觉有无改变。听觉的改变是由于镫骨肌神经麻痹后,失去了与鼓膜张肌神经(由三叉神经支配)的协调平衡,镫骨对前庭窗的振幅减小,造成低音性过敏或听觉增强。

(三)泪液检查

泪液检查亦称 Schirmer 试验。目的在于观察膝状神经节是否受损。用滤纸两条(每条为 0.5 cm×5 cm),一端在 2 mm 处弯折。将两纸条分别安置在两侧下睑结膜囊内做泪量测定。正常时,在 5 分钟末的滤纸沾泪长度(湿长度)约为 2 cm。由于个体差异,湿长度可以变动,但左右两眼基本相等。如膝状神经节以上岩浅大神经受损害,则患侧泪量显著减少。但是,由于患侧溢泪运动障碍,故积累于结膜囊内的泪液增加,为防止出现可能的湿长度增加的偏差,在放置滤纸条的同时,须迅速将两眼所积滞的泪液吸干。

贝尔面瘫多数在 1～4 个月间恢复。有的可彻底治愈,有的为不全恢复,个别的可完全不能恢复。恢复不全者,常可产生瘫痪肌的挛缩,面肌挛缩或联带运动,称为面神经麻痹的后遗症。瘫痪肌的挛缩表现为患侧鼻唇沟加深,睑裂缩小,口角反向患侧牵引,使健侧面肌出现假性瘫痪现象,此时切不可将健侧误认为患侧。

三、诊断

本病具有突然发作的病史与典型的周围性面瘫症状,诊断并不困难。根据味觉、听觉及泪液检查结果,还可以明确面神经损害部位,从而做出相应的损害定位诊断。

四、治疗

贝尔面瘫的治疗可分急性期、恢复期、后遗症期 3 个阶段来考虑。

(一)急性期

起病 1～2 周内可视为急性期。此阶段主要是控制炎症水肿,改善局部血液循环,减少神经受压。可给阿司匹林 0.5～1.0 g,每天 3 次。如无禁忌,大多数人主张进行 1 个疗程的激素治疗,可采用地塞米松 5～10 mg 静脉滴注,每天 1 次。或口服泼尼松 30～60 mg/d。口服激素应在起病后立即给予,连续服用 2～3 天,较大剂量后即逐渐减量,一般连续使用激素不超过 10 天。此外,给予维生素 B_1 注射液 100 mg 肌内注射,每天 1 次,维生素 B_{12} 注射液 100 μg,肌内注射,每天 2 次。可做理疗,但不宜给予强的刺激疗法,可给短波透热或红外线照射。此时期亦不宜应用强烈针刺、电针等治疗,以免导致继发性面肌痉挛。可给予局部热敷、肌按摩。第 1 周后,可以用 B 族维生素行穴位注射。穴位可选颊车、四白、听会、耳门、下关等。应嘱患者注意保护眼睛,以防引起暴露性结膜炎,特别要防止角膜损害。入睡后应以眼罩掩盖患侧眼睛,不宜吹风,减少户外活动。

(二)恢复期

第 2 周末至 2 年为恢复期。此期的治疗主要是尽快使神经传导功能恢复和加强肌收缩。除可继续给予维生素 B_1 注射液、维生素 B_{12} 注射液肌内注射外,可给予口服维生素 B_1、烟酸、地巴唑等。亦可加用加兰他敏 2.5 mg 肌内注射,每天 1 次。还可给予面部肌电刺激、电按摩等。针刺可取较多穴位,如加取地仓、翳风、太阳、风池、合谷、足三里等穴,强刺激、留针时间延长,并可加用电针。此时期患者应继续注意保护眼睛,并对着镜子练习各种瘫痪肌的随意运动。大多数病例在起病后 1～3 个月内可完全恢复。药物治疗在 6 个月后已很少有效,但 1～2 年内仍有自行恢复的可能。2 年后有 10%～15% 的患者仍留有程度不等的各种后遗症。也有人主张对病损部位在面神经管内者,如在面瘫发生后 1 个月仍无恢复迹象时,可请鼻喉科医师考虑行面神经管减压术。

(三)后遗症期

2 年后面瘫仍不能恢复者,可按永久性面神经麻痹处理。

（于　倩）

第三节　三叉神经痛

一、概念

三叉神经痛是指在三叉神经分布区域内出现阵发性电击样剧烈疼痛,历时数秒或数分钟,间歇期无症状。疼痛可由于口腔或颜面的任何刺激引起。以中老年人多见,多数为单侧性。

二、临床表现

本病的主要表现是在三叉神经某分支区域内,骤然发生闪电式的剧烈疼痛。疼痛可自发,也可由轻微的刺激"扳机点"所引起。所谓"扳机点"是指在三叉神经分支区域内某个固定的局限的小块皮肤或黏膜特别敏感,对此点稍加触碰,立即引起疼痛发作。"扳机点"可能是一个,但也可能为两个以上,一般取决于罹患分支的数目。为避免刺激,患者常不敢洗脸、刷牙、剃须、微笑等,致面部表情呆滞、木僵,颜面及口腔卫生不良,常患湿疹、口炎,伴有牙石堆积、舌苔增厚、少进饮食和身体消瘦。

疼痛如电击、针刺、刀割或撕裂样剧痛,发作时患者为了减轻疼痛而做出各种特殊动作,有时还可出现痛区潮红、结膜充血,或流泪、出汗、流涎以及患侧鼻腔黏液增多等症状。发作多在白天,每次发作时间一般持续数秒、数十秒或 1～2 分钟后又骤然停止。两次发作之间的间隙称为间歇期,无任何疼痛症状。只有少数病例在间歇期中在面部相应部位有轻微钝痛。疾病早期发作次数较少,持续时间较短,间歇期较长,但随着疾病的发展,发作越来越频繁,间歇期亦缩短。

病程可呈周期性发作,每次发作期可持续数周或数月,然后有一段自动的暂时缓解期。缓解期可为数天或几年。三叉神经痛很少有自愈者。部分病例的发作期与气候有关,一般在春季及冬季容易发作。

有的患者由于疼痛发作时用力揉搓面部皮肤,可发生皮肤粗糙、增厚、色素沉着、脱发、脱眉,有时甚至引起局部擦伤并继发感染。

在有些患者中疼痛牵涉到牙时,常疑为牙痛而坚持要拔牙,故不少三叉神经痛患者都有拔牙史。

原发性三叉神经痛患者无论病程长短,神经系统检查无阳性体征发现,仍保持罹患分支区域内的痛觉、触觉和温度的感觉功能和运动支的咀嚼肌功能。只有在个别病例中有某个部位皮肤的敏感性增加。

继发性三叉神经痛可因引起部位的不同,伴有面部皮肤感觉减退、角膜反射减退、听力降低等阳性体征。

三、检查

目的是明确罹患的分支,即查明发生疼痛症状的分支。为了进一步明确是原发性还是继发性三叉神经痛,必须同时检查伴随的其他症状和体征,如感觉、运动和反射的改变。

定分支首先要寻找"扳机点"。各分支的常见"扳机点"部位如下。①眼支:眶上孔、上眼睑、眉、前额及颞部等部位。②上颌支:眶下孔、下眼睑、鼻翼、上唇、鼻孔下方或口角区、上颌结节或腭大孔等部位。③下颌支:颏孔、下唇、口角区、耳屏部、颊黏膜、颊脂垫尖、舌颌沟等处,并须观察在开闭口及舌运动时有无疼痛发作。

对上述各分支的常见"扳机点"按顺序进行检查。由于各"扳机点"痛阈高低不同,检查时的刺激强度也应由轻至重作适当改变。①拂诊:以棉签或示指轻拂可疑之"扳机点"。②触诊:用示指触摸"扳机点"。③压诊:用较大的压力进行触诊。④揉诊:对可能的"扳机点"用手指进行连续回旋或重揉动作,每一回旋需稍做刹那停顿。这种检查方法往往能使高痛阈的"扳机点"出现阳性体征,多用作眶下孔和颏孔区的检查。

四、诊断

依据病史、疼痛的部位、性质、发作表现和神经系统极少有阳性体征,一般诊断原发性三叉神经痛并不困难,但要排除继发性三叉神经痛。为了准确无误地判断疼痛的分支及疼痛涉及的范围,查找"扳机点"是具有重要意义的方法。在初步确定疼痛的分支后,用 $1\%\sim2\%$ 的普鲁卡因溶液在神经孔处行阻滞麻醉,以阻断相应的神经干,这属于诊断性质的封闭。

第一支疼痛时,应封闭眶上孔及其周围。第二支疼痛时,可根据疼痛部位将麻药选择性地注入眶下孔、切牙孔、腭大孔、上颌结节部或圆孔。第三支疼痛时则应麻醉颏孔、下牙槽神经孔或卵圆孔。当"扳机点"位于颏神经或舌神经分布区域时,还应做此两种神经的封闭。麻醉时应先由末梢支开始,无效时再向近中枢端注射。例如,第三支疼痛时,可先做颏孔麻醉;不能制止发作时,再做下牙槽神经麻醉;仍无效时,最后做卵圆孔封闭。

在封闭上述各神经干后,如果疼痛停止,1 小时内不发作(可通过刺激"扳机点"试之),则可确定是相应分支的疼痛。最好是在 1~2 天后再重复进行一次诊断性封闭,则更能准确地确定患支。

继发性三叉神经痛其疼痛可不典型,常呈持续性,一般发病年龄较小。检查时,在三叉神经分布区域内出现病理症状,如角膜反射的减低或丧失。角膜反射的变化是有意义的体征,常提示为症状性或器质性三叉神经痛。此外,也常伴有三叉神经分布区的痛觉、温度觉与触觉障碍,还可出现咀嚼肌力减弱与萎缩。

怀疑为继发性三叉神经痛时,应进一步做详细的临床检查,按需要拍摄颅骨 X 线片(特别是颅底和岩骨),并做腰椎穿刺及脑超声检查等。有时甚至要做特殊造影、CT、MRI 检查等才能明确诊断。

五、治疗

三叉神经痛如属继发性者,应针对病因治疗,如为肿瘤应作肿瘤切除。对原发性三叉神经痛可采取以下几种方法治疗。

(一)药物治疗

(1)卡马西平是目前治疗三叉神经痛的首选药物,此药作用于网状结构——丘脑系统,可抑制三叉神经脊束核——丘脑的病理性多神经元反射。

(2)苯妥英钠也是一种常用的药物,对多数病例有一定疗效。

(3)维生素 B_{12} 有一定疗效。

(二)封闭疗法

用 $1\%\sim2\%$ 普鲁卡因溶液行疼痛神经支的阻滞麻醉,也可加入维生素 B_{12} 做神经干或穴位封闭,每天 1 次,10 次为 1 个疗程。

(三)理疗

可用维生素 B_1(或维生素 B_{12})和普鲁卡因溶液以离子导入法或采用穴位导入法,将药物导入疼痛部位,可获一定疗效。

(四)组织疗法

1.肠线埋藏

取长约 1 cm 的缝合肠线,埋入罹患分支的神经孔附近或做穴位埋藏,如采用膈俞穴位埋藏。

2.组织浆注射

取冷藏的组织浆 $2\sim3$ mL,注射于腹部皮下组织或肌肉,每周 1 次。

(五)注射疗法

常用 95% 乙醇准确地注射于罹患部位的周围神经干或三叉神经半月节。目的在于产生局部神经纤维变性,从而阻断神经的传导,以达到止痛效果。在行眶下孔、眶上孔及颏孔等封闭时,一般剂量为0.5 mL,同时应注意要注入孔内,进孔深度以 $2\sim3$ mm 为好,不宜过深或过浅。如行半月节注射,可使三支同时变性,但会造成角膜反射消失,导致角膜炎等并发症。

(六)半月神经节射频控温热凝术

用射频电流经皮肤选择性控温热凝半月神经节治疗三叉神经痛,取得了良好的治疗效果。本方法的优点是止痛效果好,复发率较低(在 20% 左右),且可重复应用。在解除疼痛的同时能保持大部分触觉。对已做过乙醇封闭或手术后复发的患者也有效。

本法也可能发生一定的并发症。如操作不当,部位不准确,会损伤附近的脑神经或血管而产生并发症,偶尔发生颞肌萎缩、角膜薄翳、视物模糊等。操作时应注意严密消毒,否则会导致颅内感染。

(七)手术疗法

目前手术治疗方法主要有以下两种。

1.病变性骨腔清除术

根据病史、症状和所累及的三叉神经分支,在"扳机点"部位相应区域及已往拔牙部位的口内行 X 线检查,如在 X 线片上显示有病变骨腔,表现为界限清楚的散在透光区或界限不清的骨质疏松脱钙区时,按口腔外科手术常规,从口内途径行颌骨内病变骨腔清除术。

2.三叉神经周围支切断撕脱术

主要适用于下牙槽神经和眶下神经。

(于 倩)

第四节　非典型面痛

非典型面痛是一种功能性、位置不清楚、偶然发生的面部疼痛症状。1924 年 Fraizer 等首先提出了非典型面痛的名称。

一、发病机制

本病的病因学是复杂的。有些学者认为它是一种功能性疾病,另一些学者认为是血管因素造成的。其功能性原因有忧郁、焦虑状态、强迫状态,但有的学者认为不管疼痛的起因如何,其原因系颈外动脉一个分支或几个分支引起的。也可能是因血管膨胀使骨骼肌收缩而引起疼痛。有人认为是脑膜中动脉的颅外部分、颈内动脉或颈总动脉的分支扩张所引起的。

近年来,国内外的学者发现非典型性面痛综合征及三叉神经痛与病理性骨腔存在有一定关系。他们的见解是:①在上颌或下颌可以找到一个或两个以上的骨腔。②大部分病例行骨腔刮治术后疼痛有明显缓解。③在所有病例中骨腔的发生部位与疼痛发作前拔牙的部位是一致的。④骨腔的内容物可为空腔至异常性骨组织不等。⑤骨腔壁可为松质骨至皮质骨不等。

二、临床特点

患者多为女性,占 70%～90%。其发病年龄有两个高峰:一个在 20 岁左右,另一个在停经期前后。似乎与内分泌改变有一定关系。疼痛不发生在脑神经分布区域,面部疼痛多为单侧,也可双侧发作,多发于上颌部。也可发生于鼻部、眼、颧、耳、头及肩颈部。

疼痛性质为严重的钝性痛,位置深在,也可能为钻刺样痛,偶有蚁走感、烧灼感或麻木感。多数患者疼痛有间歇期。洗脸、刷牙、进食可以激发疼痛,但疼痛不如三叉神经痛严重,介于偏头痛与三叉神经痛之间。

三、诊断要点

应仔细询问病史,其参考标准是:①疼痛为持续性痛、烧灼痛、搏动性痛,令人痛苦和讨厌的疼痛。②疼痛持续数小时或数天。③疼痛发作缓慢,在发作后疼痛不一定能完全缓解。④疼痛范围较弥散,常涉及几条神经的分布区,偶尔可涉及包括颈部和肩部在内的半侧头部。⑤没有"扳机点"或整个患侧都是"扳机点"。⑥疼痛不是其他已知疾病,如偏头痛、牙痛、颞下颌关节紊乱所引起的。

四、治疗

本病治疗十分困难。应首先针对病因与精神病科专家共同制订治疗方案。①进行心理治疗,消除恐癌症,树立战胜疾病信心。②对焦虑患者选用镇静抗焦虑药。③可试用酒石酸麦角胺。④对怀疑有病理性骨腔存在的病例,刮除相应部位的骨腔可能治愈。

（于　倩）

第五节　灼口综合征

灼口综合征是指发生在口腔黏膜上以烧灼样疼痛为主,有时包括口干和味觉障碍的综合征。但客观检查不到临床病损,也无组织病理改变。因多发生在舌部,故亦称舌痛症。女性多见。

一、病因

病因尚未明了。关于本病的精神因素学说近年备受关注。经过大量社会调查发现,本病患者常有一定的社会背景。即在身体内部或外部受到任何不良刺激,可以扰乱抗体原有的稳定平衡状态,加上个体处于有忧虑、抑郁等情绪障碍时,则抗体不能对此不良刺激做出正确或合适反应时,则可能患病。这种社会调查只能说明现象,但要揭示该病的发病机制,仍有待于进一步研究。因为临床上本病常见于更年期妇女,所以考虑与内分泌改变有关。口腔内存在的牙齿尖锐边缘和不合适的义齿基板边缘等的局部刺激,或口内两种不同金属修复体,所产生的微电流刺激,均可引起疼痛。

味觉障碍可能与曾有口腔烫伤使味蕾受损、唾液分泌不足或味孔闭锁,导致有味物质不能达味蕾感受器有关。此外锌、铁缺乏,维生素 A 不足和贫血等均可引起味觉细胞器质性改变。

二、临床表现

患者常诉说口腔黏膜有火辣样痛,少数患者还有针刺样痛或钝痛、烧灼感、麻木感、接触痛等。部位多发生在舌部,尤以舌尖多见,其次为舌背、舌缘、舌体。其他如腭部、口唇、颊部、咽喉等亦可发生。此外患者还可有口干、味觉障碍等。患者虽有上述症状,但并不影响说话和进食功能。临床检查亦找不到与症状相一致的阳性体征。这些症状可随着患者注意力的转移而减轻或消失。

三、诊断

除了要仔细询问病史外,还要做口腔全面检查,以排除其他疾病所引起的疼痛。

四、治疗

进行心理辅导,耐心解释,以解除患者的忧虑心理是非常必要的。一般可用谷维素 10 mg,每天 3 次,及维生素 B_6 10 mg,每天 3 次。对情绪抑郁、焦虑患者可考虑用多塞平 25 mg,每天 3 次,或利眠灵 5 mg,每天 3 次。

疼痛范围局限者可用维生素 B_{12} 100 μg 加 1%普鲁卡因 1 mL 做局部注射。

（于　倩）

第六节　原发性舌咽神经痛

原发性舌咽神经痛是一种出现于舌咽神经分布区的阵发性剧烈疼痛,疼痛的性质与三叉神经痛相似,多为于咽壁、扁桃体窝、软腭及舌后 1/3,可放射到耳部。其发病率为(0.5～2)/10 万人。男女发病率无差异,多于 40 岁以上发病。舌咽神经的脱髓鞘变性、血管压迫、蛛网膜粘连以及慢性炎症刺激与原发性舌咽神经痛的发病有关。

一、临床表现

(一)疼痛的部位

最常见疼痛始于咽壁、扁桃体窝、软腭及舌后 1/3,然后向耳部放射;也可疼痛始于外耳、耳道深部及腮腺区,或介于下颌角与乳突之间,很少放射到咽侧;偶尔疼痛仅局限在外耳道深部。双侧舌咽神经痛者极为罕见。

(二)诱发因素

吞咽、讲话、咳嗽、打呵欠、打喷嚏、压迫耳屏、转动头部或舌运动等可诱发疼痛发作。

(三)疼痛的性质

呈阵发性电击、刀割、针刺、烧灼、撕裂样的剧烈疼痛,难以忍受。

(四)疼痛的发作形式

疼痛多骤然发生,发作短暂,一般持续数秒至数分钟,每天发作从几次到几十次不等,尤其是在急躁、紧张时,发作频繁。随病程进展,疼痛发作越来越频,持续时间越来越长,常有历时不等的间歇期,间歇期间,患者可如同常人。

(五)扳机点

在外耳、舌根、咽后及扁桃体窝等处可有"扳机点",以至于患者不敢吞咽、咀嚼、说话和做头颈部转动等。

(六)伴发症状

在疼痛发作时,有时伴大量唾液分泌或连续的咳嗽,另外,发作时尚可伴有面红、出汗、耳鸣、耳聋、流泪、血压升高、喉部痉挛、眩晕等,偶有心动过速、心动过缓,甚或短暂停搏,以及低血压性昏厥、癫痫发作等症状。因饮食受到影响,患者可有脱水、消瘦等表现。

(七)神经系统查体

常无阳性体征发现。

二、诊断

根据疼痛的部位、性质、发作形式、持续时间、诱发因素和扳机点等,基本可以做出初步诊断。为进一步明确诊断,可刺激扁桃体窝等处的"扳机点",看是否能诱发疼痛,或用 1% 丁卡因溶液喷雾咽后壁、扁桃体窝等处,是否能遏止发作,则可以证实诊断。呈持续性疼痛或有阳性神经体征的患者,应当考虑为继发性舌咽神经痛,应进一步辅助检查明确病因。

三、鉴别诊断

(一)三叉神经痛

两者的疼痛性质与发作形式十分相似。两者的鉴别要点:①三叉神经痛位于三叉神经分布区,疼痛较浅表,"扳机点"在睑、唇或鼻翼,说话、洗脸、刮胡须可诱发疼痛发作。②舌咽神经痛位于舌咽神经分布区,疼痛较深在,"扳机点"多在咽后、扁桃体窝、舌根,咀嚼、吞咽常诱发疼痛发作。

(二)继发性舌咽神经痛

多呈持续性疼痛,伴有其他脑神经障碍或神经系统体征。颅底 X 线检查、颅脑 CT 扫描及 MRI 检查等可发现颅底、鼻咽部及桥小脑角肿物或炎症等病变,即可确诊。

(三)喉上神经痛

疼痛的位置在喉深部、舌根及喉上区,可放射到耳区和牙龈,说话和吞咽可以诱发,在舌骨大角间有压痛点。用 1% 丁卡因溶液涂抹梨状窝区及舌骨大角处,或用 2% 普鲁卡因神经封闭,均能完全制止疼痛,以此可以鉴别。

(四)蝶腭神经节痛

表现为鼻根、眶周、牙齿、颜面下部及颞部阵发性剧烈疼痛,其性质似刀割、烧灼及针刺样,并向颌、枕及耳部等放射。发作次数为每天数次至数十次,每次持续数分钟至数小时不等。疼痛发作时多伴有流泪、流涕、畏光、眩晕和鼻塞等,有时舌前 1/3 味觉减退,上肢运动无力。一般无诱因和"扳机点"。用 1% 丁卡因表面麻醉中鼻甲后上蝶腭神经节处,5～10 分钟后疼痛即可消失。

(五)膝状神经节痛

表现为耳和乳突区深部的持续性疼痛,常伴有同侧面瘫、耳鸣、耳聋和眩晕。发作后耳屏前、乳突区等处可出现疱疹。一般无诱因和"扳机点",但在叩击面神经时可诱发疼痛发作。

(六)颈肌部炎性疼痛

发病前有感冒发热史,表现为单个或多块颈肌发炎,伴颈部或咽部疼痛,同时肌肉运动受限,局部压痛。用地卡因溶液喷雾咽部黏膜不能止痛,一般解热止痛药有效。

四、治疗

(一)药物治疗

原发性舌咽神经痛的药物治疗与原发性三叉神经痛的药物治疗一样,即凡是能用于治疗三叉神经痛的药物均可用于治疗舌咽神经痛,剂量与方法基本一样。

(二)射频热凝术

射频热凝术即穿刺颈静脉孔射频热凝舌咽神经治疗舌咽神经痛。一般在 X 线监视下进行,手术中行生命体征监护。穿刺过程中,一般出现血压下降和心率下降,表明迷走神经受累,应调整穿刺或暂停。穿刺的进针点在口角外侧 35 mm,下方 0.5 mm。在电视下纠正穿刺方向,使电极尖到达颈静脉孔神经部。先用 0.1～0.3 V 低电压刺激,若出现一侧咽、扁桃体和外耳道感觉异常,且无副神经反应和血压与心电图改变,表明穿刺部位正确。缓慢持续增温,若无迷走神经反应出现,升温至 65～70 ℃,电凝 60 秒即可造成孤立的舌咽毁损灶。若在升温过程中出现迷走神经反应,应立即停止电凝,并给阿托品 0.5～1.0 mL,数分钟内可恢复。若复发,可以重复电凝。

(三)手术治疗

1.延髓束切断术

延髓束切断术治疗舌咽神经痛现在已很少采用。

2.舌咽神经痛神经根切断术

舌咽神经痛神经根切断术是：经乙状窦后入路开颅，寻找到舌咽神经后，用钩刀或微型剪刀将神经切断。如疼痛部位涉及外耳深部，为迷走神经耳支影响所致，应同时切断迷走神经前方根丝1～2根。切断舌咽神经时少数可有血压上升，切断迷走神经时有时可发生心律失常、血压下降、心搏停止等不良反应，手术时应密切观察。

手术后，可出现同侧舌后1/8味觉丧失，软腭、扁桃体区及舌根部麻木，咽部干燥不适，轻度软腭下垂及短暂性吞咽困难等。目前，只有在术中未发现有血管压迫时，才采用该手术方式。

3.微血管减压术

微血管减压术是目前治疗舌咽神经痛首选手术方式。操作与三叉神经微血管减压术类似，只是切口要比三叉神经微血管减压术低。在显微镜下仔细分离压迫舌咽神经的血管，并在神经与血管间填入适当大小的减压材料，如涤纶片或特氟隆(Teflon)。有蛛网膜粘连、增厚时，也应同时予以松解、切除。

五、预后

舌咽神经痛一般不会自然好转。如不治疗，随着疼痛发作的加重，将严重影响患者的饮食、生活及工作，有些患者可因严重脱水、消瘦而危及生命。

（于　倩）

第九章

口腔颌面部损伤

第一节 全面部骨折

全面部骨折主要指面中 1/3 与面下 1/3 骨骼同时发生的骨折。多由于严重的交通事故、高空坠落和严重的暴力损伤造成。由于面骨维持着面部轮廓,一旦发生多骨骨折,面形则遭到严重破坏,且经常累及颅底和颅脑、胸腹脏器和四肢。

一、临床表现

(一)多伴有全身重要脏器伤

首诊时患者常有明显的颅脑损伤症状,如昏迷、颅内血肿以及脑脊液漏等;腹腔脏器(如肝、脾)损伤导致的腹腔出血、休克等;颈椎、四肢和骨盆的骨折。

(二)面部严重扭曲变形

由于骨性支架破坏,面部出现塌陷、拉长和不对称等畸形;可有眼球内陷、运动障碍、眦距不等、鼻背塌陷等改变,严重时常有软组织的哆开或撕裂伤。

(三)咬合关系紊乱

全面部骨折最明显的改变是咬合错乱,患者常呈开𬌗、反𬌗、跨𬌗等状态,伴有张口受限等症状。

(四)功能障碍

患者常伴有复视甚至失明,眶下区、唇部的感觉障碍等。

二、诊断

全面部骨折在首诊时必须早期对伤情做出正确判断,应首先处理胸、腹、脑、四肢伤以及威胁生命的紧急情况,优先处理颅脑伤和重要脏器伤。昏迷的伤员要注意保持呼吸道通畅,严禁作颌间结扎固定,严密观察瞳孔、血压、脉搏和呼吸等生命体征的变化。及时处理出血,纠正休克,解除呼吸道梗阻。

全面部骨折的诊断通过详细的检查与辅助检查不难做出,但由于涉及诸多骨骼骨折,普通平片和 CT 常常容易漏诊,因此常选用更先进的三维 CT 重建,其优点是提供的信息更详细,骨折部位、数量、移位方向一目了然,结合平片可全面了解骨折的全貌。

三、治疗

此类骨折的专科手术应在伤员全身情况稳定、无手术禁忌证后进行。

(一)手术时机

应争取尽早行骨折复位固定,手术可在伤后2～3周内进行。可一次手术或分期手术。如伤员伤情稳定,经过充分准备,可与神经外科、骨科联合手术,处理相关骨折。需要指出的是,由于伤情涉及多个专业,所以处理这类伤员时,既要分轻重缓急,又要相互协作,避免延误治疗,给后期手术带来困难。

(二)手术原则

恢复伤员正常的咬合关系;尽量恢复面部的高度、宽度、突度、弧度和对称性;恢复骨的连续性和面部诸骨的连接,重建骨缺损。

(三)骨折复位的顺序

全面部骨折后,常使骨折的复位失去了参照基础,因此复位的顺序和步骤显得非常重要,术前要有成熟的考虑,多采用自下而上或自上而下、由外向内复位的原则,具体要考虑上、下颌骨骨折段的数量、移位的程度、牙存在与否等因素决定。对于有牙颌伤员,复位首先考虑的问题是咬合关系的恢复,先做容易复位、容易恢复牙弓形态的部位,找到参照基础后,再以其他部位的咬合对已复位的咬合关系。

如上颌骨无矢状骨折,牙列完整,而下颌骨骨折错位严重,牙丢失多,可先复位上颌骨,然后用下颌对上颌,恢复正确的咬合关系,最后复位颧骨颧弓和鼻眶骨折。下颌骨因为骨质较厚,强度大,发生粉碎性骨折的概率较上颌骨少,容易达到较精确的复位与固定,形态恢复较容易,所以也可以先行下颌骨复位后再行上颌骨复位,当上、下颌骨的咬合关系重建后,以颌间固定维持咬合关系,接下来复位颧骨颧弓骨折,恢复面中部的高度、宽度及侧面突度的对称性,最后复位鼻-眶-筛骨折、眶底骨折和内眦韧带(图9-1)。程序性复位固定在全面部骨折是很好的方法。但对无牙颌伤员则不适用,此时,可根据情况利用原来的义齿参照进行复位,或尽量进行比较接粘近关系的骨折复位。

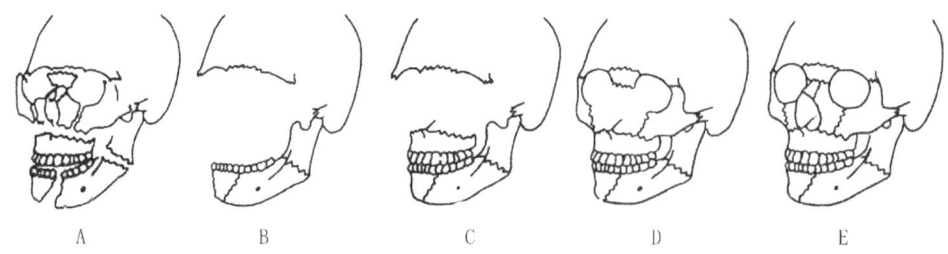

图9-1 自下而上的全面部骨折复位

A.全面部骨折;B.复位下颌骨骨折;C.复位上颌骨骨折,复位咬合关系;D.复位颧骨颧弓骨折;E.复位鼻眶筛骨折

(四)手术入路

严重的全面部骨折的手术切口应综合设计,如面部有软组织开放创口,可利用创口做骨折的复位内固定。闭合性骨折时,一般上面部和中面部骨折采用全冠状切口,可加用睑缘下切口,下

颌骨根据骨折部位选择口外局部切口或口内切口。这样几乎可暴露全面部骨折线,进行复位与固定。全面部骨折常需要植骨,冠状切口可就近切取半层颅骨作为植骨材料,用以修复眶底、上颌骨缺损,可免除另开手术区的缺点。

(马萌萌)

第二节 上颌骨骨折

上颌骨骨折发生率比下颌骨少。据有关资料统计,上颌骨骨折的发生率占颌面骨损伤总数的 15%~27%。

一、上颌骨骨折分类

最常使用的上颌骨骨折分类是 Le Fort 分型。

(一)Le Fort Ⅰ型

Le Fort Ⅰ型又称上颌骨低位骨折。骨折线相当于下薄弱线,即从梨状孔下部开始,在牙槽突底部及上颌结节的上方,水平向后延伸至翼突。这类损伤可包括鼻中隔及上颌窦,同时可有牙槽突及牙的损伤,仅借助口腔及上颌窦等黏膜与骨折片相连。摇动骨折片上的牙,可见整个骨折块随之移动。

(二)Le FortⅡ型

Le FortⅡ型又称锥型或颧弓下骨折。骨折线相当于中薄弱线,横过鼻梁,沿眶内侧壁向下到眶底;然后通过颧骨下方或颧上颌缝到达到蝶骨翼突。有时可以波及筛窦而达颅前窝,出现脑脊液鼻漏。有鼻及眶下缘的变形、鼻腔侧壁及上颌窦的损伤。

(三)Le FortⅢ型

Le FortⅢ型又称上颌骨高位骨折或颧弓上骨折。骨折线相当于上薄弱线,横过鼻梁、眶部,再经过颧骨和颧弓上方,向后达翼突,形成完全的颅面分离。多伴有颅脑损伤、颅底骨折。面部中分凹陷并变长;眼睑结膜下出血,眼球下移;眶周皮下淤血,耳、鼻出血或出现脑脊液鼻漏等。此外,在上颌骨上尚可发生垂直骨折又称矢状骨折或正中骨折。骨折线将腭骨分成左右两半,使上颌牙弓变宽。在临床上骨折线并不一定都是如此典型。由于暴力方向和大小不同,可呈现为非典型性骨折。两侧骨折线常不在同一平面或不属同一类型,也可以发生单侧上颌骨骨折。

在各型上颌骨折中,常有各种合并伤,其中以颅脑损伤发生率最高,尤其在 LeFonⅡ、Ⅲ型骨折时几乎全部有合并伤。

二、临床表现

上颌骨骨折的临床表现,除具有一般骨折的共同症状和体征如肿胀、疼痛、出血、移位及畸形外,还有一些特有的表现。

(一)面形改变

上颌骨骨折后,骨折段的移位取决于外力的大小、方向和颌骨本身的重量,常向下坠,使面中1/3变长,翼外肌和翼内肌的牵拉,可将骨折片拉向后下,可出现面中部凹陷、后缩,称为"碟形面"。如上颌骨骨折仅仅是裂缝骨折,则不发生移位。

(二)咬合错乱

上颌骨发生横断骨折时,向后下移位,可使后牙早接触,前牙开,如一侧横断骨折下垂,患侧早接触,健侧开𬌗。

(三)"眼镜"状瘀斑

这是上颌骨 LeFort Ⅱ型、Ⅲ型骨折后,出现的一种特殊体征。由于眼睑及眶周组织疏松,伤后发生水肿,加之骨折后组织内出血淤积其间,使眼球四周的软组织呈青紫色肿胀区,好似佩戴了墨镜。虽然在单纯软组织伤或颧骨骨折时也可能出现类似体征,但结合眼其他症状和体征可以鉴别。

(四)口、鼻腔出血

上颌骨骨折常合并口、鼻腔黏膜撕裂或鼻窦黏膜损伤。有时口腔内并无破损,血仅由鼻孔流出,或同时由后鼻孔经口咽部流至口腔。

(五)眼的变化

上颌骨骨折波及眶底时,可出现一系列眼的症状和体征,如眼球结膜下出血、眼球移位和复视等。如损伤动眼神经或外展神经,可使眼球运动障碍;如伤及视神经或眼球,则引起视觉障碍或失明。

(六)脑脊液漏

上颌骨骨折时如伴发颅底骨折,骨折线经过蝶窦、额窦或筛窦时,发生硬脑膜撕裂,可出现脑脊液鼻漏。如合并有耳岩部损伤,还可发生脑脊液耳漏。

三、诊断

通过询问病史,查体,结合 X 线片观察,对上颌骨骨折的诊断并不困难。首先应问明受伤的原因,了解致伤力的性质、大小、速度、方向和受力部位等,可作为诊断的重要依据。同时要了解患者受伤后有无上颌骨骨折的相关症状,如面中部疼痛或麻木,口、鼻有无伤口和出血,牙咬合异常,鼻阻塞和呼吸困难等。

观察面中 1/3 部有无伤口、肿胀、出血或瘀斑,有无"碟形面"或长面等面形改变;口、鼻有无伤口和出血;鼻、耳部有无脑脊液漏;有无张口受限及咬合关系错乱;检查上颌骨有无异常动度、摩擦音和台阶等。X 线摄片以华氏位为主,必要时加照头颅侧位片,上颌咬合片等。在 X 线片上可观察:骨折线的部位,数量、方向,骨折类型,骨折段移位情况,牙与骨折线的关系等。CT 可清晰显示上颌骨各面骨折及移位情况。

四、治疗

(一)早期处理

注意有无颅脑、胸腔及腹腔等处合并伤,有严重合并伤的伤员,以处理合并伤为主。对上颌骨的创伤可先作简单应急处理,以减轻症状,稳定骨折片,待后期复位治疗。上颌骨骨折时由于骨折段向下后方移位,将软腭压接于舌根部,使口腔、咽腔缩小,同时鼻腔黏膜肿胀、出血,鼻道受阻,都可引起呼吸困难,应注意防止窒息。

(二)复位与固定

上颌骨骨折的治疗原则是使错位的骨折段复位,获得上、下颌牙的原有咬合关系后进行固定。

1.复位方法

(1)手法复位:在新鲜的单纯性骨折的早期,骨折段比较活动,用手或借助于上颌骨复位钳,易于将错位的上颌骨恢复到正常位置。手法复位,方法简单,一般在局麻下即可进行,简单的骨折,也可不用麻醉。

(2)牵引复位:骨折后时间稍长,骨折处已有部分纤维性愈合,或骨折段被挤压至一侧或嵌入性内陷,或造成腭正中裂开,向外侧移位,用手法复位不能完全回复到原有位置,或一时无法用手法复位时,则采用牵引复位。

(3)手术复位:如骨折段移位时间较长,骨折处已发生纤维愈合或骨性愈合,用上述2种方法都难以复位时,则需采用手术复位,即重新切开错位愈合的部位,造成再次骨折,而后用合适器械撬动、推、拉,使骨折段复位到正常解剖位置。如伴有颧骨、鼻骨或额、眶区骨折时,现多采用头皮冠状切口,向下翻起额、颞部大皮瓣,可以充分显露额、鼻、眶及颧区及部分上颌骨骨面,便于在直视下进行骨折段复位和固定,容易做到解剖复位,取得较好的治疗效果。此种手术切口,隐蔽在发际线以上,术后无面部瘢痕,患者比较愿意接受。尤其适用于在额鼻眶颧区有多处骨折的病例,可以避免在面部做多处切口。

2.固定方法

上颌骨骨折的固定方法有几种类型,原则上是利用没有受伤的颅、面骨骼固定上颌骨骨折段,同时作颌向固定,以恢复咬合关系。固定方法较多,最常用以下几种。①颌间牵引固定加颅颌固定:于上下牙列上安置有挂钩的牙弓夹板,使骨折段复位后按需要的方向和力量在上、下颌之间挂若干橡皮圈进行固定,并以颅颌弹性绷带或颏兜将上、下颌骨一起固定于颅骨上。上颌骨骨折一般固定3周左右。②切开复位坚强内固定:在开放性上颌骨骨折、上颌骨无牙可做固定、上颌骨多发及粉碎性骨折或骨折处已发生纤维性愈合的病例,均可采用切开复位,复位后以微型或小型钛夹板行坚强内固定。在上颌骨 LeFort Ⅱ型和 LeFort Ⅲ型骨折时,由于牵涉的骨折部位较多,可选用头皮冠状切口,切开至帽状腱膜下层,将头皮及颞面部皮瓣向下翻转,可显露出额、颞、眶、鼻、颧弓、颧骨及上颌骨骨面,必要时可加做口内前庭沟切口,从口内进一步显露上颌骨骨折部位。这种切口由于可充分显露多处骨折的部位,便于探查、骨折段复位及固定的操作,尤其适用于陈旧性上颌骨骨折合并颧骨、鼻。

（马萌萌）

第三节 下颌骨骨折

下颌骨骨折的发生率占颌面骨骨折的 55%～72%,好发部位有颏部、颏孔部、下颌角部及髁状突部。其中以颏正中、颏孔部、髁状突颈部较多见,磨牙区和升支部相对较少。

一、临床表现

下颌骨骨折时除会发生一般骨折所具有的肿胀、疼痛、出血和功能障碍等症状和体征外,由于下颌骨的解剖生理特点,骨折时有一些特殊的临床表现。

(一)骨折段移位

下颌骨骨折后,有多种因素可以影响骨折段的移位,其中以咀嚼肌对颌骨的牵拉为主要原因,其他因素还有外力的方向、骨折的部位、骨折线的方向和倾斜度及骨折段上是否有牙存留等。不同部位其骨折段移位情况如下。

1.颏正中部骨折

下颌骨颏正中部骨折,可以是单发的、双发的线形骨折或粉碎性骨折。在单发的正中颏部线形骨折时,由于骨折线两侧肌的牵拉力量相等,方向相对,常无明显移位或不发生移位,如为斜行骨折,一侧骨折片有颏棘,一侧骨折片无,则可能发生移位。如为颏部双发骨折,两骨折线之间的颏骨折段可因颏舌骨肌、颏舌肌、下颌舌骨肌和二腹肌前腹的牵拉,而向后下移位。如为颏部粉碎性骨折或伴有骨质缺损,则两侧骨折段由于下颌舌骨肌的牵引,而向中线方向移位,使下颌骨前端变窄。后两种情况,都可使舌后退,有引起呼吸困难,甚至发生窒息的可能,应特别注意。

2.颏孔区骨折

单侧颏孔部骨折,多为垂直骨折或斜行骨折,常将下颌骨分成前后两段,前骨折段与健侧下颌骨保持连续性,由双侧降颌肌群的牵引,向下、后方移位并稍偏向患侧,同时因有健侧关节为支点,故稍向内转而使前牙微呈开𬌗;如果骨折断端彼此重叠,则颏部后退更显著,向患侧移位也更为明显。后骨折段因所附升颌肌群的牵引,多向前上方移位,并微偏向健侧。

3.下颌角部骨折

此类骨折也是将下颌骨分为前后两个骨折段。如果骨折线正在下颌角,两个骨折段都有嚼肌与翼内肌附丽,骨折段可不发生错位;若骨折线在这些肌肉附丽处之前方,则前骨折段因降颌肌群的牵引,向下、向后移位,与颏孔区骨折的情况相似。

下颌骨骨折的移位与骨折线方向及骨折段上有无牙存在也有一定的关系。如果上下颌都有牙,骨折线系由下颌骨下缘从后向前上斜行至牙槽突,由于升颌肌群的牵引,可将后骨折段拉向上内侧,直至上下牙接触为止。如后骨折段无牙,则向上移位更明显。如果骨折线的方向从下颌下缘自前向后上斜行至牙槽突,则这类骨折片移位可不明显。

4.髁状突骨折

髁状突骨折多发生于它的颈部。骨折后的髁状突,常因其所附着的翼外肌的牵拉而向前内方移位。同时,下颌升支部受嚼肌、翼内肌和颞肌的牵拉而向上移位,使患侧牙早接触而健侧牙及前牙形成开𬌗。双侧髁状突发生骨折时,两侧下颌升支被拉向上方,后牙早接触,前牙明显开𬌗。

5.多发骨折

下颌骨发生多发骨折时,骨折段的移位常无一定的规律。有肌肉附着的骨折段一般向肌肉牵拉方向发生移位;无肌肉附着或原附着的肌肉也损伤断裂,则骨折段常随外力方向或重力而发生移位。

(二)咬合错乱

咬合错乱是颌骨骨折中最常见和最有特点的体征。下颌骨骨折后,骨折段多有移位,有时即使只有轻度移位,也可出现咬合错乱。自觉症状是牙咬不上,咬合无力或咬合疼痛。客观检查则发现早接触、反𬌗、开𬌗,多数牙无接触关系或咬不住置于上下牙间的压舌板。

(三)骨折段异常动度

正常情况下,是全下颌骨整体协调的生理运动。当下颌骨骨折后,则可出现分段不协调的异常动度,同时可出现骨折断端间的异常摩擦感、摩擦音或骨断端形成的台阶。

(四)牙龈及黏膜撕裂

下颌体部的骨折常致骨折处的牙龈和黏膜撕裂,成为开放性骨折,并可伴发牙折、牙挫伤、牙脱位或牙缺失。

(五)骨折附近软组织出血或肿胀

骨折时均伴有局部出血,血液可从与骨折相通的面部伤口或口内牙龈撕裂处流出,也可积聚在组织内形成血肿。下牙槽血管如发生断裂,血液可渗至口底组织内,形成口底血肿。

(六)感觉异常

下颌骨骨折后,可因骨折断端活动或摩擦,发生疼痛。如伴发下牙槽神经损伤或断裂,则出现同侧下唇麻木。

(七)功能障碍

下颌骨骨折患者可由于疼痛、骨折段移位和咬合错乱,限制了正常的下颌骨运动,影响咀嚼、进食和吞咽。因局部水肿、血肿和涎液增多等,可影响正常呼吸,严重者可发生呼吸道梗阻。

二、诊断

询问病史时应了解受伤的原因、时间、部位、外力的大小及方向等。然后检查患者的全身情况和局部情况。观察颌面部有无创口、肿胀、出血和淤血的部位。检查有无牙列移位、咬合错乱、开闭口障碍、下唇麻木、牙龈撕裂、局部压痛、台阶状移位和下颌骨异常动度等。X线片检查可进一步明确有无骨折线及骨折线的数目、方向、类型、范围及骨折段移位情况,同时注意有无其他颅面骨损伤。应拍摄下颌曲面断层片、下颌骨侧位片等。

三、治疗

(一)下颌骨骨折的复位方法

1.手法复位

在单纯线形骨折的早期,骨折处尚未发生纤维性愈合,可用手法复位,将移位的骨折段回复至正常位置。

2.牵引复位

多应用于手法复位效果不满意,或骨折处已有纤维性愈合,不能手法复位者。可应用牙弓夹板和橡皮圈做颌间牵引。即在上、下颌牙列上结扎、安置带有挂钩的牙弓夹板,然后根据骨折段需要复位的方向,套上橡皮圈,做弹性牵引,使骨折段逐渐恢复到正常的位置。在下颌骨体部有明显移位的骨折段,可采用分段式牙弓夹板,结扎在骨折线两侧的牙列上,套上橡皮圈做牵引。在牵引过程中,应经常检查复位的效果和骨折段移动的方向,随时调整橡皮圈牵引的方向和力量。

3.切开复位

对新鲜开放性骨折,常可在软组织清创的同时,做骨折的复位和内固定。对于不能做手法复位的复杂性骨折,为了争取较好的复位、固定效果,也可采取手术切开复位的方法。对于骨折移位时间已较长,骨折处已有致密的纤维性或骨性错位愈合者,只有采用手术切开复位,才能将错位愈合中所形成的纤维组织切开,或将骨性愈合处凿开,将骨断端游离,使骨折段正确复位,并做骨断端的坚强内固定。

(二)下颌骨骨折的固定方法

1.单颌固定

单颌固定的优点是固定后仍可张口活动,对进食和语言的影响较小,便于保持口腔卫生,同时,一定的功能活动对增进局部血运和骨折愈合有利。但单颌固定法的固定力量有限,不能对抗较大的移位力量,故一般用于无明显移位或易于复位的简单骨折,如下颌骨正中颏部线形骨折、牙槽突骨折等。单颌固定的另一个缺点是,仅用于能完全复位的病例,否则就难以恢复到原有的咬合关系。

(1)邻牙结扎固定:分别利用骨折线两侧的2~3个牙,做结扎固定。在每个牙的牙间隙内各穿过一根细不锈钢丝,先将单个牙拧住,再将这两个牙的结扎丝相互拧在一起,成为一股较粗的钢丝,然后,用手法将错位的骨折段复位,再将两侧的两股钢丝互相拧结在一起,最后将钢丝端剪短,并弯至钢丝下的牙缝中,以防刺伤黏膜。此法操作简单,适用于错位不大的简单骨折。缺点是固定力量较差,邻牙负担较重,已较少使用。

(2)牙弓夹板固定:用一根粗金属丝或成品牙弓夹板,弯制成与下颌牙列唇颊面弧度一致的弓形夹板,在颌骨骨折段复位后,用细不锈钢丝将其结扎固定在骨折线两侧的数个牙上。如骨折处伴有牙缺失,为保持缺牙间隙,可在弯制牙弓夹板时,在相当于缺牙处,突向间隙内,挡住两侧的牙,以防骨折段向缺牙空隙移位。牙弓夹板固定最适用于牙折或牙槽突骨折。用以固定下颌骨骨折,有时嫌力量不足,仅用于无明显移位的单发、线型骨折的固定。

(3)骨间结扎固定:骨间结扎固定是用手术方法暴露骨折断端,在骨断端近处钻孔,然后穿过不锈钢丝,进行结扎,将骨折段固定在正确的位置上。这是一种较可靠的固定方法,对于新鲜骨折、陈旧性骨折、有牙和无牙的颌骨骨折,都可适用。尤其是小儿下颌骨骨折,常因乳牙不便于做结扎固定,或乳恒牙交错时期,也无足够牢固的牙可作结扎固定时,采用此法则固定良好。骨间结扎固定的手术进路,应根据受伤部位而定,以能显露骨断端为目的。钻孔的部位应在下颌体近下缘处,以防损伤下牙槽神经血管、牙胚或牙根,孔的位置以距骨断面0.5~1.0 cm为宜,钻孔数目一般3~4个,结扎后即可防止其移动。

(4)坚强内固定:近年来已普遍应用钛夹板和钛钉的坚强内固定取代金属丝的结扎固定。这种坚强内固定适应证与骨间结扎固定相同。用得较多的是小型钛板和钛钉,临床上根据需要选用不同形态的小型钛板,采用口内切口或口外进路,显露骨折端,使骨折段复位后分别将钉旋入骨折线两侧的骨中,使小型钛板固定在骨折线两侧的骨面上,固定骨断端。这种小型钛板由于体积小而薄,术后如无不适,骨折愈合后可不必拆除。也可采用超高分子量聚乳酸可吸收夹板及螺钉进行坚强内固定,术后6~12个月固定材料自动分解吸收,不必再次手术取出。如下颌骨损伤为粉碎性骨折或有骨质缺损时,上述固定方法都不适用,则可采用桥架式钛板内固定法。根据下颌骨缺损的范围,先选好适当长度的带孔钛板,手术显露骨折区和骨断端,使骨折段复位,恢复咬合关系,然后在两侧断端的近下缘处,安置一条事先准备的钛板,每一端按钛板孔的位置,在骨上钻2~4个孔,然后拧入钛钉固位,如此即可保持前后骨折段的位置。

(5)颌周结扎固定:适用于无牙的下颌骨体部骨折,尤其是原来就戴有下颌全口义齿的患者,更为方便。以不锈钢丝环绕下颌骨体,钢丝两端在义齿基托上结扎固定,使骨折段获得固定。

2.颌间固定

颌间固定是颌骨骨折常用的固定方法。尤其对下颌骨骨折,可利用上颌骨来固定折断的下颌骨,并使上、下颌的牙固定在正常咬合关系的位置上,待骨折愈合后,恢复咀嚼功能,这也是颌间固定的主要优点。这种固定缺点是在固定期间不能张口活动,影响咀嚼和进食,也不易进行口腔清洁和保持口腔卫生。带钩牙弓夹板颌间固定法:就是在牙弓夹板上带有突起的挂钩,以便悬挂小橡皮圈,做颌间牵引固定。这种带钩牙弓夹板,可用铝丝弯制,也有各种成品带钩夹板可供临床选用。

安置夹板的具体步骤:根据患者上、下牙弓大小,确定所用带钩牙弓夹板的长度,剪去多余部分,将其弯曲成弓形,使能与每个牙的唇、颊侧牙面贴附,而与牙龈间保持一定距离,以免压伤牙龈。用细不锈钢丝,将夹板分别结扎、固定到上、下颌的牙上。应将每个牙上结扎丝的末端剪短,弯成环形,使其位于牙间隙或贴附于夹板下,防止刺伤唇、颊黏膜。

安置好带钩牙弓夹板后,用小橡皮圈根据需要牵引下颌的方向和力量,套在上、下颌牙弓夹板的挂钩上,即可产生牵引、复位和固定的作用,一般固定4周左右,双发骨折或多发骨折时可适当延长固定时间。如骨折段错位明显,一时又难于复位,无法在下颌牙列上安置一个完整的牙弓夹板时,可将牙弓夹板在相当于骨折错位处剪断,分别结扎固定在骨折线两侧的牙上,然后套上橡皮圈,行弹性牵引复位。术后应及时观察,调整橡皮圈的方向和力量,直到恢复正常的咬合关系,并继续固定一段时间。必要时可换一个完整的牙弓夹板,完成固定。下颌骨骨折如有骨质缺损,可以采用有间隔弯曲的牙弓夹板,以保持复位后留下的缺损间隙,防止因肌牵引或瘢痕牵缩而发生移位。

(三)特殊骨折的治疗

1.髁状突骨折的治疗

下颌骨髁状突是构成颞颌关节的重要结构,具有特殊的功能,是下颌骨骨折的好发部位之一。常因下颌骨颏部受撞击而发生骨折,且多发生于髁状突颈部。髁状突颈部青枝骨折时可不发生移位,其他类型骨折则多有移位。移位多与翼外肌牵拉、升支部受力和推压有关。有半数的髁状突骨折,髁状突头部从关节凹内移位。髁状突骨折的治疗,多年来在国内外学者中有不同的观点,有人主张用手术方法切开复位和固定;有人则主张采用非手术的保守治疗。

目前国内外多数学者的意见是:髁状突骨折有明显移位或完全脱位,或磨牙缺失,保守疗法不易复位固定者,宜做手术切开复位;骨折后移位不明显或儿童骨折病例,宜用闭合性复位的保守治疗。临床上还可根据患者的身体情况决定治疗方法。

(1)保守治疗:①关节囊内闭合性髁状突骨折或髁状突颈部骨折无明显移位者可采用简单颌间结扎法限制关节活动2~3周即可。②颌间弹性牵引法,对于髁状突移位的患者在上、下颌牙列上安置带钩牙弓夹板,然后在磨牙的咬合面放置橡皮垫,单侧骨折者放在伤侧,双侧骨折者,两侧均放。然后在正中咬合位上做颌间固定,前牙区可做垂直方向的弹性牵引,以恢复正常咬合关系。成人需固定2~3周,儿童则固定10~14天后,即可逐渐作张口练习。儿童的早期活动尤为重要,有人甚至主张,骨折后如咬合关系无明显改变,又无明显疼痛时,可以不做固定。以免因固定而发生关节强直。③口内弹性牵引法,在上、下颌牙列上安置牙弓夹板,在上颌尖牙部和下颌最后磨牙部的牙弓夹板上焊有挂钩,在上、下两钩间挂上橡皮圈,方向尽量与咬合面平行,这样可使下颌向前牵引。牵引的力量不宜过大,可允许下颌作张口、前伸和侧向运动,维持翼外肌功能,有利于关节功能的恢复。一般牵引3~4周。

(2)手术治疗:通过耳前切口显露髁状突骨折处,将骨折段复位,以微型钛板、钛钉固定两断端,以重建下颌骨正常形态与功能。近来有学者报道于耳前作小切口,以内窥镜技术行髁状突骨折复位及坚强内固定。

2.上、下颌骨联合骨折

上下颌骨联合骨折是口腔颌面部的一种严重损伤,不但多伴有软组织损伤,还常伴发颅脑损伤或其他损伤。除根据伤情采取急救及早期清创处理外,上下颌骨骨折可分情况作复位固定。由于下颌骨骨折后对位比较容易,因此,一般应先作下颌骨复位固定;然后再根据咬合关系来固定上颌骨。在固定方法上多采用颌间固定加颅颌固定。治疗过程中,还必须经常检查咬合情况。如果受伤后,用简单的方法不能达到骨折段复位的目的时,可采用牵引复位。如果骨折段已错位愈合,可采用切开复位法。在上、下颌多发或粉碎性骨折患者,如复位固定后咬合关系仍恢复不良,可待骨折愈合后根据复位愈合较好的上颌或下颌重新切开复位矫正相应的下颌或上颌,则可重建较理想殆关系。

3.无牙颌骨骨折的治疗

无牙颌骨骨折多见于老年人,常发生于下颌骨。因为牙槽骨吸收,下颌骨变得纤细、脆弱,受到外力打击时极易折断。骨折片多与软组织相连,感染机会较少,愈合亦较快。常为单发性骨折,骨折片可重叠,发生在颏孔和下颌角部者较多见。

这类骨折无牙,不能使用牙弓夹板作固定,只能用下述方法进行复位固定。

(1)塑胶托状夹板固定:本法只适用简单骨折,无骨折片重叠,或骨折片仅有轻度移位时。如果伤员原先有义齿,则可利用义齿作固定夹板,再在口外加用颅颌弹性绷带;如果伤员原无义齿可临时取印模,制作适合的塑胶托,然后仍用颅颌弹性绷带固定。

(2)颌周结扎固定:本法适用于无牙的下颌骨体部骨折,错位明显,不能利用牙作固定时,临时用印模胶制作夹板,或利用伤员原有的义齿在骨折段复位后进行颌周固定。

(3)切开复位内固定:如果骨断端重叠,不能用手法复位,或为粉碎性骨折,此时可采用切开复位内固定。从口内做切开复位,以钛板、钛钉做坚强内固定。

4.儿童颌骨骨折的治疗

儿童颌骨骨折较少见。多因跌倒、碰撞、交通事故等引起。由于儿童处于生长发育期,颌骨柔软,富于弹性,能耐受冲击力量,即使骨折亦多为"青枝"骨折。儿童期处于替牙阶段,恒牙萌出不全,牙冠又较短且不牢固,均不利于牙间或颌间固定。

(1)儿童期组织代谢旺盛,生长力强,故复位时间越早越好,一般不宜迟于5~7天,否则复位困难。儿童骨折后对殆关系的恢复可不必像成人那样严格,因为随以后恒牙的萌出移动,还有自行调整的机会。固定的时间也可以缩短,通常2周即可。

(2)儿童髁状突颈部骨折多为"青枝"骨折,一般能愈合而不导致关节强直。如为完全离断,可以发生关节强直并影响患侧下颌骨发育而形成畸形面容。儿童髁状突颈部骨折通常采用颅颌弹性绷带固定即可。对髁状突颈部完全离断患儿,为防止以后发育畸形,可采用切开复位固定方法以获得良好固定复位效果。对关节区受创伤的儿童应嘱其经常锻炼张口和注意追踪观察,以防继发关节强直。

(3)儿童颌骨骨折尽可能不选用切开复位法,如必要时,亦慎勿伤及恒牙胚。自凝塑胶牙弓夹板颅颌弹性绷带固定是常选用的方法。

（马萌萌）

第四节　颧骨及颧弓骨折

颧骨和颧弓是面侧部较为突出的部位,易受撞击而发生骨折。颧骨因与上颌骨相连,常与上颌骨同时发生骨折。颧弓是颧骨颞突和颞骨颧突相连接的部分,较窄细,较颧骨更易发生骨折。

一、临床表现

(一)面部塌陷畸形

当颧骨、颧弓发生骨折时,由于外力的作用,骨折片向内后方移位,由于伤时伴有面部软组织肿胀,可能暂时掩盖由于骨折片移位造成的颧面部塌陷,然而当面部肿胀消退后,局部会出现塌陷畸形。

(二)张口受限

颧骨、颧弓骨折片向内后方移位,压迫嚼肌和颞肌,妨碍喙突运动,会造成张口疼痛及张口受限。

(三)复视

颧骨构成眶腔的外侧壁和眶下缘的大部分,当颧骨骨折片发生移位时,会造成眼球移位、外展肌充血和局部水肿,从而使眼球移动受限而发生复视。复视也是诊断颧骨骨折的一项重要的临床指征。

(四)神经症状

颧骨骨折会引发眶下神经损伤,造成支配区域的感觉麻木;也可能损伤面神经的颧支,造成患侧眼睑闭合不全。

二、治疗

颧骨骨折后如出现明显面部畸形、复视、张口受限及神经压迫症状者,应做手术复位;如无上述症状发生,骨折片无明显移位者,可采取保守治疗。

(一)口内上颌前庭沟切开复位法

此方法适用于颧弓骨折不伴有旋转移位者。自上颌磨牙区前庭沟作切口,直达骨面,沿下颌骨喙突外侧向上分离,经颞肌肌腱、颞肌达颧骨和颧弓深面,用骨膜分离器将骨折片向外上前方向提翘,将骨折片复位(图9-2)。

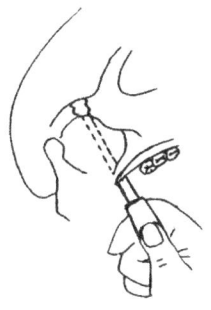

图 9-2　口内上颌前庭沟切开复位法

(二)单齿钩切开复位法

此方法适用于颧弓骨折不伴有旋转移位者。在颧骨颧弓骨折处下方皮肤做切口,直达颧弓表面,探明骨折片位置后,将单齿钩探入骨折片深部,向上方提拉颧骨颧弓骨折片使其复位。

(三)上颌窦填塞法

此方法适用于粉碎性颧骨骨折及上颌骨骨折。在上颌口内前庭沟做切口,在上颌骨尖牙窝处开窗,显露上颌窦,用骨膜分离器将骨折片复位后,以碘仿纱条填塞上颌窦,在下鼻道开口将纱条引出,严密关闭口腔内切口。2 周后逐渐撤出纱条。

(四)巾钳牵拉法

适用于单纯颧弓骨折。不做切口,用大号巾钳夹住骨折处皮肤、皮下直至骨折深面,向外牵拉颧弓复位,复位后应避免再次挤压。

(五)头皮冠状瓣切开复位法

适用于有旋转移位的颧骨骨折。手术切口及进路同上颌骨骨折,手术充分显露骨折断端,手术应在颧弓、颧额缝和眶下缘达到 3 点固定,一般使用小钛板或微型钛板进行固定。

(马萌萌)

第五节　牙及牙槽骨损伤

牙及牙槽骨损伤较常见,可以单独发生,也可以和颌面其他损伤同时发生。前牙及上颌牙槽骨,因位置较突出,容易受到损伤。

一、牙挫伤

(一)临床表现与诊断

牙挫伤主要是直接或间接的外力作用使牙周膜和牙髓受损伤。由于伤后可发生创伤性牙周膜炎,特别是接近根尖孔处,血管常发生破裂、出血,致使患牙有明显叩痛和不同程度的松动。自觉牙伸长,对咬合压力和冷热刺激都很敏感等。如同时有牙龈撕裂伤,则可有出血及局部肿胀。损害轻者,尤其是青少年患者,损伤多可自行恢复,若损伤较重,甚至根尖孔处主要血管撕裂,则引起牙髓坏死,在临床上表现为牙冠逐渐变色,牙髓活力由迟钝渐渐变为无活力反应。偶然也可以出现牙髓炎症状。此种坏死的牙髓有时除牙冠变色外,可以终生不出现症状,也无危害。但也可以发生继发性感染,并引起根尖周围组织的急性或慢性炎症。

(二)治疗

牙挫伤的治疗比较简单,轻者可不做特殊处理。损伤较重者应使患牙得到休息,在 1～2 周内避免承受压力,可调磨对𬌗牙,使其与患牙不接触,也不要用患牙咀嚼食物。如果牙松动较明显,可做简单结扎固定。创伤牙齿定期观察,每月复查 1 次。半年后若无自觉症状,牙冠不变色,牙髓活力正常,可不必处理;如牙冠变色,牙髓活力不正常时,应考虑做根管治疗。

二、牙脱位

较重的暴力撞击可使牙齿发生部分脱位和完全脱位。

(一)临床表现与诊断

牙在牙槽窝内的位置有明显改变或甚至脱出。牙部分脱位,一般有松动、移位和疼痛,而且常常妨碍咬合;向深部嵌入者,则牙冠暴露部分变短,位置低于咬合平面。完全脱位者牙已脱离牙槽窝,或仅有软组织粘连。牙脱位时,局部牙龈可有撕裂伤与红肿,并可伴有牙槽突骨折。

(二)治疗

牙脱位的治疗,以尽量保存牙为原则。如部分脱位,不论是移位、半脱位或嵌入深部,都应使牙恢复到正常位置,然后固定 2～3 周;如牙已完全脱落,而时间不长,可将脱位的牙进行处理后再植。脱位固定的牙要定期复查,当牙冠变色或牙髓活力迟钝时,应做根管治疗。

牙脱位固定的常用方法有以下几种。

1.牙弓夹板固定法

先将脱位的牙复位,再将牙弓夹板弯成与局部牙弓一致的弧度,与每个牙相紧贴。夹板的长短,根据要固定的范围而定。原则上牙弓结扎的正常的固位牙数应大于脱位牙的两倍,注意应先结扎健康牙,后结扎脱位牙。所有结扎丝的头,在扭紧后剪短,并推压在牙间隙处,以免刺激口腔黏膜。

2.金属丝结扎法

用一根长结扎丝围绕损伤牙及其两侧 2～3 个健康牙的唇(颊)舌侧,做一总的环绕结扎;再用短的结扎丝在每个牙间做补充垂直向结扎,使长结扎丝圈收紧,对单个牙的固定用"8"字结扎法。

三、牙折

牙折常由于外力直接撞击而产生;也可因间接的上、下牙相撞所造成。平时由于跌伤致使上前牙、特别是上中切牙的折断为最多见。

(一)临床表现与诊断

按解剖部位,牙折可分为冠折、根折和冠根联合折 3 类。冠折又可分为穿通牙髓与未穿通牙髓两种。冠根联合折也有斜折和纵折两类。冠折如穿通牙髓,则刺激症状明显;未穿通牙髓者,可有轻微的感觉过敏,或全无感觉异常。根折的主要特点是牙松动和触、压痛,折断线愈接近牙颈部,则松动度愈大;如折断线接近根尖区,也可无明显的松动。冠根联合折断,可见部分牙冠有折裂、活动,但与根部相连,在冠部可察见裂隙,并有明显咬合痛或触压痛。测牙髓活力、摄牙X 线片等有助于对牙折的诊断。

(二)治疗

根据牙折的不同类型,采用不同的治疗方法。切缘折断少许只暴露牙本质者,可将锐利边缘磨去,然后脱敏治疗。切缘折断较多,但未露牙髓时,也可用上法保护断面。观察数月后如无症状,即可用套冠或光固化树脂修复缺损部分。牙冠折断已露牙髓,或在牙颈部折断但未到牙龈下时,应行根管治疗,然后用桩冠修复缺损部分。根折可用牙弓夹板或金属丝结扎固定,或用根管钉插入固定。冠根联合纵折,如有条件可行根管治疗后用套冠恢复其功能,否则可拔除。

四、乳牙损伤

乳牙损伤的处理有一定的特殊性,因保存正常的乳牙列,对今后恒牙萌出,颌面部发育及成长都很重要。因此,应当尽量设法保留受损伤的乳牙。

（一）临床表现与诊断

乳牙损伤的部位,多见于乳前牙,特别是上颌乳前牙。其损伤类型亦可分冠折、根折、嵌入、半脱位及脱位等,但以嵌入及半脱位为最多见。

（二）治疗

冠折、根折的处理与恒牙大体相同。儿童乳前牙因损伤而半脱位,若无感染,又距恒牙萌出尚有一定时间,可在局麻下用手法复位,然后用金属丝结扎固定。如有感染,则常需拔除。对向唇侧或腭侧半脱位或脱位的乳前牙,可应用牙弓夹板固定,并应调殆,使其暂时脱离咬合关系。

乳前牙因损伤牙冠嵌入牙槽内 1/3～2/3 者,可应用抗炎药物,预防感染,等待其再萌出;如牙冠完全嵌入,又无感染,复位后固定 6～8 周;如牙周组织破坏,并有感染者,则应拔除。损伤后经保存疗法处理的乳牙,应严密观察 3～6 个月,如发现牙髓坏死,应施行根管治疗,但一般只限于前牙;对嵌入的乳牙,应观察对恒牙的萌出有无影响。凡乳牙损伤需要拔除者,4 岁以上儿童,为了防止邻牙向近中移动致恒牙萌出错位,应该做牙列间隙保持器,以保证未来的恒牙列排列整齐,获得正常的咬合关系。

五、牙槽突骨折

牙槽突骨折常因外力直接作用于局部的牙槽突而引起。多见于上前牙,可以单独发生,也可以伴有上、下颌骨或其他部位骨折和软组织损伤。

（一）临床表现与诊断

牙槽突骨折常伴有唇组织和牙龈的肿胀及撕裂伤。骨折片有明显的移动度,摇动单个牙,可见邻近数牙随之活动。出现这一症状,即可证实该部位牙槽突已折断。骨折片移位,取决于外力作用的方向,多半是向后向内移位,从而引起咬合错乱。较少发生嵌入性骨折。牙槽突骨折多伴有牙损伤,如牙折或脱位。在检查时,要注意牙槽突骨折线平面的部位,以便能够及时地诊断出是否存在牙根和上颌窦壁的骨折。为此,可摄颌骨正位或侧位 X 线片以助诊断。

（二）治疗

牙槽突骨折的治疗,首先应将移位的牙槽骨恢复到正常的解剖位置,然后根据不同情况,选择适当的固定方法。一般牙槽突骨折,在复位后常选用金属丝牙弓夹板结扎、固定 2～3 周,如不能立即复位者,也可做牵引复位固定。

（马萌萌）

第十章

口腔颌面部肿瘤

第一节 口腔颌面部囊肿

一、皮脂腺囊肿

皮脂腺囊肿又称"粉瘤",主要由皮脂腺排泄管的堵塞,皮脂腺囊状上皮被逐渐增多的内容物膨胀所形成的潴留性囊肿,囊内有白色凝乳状皮脂腺分泌物。

(一)临床诊断

(1)皮脂腺囊肿常见于面部,小的如豆,大的则可至小柑橘样,囊肿位于皮内,并向皮肤表面突出,一般无自觉症状。

(2)肿物呈球形,单发或多发,中等硬,有弹性,高出皮面,与皮肤有粘连,中央可有一小色素点,临床上可根据这些主要特征与皮样囊肿作出鉴别。

(3)有时在皮肤表面有破溃,挤压可出现豆腐渣或面泥样内容物,可在皮肤表面形成瘘口,挤压可出现脓液及豆腐渣或面泥样内容物。

(二)治疗

确诊后应手术将囊肿完整切除。手术是根治皮脂腺囊肿的唯一方法。手术中沿着皮纹方向设计梭形的皮肤切口,连同囊肿一起摘除。

(三)注意事项

由于囊壁很薄,分离时应特别小心,尽量完整地摘除。如果残留囊壁,则易复发。

二、皮样、表皮样囊肿

皮样囊肿、表皮样囊肿为胚胎发育时期遗留在组织中的上皮细胞逐渐发展而形成的囊肿,后者也可因损伤、手术导致上皮细胞植入而形成。皮样囊肿囊壁较厚,由皮肤和其附件构成。囊壁中无皮肤附件者为表皮样囊肿。

(一)临床诊断

(1)多发于15~35岁,表皮样囊肿以口底、颏下等部位多见;皮样囊肿好发于口底正中区,引起口底及颈部肿胀。

（2）生长缓慢为圆形或卵圆形,触诊有生面团样感。

（3）面部表皮样囊肿应与皮脂腺囊肿相鉴别,后者与皮肤紧密相连,中央可见小的色素点。

（4）穿刺可抽出乳白色豆渣样内容物,感染时为棕褐色液或脓液。镜检可发现上皮细胞。

（二）治疗

手术切除治疗。

（三）注意事项

位于舌下的口底皮样囊肿经口内进路（口底黏膜切口）摘除囊肿,位于颏下的口底皮样囊肿则经口外进路（颏下皮肤切口）摘除囊肿。

三、甲状舌管囊肿

甲状舌管囊肿是一种先天性、发育性囊肿,源于甲状舌管的残余上皮,囊肿可通过未退化的甲状舌管与舌盲孔相通。

（一）临床诊断

（1）多见于1～10岁儿童。

（2）发生于颈正中线,自舌盲孔至胸骨切迹的任何部位,但以舌骨上、下部位最为常见。

（3）质软,周界清楚,与表面皮肤及周围组织无粘连。位于舌骨以下的囊肿,舌骨体与囊肿之间可能扪得坚韧的索条与舌骨体粘连,因此,可随吞咽及伸舌等动作而移动。

（4）穿刺可见透明的黏稠液体或微浑浊的黄色液体,偶见脱落的上皮细胞。

（二）治疗

手术切除治疗应彻底,否则容易复发。手术关键在于除囊肿外一般应将舌骨中份一并切除,即柱状整块切除,避免副管或分支残留,防止复发。

（三）注意事项

注意术前和异位甲状腺相鉴别,必要时做同位素检查。

四、鳃裂囊肿

鳃裂囊肿又名淋巴上皮囊肿。囊壁厚薄不等,含有淋巴样组织。

（一）临床诊断

（1）常见于20～50岁。

（2）多发生于肩胛舌骨肌水平以上的第二鳃裂囊肿,其次是发生于下颌角以上及腮腺区的第一鳃裂囊肿。发生于颈根区的第三、第四鳃裂囊肿较少见。

（3）肿块大小不定,生长缓慢,无自觉症状。触诊时质地较软,有波动感。鳃裂囊肿继发感染穿破皮肤或切开引流后可长期不愈,形成鳃裂瘘。

（4）超声检查显示内部无回声,后方回声增强;通常表现为沿胸锁乳突肌上、下走行,类圆形或椭圆形软组织块影,中心密度低,不强化,但囊壁（边缘）可强化,境界清楚。

（5）穿刺可见黄色或棕色,清凉或微浑浊的液体,含或不含胆固醇结晶。

（二）治疗

手术彻底切除。如遗留有残存组织,可导致复发。

（三）注意事项

（1）第一鳃裂囊肿或瘘手术中需避免损伤面神经。第二鳃裂囊肿或瘘手术时应注意勿损伤副神经、颈内静脉、颈内及颈外动脉。复发多见于第一鳃裂囊肿或瘘术后，与切除不彻底有关。

（2）颈淋巴结转移癌发生液化坏死时，可能误诊为鳃裂囊肿。

五、根尖周囊肿

根尖周囊肿是由于根尖周肉芽肿、慢性炎症刺激，引起上皮残余增生，增生的上皮团中央发生变形与液化，周围组织液不断渗出，逐渐形成囊肿。

（一）临床诊断

（1）多发生于前牙，一般无自觉症状。可有创伤史、正畸史，牙齿变色，灰黄无光泽。可见有残根、死髓牙、深龋。较大囊肿可在根尖牙龈处扪及球状隆起。

（2）X线检查显示根尖界限清楚，有一白色致密线包绕的低密度区。

（3）穿刺囊液一般为清亮或淡黄色液体，囊液内有时可以看到胆固醇晶体。

（二）治疗

以手术刮除治疗为主，原则是彻底干净。病灶牙或残根如无保留价值可同时拔除。

（三）注意要点

对于有保留价值的患牙可以先一次性根充，后再进行囊肿手术。

六、始基囊肿

始基囊肿发生于成釉器发育的早期阶段，釉质和牙本质形成之前，在炎症和损伤刺激后，成釉器的星网状层发生变性，并有液体渗出，蓄积其中而形成囊肿。

（一）临床诊断

（1）多发生于乳、恒牙交替时期的青少年，好发于下颌第三磨牙区及升支部，可伴缺牙或有多余牙。逐渐长大，骨质出现膨隆变薄，扣之有乒乓球弹性感。

（2）X线检查见其为单囊性或多囊性，均匀一致，不含牙，周围界线清楚。

（3）穿刺可见草黄色囊液，在显微镜下可见到胆固醇结晶。

（二）治疗

以手术刮除治疗为主，原则是彻底干净。

（三）注意事项

对囊腔巨大、严重引起升支部畸形者，若未发生病理性骨折需行截骨术，其余可考虑先由口内行囊肿开窗术，待囊液引流，囊腔减压，囊肿自行缩小后再行刮除术。

七、含牙囊肿

含牙囊肿又称滤泡囊肿。发生于牙冠釉质形成之后，在缩余釉上皮与牙冠之间出现液体渗出和蓄积而形成囊肿。可来自一个牙胚（含一个牙）；也有来自多个牙胚（含多个牙）者。

（一）临床诊断

（1）好发于下颌第三磨牙及上颌尖牙区，可引起颌骨缓慢膨胀，使骨皮质显著变薄，一般无痛。牙齿延期萌出可能是提示病变的唯一临床特征。

（2）X线片上可显示出一清晰圆形或卵圆形的透光阴影，边缘清晰，周围有白色骨质反应线，囊壁包于牙颈部，牙冠朝向囊腔。

（3）穿刺可得草黄色囊液，囊肿如有继发感染，则出现炎症现象，穿刺可抽出脓液。

(二)治疗

手术治疗,手术原则为完整摘除囊肿和挖除埋藏的牙齿。

(三)注意事项

在儿童牙齿萌出时期,如果囊肿包含的牙齿有萌出希望,可将囊肿开窗,刮除囊壁保留牙齿待萌。

八、球上颌囊肿

球上颌囊肿发生于上颌侧切牙与尖牙之间,牙齿被推挤而移位,属非牙源性囊肿;其是由胚胎发育过程中残留的上皮发展而来,故亦称为非牙源性外胚叶上皮囊肿。

(一)临床诊断

(1)多见于青少年。

(2)主要表现为颌骨骨质膨胀。

(3)发生于上颌侧切牙与尖牙之间。牙齿被推挤而移位。

(4)X 线片显示,囊肿阴影在牙根之间,而不在根尖部位。

(二)治疗

一般从口内进行手术,如伴有感染须先控制炎症后再做手术治疗。

九、鼻腭囊肿

鼻腭囊肿较为常见,约占全部颌骨囊肿的 10%。

(一)临床诊断

(1)大多发生在 30~60 岁。

(2)男性多见。

(3)X 线检查可见上颌骨中线有呈圆形、卵圆形或心形透亮区。

(4)一般可分为两型:发生于切牙管内者,称为切牙管囊肿;发生于切牙管口的腭乳头部者,称为腭乳头囊肿。

(二)治疗

手术治疗。如伴有感染须先控制炎症后再做手术治疗。

十、正中囊肿

正中囊肿是较少见的非牙源性囊肿。

(一)临床诊断

(1)位于切牙孔之后,腭中缝的任何部位,亦可发生于下颌正中线处。

(2)X 线检查可见腭中缝间有圆形囊肿阴影。

(二)治疗

确诊后应及早手术治疗,以免引起邻牙的继续移位和造成咬合紊乱。

十一、鼻唇囊肿

鼻唇囊肿是较少见的非牙源性发育囊肿。

(一)临床诊断

(1)位于上唇底和鼻前庭内。

(2)X线检查示骨质无破坏现象,仅在鼻底口腔前庭可扪及囊肿的存在。

(二)治疗

一般从口内进行手术,如伴有感染须先控制炎症后再做手术治疗。

十二、血外渗性囊肿

血外渗性囊肿又称为损伤性骨囊肿、孤立性囊肿,主要为损伤后引起骨髓内出血、机化、渗出而形成的囊腔,内含陈旧性血性或血清液,为非真性囊肿。

(一)临床诊断

(1)多发生于男性青年人。

(2)以下颌骨前磨牙区及骨联合处为好发部位;上颌骨较少见,可发生于颌骨前部。此外,血友病也可引起颌面骨的血外渗性囊肿,称为血友病甲瘤。

(3)X线片表现无特异性,常可见圆形透射区,边缘不清晰。

(4)穿刺如为空腔,则可确诊;如抽出液体,镜下可见少量红细胞和类组织细胞。

(二)治疗

手术治疗,以免日久而引起相邻牙根受累,造成牙移位,咬合关系紊乱。

(三)注意事项

对血友病囊肿治疗应按血友病患者手术治疗原则进行处理。

(马萌萌)

第二节 唾液腺肿瘤

一、多形性腺瘤

多形性腺瘤又称混合瘤,是最常见的良性唾液腺肿瘤。根据其成分比例,可分为细胞丰富型和间质丰富型。一般认为,细胞丰富型相对较易恶变,间质丰富型相对较易复发。

(一)临床诊断

(1)在大唾液腺中,多形性腺瘤最常见于腮腺,其次为下颌下腺,舌下腺极为少见。

(2)发生于小唾液腺者,以腭部最为常见。任何年龄均可发生,但以 30～50 岁为多见,女性多于男性。

(3)多形性腺瘤生长缓慢,常无自觉症状,病史较长。以近期突然地迅速生长为特征,如果为浸润神经及周围组织,则出现疼痛、麻木、面瘫和皮肤溃疡等症状。肿瘤界限清楚,质地中等,一般可活动。但位于硬腭部或下颌后区者可固定而不活动。肿瘤长大后除表现畸形外,一般不引起功能障碍。

(二)治疗

多形性腺瘤的治疗以手术彻底切除为原则。肿瘤的包膜常不完整,若切除不彻底则将复发。

故手术时不宜采用剜除肿瘤的方法,而应将肿瘤连同其周围的唾液腺组织一并切除。术中要注意保护面神经。如有恶性变,应按恶性肿瘤的治疗原则处理。

(三)注意事项

术前一般不宜做活检。术中行快速冷冻病理检查,区分良、恶性。

二、Warthin 瘤

Warthin 瘤又称为腺淋巴瘤或乳头状淋巴囊腺瘤,由上皮及淋巴样成分构成。上皮形成大小不等的腺样腔、囊性腔,并呈乳头状突入腔内。

(一)临床诊断

(1)Warthin 瘤特发于腮腺,发生于腮腺外组织的极为少见,肿瘤可有消长史。

(2)大多数无痛性、生长缓慢,肿块呈圆形、椭圆形,表面光滑。多数患者肿瘤质地软,有柔性,少数为囊性。边界清楚,可活动,与皮肤无粘连。

(3)^{99m}Tc 核素显像对于 Warthin 瘤的诊断有较高的价值,表现为肿瘤区的^{99m}Tc 浓聚,即所谓的"热结节"。

(二)治疗

治疗方法为手术切除,肿瘤为良性肿瘤,完整摘除不复发,复发患者往往是肿瘤多发。

(三)注意事项

Warthin 瘤术中可见本瘤包膜菲薄、质脆;虽易剥离,但易穿破而溢出黄色或棕色液体。

三、基底细胞腺瘤

基底细胞腺瘤是一种较为少见的唾液腺良性肿瘤。

(一)临床诊断

(1)腮腺最为常见,其次为下颌下腺,在小唾液腺中以唇腺最为多见。

(2)基底细胞腺瘤多数生长缓慢,肿瘤包膜完整,生物学行为良好。少数包膜不完整,可恶变为基底细胞腺癌、腺样囊性癌及鳞状细胞癌。

(二)治疗

治疗以手术彻底切除为原则。术中要注意保护面神经。如有恶性变,应按恶性肿瘤的治疗原则处理。

(三)注意事项

术前一般不宜做活检。术中行快速冷冻病理检查,区分良、恶性。

四、黏液表皮样癌

黏液表皮样癌是唾液腺常见的恶性肿瘤。肿瘤实质主要由黏液细胞、表皮样细胞和中间细胞组成,一般认为黏液表皮样癌来源于唾液腺排泄管储备细胞,也可能来自口腔黏膜上皮。

(一)临床诊断

(1)发生于腮腺者居多,其次是腭部和下颌下腺,可发生于其他小唾液腺,特别是磨牙后腺。高分化者常呈无痛苦性肿块,生长缓慢。肿瘤大小不等,边界可清或不清,质地中等偏硬,表面可呈结节状。

(2)腮腺肿瘤侵犯面神经时,可出现面瘫。术后可复发,但颈部淋巴结转移率低,血行转移更为少见。与高分化者相反,低分化黏液表皮样癌生长较快,可有疼痛,边界不清,与周围组织粘连。腮腺肿瘤常累及面神经,颈淋巴结转移率高,且可出现血运转移。术后易于复发。

(二)治疗

手术治疗为主,高分化者应尽量保留面神经,除非神经穿入肿瘤或与肿瘤紧密粘连。分离后的神经可加用术中液氮及术后放疗,以杀灭可能残留的肿瘤细胞。

(三)注意事项

高分化者如手术切除彻底,可不加术后放疗,而低分化者宜加用术后放疗。高分化者不必做选择性颈淋巴清扫术,低分化者则应考虑选择性颈淋巴清扫术。

五、腺样囊性癌

腺样囊性癌是一种基底细胞样肿瘤,由上皮细胞和肌上皮细胞排列成管状、筛状和实性巢等不同的形态结构,也是最常见的唾液腺恶性肿瘤。

(一)临床诊断

(1)肿瘤早期以无痛性肿块为多,少数患者在发现时即有疼痛,疼痛性质为间断或持续性。病程较长,数月或数年。肿瘤一般不大,但有的体积也较大。肿块的形状和特点可类似混合瘤,圆形或结节状,光滑。多数肿块边界不十分清楚,活动度差与周围组织有粘连。

(2)肿瘤常沿神经扩散,发生在腮腺的腺样囊性癌出现面神经麻痹的机会较多,并可沿面神经扩展而累及乳突和颞骨;下颌下腺或舌下腺的腺样囊性癌,可沿舌神经或舌下神经扩展至距原发肿瘤较远的部位,并造成患侧舌知觉和运动障碍;发生在腭部的腺样囊性癌,可沿上颌神经向颅内扩展,破坏颅底骨质和引起剧烈疼痛。患者除晚期出现并发症使病情恶化外,一般无明显全身症状。

(二)治疗

外科手术切除仍然是目前治疗腺样囊性癌的主要手段。局部大块切除是根治腺样囊性癌的主要原则。

(三)注意事项

术中应配合冷冻切片检查周界是否正常。原则上腺样囊性癌应做腮腺全切术,考虑到腺样囊性癌具有较高的神经侵犯性,对面神经的保留不宜过分考虑;下颌下腺者至少应行下颌下三角清扫术;发生在腭部者应考虑做上颌骨次全或全切除术,如已侵犯腭大孔,应连同翼板在内将翼腭管一并切除,必要时可行颅底切除。

六、唾液腺导管癌

唾液腺导管癌是一种侵袭性腺癌,恶性程度较高,又称为高度恶性唾液腺导管癌。唾液腺导管癌虽不常见,但其是恶性程度最高的唾液腺恶性肿瘤之一,预后极差,血行转移及区域淋巴结转移较常见。

(一)临床诊断

(1)男性明显多于女性,51～70岁为发病高峰。

(2)发病部位以腮腺为最常见,其次为下颌下腺,小唾液腺很少见。

(3)肿瘤生长迅速,病期较短。

(4)患者多有神经症状,腮腺肿瘤者大多有程度不等的面瘫症状,下颌下腺肿瘤者可有舌麻木或舌运动障碍,并常有局部疼痛。

(5)常为广泛性病变,肿瘤体积大,并波及周围组织。

(6)颈淋巴结转移率高,并常累及各组颈深淋巴结。

(7)癌细胞易发生远处转移,以肺部最常见。

(二)治疗原则

治疗方法以局部扩大切除加颈淋巴清扫术为主,辅以放疗和化疗,患者预后差。

(三)注意事项

由于肿瘤浸润性强,易经淋巴和血运转移,因此必须做局部扩大切除,位于腮腺者,一般不保留面神经。即使临床上不怀疑有淋巴结转移,也要行颈淋巴清扫术,并辅以放疗和化疗,防止远处转移。

(马萌萌)

第三节　其他良性肿瘤和瘤样病变

一、色素痣

色素痣来源于表皮基底层产生色素的色素细胞,可分为皮内痣、交界痣和混合痣。皮内痣是成年人最常见的一类色素痣,位于真皮内。交界痣一半在表皮的底层内,另一半则在真皮浅层内。混合痣常同时有皮内痣和残留的交界痣,为上述两种痣的混合形式。

(一)临床诊断

皮内痣可发生于身体的任何部位,以头颈部最为常见,不发生于掌、跖和生殖器部位。痣的外观呈半球形,大小不等,表面光滑,边缘整齐,也有的呈乳头瘤样或基底有蒂。交界痣为褐色或黑色斑疹,可稍隆起,境界清楚,颜色均一,表面光滑无毛,可发生在任何部位,发生在掌、跖和外生殖器的大多为交界痣。交界痣的痣细胞具有增生活跃的特性,有转变为恶性黑瘤的可能。混合痣多为黑褐色斑丘疹。

(二)治疗

外科手术治疗,手术应在痣的边界以外,正常皮肤上做切口。

(三)注意事项

(1)面部较大的痣无恶变者,可考虑分期部分切除,也可采用全部切除,邻近皮瓣转移或游离皮肤移植。

(2)如怀疑有恶变的痣,应采用外科手术一次全部切除活检。

二、牙龈瘤

牙龈瘤是来源于牙周膜及颌骨牙槽突的结缔组织的增生物,为非真性肿瘤。但又具有肿瘤的外形及生物学行为,如切除后易复发等。因此,牙龈瘤是一个以部位及形态命名的诊断学名词。

（一）临床诊断

（1）最常见的部位在前磨牙区，女性多于男性，以青中年人常见。

（2）唇颊侧多于舌腭侧。

（3）肿块较局限，呈圆形或椭圆形，有时呈分叶状，大小不一。

（4）肿块有的有蒂如息肉状，大多无蒂而基底较宽。

（5）随着肿块的增长，可破坏牙槽骨壁，X线片可见骨质吸收、牙周膜增宽的阴影。牙可能松动移位。

（二）治疗

（1）手术切除，为了切除彻底，切口应在围绕病变蒂周的正常组织上。

（2）将病变波及的牙、牙周膜、龈谷、骨膜及邻近的骨组织一并切除，创面缝合。如创面过大不能缝合时，可用碘仿纱条覆盖，或在创面上用牙周塞治剂保护止血。

（二）注意事项

对早期较小的牙龈瘤，牙不松动且患者年轻。有不愿意拔牙者，可局部切除，对牙周做一定的搔刮，暂时不拔牙，术后严密观察，待有复发时再切除并拔牙。

三、纤维瘤

口腔颌面部的纤维瘤起源于面部皮下、口腔黏膜下或骨膜的纤维结缔组织。

（一）临床诊断

（1）多发生于牙槽突、颊、腭等部位，也可发生在面部皮下。

（2）均较小，呈圆形或结节状，可能有蒂或无蒂，质地较硬，边界清楚，表面光滑，与周围组织无粘连。

（二）治疗

采用手术完整切除。牙槽突的纤维瘤，除需拔除有关牙外，有时还需将肿瘤所侵犯的骨膜一并切除。

（三）注意要点

必要时可做冷冻检查。

四、牙瘤

牙瘤生长于颌骨内，分为组合型和混合型牙瘤。其中可含有不同发育阶段的各种牙胚组织，直至成形的牙，数目不等。形状不规则，可能近似正常牙，也可以没有牙的形状，只是一团紊乱的硬组织混合而成，在其周围被以纤维膜。

（一）临床诊断

（1）临床表现：多见于青年人，生长缓慢，早期无自觉症状。

（2）往往因牙瘤所在部位发生骨质膨胀，或牙瘤压迫神经产生疼痛，或因肿瘤穿破黏骨膜，发生继发感染时，才被发现。

（3）牙瘤患者常有缺牙现象。

（4）X线片可见骨质膨胀，有很多大小形状不同、类似发育不全牙的影像，或投射似牙组织的一团影像。在影像与正常骨组织之间有一条清晰阴影。牙瘤与囊肿同时存在者，称为囊性牙瘤。

（二）治疗

彻底手术摘除。

（三）注意事项

一般将肿瘤表面骨质凿去后，取出牙瘤并将其被膜刮除，缝合创口。

五、牙骨质瘤

牙骨质瘤来源于牙胚的牙囊或牙周膜，由呈片状的牙骨质或呈圆形的牙骨质小体所组成。具有明显不规则的、强嗜碱性的生长线。

（一）临床诊断

（1）多见于青年人，女性较多。

（2）肿瘤常贴于牙根部，可以单发或多发，硬度与骨质相似。

（3）生长缓慢，一般无自觉症状。如肿瘤增大时，可发生牙槽突膨胀，或发生神经症状，继发感染，拔牙时被发现。

（4）临床上偶见有家族史的牙骨质瘤，且多为对称性生长。

（5）X线检查显示根尖周围有不透光阴影。

（二）治疗

多用手术摘除。

（三）注意事项

如肿瘤较小，又无症状时，可无须治疗。

六、牙源性角化囊性瘤

牙源性角化囊性瘤是来源于原始的牙胚或牙板残余，旧称牙源性角化囊肿。

（一）临床诊断

（1）多见于 20～40 岁。

（2）好发部位多在下颌第三磨牙区、下颌升支，其次是上、下颌第一前磨牙以后的区域。

（3）无自觉症状，生长缓慢，较其他囊肿有更大的侵蚀性。

（4）早期波动感不明显，后期牙松动移位。可穿刺出较黏稠的乳酪样内容物。

（5）X线检查显示为清晰圆形或卵圆形的透明阴影，边缘整齐，周围常呈现一明晰的白色骨质反应线，但有时边缘不整齐。

（6）可穿刺出较黏稠的乳酪样内容物。有显著复发和癌变能力。

（二）治疗

手术切除为主，对下颌角、升支处或较大的牙源性角化囊性瘤，应采用口外切口。对于多房性牙源性角化囊性瘤，可行颌骨切除，同期植骨；对于大型牙源性角化囊性瘤，可行成形性囊肿切开术亦称囊肿减压成形术，即从口内打开囊肿，切除部分囊壁及黏膜，并将黏膜与囊膜相互缝合，使囊腔与口腔相通，引流自如。

（三）注意事项

减压成形术后由于没有囊液聚集，消除了压力，囊腔可逐渐自行缩小、变浅。以后可再采用手术的方法将剩余的囊壁摘除，由于无效腔不大，封闭也就很容易。仅在口内手术即可，不必从口外做切口，但是其疗程较长，在整个疗程中，应注意保持口腔卫生，并严密随访。牙源性角化囊性瘤具有容易复发的特点。

七、成釉细胞瘤

成釉细胞瘤为最常见的来自牙源性上皮的颌骨中心性肿瘤。根据国内 5 所口腔医学院的口腔病理资料统计,占颌面肿瘤的 35%,占牙源性肿瘤的 63.2%。对于其组织来源,尚有不同看法,大多数认为由成釉器或牙板上皮发生而来。

(一)临床诊断

(1)多发生于 20~40 岁青壮年,以 20~29 岁最多见,男女无明显差别。

(2)肿瘤生长缓慢,病程较长,最长可达数十年。

(3)早期无自觉症状,后期颌骨膨胀,压迫性生长可引起面部畸形和功能障碍。

(4)X 线片表现为边界清楚的单房或多房透射影,肿瘤内常含有牙,牙根可能发生锯齿样吸收。

(5)穿刺时可抽出黄色、黄褐色液体,可含胆固醇结晶。

(二)治疗

治疗方法主要为手术治疗。手术的方式主要根据肿瘤的大小、累及的范围及临床表现,分别采用肿物摘除或刮治术;病变区开窗后刮除术,矩形或部分颌骨切除术和颌骨切除术,缺损用移植骨或其他代用材料整复,尤其是带血管化骨移植同期种植体植入可达到功能性修复的目的。

(三)注意事项

成釉细胞瘤有局部浸润的特点,属临界瘤,手术应在肿瘤边缘外 0.5 cm 处切除,否则切除不彻底,术后易复发。

八、血管瘤

血管瘤又称婴幼儿血管瘤(IH),起源于残余的胚胎成血管细胞,是真正的肿瘤。深部及颌骨内的血管瘤目前认为应属血管畸形。血管瘤的生物学行为可自行消退,其病程可分为增殖期、消退期及消退完成期 3 期。

(一)临床诊断

(1)初期表现为毛细血管扩张,周围以晕状白色区域迅速变为红斑并高低不平似草莓状。

(2)4 周后快速生长,位于面部者可导致畸形或运动功能障碍。

(3)一般在 1 年以后进入静止消退期。消退缓慢,病损由鲜红变为暗紫、棕色,皮肤可呈花斑状。消退完成期一般在 10~12 岁。

(二)治疗

由于血管瘤具有自行消退的特点,目前治疗血管瘤的方法主要有等待观察、药物治疗、激光治疗及手术治疗。一般根据病损的类型、位置及患者的年龄等因素决定。对于复杂患者,主张采用综合治疗。

1.等待观察

非重要部位的增殖期血管瘤,未对美观和功能造成重要影响,可定期随访观察,处于消退期的血管瘤可定期随访观察。

2.药物治疗

适用于全身多发性血管瘤、快速增殖的血管瘤、累及重要器官并伴有严重并发症或危及生命的血管瘤。治疗药物主要包括皮质激素、α-干扰素、抗癌药物、咪喹莫特、普萘洛尔等。

3.激光治疗

通过作用于血管内的氧合血红蛋白,从而达到破坏血管、消除病变血管的治疗目的。

4.手术治疗

除少数情况外,目前一般不主张将手术治疗作为血管瘤的首选治疗。血管瘤经保守治疗或激光治疗后仍有较大残存病变者,可在消退期行手术治疗。

(三)注意事项

激素治疗要注意停药时间。

九、静脉畸形

静脉畸形是临床上最为常见,以静脉异常汇集为特征的一组病变。由衬有内皮细胞的无数血窦所组成。血窦的大小,形状不一,如海绵结构,又称海绵状血管瘤。

(一)临床诊断

(1)好发于颊、颈、眼睑、唇、舌或口底部。

(2)位置深浅不一,如果位置较深则皮肤或黏膜颜色正常。

(3)浅表病损则呈现蓝色或紫色。边界不太清楚,扪之柔弱,可被压缩,有时可扪到静脉石。

(4)当头低位时,病损区则充血膨大;恢复正常位置后,肿胀亦随之缩小,恢复原状,称为体位移动试验阳性。

(二)治疗

治疗应根据部位、大小和回流速度,选用不同的治疗方法。主要有硬化治疗、激光治疗、手术翻瓣结合 Nd:YAG 激光治疗和手术治疗。

(1)口腔黏膜及浅表部位的畸形,可选用 Nd:YAG 激光治疗、硬化治疗等方法。

(2)深部、局限、低回流型畸形,选用硬化剂治疗(平阳霉素病变内注射)可获得良好效果。

(3)深部、高回流型畸形,可选用无水乙醇及其他硬化剂治疗、翻瓣激光、手术等综合治疗。

(三)注意事项

病变内注射硬化剂时,要注意压迫病变,防止药物进入血管。

十、微静脉畸形

微静脉畸形即常见的葡萄酒色斑,是由乳头丛内的毛细血管后的微静脉构成。

(一)临床诊断

(1)多发于颜面部皮肤,常沿三叉神经区域分布。

(2)呈鲜红或紫红色,皮肤表面平滑,边界清楚,外形不规则,大小不一。手指压迫病损,表面颜色褪去,解除压力后,血液立即又充满病损区,恢复原有大小和色泽。

(二)治疗

微静脉畸形主要采用脉冲染料激光治疗,国内则主要采用铜蒸气或氪激光进行光动力治疗。

(三)注意事项

对于扩张型微静脉畸形,尤其出现大量结节者,可行手术植皮,这些结节往往是原有的畸形血管进一步扩张的结果,因此多不累及皮下组织,术中出血易于控制。

十一、动静脉畸形

动静脉畸形是一种迂回弯曲,极不规则而有搏动性的血管畸形。主要是由血管壁显著扩张的动脉与静脉直接吻合而成,期间缺乏毛细血管,故其实际上为毛细血管畸形。

(一)临床诊断

(1)多见于成年人,幼儿少见。

(2)常发生于颞浅动脉所在的颞部或头皮下组织中。

(3)病损高起呈念珠状,表面温度较正常皮肤为高。

(4)患者可能自己感觉到搏动;扪诊有震颤感,听诊有吹风样杂音。

(5)若将供血的动脉全部压闭,则病损区的搏动和杂音消失。病变可侵蚀基底的骨质,也可突入皮肤,使其变薄,甚至坏死出血。

(6)动静脉畸形可累及颌面部软组织及颌骨(主要是下颌骨),多因急性大出血而就诊。当累及颌骨时,可出现颌骨膨隆,边界不清,牙齿松动,大出血。

(二)治疗

手术是最早应用于治疗动静脉畸形的方法。随着栓塞技术的应用,术前辅助栓塞治疗,被认为是治疗动静脉畸形比较有效的方法。

(三)注意事项

动静脉畸形一旦确诊,应尽早进行栓塞治疗。其主要目的是缩小病灶,控制并发症,从而有利于手术进一步切除。

十二、淋巴管畸形

淋巴管畸形是淋巴管发育异常所致。按临床特征及组织结构分为微囊型和大囊型两类。微囊型由内皮细胞的淋巴管扩张而成,构成多房性囊腔,似海绵状,淋巴管内充满淋巴液。大囊型一般为多房性囊腔,彼此间隔,内有透明淡黄色水样液体,亦称囊性水瘤。

(一)临床诊断

(1)临床表现:在皮肤或黏膜上呈现孤立、多发性、散在的小圆形囊性结节状或点状病损,一般无压缩性,病损边界不清楚,大小不一,表面皮肤色泽正常,呈充盈状态,扪诊柔软,有波动感。

(2)大囊型主要发生于颈部锁骨上区,亦可发生于下颌下区及上颈部。

(二)治疗

治疗方法主要采取外科手术切除,对于范围较大的肿瘤可分期切除。囊性水瘤应争取早期手术。低温及激光治疗对微囊型淋巴管畸形有一定效果,但不理想。平阳霉素瘤内注射对手术不宜切除的巨大囊性水瘤或术后残留组织的补充治疗取得较好效果。

(三)注意事项

对于病变虽较为广泛,但无呼吸、吞咽困难征象和其他严重并发症的患儿,可不做处理,观察随访1~2年,若无消退或反而增大时再行治疗。

十三、神经鞘瘤

神经鞘瘤也称施万瘤,来源于神经鞘膜。头颈部神经鞘瘤多发生于脑神经,其次是其他的周围神经,以头部、面部和舌部最为常见。

(一)临床诊断

(1)好发于青壮年,男女比例 1.5：1.0。

(2)临床生长缓慢,无痛肿块,质中或偏硬,包膜完整。

(3)肿瘤可沿神经轴侧向左右移动,但不能沿神经长轴活动。

(4)肿瘤越大越容易黏液性变,发生黏液性变后质软如囊性。穿刺时可穿出褐色血性液体,但不凝结。

(二)治疗

手术摘除,将肿瘤完整摘除尽量不损伤神经。

(三)注意事项

对迷走神经或面神经来源者,主张充分暴露神经和瘤体后,在显微镜下沿神经纵轴仔细分离以保全神经功能。

十四、神经纤维瘤

神经纤维瘤是由神经鞘细胞及成纤维细胞两种主要成分组成的良性肿瘤,分单发和多发两种。多发性神经纤维瘤又称为神经纤维瘤病,可发生于周围神经的任何部位。

(一)临床诊断

(1)多见于青年人,生长缓慢。

(2)口腔内较少见。颜面部神经纤维瘤主要表现为皮肤呈大小不一的棕色斑,或呈灰黑色小点状或片状病损。

(3)扪诊时,皮肤内有多发性瘤结节,质较硬,可沿皮下神经分布,呈念珠状,也可呈丛状。

(4)X 线检查可见各种骨骼畸形、椎管造影、CT 及 MRI 检查可发现中枢神经肿瘤。脑干听觉诱发电位对听神经瘤有较大诊断价值。

(二)治疗

手术切除。对小而局限性的神经纤维瘤可一次切除,但对巨大肿瘤只能做局部切除,以纠正畸形及改善功能障碍。

(三)注意事项

如行一次手术切除时,需要有充分的准备,因为肿瘤常与皮肤及基底粘连,且界限不清楚,加之血运十分丰富且含有血窦,手术时出血较多,而且不易用一般方法止血,故应做好充分的备血及选择低温麻醉。

十五、嗜酸性粒细胞增生性淋巴肉芽肿

嗜酸性粒细胞增生性淋巴肉芽肿的病因尚不清楚,主要表现为淋巴结肿大,淋巴细胞增生及嗜酸性粒细胞浸润。淋巴结以外的病变表现为肉芽肿,也有大量淋巴细胞和嗜酸性粒细胞浸润。

(一)临床诊断

(1)常发生于 20～40 岁的成年人。绝大多数为男性。

(2)发病缓慢,病程较长。主要表现为软组织肿块,有时为多发。偶可自行消退,但又复发。

(3)肿块无疼痛及压痛,周界不清楚,质软,但在不同时期有所不同。

(4)肿块区皮肤瘙痒,一般轻微,可随病程发展而逐渐加重。并可见皮肤粗厚及色素沉着。

（二）治疗

对放疗敏感，每野总量给予 10～20 Gy 即可使其消退。部分患者可能复发，若再照射，反应仍然良好。部分患者可以手术治疗。

十六、骨化性纤维瘤

骨化性纤维瘤为颌面骨比较常见的良性肿瘤。此瘤多为实质性，囊性较少见。

（一）临床诊断

（1）常见于青年人。女性多于男性。

（2）多为单发性，可发生于上、下颌骨，但以下颌较为多见。

（3）生长缓慢，早期无自觉症状，不易被发现。肿瘤逐渐增大后，可造成颌骨膨胀肿大，引起面部畸形及牙齿移位。

（4）X 线检查表现为颌面骨不同程度的弥散性膨胀，与正常骨质之间无明显边界。

（二）治疗

手术切除。小的或局限性的骨化性纤维瘤更应行手术彻底切除；大的弥散性的或多发性骨纤维异样增殖症一般在青春期后施行手术。对于组织缺损可行同期或二期修复重建。

（三）注意事项

如肿胀发展较快，影响功能时，可提前手术。

十七、骨巨细胞瘤

骨巨细胞瘤又名破骨细胞瘤，主要是由多核巨细胞和较小的索性或圆形的间质细胞所组成。

（一）临床诊断

（1）发生于 20～40 岁的成年人。男女无显著差别。

（2）常发生在颌骨的中央部。一般生长缓慢，如生长较快，则可能有恶性变。早期一般无自觉症状，但有时能引起局部间歇性隐痛。

（3）X 线检查显示呈泡沫或蜂窝状囊性阴影，肿瘤周围骨壁界限清楚。

（二）治疗

手术切除。术中需做冷冻切片病理检查，排除恶性。病理一级者，可采用彻底刮除并在基底部烧灼，或在健康骨组织内切除肿瘤。属二、三级者，视骨质破坏大小做颌骨方块切除或部分切除。

（三）注意要点

本病复发率高，对于复发者，应做切除或节段截除术或假体植入术。

（马萌萌）

第四节　其他恶性肿瘤

一、舌癌

舌癌是最常见的口腔癌，多数为鳞状细胞癌。

（一）临床诊断

（1）男性多于女性。多发生于舌缘，其次为舌尖、舌背。常为溃疡型和浸润型。

（2）一般恶性程度较高，生长快，浸润性较强，常波及舌肌，致舌运动受限。晚期可蔓延至口底及下颌骨，使全舌固定。

（3）常发生早期颈淋巴结转移，且转移率较高，淋巴结转移常在一侧，如发生舌背或越过舌体中线的舌癌可向对侧颈淋巴结转移。位于舌前部的癌多向下颌下及颈深淋巴结上、中群转移；舌尖部癌可以转移至颏下或直接至颈部深、中群淋巴结。

（二）治疗

应以综合治疗为主。为了保存舌的功能，有时对早期病理可选用间质内放疗，待原发灶控制后再施行颈淋巴清扫术。如放疗不敏感，可行原发病灶切除加颈淋巴清扫术。晚期患者则应首选手术治疗。对波及口底及下颌骨的舌癌，应施行一侧舌、下颌骨及颈淋巴联合清扫术，若对侧有转移，应行双侧颈淋巴清扫术。由于舌癌的颈淋巴转移率较高，一般主张做选择性肩胛舌骨上或功能性颈淋巴清扫术。

（三）注意事项

术中因遵循无瘤原则，在确保肿瘤切除干净的情况下尽可能保留功能和外形，术前应完善影像学检查，明确原发灶的累及范围及淋巴结转移情况。

二、牙龈癌

牙龈癌在口腔癌中仅次于舌癌和颊癌，居第 3 位，约占口腔癌的 22%。多为分化程度较高的鳞状细胞癌。

（一）临床诊断

（1）多见于 40～60 岁，男性多于女性。生长缓慢，早期多无明显症状。以溃疡型多见。

（2）早期向牙槽突及颌骨浸润，使骨质破坏，引起牙齿松动和疼痛。上颌牙龈癌向上可侵入上颌窦及腭部，产生与上颌窦癌类似的症状和体征。

（3）下颌牙龈癌向下可侵及口底，如侵犯到下牙槽神经时可有同侧下唇麻木的症状；牙龈癌如向后发展至磨牙后区及咽部而累及翼内肌时，可引起张口受限。

（4）下颌牙龈癌比上颌牙龈癌淋巴结转移早。

（二）治疗

手术治疗为主。尤其是下颌牙龈癌一般行联合根治术。

（三）注意事项

（1）早期的牙龈癌，原则上均应行牙槽突切除而不仅仅是牙龈切除术。较晚期的应做下颌骨矩形或上颌骨次全切除术。

（2）如已侵及下颌神经管，已出现下唇麻木者，应做孔间骨段切除术（如下颌孔至同侧或对侧颏孔）直至半侧或超越中线的下颌骨切除术。

（3）对已侵犯邻近组织的晚期牙龈癌，应视情况行扩大的根治性切除术。

三、颊黏膜癌

颊黏膜癌是常见的口腔癌之一。多为分化中等的鳞状细胞癌，少数为腺癌及恶性多形性腺瘤。

(一)临床诊断

(1)常发生于下颌磨牙区,呈溃疡型或外生型,生长较快,向深层浸润。

(2)穿过颊肌及皮肤,可发生溃破,亦可蔓延至上、下颌牙龈及颌骨。

(3)如向后发展,可波及软腭及翼下颌韧带,引起张口困难。

(二)治疗

手术治疗为主,一般行联合根治术。

(三)注意事项

(1)小的颊黏膜癌可采用放疗。如对放疗不敏感及较大的肿瘤,应行外科手术。

(2)对晚期的颊黏膜癌已侵及颌骨,并有颈淋巴结转移时,可行颊、颌、颈联合根治术。术后洞穿性缺损可待肿瘤控制后施行整复手术。

四、腭癌

腭癌仅限于硬腭的原发性癌,以来自唾液腺者为多,鳞癌少见。

(一)临床诊断

(1)发生于硬腭的鳞癌,细胞多高度分化,发展一般比较缓慢,常侵犯腭部骨质,引起穿孔。

(2)向上蔓延可至鼻腔及上颌窦,向两侧发展可侵蚀牙龈。转移主要是向颈深上淋巴结,有时双侧颈淋巴结均可累及。

(二)治疗

手术治疗,以彻底切除肿瘤为原则,必要时可切除部分上颌骨。

(三)注意事项

硬腭鳞癌的分化较好,适合于手术切除或低温治疗。组织缺损可用修复体修复。颈淋巴结一般行选择性手术,有转移时才同期行颈淋巴清扫术。

五、口底癌

口底癌系指原发于口底黏膜的癌,多为中度分化的鳞状细胞癌。

(一)临床诊断

(1)早期发生于舌系带的一侧或中线两侧。以后向深层组织浸润。发生疼痛,口涎增多,舌运动受限,并有吞咽困难及语言障碍。

(2)常发生早期淋巴结转移转移率仅次于舌癌,一般转移至颏下、下颌下及颈深淋巴结,但大多先有下颌下区转移,以后转移到颈深淋巴结,并常有双侧颈淋巴结转移。

(二)治疗

手术治疗为主,一般行联合根治术。

(三)注意事项

早期浅表的鳞癌可采用放疗。较晚期的患者,应施行口底部、下颌骨、颈淋巴结联合根治术。对双侧有颈淋巴结转移的患者,可同时分期性行颈淋巴清扫术。晚期患者可用放疗或化学药物行姑息治疗。

六、唇癌

唇癌为发生于唇红缘黏膜的癌,主要为鳞癌,腺癌很少见。

（一）临床诊断

（1）多发生于下唇，常发生于下唇中外 1/3 的唇红缘部黏膜。早期为疱疹状结痂的肿块，或局部黏膜增厚，随后出现火山口状溃疡或菜花状肿块。

（2）生长缓慢，一般无自觉症状。下唇癌常向颏下、下颌下淋巴结转移。上唇癌则向耳前、下颌下及颈淋巴结转移。上唇癌的转移较下唇早。

（二）治疗

早期患者无论采用外科手术、放疗、激光治疗或低温治疗，均有良好疗效。但晚期患者及有淋巴结转移者，则应行外科治疗。

（三）注意事项

唇癌的转移一般较其他口腔癌为少见，且转移时间较迟，故在没有明确转移证据的情况下不做颈部淋巴结清扫术。

七、口咽癌

口咽癌发生于舌根（舌后 1/3）、会厌谷、口咽侧壁、口咽后壁以及软腭与腭垂部位。主要为鳞癌，其次可为腺源性上皮癌。

（一）临床诊断

临床多为溃疡型肿瘤。口咽癌极易发生淋巴结转移，且转移率较高。肿瘤早期可局限于口咽部的一个解剖区，原发于咽侧壁者，晚期可向咽后及软腭扩散。

（二）治疗

早期的口咽癌宜首选放疗，如不能控制再行手术。手术应行原发灶根治性切除并对缺损组织或器官立即行修复术，或行舌、腭再造术。

（三）注意事项

口咽癌原发灶较为隐蔽，多借助内镜及影像学检查发现。

八、皮肤癌

颜面部皮肤癌主要是鳞状细胞癌及基底细胞癌，其中又以基底细胞癌较为多见。

（一）临床诊断

（1）鳞癌初期为一片疣状浸润区域，表面有完整上皮覆盖，常向深层及邻近组织浸润。破溃后形成如火山口样的溃疡，表面呈菜花样，边缘及底部都较硬，经久不愈合。

（2）基底细胞癌生长缓慢，长时期内无自觉症状，且较鳞癌恶性程度低，一般不发生区域性淋巴结转移。鳞癌虽发生淋巴结转移，但转移率较低，一般转移到耳前、下颌下及颈部淋巴结。

（二）治疗

外科手术扩大切除。

（三）注意事项

早期的皮肤癌无论采用手术、放射、药物、低温或激光治疗效果均很好，多数患者能够治愈。如肿瘤范围很大，周围的边界又不明显，最好先用放疗，待肿瘤缩小控制后，再行手术切除。

九、上颌窦癌

上颌窦癌位于上颌骨内，呈锥形，锥尖向颧突，与口腔、鼻腔、眶底、颅底相毗邻。鳞状细胞癌最为常见。

(一)临床诊断

(1)早期无症状,往往到肿瘤发展到一定程度时,才有较明显的症状而被发现。

(2)根据肿瘤的发生部位,临床可出现不同的症状。癌细胞破坏上颌窦的内壁时,可产生鼻部症状。当癌细胞向上颌窦下壁发展时,可出现牙齿松动、疼痛、颊沟肿胀、牙龈肿块等症状。癌细胞破坏上颌窦上壁进入眼眶时,可出现眼球突出、移位、结膜充血、复视,鼻泪管堵塞时可有溢泪现象。当癌细胞侵犯到上颌窦前壁、破坏骨质后,可使患侧面颊部突起、颊沟消失,甚至皮肤破溃、肿瘤外露,形成皮肤癌瘘。

(3)上颌窦癌的颈淋巴结转移较晚,可转移至同侧的下颌下及颈深上淋巴结,当面部软组织受累时可发生耳前、咽后淋巴结转移。上颌窦癌的远处转移少见。

(二)治疗

应以放疗和手术综合治疗为主。早期肿瘤局限于上颌窦内无骨质破坏者,可行上颌骨全切除术。

(三)注意事项

(1)如肿瘤波及眶板时,需全部切除且包括眼眶内容物。

(2)肿瘤累及后壁和翼腭窝时应施行扩大根治性切除术,将下颌骨冠突及翼板与上颌骨一并切除。较晚期的上颌窦癌最好先用放疗或化疗。

十、中央性颌骨癌

中央性颌骨癌主要发生自牙胚成釉上皮的剩余细胞。这些上皮细胞可残存于牙周膜,囊肿衬里以及来自成釉细胞癌恶变。组织学上可以是鳞癌也可以是腺癌,且以后者多见。

(一)临床诊断

(1)好发于下颌骨,特别是下颌磨牙区。患者早期无自觉症状,以后可出现牙痛,局部疼痛,并相继出现下唇麻木。晚期可浸润皮肤,影响咀嚼肌而致张口受限。

(2)X线片早期表现为病损局限于根尖区骨松质之内,呈不规则虫蚀状破坏,以后才破坏并浸润骨密质。

(二)治疗

手术治疗。局限于一侧者一般行半侧下颌骨切除;如邻近中线或超越中线者,应根据解剖特点于对侧下颌骨颏孔或下颌孔处截骨,或甚至行全下颌骨切除。

(三)注意事项

中央性颌骨癌的早期确诊较困难,临床上往往易与牙槽脓肿、下颌骨骨髓炎及神经炎相混淆。因此,要求临床医师一定要高度警惕。

十一、软组织肉瘤

软组织肉瘤系一组起源于间叶组织的恶性肿瘤。

(一)临床诊断

(1)好发于成年人。发病年龄较轻,病程发展较快,多表现为实质性肿块,表皮或黏液血管扩张充血。

(2)晚期出现溃疡或有溢浓、出血。肿瘤浸润正常组织后,可引起相应一系列功能障碍症状。

较少发生淋巴结转移,但常发生血行转移。

(二)治疗

绝大多数的治疗方法为局部根治性广泛性切除,以手术治疗为主。对于复发率较高的肉瘤,术后可辅以放疗及化疗。颌面部肉瘤的预后比癌差。

(三)注意事项

无法完全切除的软组织肿瘤,可采用减积手术的方法,术后继以其他治疗,以改善患者的生活质量并延长患者的生命。

十二、骨源性肉瘤

骨源性肉瘤系起源于骨间质的恶性肿瘤。

(一)临床诊断

(1)可发生于任何颌面骨,但以上、下颌骨为最常见。共同临床表现为:①发病年龄轻,多见于青年及儿童;②病程较快,呈进行性的颌面骨膨胀性生长,皮肤表面常有血管扩张及充血;③颌面骨在影像学检查中均有不同程度、不同性质的骨质破坏,且呈中央(心)性,由内向外发展;④后期肿块破溃,可伴发溢液或出血;⑤颌骨破坏可导致牙齿松动甚至自行脱落,巨型肿块可导致患者咀嚼、呼吸障碍。

(2)X线片可见成骨性骨肉瘤的骨质增生明显,有不规则的骨刺形成日光放射状影像。溶骨性骨肉瘤骨质呈不规则破坏,新生骨质很少或全无,严重者可见病理性骨折。

(二)治疗

以手术治疗为主的综合治疗。手术需行大块根治性切除,特别强调器官切除的概念,以避免或腔隙传播而导致局部复发。

十三、恶性淋巴瘤

恶性淋巴瘤系起源于淋巴系统的恶性淋巴瘤,在病理上可分为霍奇金淋巴瘤与非霍奇金淋巴瘤两类。发生于淋巴结内的称为结内型;发生于淋巴结外的称为结外型。

(一)临床诊断

(1)以儿童和青壮年较多。好发于颈部淋巴结。发生于口腔及面中部的恶性淋巴瘤以溃疡、坏死为主要临床症状的病损。

(2)结内型常为多发性,主要临床特征表现为早期淋巴结肿大,肿大的淋巴结可移动,表面皮肤正常,质地坚韧而有弹性,比较饱满,无压痛,大小不等,以后相互融合成团,失去移动性。结外型早期常是单发性病灶,临床表现呈多样性,有炎症、坏死、肿块等各种类型。

(3)恶性淋巴瘤常沿淋巴管扩散。

(二)治疗

治疗原则力求个体化。主要取决于病理类型和临床分期。早期霍奇金淋巴瘤以放疗为主。对于晚期,多应用化学药物治疗。非霍奇金淋巴瘤由于其容易全身播散,一般以化疗为主,放疗为辅。

(三)注意事项

淋巴瘤为全身性疾病,因此,除了上述局部症状,约半数患者还可能出现发热、盗汗、乏力、消瘦、食欲缺乏、皮疹、瘙痒、贫血等全身症状。

十四、浆细胞肉瘤

浆细胞肉瘤又称骨髓瘤,来源于骨髓内浆细胞,一般分单发性和多发性两种,但以多发性多见。

(一)临床诊断

(1)多见于40～70岁的中、老年人,30岁以内者少见。

(2)好发于胸骨、椎骨、肋骨、盆骨及颅骨。肿瘤实质性,圆形,质软而脆,切面呈暗红色或灰色。

(二)治疗

多发性浆细胞肉瘤一般采用化疗为主的综合治疗。单发性浆细胞肉瘤的恶性程度较低,可采用放疗,或手术切除后辅以放疗和化疗。

十五、恶性黑色素瘤

恶性黑色素瘤来源于成黑色素细胞,是一种高度恶性肿瘤。颜面部的黑色素瘤常在色素痣的基础上发生,主要由交界痣或混合痣中交界痣成分恶变而来。口腔内的黑色素瘤来自黏膜黑斑。

(一)临床诊断

(1)发病年龄多在40岁左右。早期表现是绝大多数为皮肤痣及黏膜黑斑,发生恶变时,则迅速长大,色素增多,为黑色或深褐色,呈放射状扩张。

(2)肿瘤周围及基底有色素沉着加剧的增生浸润现象,病变内或周围出现结节,表面发生溃疡,易出血和疼痛,并有所属区域的淋巴结长大。

(3)口腔内的恶性黑色素瘤,较为恶性。多发生于牙龈、腭、颊部的黏膜。肿瘤呈蓝黑色,为扁平结节状或乳突状肿块,生长迅速,常向四周扩散,并浸润至黏膜下及骨组织内,引起牙槽突及颌骨破坏,使牙发生移动。

(二)治疗

治疗方法以综合序列治疗为主。原发灶首选冷冻治疗－化疗－颈部选择性或治疗性清扫术－免疫治疗。

(三)注意事项

不要盲目进行病理活检。局部、无淋巴结及远处转移的黑素瘤预后较好。高龄与黑色素瘤存活率成反比。溃疡和淋巴结转移数量多提示预后差。内脏转移比非内脏(皮肤及远端淋巴结)转移预后差。

（马萌萌）

第十一章

颞下颌关节疾病

第一节 颞下颌关节强直

颞下颌关节强直是指由于器质性病变导致的长期开口困难或完全不能开口。临床上可分为关节内强直和关节外强直。关节内强直又称为真性强直,关节外强直称为假性强直。

一、关节内强直

(一)病因与病理

关节内强直最常见的原因是关节损伤,多数在儿童期下颌遭受损伤,尤其是在颏部外伤时由对冲性损伤关节造成;使用产钳损伤了关节也可引起关节强直。另一常见的原因是感染,感染多数由于邻近器官的化脓性炎症扩散而来,最常见的是化脓性中耳炎,也可见于患猩红热、麻疹等病引起脓毒血症、败血症等所致的血源性化脓性关节炎。由类风湿关节炎所致的关节强直比较少见,偶见有骨关节炎造成的关节强直。

关节内强直的病理变化有两种情况:纤维性强直和骨性强直。纤维性强直时关节窝、关节结节和髁状突面的纤维软骨及关节盘逐渐破坏,被有血管的纤维组织代替,最后完全被纤维结缔组织愈着。同时可见到关节骨面也有不同程度的吸收和破坏,纤维组织长入骨髓腔,有时关节周围还有大量结缔组织增生。骨性强直是纤维性强直进一步骨化所致:关节窝、关节结节和髁状突之间发生骨性附着,髁状突变得粗大,关节附近也有骨质增生,以致关节窝、关节结节、髁状突的原有外形完全消失,融合成一致密骨痂。骨痂的范围可以各异,有的很广波及下颌切迹;有的整个下颌升支与颧骨完全融合,甚至可波及颅底,给手术带来极大困难。

(二)临床表现

1.进行性开口困难或完全不能开口

病史通常较长,一般在几年以上。开口困难的程度因强直的性质而有所不同,如属纤维性强直一般可轻度开口,而完全骨性强直则完全不能开口。有时在骨性强直患者用力开口时,尤其是儿童,下颌骨仍可有数毫米的动度,但这并非关节的活动,而是下颌体的弹性以及颅颌连接处不全骨化的结果。开口困难造成进食困难,通常只能由磨牙后间隙处缓慢吸入流质饮食或半流质饮食,或在牙间隙处用手指塞入小块软食。

2.儿童患者多有面下部发育障碍和畸形

表现为面容两侧不对称,颏部偏向患侧。患侧下颌体、下颌升支短小,相应面部反而丰满。健侧下颌由于生长发育相对正常,相应面部反而扁平、狭长,因此常常容易将健侧误诊为强直侧。双侧强直者,由于整个下颌发育障碍,下颌内缩、后移,而正常上颌却显前突,形成特殊的小颌畸形面容。发病年龄越小,面下部发育畸形就越严重,有的还可伴发睡眠呼吸暂停综合征,以及由此所引起的心肺功能异常和全身发育不良。除了下颌发育障碍外,下颌角前切迹明显凹陷,下颌角显著向下突出。

3.𬌗关系错乱

下颌磨牙常倾向舌侧,下颌牙的颊尖咬于上颌牙的舌尖,甚至无接触。上颌切牙向唇侧倾斜呈扇形排列。如果关节强直发病于成年人或青春发育期以后,因下颌骨已发育正常或基本正常,则面部和𬌗关系无明显畸形。

4.髁状突活动减弱或消失

患侧没有动度或动度极小(纤维强直),而健侧则活动明显。

5.X 线表现

在许勒氏位片上,可见 3 种类型。第一种类型是正常解剖形态消失,关节间隙模糊,关节窝及髁状突骨密质有不规则破坏,临床上可有轻度开口运动,此种类型多属纤维性强直;第二种类型关节间隙消失,髁状突和关节窝融合成很大的致密团块,呈骨球状;第三种类型致密的骨性团块可波及下颌切迹,使正常喙突、颧弓、下颌切迹影像消失,在下颌升支侧位 X 线片上,下颌升支和颧弓甚至可完全融合呈"T"形。第二型和第三型在临床上完全不能张口。

(三)诊断

根据病史、临床表现及 X 线检查不难诊断。

(四)鉴别诊断

关节内强直和关节外强直的手术方式不同,故必须鉴别清楚。

(五)治疗

关节内强直都必须采用外科手术。术前须有正确的诊断。要确定是关节内强直、关节外强直还是混合型强直;确定强直的性质是纤维性还是骨性;病变是单侧还是双侧及病变的部位和范围。手术时切勿将健侧与患侧搞错。纤维性强直可选用髁状突切除术;骨性强直宜采用假关节成形术。

1.手术原则

(1)截开的部位即假关节形成的位置,应尽可能在下颌升支的高位,越接近原来关节活动的部位,手术后关节功能恢复越好。

(2)截骨断面的处理:应将截开的能活动的断面修整,使之形成一个体积较小的圆形骨突,有利于下颌运动,减少再次骨性附着的机会。

(3)保持截开的间隙在1 cm左右,并在此间隙插入各种组织或代用品。

(4)双侧关节内强直最好一次手术,以便术后能及时做开口练习。如双侧同时手术,应先做较为复杂的一侧。如必须分两次手术,相隔时间亦不宜超过 2 周。

(5)早期手术,关节强直伴有阻塞性睡眠呼吸暂停综合征的患者更应及早手术。

(6)在作关节强直手术的同时,应用正颌外科方法一次矫正颌骨畸形和错𬌗畸形,以达到同时恢复开口功能和矫正面形的目的。对伴有阻塞性睡眠呼吸暂停综合征的患者,有的还需要做颏部水平截骨前徙术,以及低位舌骨上移悬吊术,以辅助扩大气道间隙。

(7)使用人工关节替代自体组织移植作关节重建。

(8)当年龄较小的儿童患颞下颌关节强直伴颌面畸形或阻塞性睡眠呼吸暂停综合征时,采用正颌外科或骨移植不合适,已有采用牵引成骨治疗最小年龄为 2 岁的患者的报道。牵引成骨术是一种通过骨段间逐渐分离而形成新骨的技术,特别适用于下颌畸形的矫治具有无须植骨且周围软组织能自然相应扩大等优点。

2.高位颞下颌关节成形术(耳前进路)

(1)切口和翻瓣:在耳屏前作改良手杖形切口,其垂直部切口在耳屏前皮肤转折处自耳轮脚经耳屏缘嵴到耳垂,切口下端以不超过耳垂平面为宜;其斜形部切口自耳轮脚弯向发际内,长约 3 cm,切口长短以暴露手术野为准,切开皮肤和皮下组织,在腮腺咬肌筋膜浅面锐剥离翻开皮瓣,注意应避免损伤颞浅动、静脉和耳颞神经。暴露后可将其拉向后方。此切口隐蔽,临床上基本上看不到切口瘢痕。

(2)暴露关节囊:在相当于颧弓根部的位置,水平切开腮腺嚼肌筋膜,沿此切口由浅入深,用弯蚊式止血钳作钝剥离,解剖面神经,有的在切口之前段可找出 1～2 支,用橡皮条将神经向前方或后方保护好。有的颞支在切口之前方经过而不遇到,此时,可翻开腮腺组织瓣,显露关节外侧面的颞下颌韧带和关节囊,如见面横动脉可切断结扎。有的术者不常规解剖面神经,而是在外耳道软骨和腮腺后缘之间钝剥离,将腮腺组织向前方掀起,显露关节囊。面神经颞支包含在腮腺组织瓣内而得以保护。

(3)切开关节囊、截骨:在关节囊处作"T"或"L"型切口,切到骨面,充分显露关节粘连部及周围正常结构;然后在相当于关节窝平面以下与下颌切迹之间切除一段髁状突病变骨质。切骨应在1 cm左右,切除骨质的方法可用骨锯或涡轮钻的圆钻各钻上下两排小孔,再用裂钻截骨,然后用骨凿先凿断下切骨线,再断上切骨线。在接近内侧骨板,切骨线即将完全断开时,应先用骨膜分离器或压舌板,自髁状突颈后缘紧贴骨面分离内侧组织,并留置在骨内侧面,保护深部血管。凿骨时,骨凿方向禁忌垂直于颅底方向,而应平切骨线斜向前方,采取逐步深入骨凿,忌用暴力,以免骨凿失去控制滑入深部造成严重出血甚至伤及颅底。清除碎小的骨质后,检查有无异常出血,并查明原因,然后测试开口度直到满意的程度。

(4)处理骨断端及间隙:修整下颌升支断端,使之类似髁状突的弧形,冲洗创腔,清除碎骨片,如有渗血,可填入吸收性明胶海绵止血。如计划在骨间隙填入插补物,可将预先准备好的组织或代用品,按需要修整后固定在新形成的髁状突创面上。

(5)冲洗创面,放置引流条,分层缝合,加压包扎。术后进流质或半流质饮食,置有插补物者应限制下颌运动至拆线后。术后 24～48 小时抽出引流条,6～7 天拆除皮肤缝线。早日进行开口练习。

3.低位颞下颌关节成形术(颌下进路)

(1)切口:弧形皮肤切口自耳垂下方 1 cm 处起,沿下颌升支后缘向下,绕下颌角在其下 1.5 cm 处与下颌下缘平行,向前止于咬肌附着前方约 2 cm 处。

(2)切开皮肤,皮下组织及颈阔肌;牵开创缘,在相当于角前切迹处,分离、显露、结扎、切断颌外动脉和面前静脉,注意保护面神经下颌缘支。沿下颌角及下颌角下缘切开骨膜和咬肌附着,用骨膜分离器自骨面将外侧软组织一并掀起,显露下颌升支外侧骨面,直到下颌切迹水平,这时可查出在关节处有致密骨痂,再分离下颌升支后缘和内侧面骨膜。注意防止在下颌升支前缘处穿破口腔黏膜。

(3)用骨锯或涡轮钻加骨凿截骨,截骨平面一般应选择在下颌切迹与下颌孔之间的正常骨质处。截开后,使用咬骨钳和骨凿,由浅入深去除骨痂 1.0~1.5 cm,并保持内侧面和外侧面同样宽度。在使用锯、钻或骨凿时应避免损伤深部血管及颅底组织。截骨后应测试开口度直到满意程度。

(4)处理骨断端及间隙与上述手术方法相同,如果拟用带软骨的肋骨移植作关节成形,则还应在下颌升支外侧面作相应骨创面,然后将肋骨嵌入,再用钢丝或微夹板固定。嵌入前应检查𬌗关系,使下颌升支恢复到移植带软骨的肋骨,固定原来高度。

(5)冲洗创面,检查无明显活动性出血,放置引流条,分层缝合,加压包扎。术后进流质或半流质饮食,置有插补物者应限制下颌运动至拆线后。术后 24~48 小时抽出引流条,6~7 天拆除皮肤缝线。早日进行开口练习。

二、关节外强直

(一)病因

关节外强直常见的病因是损伤,如上颌结节部、下颌升支部位的开放性骨折或火器伤,均可在上下颌间形成挛缩的瘢痕;其他如火器伤、化学伤、手术后、放疗,也可造成颌间瘢痕挛缩。

(二)临床表现

1.开口困难或完全不能开口

开口困难的程度因关节外瘢痕粘连的程度而有所不同。由于病变发生在关节外部,不影响下颌骨的主要生长发育中心,一般患者面下部发育障碍、畸形和𬌗关系错乱均较关节内强直为轻。

2.口腔或颌面部瘢痕挛缩或缺损畸形

颌间挛缩常使患侧口腔颊沟变浅或消失,并可触到范围不等的索条状瘢痕区;但当瘢痕发生在下颌磨牙后区以后的部位时,则不易被查。由坏疽性口炎引起者,常伴有软组织缺损畸形。

3.髁状突活动减弱或消失

多数挛缩的瘢痕较关节内强直的骨性粘连有一定的伸缩性,开闭颌运动时,髁状突尚可有轻微动度,尤其是用小指置于两侧外耳道前壁,请患者做左右侧方运动时,可明显感到两侧髁状突的活动度;但如果颌间瘢痕已骨化,呈上下颌骨融合时,髁状突的活动则可以消失。

4.X 线表现

在关节侧位 X 线片上,髁状突、关节窝和关节间隙清楚可见。在下颌颌骨或颧骨后前位上,有些病例可见到上颌与下颌升支之间的颌间间隙变窄,密度增高,有时可见大小不等的骨化灶,甚至在上、下颌骨之间或在下颌与颧骨、颧弓之间形成骨性粘连,这可称为骨性颌间挛缩。

(三)诊断

根据病史、临床表现及 X 线检查不难诊断。

(四)治疗

关节外强直除了个别瘢痕范围小而早期的病变可以用开口练习的保守治疗外,一般都必须手术治疗。基本方法是切断和切除颌间挛缩的瘢痕;凿开颌间粘连的骨质,恢复开口度;用皮片或皮瓣消灭创面。如果有唇颊组织缺损畸形,还应采用额瓣或其他皮瓣移植修复之。

根据颌间瘢痕的范围不同,一般采用两种手术方式:①颌间瘢痕区较局限,主要在颊侧黏膜或上下牙槽骨间时,可采用口腔内切开和切除瘢痕,同时用开口器使口开到最大限度,然后取中厚皮片游离移植消灭创面,也可用其他组织瓣修复之。术后应维持在开口位,直到拆线。②颌间瘢痕已波及上颌结节和喙突区或整个上下颌之间时,若从口腔内进行手术,不仅不容易到达深部的瘢痕处,而且操作困难,如遇到深部动脉出血更难以止血。因此对这种颌间挛缩,宜从下颌下缘切开,行口内外贯通手术,显露下颌升支和喙突外侧面,切除喙突和下颌升支前缘部分骨质,由此进入上颌与下颌之间的瘢痕粘连区,切开和切除深部瘢痕。同时用开口器使口开到最大限度,然后取中厚皮片游离移植。也可采用额瓣或游离皮瓣移植等消灭因切开切除瘢痕而遗留的创面。术后也应维持在开口位,直到拆线为止。

对伴有轻度唇颊缺损者,可用局部皮瓣整复;而对大面积颊部缺损者,主要用游离皮瓣整复。由颌骨、颧弓和颧骨骨折错位愈合后造成的颌间挛缩,应切开复位或摘除不可能复位的骨折片,以达到开口的目的。

(五)预防复发

创口愈合后,应进行开口练习。开口练习的方向同上述。

三、混合性强直

混合性强直即同时存在关节内和关节外强直,在症状上表现为两者的综合,临床上少见。其治疗原则是关节内强直和关节外强直手术的综合应用。一般施以关节成形术,并凿开下颌与上颌间的骨性粘连,结合游离植皮或皮瓣移植修复缺损组织。

(隋晓栋)

第二节　颞下颌关节脱位

下颌髁突滑出关节窝以外,超越了关节运动正常限度,脱出关节凹以至于不能自行复回原位,称为颞下颌关节脱位。按部位可以分为单侧脱位和双侧脱位;按性质可以分急性脱位、复发性脱位和陈旧性脱位;按髁突脱出的方向、位置,可以分前方脱位、后方脱位、上方脱位及侧方脱位。后三者主要见于外力创伤时。临床上以急性和复发性前脱位较常见,陈旧性脱位也时可见到。至于后方脱位、上方脱位和侧方脱位等比较少见,常常伴有下颌骨骨折或颅脑损伤症状。

一、急性前脱位

(一)病因

当大开口时,如打哈欠、唱歌、咬大块食物等,下颌髁突过度地超越关节结节,脱位于关节结节的前上方而不能自行复回原位,这是在没有外力创伤时发生的急性前脱位。在张口状态下,颏部受到外力作用,或使用开口器,全麻经口腔插管使用直接喉镜时,也可发生急性前脱位。这是在外力创伤时发生的急性前脱位。

(二)临床表现

急性前脱位可为单侧,也可为双侧。双侧脱位的临床表现:①下颌运动异常,患者呈开口状,不能闭口,涎液外流,语言不清,咀嚼和吞咽均有困难。前牙呈开殆,反殆,仅在磨牙区有部分牙接触。②下颌前伸,两颊扁平,脸形相应变长。③耳屏前方触诊原髁突处有凹陷,在颧弓下可触及脱位的下颌髁突。④X线检查可证实髁突脱位于关节结节前上方。

单侧急性前脱位临床表现类同,只是表现在单侧,患者开闭口困难,颏部中线及下前切牙中线偏向健侧,健侧后牙呈反𬌗。

(三)诊断

有大开口史或外力创伤史。开闭口困难,下颌处于前伸位。髁突脱出关节窝,耳屏前凹陷,在颧弓下可触及髁突。X线检查证实髁突脱位于关节结节前上方。外力创伤所致的脱位,常伴有下颌骨骨折或颅脑损伤,应鉴别。

(四)治疗

脱位后应及时复位,术前让患者放松,必要时可给予镇静剂,如果脱位时间较长,手法复位困难,可局部浸润麻醉,并适当给予肌松剂。

1.口内法复位

让患者端坐位,头紧靠椅背上,下颌𬌗平面应低于术者的肘关节。术者站在患者前方,两手拇指缠上纱布放入患者口内的下磨牙的𬌗面上,其余手指握住下颌骨下缘,将患者下颌后部下压并抬高颏部,使髁突到达关节结节下方,然后向后推,使髁突回到关节窝内,此时可听到弹响,双手拇指应立即滑向颊侧前庭沟,防止咬伤。

2.口外复位法

体位同口内法。术者拇指放置到脱位髁状突的前缘,然后用力将髁状突向后下方挤压,同时食指和中指托住下颌角、无名指和小指托住下颌骨下缘,使下颌角和下颌体推向前上方。复位后限制下颌运动,用颅颌弹性绷带固定下颌2~3周,开口度不宜超过1 cm。

二、复发性脱位

(一)病因

颞下颌关节前脱位反复频繁发作,常常发生在急性前脱位未予以适当治疗后或一些瘫痪患者,慢性长期消耗性疾病,肌张力失常,韧带松弛者也可发生复发性脱位。

(二)临床表现

可为单侧,也可以为双侧。在大哭、打哈欠、进食等张大口时,患者突然感到下颌骨不能活动,前牙不能闭合,其临床表现与急性前脱位相同。有时几个月发作1次,有时1个月发作几次。顽固性、复发性脱位患者,仅轻微的下颌运动即可发作,有时1天数次。由于患者惧怕关节脱位,不敢说话,常用手托住颏部。关节造影可见关节囊扩大,关节盘附着松弛。X线检查可以证实髁突脱位于关节结节前上方。

(三)诊断

临床表现同颞下颌关节急性前脱位。反复频繁地发作,有时几周发作1次,有时1个月发作几次,甚至1天数次,严重者不敢说话,否则就脱位。X线检查可以证实髁突脱位于关节结节前上方。

(四)治疗

立即手法复位。限制下颌运动。必要时可作颌间医用钢丝结扎固定下颌运动3周。在严格选择适应证后也可手术治疗。先保守治疗,保守治疗失败后,一般可注射硬化剂,如果无效,可选手术治疗,如关节结节增高术、关节囊紧缩及关节结节凿平术等。但仍不能完全避免复发的可能性。

(隋晓栋)

第三节 颞下颌关节紊乱综合征

颞下颌关节紊乱综合征(简称 TMD)是口腔科常见病、多发病。流行病调查资料发生率在 20％～80％,多发于青壮年。TMD 的病因尚未完全阐明,是多因素疾病,常常有心理因素参与,是一组疾病的总称,一般认为属肌骨骼病性质,累及咀嚼肌群,关节或者二者。不包括病因清楚或有局部其他疾病累及咀嚼肌和关节的疾病,如化脓性颞下颌关节炎,创伤引起的急性创伤性关节炎,下颌髁突骨瘤等。也不包括全身性关节疾病在颞下颌关节的反应如类风湿性关节炎等。虽然 TMD 病期长,常常反复发作,但预后较好。一般不发生关节强直,但是至今无根治和特效的疗法。

一、咀嚼肌紊乱疾病类

包括肌筋膜痛、肌炎、肌痉挛、不能分类的局部肌痛及肌纤维变性挛缩等,以肌筋膜痛多见。肌筋膜痛又称肌筋膜疼痛紊乱综合征,是指原发性咀嚼肌疼痛,以面部肌筋膜扳机点疼痛为主要特征,并有肌压痛、颞下颌关节运动受限等症状。

(一)临床表现

1.翼外肌功能亢进

开口过大,可呈半脱位,开口末常有弹响,开口型偏向健侧,发生在两侧者,开口型不偏斜或偏向翼外肌功能较弱侧。

2.翼外肌痉挛

开口痛,咀嚼痛,开口受限但被动开口时可增大。开口型偏向患侧,下颌切迹相应处有压痛或压诊敏感,急性期正中颌位下颌偏向健侧,不能自然到最大牙尖交错位。

3.咀嚼肌群痉挛

严重开口困难,几乎无被动开口度。开口痛,咀嚼痛,并有多个肌压痛点或扳机点,也可出现压诊敏感及放射性痛。常有不自主肌收缩,有时可触到僵硬隆起的肌块。

4.肌筋膜疼痛功能紊乱综合征

开口痛,咀嚼痛,在相应的肌筋膜处有局限性压痛点或压诊敏感。用普鲁卡因封闭后,疼痛可消失或减轻,轻度开口受限。

(二)治疗

保守治疗为主。肌筋膜痛的早期或急性阶段,嘱患者进软食,下颌休息或减少活动。采用氯乙烷对受累咀嚼肌进行喷雾、热敷、理疗,服用抗感染药物。后期或慢性期要进行开口训练,并辅以封闭治疗、针灸、服用镇静药物、𬌗垫以及调𬌗治疗等。

二、关节结构紊乱疾病类

主要指颞下颌关节盘移位。颞下颌关节盘移位是关节盘与关节窝、关节结节及髁突的相对位置发生改变,并影响下颌运动功能。颞下颌关节盘移位包括前移位、前内移位、前外移位、外侧移位、内侧移位及后移位。结构紊乱疾病还包括关节盘附着松弛或撕脱,关节囊扩张以及颞下颌关节半脱位等。临床上常见的是可复性盘前移位和不可复性盘前移位。

（一）临床表现

1.可复性盘前移位

以关节弹响为主要症状。病变早期关节弹响发生在开口初、闭口末。关节无疼痛，也无张口受限、开口型异常。开口型异常表现为开口初期下颌偏向患侧，当髁突越过前移位的关节盘后带时，关节盘回到髁突后方出现关节弹响，下颌回到中线甚至超越中线，此时开口度可略大于正常。病变后期关节弹响次数增多，弹响加重，弹响可发生在开口中期或末期。部分病例可出现关节暂时性关节铰锁，这是由于关节盘移位时间过长，关节盘本体由双凹形变成双凸形，髁突在开口运动时更难越过变形的关节盘。患者必须做一个特殊的动作，即将下颌偏向健侧使双板区弹力纤维活动，才能使关节盘复位。关节软组织出现炎症或水肿时，关节可出现轻微疼痛，发生关节铰锁时疼痛加剧。

2.不可复性盘前移位

根据病程，6个月以内为急性，6个月以上为慢性。大多数患者有关节弹响的病史。由于持续使关节盘韧带拉长，后附着弹性消失，关节盘变形、前移并不能自动回位，使髁突的滑动运动受到限制，出现开口受限以及明显的关节疼痛，部分患者伴有头痛。

急性特征是开口受限，开口度为20～25 mm，开口末下颌中线偏向患侧，无关节弹响，关节疼痛明显。当急性转为慢性时，双板区以及关节韧带被拉长，撕裂更为明显，关节盘变形，开口度可逐渐增大。关节表面发生退行性改变在临床上可闻及摩擦音，关节区有压痛。

3.关节半脱位

主要表现为开口度过大，超过40 mm。在大张口过程中有一个越过关节结节的跳越，同时产生重击声的弹响或称为钝响，并出现短暂的下颌运动停顿。这种弹响是关节盘-髁突复合体越过关节结节，髁突横嵴越过关节盘前带所产生的。快速运动下颌时弹响明显，弹响多发生在开口末、闭口初。侧向与前伸运动时一般无弹响，当向上推下颌，令患者大张口时弹响可减弱，不做大张口运动时可不出现弹响。开口型可出现偏斜。患者一般无关节疼痛，但有不适感。

如伴关节盘附着、关节囊及韧带撕脱、双板区受损时可出现关节区疼痛及压痛，如为关节炎所致的关节半脱位，可有相应的关节疼痛、肿胀及咀嚼肌区疼痛。当髁突越过关节结节后，可在髁突后方扪及明显凹陷。如为𬌗因素所致可见明显的咬合紊乱、后牙缺失等。

（二）治疗

可复性盘前移位以保守治疗为主。𬌗垫治疗是减轻或消除弹响的一种较好的方法。但在症状好转的许多患者中，关节盘未能恢复正常位置。不可复性盘前移位早期可通过患者下颌运动使关节盘复位，如不成功可用手法复位，复位后再进行𬌗垫治疗。关节盘前移位伴关节疼痛患者应给予抗生素、止痛药以及关节腔内冲洗、封闭。出现关节内粘连可行关节腔冲洗以及关节内镜剥离与关节盘复位术。保守治疗无效者可行手术治疗，如关节切开术、关节盘复位术等。

关节半脱位以保守治疗为主，限制大张口，使张口在正常范围内。可嘱患者自觉避免大张口，或使用张口训练仪器，即在上下颌4个前磨牙上做戴环，然后在4个环上穿一条尼龙线，控制在正常张口的范围内将尼龙线拴紧。此方法不影响正常的开口与咀嚼，只限制大张口，用几周习惯于小张口后拆除。也可进行加强升颌肌群的训练。如张口训练失败，可进行硬化剂治疗。保守治疗无效，可进行关节内镜直视下注射硬化剂、关节结节切除术、关节结节增高术及关节囊及韧带加固术等关节手术。

三、炎性疾病类

炎性疾病类是指颞下颌关节滑膜及关节囊出现炎症反应,主要包括急慢性滑膜炎、关节囊炎,通常伴有颞下颌关节盘移位、骨关节病及关节炎,也可单独出现滑膜炎。关节囊炎与滑膜炎常同时出现,症状相似。

(一)临床表现

1.滑膜炎

开口痛,咀嚼痛,开口受限,开口型偏向患侧,髁突后区压痛,急性时可有轻度自发痛,压痛点更明显,咬合时后牙不敢接触。

2.关节囊炎

开口痛,咀嚼痛,开口受限,开口型偏向患侧,压痛点不仅在髁突后区,同时在关节外侧,髁突颈后区等均有压痛。急性时可有轻度自发痛,关节局部水肿。临床上,上述两种类型有时伴发。

(二)治疗

以保守治疗为主。通过服药、休息、封闭以及关节腔冲洗,患者症状可得到缓解。对伴有关节盘移位或骨关节病等疾病可行𬌗垫治疗,症状严重者可手术治疗。

四、骨关节病类

骨关节病类是指颞下颌关节组织发生磨损与变性,并在关节表面形成新骨的非炎症性病变。有原发性骨关节病和继发性骨关节病两种类型。

(一)临床表现

骨关节病多见于 45 岁左右的成年人,男女发病比例无明显差别,病程迁延,有急慢性阶段。急性期可出现关节疼痛,这种关节疼痛与退行性改建和滑膜炎有关。关节疼痛在开、闭口及咀嚼时加重,部分患者下颌运动停止时也出现关节疼痛。咀嚼肌群出现疼痛,但有许多患者无关节及咀嚼肌疼痛,仅有关节的杂音。存在骨质增生、骨赘及伴有关节盘穿孔或破裂的患者可闻及关节多声弹响、摩擦音和破碎音。慢性期可无明显关节疼痛,由于关节骨质破坏明显,可出现下颌运动受限。晨起时开口受限明显,下颌运动后,开口度可增大,开闭口、前伸及侧向运动均可闻及关节杂音,开口型偏向患侧。少数患者由于关节骨质的明显破坏而出现面部畸形和下颌中线偏斜。病变多发生于一侧,无全身其他关节疾病。

(二)治疗

以保守治疗为主。药物治疗包括服用地西泮、阿司匹林、止痛药等,骨关节病伴有咀嚼肌痉挛患者可服用肌松弛药物。理疗如热敷、按摩及开口训练可减轻肌与关节疼痛。𬌗垫治疗应注意掌握时间,𬌗垫不要戴时间过长,一般 2 周后可改用夜间戴。由于透明质酸钠以及醋酸泼尼松龙对关节组织有一定破坏作用,关节内注射治疗应尽量控制药物的剂量和次数。

保守治疗无效时可行手术治疗,包括髁突高位切除术、关节盘修补术、关节成形术等。

(隋晓栋)

第十二章

牙列缺损的修复

第一节 概　　述

一、固定义齿的概念

固定义齿是利用缺牙间隙两端或一端的天然牙或牙根作为基牙的一种常规修复体,也称为固定桥。与可摘局部义齿相比较,固定义齿在戴入口后,患者不能自行取戴。此外,由于种植技术的应用,也可利用种植体作为桥基进行固定义齿修复;种植修复技术使牙列缺失的患者也有可能采用固定义齿方法进行修复。本章主要介绍的是牙列缺损的局部固定义齿修复(fixed partial denture,FPD)。

二、固定义齿修复的发展

固定义齿修复有着悠久的历史,发展至今,可以简单地归纳为以下几个方面。

(一)修复水平日益提高

早期固定桥的制作方法较简单粗糙,采用拴结的方法将人工牙固定在与缺隙相邻的天然牙上,形态和功能均差。自 20 世纪初 Taggart 将精密铸造技术应用于口腔固定修复后,固定义齿修复的质量得到极大的提高。由于修复技术的不断革新,例如,铸造技术及设备的进一步发展、焊接技术、计算机技术的引进等,使固定义齿修复从最初简单的个别牙缺失的三单位固定桥,发展到现在牙列多单位甚至是全颌弓的复杂固定义齿修复。同时修复的设计、材料、工艺等也更加丰富,口腔固定修复进入了快速发展的阶段。

(二)临床应用逐渐增多

固定义齿修复在我国临床应用日益增多,一方面是由于经济的发展,人民生活水平的提高,对修复的美观、舒适、功能等有了更高的要求,人们对牙的保护意识增强;另一方面,固定义齿修复的发展使其在更大程度上能够满足患者的高要求,因此固定修复在临床所占的比例在近 20 年已有成倍的增加。

(三)制作技术日渐精湛

近 20 年固定修复技术的发展较快。牙科合金铸造技术从铜锌金和金合金到镍铬合金、钴铬合金以及钛和钛合金铸造,为临床提供了金属固定桥和陶瓷熔附金属固定桥架;烤瓷技术为临床提供了陶瓷熔附金属固定桥,铸瓷技术和 CAD/CAM 技术为临床提供了全瓷固定桥;种植义齿上部结构制作技术带来了种植基牙固定桥;而采用激光焊接技术分段焊接的方法提高了长固定桥的精度,也使各类附着体更容易地用于固定桥修复。近年来,更多的义齿加工中心走上了更专业、更规范的道路,基层口腔医疗机构也能够更方便地开展口腔固定修复,使我国口腔修复的水平得到全面的提升。

(四)种植修复技术发展成熟并广泛应用

种植修复技术的发展使固定义齿修复的适应范围逐渐扩大。由于固定修复对基牙条件等有较高的要求,而种植技术的应用,种植基牙提供的支持,大大地拓展了固定修复的临床适用范围,使不少患者的固定义齿修复机会失而复得。

(五)固定-可摘修复联合应用

尽管固定修复已有了很大的发展,但仍不能完全取代可摘局部义齿。将固定与可摘局部义齿联合应用,集两类修复体的优点为一体,最大限度满足患者的要求,成为口腔修复的一种趋势。精密附着体义齿、套筒冠义齿、磁性附着体义齿等即是固定-活动联合修复的具体应用。

(六)口腔修复材料更加丰富

口腔修复的发展,从来就离不开修复材料的发展。目前,固定义齿修复材料已经从以前的以金属和塑料为主,发展到现在的各种陶瓷材料、高分子复合材料、优质合金材料、纳米材料等,其机械性能、美学性能、生物学性能、理化性能、工艺学性能等都更加趋于完善。牙科烧熔陶瓷、复合树脂、钛及钛合金、铸造玻璃陶瓷、热压铸陶瓷、渗透陶瓷、CAD/CAM 机械加工切削陶瓷、超塑性纳米陶瓷在过去不同时期问世,极大地推动了口腔修复的发展,也使固定义齿修复推陈出新,丰富了固定义齿修复的理论和实践。

(七)相关的生物力学研究更加深入

在固定桥的设计方面,早年偏重于机械力学原理,单纯强调要提高修复体的固位力,对修复体与机体的密切关系未给予足够的重视。近年来,固定桥的生物机械原理和固定桥的生理效应得到广泛重视,通过口腔修复的生物力学研究,有助于了解口颌系统的功能,预测其变化,提高修复治疗质量。目前,围绕固定义齿修复开展的生物力学研究已逐步深入,既有模拟临床的宏观试验研究,也有深入到细胞、分子水平的微观生物力学研究。这些相关的研究成果对指导口腔固定修复临床工作,丰富口腔修复的理论基础知识都有着十分重要的意义。

随着口腔修复科学技术的发展,新技术的出现、新材料的研制和应用、新设备的更新、新观点和新理论的建立,促使固定桥修复与其他相关学科相互渗透,必将出现蓬勃发展的新局面,展示更加广阔的前景。与此同时,医师应该适应口腔修复观念的改变。用固定桥修复单个或少数牙缺失的牙列缺损,正在形成一种趋势,为医师和患者所接受;牙列缺损借助于种植技术和附着体固位技术制作固定桥和半固定桥修复,要求医师对口腔修复的发展有全面的了解,设计和制作更符合口腔生理条件的修复体;主动适应现代医学模式的变革,不仅要具备熟练的诊治能力,还应该具备心理学、社会医学和伦理学知识,帮助患者恢复口腔健康,回归于正常的社会生活中。

三、固定义齿的类型

固定桥的分类方法较多,类型亦多。

(一)按照修复体的结构分类

这是临床上最常用的分类方法,包括 4 种基本结构:双端固定桥、单端固定桥、半固定桥和复合固定桥;随着科学技术的发展,除了以上 4 种基本类型的固定桥,还出现了一些特殊结构的固定桥,如种植固定桥、固定-可摘联合桥、黏结固定桥等。

1.双端固定桥

双端固定桥又称作完全固定桥,其两端都有固位体,固位体和桥体之间的连接形式为固定连接。当固定桥的固位体黏固于基牙后,基牙、固位体、桥体、连接体成为一个相对固定不动的整体,从而组成了一个新的咀嚼单位。双端固定桥所承受的力,几乎全部通过两端基牙传导至牙周支持组织。故双端固定桥不仅可以承受较大的力,而且两端基牙所承担的力也比较均匀。在固定桥的设计中,双端固定桥是一种最理想的结构形式,也是临床应用最为广泛的设计形式(图 12-1)。

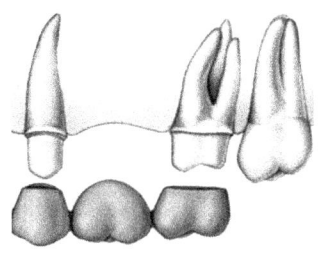

图 12-1　双端固定桥

2.单端固定桥

单端固定桥又称为悬臂固定桥。单端固定桥仅一端有固位体和基牙,桥体与固位体之间由固定连接体连接,另一端是完全游离的悬臂,无基牙支持。悬臂端如有邻牙,可与邻牙维持接触关系。单端固定桥承受力时,一端的基牙不仅要承受基牙所受的力,还要承受几乎全部桥体上的力,并以桥体为力臂、基牙为旋转中心产生杠杆作用,使基牙发生扭转和倾斜(图 12-2)。

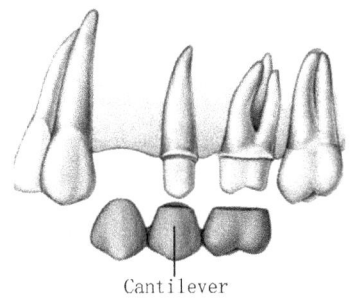

Cantilever

图 12-2　单端固定桥

单端固定桥制作较简单,就位容易,但是在设计中必须注意减轻对基牙不利的杠杆作用力。临床上应严格控制其适应证:缺失牙间隙小;患者的力不大;基牙牙根粗大,牙周健康,有足够的支持力;牙冠形态正常,可为固位体提供良好的固位力时,才可以采用单端固定桥的设计。

3.半固定桥

半固定桥的两端有不同的连接体,桥体的一端为固定连接体,与固位体固定连接;另一端为活动连接体,多为栓体栓道式结构,通常栓体位于桥体一侧,栓道位于固位体一侧。当半固定桥就位后,位于桥体上的栓体嵌合于固位体的栓道内,形成有一定动度的活动连接。半固定桥一般适用于一侧基牙倾斜度大,或者两侧基牙倾斜方向差异较大,设计双端固定桥很难取得共同就位道时(图 12-3)。

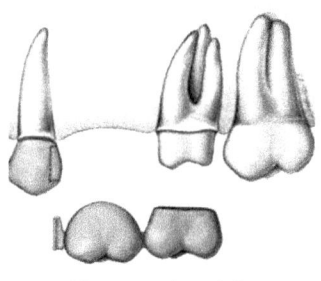

图 12-3 半固定桥

4.复合固定桥

复合固定桥是包含上述 3 种基本类型中的 2 种,或者同时具备 3 种的复合组成形式。比较常见的设计是 1 个双端固定桥连接 1 个单端固定桥,或者是连接 1 个半固定桥。故复合固定桥一般包含至少 2 个或 3 个至多个的间隔基牙,包含 4 个或 4 个以上的牙单位。复合固定桥的基牙可能包含前牙、后牙或者同时包含前后牙,形成一个沿牙弓弧形的长桥。在咀嚼运动中,各基牙的受力反应多数时候不一致,有时相互支持有利于固定桥的固位和支持,有时相互影响不利于固定桥的固位和支持;当复合固定桥的基牙数多,基牙离散,桥体跨度较长时,获得共同就位道是比较困难的。

5.种植固定桥

种植固定桥又称为种植基牙固定桥或者种植基固定桥。种植体由人工材料制作,经牙槽外科手术植入缺牙区的牙槽骨和颌骨内,起着人工牙根的支持作用。在种植体颈部以上的口内开放部位为基桩或基台,是供上部固定桥固位的部分。种植体和种植体支持的上部固定桥共同组成种植固定桥。种植固定桥有种植基牙支持的种植基牙固定桥;有种植基牙和相邻缺隙侧的天然牙共同支持的游离端种植基牙固定桥和中间种植基牙固定桥三类。种植基牙固定桥在缺牙间隙内至少有两枚种植体,缺牙数量增多时,要适当增加种植体数目。在牙弓的游离缺失的部位植入种植体后,用种植体和天然牙共同支持,将常规只能设计可摘局部义齿修复的病例改作游离端种植基牙固定桥,减小了义齿的体积,改善了义齿的功能,满足了患者制作固定桥的要求。在较长的缺牙间隙中植入种植体作中间基牙后,参与到缺隙两侧天然牙共作基牙,将长的固定桥改为复合固定桥,这种中间种植基牙固定桥减轻了两端基牙的负担。

6.固定-可摘联合桥

固定-可摘联合桥的力主要由基牙承担,其支持形式与复合固定桥相似,固定桥的固位主要靠摩擦力或磁力,但是患者可以将固位体从基牙上自行摘戴。常用的设计形式为磁性固位义齿、附着体固位义齿和套筒冠义齿,并各具其特色。固定-可摘联合修复体的适用范围较广,临床修复效果好,但制作的技术难度较大,精度要求高。

7.黏结固定桥

黏结固定桥通常在固位体的结构上与常规的固定桥有所不同。黏结固定桥是利用酸蚀、复合树脂黏结技术将固定桥的固位体直接黏结在缺隙两侧的基牙上,其固位主要依靠黏结材料的黏结力,而预备体上的固位只起辅助的固位作用,这一点是黏结固定桥最大的特点。应用较广泛的黏结固定桥类型是金属翼板黏结桥。黏结固定桥具有磨除牙体组织少,患者易于接受;不显露金属或极少暴露金属;容易更改为其他固定桥设计等优点。不过,黏结固定桥对黏结材料的性能要求较高,对制作的精度要求亦高。

(二)按固定桥的材料分类

1.金属固定桥

目前临床应用已相对较少,主要针对咬合紧,龈高度不足的后牙修复。

2.金属烤瓷固定桥

金属烤瓷固定桥是目前临床应用较为广泛的修复体,兼有金属材料的机械强度和陶瓷材料美观效果,前后牙皆可使用。

3.金属树脂固定桥

在陶瓷材料应用于口腔修复之前,这类修复体是前牙修复的主要方式,现已很少应用。目前的金属聚合瓷修复体也可划入这类修复,因为"聚合瓷"是加有较多无机填料的高强度树脂材料。

4.全瓷固定桥

为目前倡导的无金属修复体之一,具有良好的美观性和生物相容性,临床应用正日渐增多,可以采用不同的制作工艺完成。

5.树脂固定桥

多用于临时性修复。

(三)根据桥体龈端与牙槽嵴黏膜之间的接触关系分类

1.桥体接触式固定桥

固定桥的桥体龈面与牙槽嵴黏膜接触,为临床常用类型。

2.桥体悬空式固定桥

固定桥的桥体龈面与牙槽嵴黏膜之间保留较大的间隙,主要用于后牙区牙槽嵴吸收较为严重的患者,也见于部分种植固定义齿修复的患者。

(四)按照修复体的制作工艺分类

1.整体铸造式固定桥

一般用于后牙全金属固定桥,铸造陶瓷的修复体也可采用整体铸造的工艺完成。

2.堆塑成形式固定桥

包括全瓷修复体和树脂修复体等。多数情况下,堆塑技术与其他成形技术联合应用。

3.CAD/CAM 固定桥

与其他固定桥的区别在于其特殊而先进的制作工艺,是集光电技术、微机图像处理技术、数控机械加工技术于一体的口腔修复体制作新技术,目前较多地应用于全瓷修复体,包括贴面、嵌体、冠及固定桥,也可用于其他材料的修复体。其特点是除牙体预备外,固定桥制作的自动化程度高、精度高,是近年研究和开发的热点。目前已有 Cercon 等几个商品化 CAD/CAM 固定桥加工系统,虽然设备和材料较为昂贵,但具有良好的应用前景。在实际操作中,多数修复体的制作需要运用数种成形技术才能完成。

四、固定义齿修复的特点及临床应用

固定义齿是利用缺牙间隙两端或一端的天然牙或牙根作为基牙,在其上制作固位体,并与人工牙连接成为一个整体,借黏固剂将固位体黏固于基牙上,患者不能自己取摘的修复体,也是修复牙列缺损中少数牙缺失或数个牙间隔缺失的最常使用的修复设计。固定义齿的力一般都是由各基牙分担,即牙支持式。在进行修复设计、修复方法选择时,必须充分了解其优点与不足,才能做到合理的临床应用。

(1)与活动义齿相比较,固定桥具有以下主要优点。①美观希望固定修复的患者,有很大一部分出于美观要求,他们不接受传统活动义齿修复的卡环带来的不美观影响。特别是现在应用较多的烤瓷、全瓷修复,其修复效果更加美观逼真。②舒适:固定义齿在形态结构上与天然牙更接近,没有基托卡环等带来的异物感,患者能够很快适应,对患者的语言功能影响小。③方便:固定义齿戴入口腔后,无须取戴,给患者带来便利。以上三方面的优点能被患者直接感受,也是患者选择固定修复的主要原因。④固定义齿固位作用好:固定桥通过固位体黏固在基牙上,固位力大,行使咀嚼功能时,义齿稳固而无向移位。⑤支持作用好:固定桥承担的力几乎全部由基牙及其牙周支持组织承担,支持力大,能提供较好的咀嚼功能。⑥稳定作用好:固定桥通过固位体黏固在基牙上,修复体与基牙形成一个新的功能整体,具有较强的对抗侧向移位的能力,修复体稳定作用好。

(2)另一方面,目前的固定义齿也存在一些不足:①固定义齿的适应范围相对狭窄,特别是当缺牙较多或为连续缺牙时,往往不能采用固定义齿修复。②固定义齿修复切割的基牙牙体组织相对较多,这是固定义齿修复的最大缺点,如有不慎还可造成基牙进一步的损伤,固定修复后期出现牙髓病变的情况并不少见。③由于固定义齿戴入后难以摘取,当义齿或基牙出现问题需要修理或治疗时,通常只能采取破坏的方式才能将其取下。④固定义齿的清洁不如活动义齿方便。

(3)目前,固定修复的临床应用有 3 个发展趋势:①固定修复的临床应用日益广泛。②种植修复的作用日益显著:种植修复技术不仅扩大了固定修复的适应证,更克服了一些常规固定修复的不足。利用种植体固位的固定修复,可以有效避免对基牙磨除造成的牙体牙髓组织损害。③固定-活动联合修复得到推广:目前,在口腔修复的临床实践中,固定修复与活动修复联合应用取得很好的修复效果,特别是复杂的牙列缺损缺失病例,采用精密附着体、磁性附着体、套筒冠、种植技术等,可以将固定修复与活动修复的优点集中起来,取得单纯固定修复或活动修复达不到的效果。

(韩蒙蒙)

第二节 固定义齿修复的相关生物力学研究

我国口腔生物力学的研究始于 20 世纪 80 年代初,经历了由简到繁、由浅至深的过程,至今已有较大的发展。在口腔修复的生物力学研究中,围绕固定义齿修复开展的研究居多,这与固定义齿修复对基牙及其支持组织的力学要求更高有关。这些研究成果极大地丰富了固定修复的基础理论知识,同时对于固定义齿修复的诊疗工作具有重要的指导意义。

口腔固定修复的生物力学研究目的,是为了探明口腔力学环境下固定义齿及其支持组织的力学反应,找出更为合理的修复设计方案,使固定义齿既结构合理、坚固耐用,能良好地行使功能,又可长期维护支持组织的健康。固定桥修复一般是将两个或两个以上基牙和一个或一个以上缺失牙连成一个整体,其受力结构、力作用下的承力方式和位移形式均与单个天然牙受力时不同。不同的修复设计将在修复体及其支持组织上产生不同的生物力学反应,从而直接影响到修复的近、远期修复效果,因此,了解固定修复及其支持组织功能状况下的应力分布规律,对于合理设计固定桥,提高修复质量,维护口腔组织健康,准确判断修复治疗的预后都是非常必要的。

一、修复体受载的力学研究

较早的固定义齿的力学研究,主要是对固定桥的受力进行分析,研究固定义齿受力的应力应变规律。不少学者应用力学理论、计算机技术、工程技术、力学模型技术等,对固定修复的应力应变规律进行探索。

(一)研究方法

主要的研究方法有实验应力分析法和理论应力分析法。

(二)研究结果

1.载荷与固定桥及其支持组织的应力应变一般规律

应用上述实验应力法和理论分析法,分析揭示了固位体、桥体和连接体与基牙连接成整体后的受载应力、应变一般规律。

(1)应力的大小和应变的方向与载荷作用的部位、大小有关。

(2)表面应变随载荷的加大而增大;离加载点越远,应变越小;同一载荷下,上颌前牙桥的应变大于下颌前牙桥,后牙桥的应变小于前牙桥。

(3)加载点位于桥体正中时,桥体表现为弯曲变形;当加载点位于双端固定桥的一端时,桥体产生类似悬臂梁的应力反应。

(4)固定桥的拉应力区和压应力区随着多点载荷点的变化而变化。

(5)固定桥结构中,桥体的三维结构长度、宽度、高度是影响应变的重要因素。其中,长度(跨度)是最重要的影响因素。

(6)固定桥制作材料的刚度影响应变,弹性模量高,应变小。

(7)固定桥的连接体增厚,可使连接体区的剪应力减小。

(8)当基牙支持力强时,受力后产生的应力和应变均小。

2.双端固定桥的应力分析

(1)双端固定桥修复后力分散,基牙及支持组织的应力分布更均匀,有利于牙周组织的健康。

(2)由于固定桥两端基牙的牙根大小、形态、数量不同,两端基牙及支持组织分担的力值也有差别。

(3)双端固定桥基牙中,若一侧的支持力较弱,应在该侧增加基牙。

(4)双端固定桥基牙能够承受较大的垂直向载荷,但对水平向载荷的承受能力最小,应注意减小非轴向力。

3.半固定桥的应力分析

(1)半固定桥接受垂直载荷时,两端基牙及支持组织的应力分布不如双端固定桥均匀,活动连接端基牙的应力较小。

(2)半固定桥的栓道式活动关节处屈矩不等于零,故有一定的对抗栓体向移位的能力。

(3)半固定桥的活动连接端基牙受力时也有可能出现应力集中现象,应予以注意。

4.单端固定桥的应力分析

(1)两基牙单端固定桥受到垂直载荷时,近缺隙侧基牙承受的是压应力,而且随其倾斜度增加压应力显著增加;而远缺隙侧基牙主要承受拉应力。

(2)单端固定桥的最大应力集中于基牙的颈部和根尖区,故应采取减轻桥体力的措施。

(3)两基牙单端固定桥受垂直载荷时,瞬间转动中心位于两基牙间的骨间隔内,旋转运动量较单基牙单端固定桥小。

(4)单基牙单端固定桥桥体接受载荷时,基牙的倾斜、旋转量大,对基牙的损伤大,尽量少采用该设计。

二、固定修复支持组织的生物力学研究

(一)基牙和牙周组织的应力分析

(1)基牙牙槽骨高度降低时,支持力减弱,牙周膜内应力增大。当牙根周骨吸收达根长的1/2时,牙周组织的应力增加明显,结合牙的其他条件,谨慎选作基牙。而当牙根周骨吸收小于根长的1/5时,牙周组织的应力增加相对缓慢,可选作基牙。在临床实践中,理想的基牙是极其罕见的,因此不必过分强调理想的基牙,可以通过分散力,增加基牙数使应力分布改善。

(2)固定桥修复前后相比较,修复后基牙和牙周组织的应力均值相对降低,分布较均匀。

(3)在同一载荷下,基牙牙根数目多、牙根长、根径大,牙周骨吸收少者,则牙根和牙周组织的应力值较低,分布亦较均匀。

(4)固定桥接受垂直载荷时,基牙牙周组织以压应力为主;接受斜向载荷或水平载荷时,基牙牙周组织同时接受接应力和压应力。基牙对水平、斜向载荷的承受能力较弱。

(5)固定桥两端有毗邻牙和接触关系存在时,部分载荷可传递至毗邻牙及支持组织,可略降低基牙牙周组织的应力。

(6)固定桥基牙颈周区是应力集中区。

(7)龈端接触式桥体和其下牙龈应力分析表明,双端固定桥和半固定桥的载荷几乎全部由基牙牙周组织承担,但桥体下的牙龈组织分担了极少量的载荷,对减轻基牙的负担有一定的帮助。而单端固定桥的桥体几乎全部设计为接触式,龈下组织承担了一定的载荷。载荷的大小、部位、方向;桥体的几何尺寸、材料性能;基牙的支持力大小;桥体游离端是否与邻牙存在接触关系等均影响龈组织的应力分布。

(二)应力集中区与结构的关系

固定桥结构的应力集中区包括连接体处,特别是单端固定桥的连接体处;加载点附近也是压应力的集中区;基牙及支持组织的应力集中区分别在基牙颈周围骨皮质处;基牙根尖处、牙槽嵴顶处、牙及骨组织内固定桥旋转运动中心所在之处都是应力集中的区域。应力集中区与结构存在着密切的相关关系,应力集中之处,固定桥的结构应该加强,防止因应力集中而折断。基牙及支持组织的应力集中区常与组织结构特点相吻合,骨皮质与嵴顶部都是结构致密之处,可以承受较大的应力,作固定桥设计时,应予重视。

(三)倾斜基牙固定桥的应力分析

(1)倾斜牙接受较大的非轴向力,故倾斜基牙固定桥在基牙预备时应尽量减小其倾斜度。

(2)一定倾斜度范围的基牙在固定桥修复后,倾斜基牙接受的力更接近轴向力,可以改善倾斜基牙的应力分布状况。

(3)倾斜基牙固定桥的倾斜度较大时,有可能产生向近中的推力,必要时应该增加前端基牙数。

三、固定修复生物力学研究的新进展

近年来,口腔修复的生物力学研究已将重点转移到口腔相关的生物组织上,已经深入到细胞及分子水平,在这些相关研究中,与牙周及其支持组织关系密切的成骨细胞、破骨细胞、牙周膜成纤维细胞等的研究最多。加载方式对细胞代谢的影响、力学信号的转导等都是人们关注的焦点。。

四、生物力学研究在固定修复设计中的应用

(一)双端固定桥

双端固定桥的两端都有固位体,固位体和桥体之间为固定连接,与基牙组成了一个新的咀嚼单位。基牙失去了各自原有的生理运动,将单个牙的生理性运动转换成固定桥基牙的整体运动。双端固定桥可以承受较大的力,而且两端基牙所承担的力也比较均匀。相对而言,双端固定桥是一种较理想的设计和应用形式。当双端固定桥的桥体面受到均匀的垂直向载荷时,所有基牙的牙根被压向牙槽窝,使大部分的牙周膜纤维及其相应的牙槽骨受到向根方的牵引力,根尖部受到压应力。如果固定桥的一端受到垂直向外力时,固定桥作为一个整体产生旋转运动,其旋转中心(支点)位于两基牙之间的缺失区牙槽骨内,相当于根端 $1/3$ 和中 $1/3$ 交界处。受力端基牙向根方下沉移动时,另一端基牙则向方上升移动,受力端基牙接受压应力,而另一端基牙接受拉应力。两端基牙的牙周膜纤维和牙槽骨均接受牵引力,只要应力在生理范围内,能够维护和促进牙周支持组织健康。

(二)单端固定桥

仅一端有固位体,另一端为悬臂无基牙支持,是完全游离的,或与邻牙维持接触关系。单端固定桥桥体承受力时,以基牙为旋转中心产生杠杆作用,可导致基牙发生扭转和倾斜。在设计中必须注意减轻对基牙不利的杠杆作用力。

(三)半固定桥

两端均有不同的连接体,桥体的一端为固定连接体;另一端多为栓道式结构的活动连接体,为有一定活动度的活动连接。早期普遍认为活动连接体对应力有一定的缓冲作用,可以减轻活动连接端基牙的负担,对此观点现尚存争议。原因是随着制作技术的提高,栓体和栓道精度愈来愈高,栓体紧密嵌合于栓道,并受到栓道轴壁的约束,仅有极小的可能性发生向移位。密合度越大,嵌合的龈向高度越大,对栓体的约束力则越大。文献报道半固定桥的桥体中心受力时,两端基牙上的力分布比较均匀;但是当固定端基牙受力时,固定端受力较大,且活动连接端可能有向移位。若桥体或固定端基牙受到侧向力时,两端基牙的受力差别较大。迄今为止,通常认为半固定桥的活动端有一定的应力缓冲作用,但不一定能够减轻活动连接端基牙的负担。

(四)复合固定桥

复合固定桥是复合组成形式,受力反应较为复杂。在咀嚼运动中,各基牙有时可能相互支持,有利于固定桥的固位和支持;有时相互影响,不利于固定桥的固位和支持。应该注意的是中间基牙由于位置的原因,不仅承受了较大的力,而且要求有较强的固位力,对基牙的支持和固位要求均高。另外,复合固定桥常是沿牙弓呈弧形的长桥,容易受到以远端基牙连接线为中心轴产生的转动力的影响,该连线与固定桥唇颊边缘的垂线即为弦高,其高度即表示旋转力的大小,设计中应尽量减小弦高以减小杠杆力;或者调整中间基牙的位置,使布局更合理。由于固定桥的基

本结构与一般的工程桥梁结构相似,固定桥的受力反应,和简单固定梁的受力反应颇为相近。但是,固定桥的固位体是和有一定生理动度的基牙黏固或镶嵌在一起,形成了自己的受力特点;此外,不同的固定桥种类有不同的特点,故分析固定桥的受力反应时,不能完全照搬简单固定梁的受力反应。

(韩蒙蒙)

第三节　固定义齿的设计要领

一、适应证的选择与把握

固定桥修复能够最大限度地恢复患者的咀嚼功能、语音功能及缺失牙的解剖形态,基本上不改变口腔原有的环境,戴用舒适,容易适应,美观,是受患者欢迎的修复方式。与可摘局部义齿相比较,固定桥基牙的牙体磨除量较大,少数患者难以接受;固定桥制作的难度较大;固定桥修复有更为严格的适应范围,并非所有牙列缺损患者都适合固定桥修复。因此,修复前必须对牙列缺损患者的口腔局部环境进行周密的检查,并结合患者的个体特点和全身情况进行综合分析,确认能否达到固定桥修复的预期效果。为此,应该严格控制其适应证,可以从以下几方面考虑。

(一)缺牙的数目

固定桥的力主要由缺牙区两侧或一侧的基牙承担,必要时将相邻牙共同选作基牙,所有基牙共同分担桥体的力。固定桥较适合于少数牙缺失的修复,或者少数牙的间隔缺失,即 1 个牙或 2 个牙缺失,由 2 个基牙支持。如为间隔的少数牙缺失,可增加中间基牙作支持。对多数牙的间隔缺失,应持谨慎态度,在有条件设计中间种植基牙时,也可以设计固定桥。若前牙的咬合力不大,中切牙和侧切牙累加达到 3～4 个时,只要尖牙的条件好,也可以设计前牙固定桥。总之,考虑缺牙的数目是防止基牙超过负荷能力造成牙周损害,导致固定桥修复失败。对于口内缺失牙太多而余留牙很少的情况下,在没有其他辅助固位、支持措施时,不能采用固定桥修复。

(二)缺牙的部位

牙弓内任何缺牙的部位,只要符合少数牙缺失,或者少数牙的间隔缺失,而基牙的数目和条件均能满足支持、固位者,都可以考虑固定桥修复。对缺牙的部位要求较为特殊的是末端游离缺失的病例。如第二、第三磨牙游离缺失的病例,要求单端固定桥修复,其桥体受力会对基牙产生杠杆作用,可以用第二前磨牙和第一磨牙同时作基牙,基牙支持力量足够,桥体选择减轻力设计形式,设计单端固定桥修复第二磨牙。如果只用第一磨牙作基牙,则要求基牙条件好,对颌牙为可摘局部义齿的病例,且桥体的颊舌径和面近远中径均应减小;对颌牙为天然牙或固定桥时,通常不应设计单基牙的单端固定桥。对于多个磨牙游离缺失的病例,牙槽骨条件允许种植者,可以借助种植基牙,设计种植基牙固定桥或种植基牙-天然牙联合固定桥,以解决末端游离病例固定修复的问题。

(三)基牙的条件

固定桥基牙和桥体承受的力几乎全部由基牙来承担,故基牙的条件是患者能否接受固定桥修复治疗的关键性因素,也是适应证选择中最重要的条件。

1.牙冠

理想的基牙的牙冠龈高度应适当,形态正常,牙体组织健康。临床实践中,常常遇到牙冠硬组织缺损或牙冠发育畸形者,只要不影响固位体固位形的预备,能满足固位的要求,可以作为固定桥的基牙;如果牙冠缺损面积过大、牙冠形态不良、临床牙冠过短等,均必须采取增强固位力的措施。例如牙体形态调整预备为有利于固位的形态;增加牙体的龈向垂直高度;预备辅助固位形;使用根管内桩核固位等,必要时增加基牙数目以满足固定桥的固位要求。达到上述条件的牙冠,可选作基牙。

2.牙根

基牙牙根应该粗壮并有足够的长度。多根牙的牙根有一定的分叉度最好,支持力最强。随着患者年龄的增长和牙周疾病等原因,牙根周围可能出现牙槽骨吸收,要求最多不超过根长的1/3。必须选用牙槽骨吸收较多的牙作基牙时,应该增加基牙数。对于牙根短、小、细的病例,除使用根桩固位的措施外,也应该增加基牙数。

3.牙髓

基牙最好是健康的活髓牙。如系牙髓有病变的牙,应进行完善的牙髓治疗,并经过一定时间的观察,证实病变已治愈,不影响固定桥的效果者,可以选作基牙。经牙髓治疗后,考虑到牙体组织脆性增加,应采取桩核等措施增加牙体强度。牙髓治疗不彻底或治疗导致余留牙体组织大量减少时,不宜选作基牙。

4.牙周组织

基牙要承担自身的和桥体的力,必须要求基牙牙周组织健康。最为理想的情况是牙周无进行性炎症,根尖周无病变,牙槽骨及颌骨结构正常,牙槽骨几乎无吸收。但是在临床上很难遇到理想的状况,较为常见的是牙周无不可治愈的炎症,无病理性动度,牙槽骨虽有不同程度的吸收,其吸收最多不超过根长的1/3。牙周病患者经过综合治疗后,要求用固定桥修复少数缺失牙,条件可适当放宽,增加基牙的数目,设计类似牙周夹板的多基牙固定桥。

5.基牙位置

通常要求基牙的位置基本正常,无过度的牙体扭转或倾斜移位,以便牙体预备时,易于获得基牙间的共同就位道和少磨除牙体组织。个别严重错位的牙,征得患者同意后,可以将牙髓失活后用核冠改变牙冠轴向并用作基牙,取得基牙之间的共同就位道。

(四)咬合关系

缺牙区的咬合关系要求基本正常,缺牙间隙有适当的龈高度,对颌牙无伸长,有良好的间锁结关系,缺隙侧邻牙无倾斜移位。如果邻牙倾斜,对颌牙伸长等,只要能采取措施,调磨短伸长牙,或调磨基牙倾斜面,或者改变固位体的设计,均可以制作固定桥。对于牙缺失导致咬合紊乱者,或伴有余留牙磨耗严重,垂直距离降低不能单独使用调的方法,应该在经过调、咬合板治疗后作咬合重建。对于缺牙间隙的龈高度过小的病例,一般不宜设计固定桥。患者牙列的覆关系对适应证有一定的影响,通常不适宜为重度深覆的患者设计固定桥,原因是前伸运动时,下前牙容易撞击上前牙造成创伤。对其他的深覆的病例,应结合口内情况分析,只要牙体预备能够为固位体提供足够的间隙,患者无咬合和颞下颌关节症状,就可以考虑做固定桥修复,并注意避免正中与前伸的早接触。

(五)缺牙区的牙槽嵴

缺牙区的牙槽嵴在拔牙或手术后3个月完全愈合,牙槽嵴的吸收趋于稳定,可以制作固定桥。缺牙区的牙槽嵴的愈合情况与拔牙时间、手术创伤范围、患者的愈合能力等有关。对缺牙区剩余牙槽嵴要求是愈合良好，形态基本正常，无骨尖、残根、增生物及黏膜疾病。临床上常有患者要求立即修复或拔牙后短期内修复，早期修复有助于患者恢复功能和美观，功能性刺激可能减缓牙槽嵴的吸收，可行暂时桥修复。随着牙槽嵴的吸收，桥体龈端与牙槽嵴黏膜之间会形成间隙，影响美观和自洁，待牙槽骨吸收稳定后，可做永久性固定桥。

不同患者牙槽嵴的吸收程度不同，不同的部位牙槽嵴的吸收程度亦不同，对适应证和设计有影响。前牙缺失牙槽嵴吸收较多时，桥体牙龈端至牙槽嵴顶通常留有间隙，或者勉强关闭间隙，但桥体牙过长，都会影响美观(图12-4)。可用可摘式基托关闭此间隙，但是必须注意保持口腔清洁卫生；也可将过长的桥体牙颈部上牙龈色瓷，使之与邻牙的颈缘协调。后牙牙槽嵴的吸收较多时，由于对美观影响小，可以设计非接触式桥体，或者设计接触面积较小的桥体。

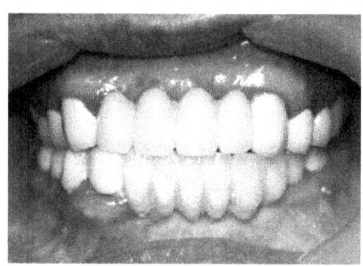

图 12-4　牙槽嵴吸收较严重，不美观的固定义齿修复

(六)患者年龄

患者的年龄对固定桥适应证的选择有一定的影响，随着临床诊疗水平的提高，年龄对适应证的影响正在逐步减小，一般说来，青年和壮年阶段是最佳年龄段，即20~55岁范围内。年龄过小的恒牙特点是临床牙冠短、髓腔大、髓角高，有时根尖尚未发育完全，牙的患龋率较高，在作牙体预备时容易发生意外穿髓。而老年患者经常有牙周组织退缩的情况发生，若年龄过大，牙周组织退缩明显，牙根暴露，牙周支持力下降，还可因牙的倾斜或移位较难取得共同就位道；老年患者常常伴有牙松动、颈部龋齿、重度不均匀磨耗、食物嵌塞和口腔卫生不良的不利因素，给固定桥修复带来困难和不良后果。对于老年患者个别牙缺失，牙槽骨虽有一定程度的吸收，但余留牙无或仅有轻微的动度，牙体组织健康，口腔卫生良好，也可以考虑设计固定桥。如果想要减少牙体磨除量，固位体可以设计龈上边缘形式。

(七)口腔卫生情况

固定桥是患者不能自行摘戴的修复体，虽然设计时要求固定桥能够自洁和易于清洁，但由于固定桥结构的特殊性，桥体龈端和邻间隙难于清洁。患者的口腔卫生差，牙垢沉积，菌斑集聚，容易形成龋病和牙周病，导致固定桥修复失败。为患者制作固定桥前，必须进行完善的牙体、牙周治疗。让患者认识到保持口腔清洁卫生的重要性并密切配合，形成良好的口腔卫生习惯，仍然可以进行固定桥修复。

(八)余留牙情况

在决定选择固定桥设计时，不仅要考虑基牙的健康情况，而且要考虑口内余留牙的情况，特别是在同一牙弓内。要求余留牙牙冠无伸长、下沉及过度倾斜，无重度松动，无不良修复体；牙冠无龋坏或龋坏已经治疗；无根尖周病或牙周病。对于无法保留的患牙，拔牙应纳入患者的治疗计划内并在固定桥修复前进行；一旦在固定桥修复时出现患牙去留问题，应该全盘考虑，是否继续制作固定桥或改变设计为可摘局部义齿。

（九）患者的要求和口腔条件的一致性

在适应证的选择中,应该充分考虑患者的要求,患者在较充分知晓固定桥优缺点后,有制作固定桥的主观愿望,并能接受牙体预备的全过程,能够合作,有良好的依从性,应充分考虑这类患者的要求。患者的主观愿望常和患者的口腔医学常识有关,也和良好的医患沟通有关。口腔医师应认真负责地如实介绍固定桥的相关知识,进行口腔医学的科普宣传。

二、主观愿望与客观条件的协调

口腔的局部条件是选择固定桥的决定因素,医师必须考虑患者的要求和口腔条件的一致性,是最佳适应证还是可选择的适应证,是非适应证还是绝对的禁忌证,应该明确界定。当口腔的客观条件符合患者的主观要求时,固定修复通常能够取得较好的效果;当两者发生冲突时,医师应对患者作耐心细致的解释和引导,取得患者的理解和配合,选择适宜的修复方法,而不能无条件地满足患者的任何要求,否则可能造成事与愿违的结果。固定桥修复虽然有着显著的优点,但也不能滥用,如果选择应用不当,反而会给患者带来不必要的损害。下面一些情况不宜采用固定桥修复:①患者年龄小,临床牙冠短,髓腔较大,髓角高,根尖部未完全形成时。②缺牙较多,余留牙无法承受固定义齿力时。③缺牙区毗邻牙(基牙)牙髓、牙周已有病变未经治疗时。④缺牙区的龈距离过小者。⑤末端游离缺失的缺牙数 2 个或超过 2 个时。⑥基牙松动度超过Ⅰ°时或牙槽骨吸收超过根长 1/3 者。⑦拔牙创未愈合,牙槽嵴吸收未稳定者。

非适应证或者禁忌证并非绝对不变,经过彻底治疗的牙髓病、牙周病患牙,依然可以作基牙;经调磨伸长牙,可能解除牙间锁结;增加基牙或采用种植基牙等手段,可达到固定桥的固位的要求;牙槽嵴吸收未稳定者经过一段时间,吸收稳定后可作固定桥修复。

在临床实践中,适应证的把握是十分重要的。然而,因患者存在个体差异,口内条件各不相同,医师对适应证的掌握尺度经常有差异,通常没有一个绝对的界限,可以有最佳适应证,可接受的适应证,有一定保留条件的适应证,非适应证或者禁忌证。尽管如此,医师应站在患者的立场上,从长远考虑,掌握好适应证的尺度,而这个尺度衡量着医师的医疗技术知识和水平,甚至衡量着医师的职业道德水准。应该注意的是医师如过分放宽适应证,可能给患者带来不必要的损害与痛苦。

三、基牙的合理选择与保护

作为牙支持式的修复体,固定桥修复成功与否,在很大程度上取决于基牙的选择是否正确。基牙是固定桥的基础,基牙的健康是固定桥存在及行使功能的重要前提,不合理的固定桥设计往往首先导致基牙及其牙周组织的损伤而使修复失败。因此,保护桥基牙并维持其长期健康是固定桥设计必须遵循的原则。

保护桥基牙应从基牙的牙髓、牙体和牙周组织三方面来考虑。在基牙上设计固位体时,要根据基牙的形态及修复体所要求的固位力和支持力选择固位体的种类,尽可能少磨除牙体组织。固位体的设计应该尽可能地减少继发龋的发生,以保持其牙体组织的健康。同样,固位体的设计也应尽可能保持正常的牙髓活力,尤其是年轻患者,牙齿的髓腔较大,更应注意对牙髓的保护。桥基牙的牙周组织健康对保证修复体长期存在并行使功能是非常重要的,应该按照生物力学的原则进行设计,以保证桥基牙在功能活动中不受损害。近年来,随着理工科学的迅猛发展,各学科之间的交叉融合也日益增多,各种先进的技术和方法被引入口腔科学,不少学者进行了口腔生物力学方面的研究,并取得了大量的科学的实验结果。应用这些研究成果指导修复临床,就有可能使固定桥的设计建立在更符合生物力学原理的基础上,这对维护基牙的健康,预防疾病发生,延长固定桥的使用寿命都是十分重要的。此外,修复体的外形应该有利于自洁,对牙龈组织有功能性按摩作用,以促进基牙的牙龈和牙周健康。

基牙的主要功能是支持固定桥,负担着基牙自身和桥体额外的力,故要求基牙要有足够的支持负重能力。同时,固定桥是靠固位体固定在基牙的冠或根上才能行使功能,因此要求基牙预备体应该满足固位体的固位形要求,牙冠部或根部提供良好的固位形,所以基牙应有良好的固位作用。由于固定桥将各基牙连接成为一个整体,故要求各基牙间能够取得共同就位道。选择基牙时,应考虑以下因素。

(一)基牙的支持作用

固定桥所承受的力,几乎全部由基牙的牙周组织承担,基牙及牙周组织的健康对于固定桥的支持作用非常重要。基牙的支持能力的大小与基牙的牙周潜力有关,即与基牙牙根的数目、大小、长短、形态、牙周膜面积的大小及牙槽骨的健康密切相关。就牙根的数目而论,多根牙比单根牙支持力的能力大;牙根粗壮比牙根细小支持作用强;牙根长比牙根短的支持作用强;从牙根形态来看,分叉的多根牙比单根牙或融合牙根负重能力强,牙根横截面呈椭圆、扁圆或哑铃形时支持作用好。在具体选择时,应该考虑临床牙冠和牙根的比例,临床冠根比例若能达到 1：2 或 2：3 较为理想。冠根比为 1：1 时,是选择基牙的最低限度,否则需要增加基牙。

通常认为,健康的牙周组织均具有一定的牙周潜力,而牙周潜力与牙周膜面积呈正比关系,故牙周膜是固定桥支持的基础,可用牙周膜面积来衡量基牙的质量及是否能选为基牙。牙周膜的面积与牙根的数目、大小、长短、形态有关。长而粗壮的多根分叉牙,牙周膜面积大,支持能力强。临床上,要求各桥基牙牙周膜的面积总和等于或大于缺失牙牙周膜面积的总和。在应用这一原则时,还应该注意下述 3 个问题。

(1)牙周膜面积是不断变化的,当牙周退缩,或牙周袋形成时,牙周膜面积相应减小。必须正确判断不同程度牙槽骨吸收后的剩余牙周膜面积,以便作出符合实际情况的设计。特别应该注意牙周组织有一定程度退缩或者伴有牙周损害时,牙周膜面积的变化大,牙周膜受损的程度和部位与牙周膜减少的程度密切相关。牙周膜的附着面积在牙根的各部位是不相同的,单根牙以牙颈部最大,故牙颈部牙周膜的丧失会导致该牙较多支持力的丧失。而多根牙以根分叉处附着的牙周膜面积最大,因此,牙槽骨吸收达根分叉时,牙周膜面积和支持力才会有较多的损失。当牙周膜的面积减小,牙周支持组织的耐力也随之下降,牙周储备力也相应减小。

(2)牙周膜的正常厚度为 0.19～0.25 mm,此时的支持能力最大。随着咀嚼功能和牙周的病理变化牙周膜厚度会发生变化,无功能的失用牙的牙周膜变窄;有咬合创伤或松动牙的牙周膜变宽虽然不影响牙周膜面积,但是均减小了支持能力。

(3)牙周膜面积的大小并不是决定固定桥设计的唯一因素。根据牙周膜面积来决定桥基牙的数量,在临床上具有一定的参考价值,但并不能适用于所有情况。例如,3|3 的牙周膜面积之和<21|12 之和,当 21|12 缺失,仅以 3|3 为桥基牙作固定桥修复,按照牙周膜面积的计算,这种修复是不恰当的,必须增加桥基牙。但临床实践证明,如果前牙牙弓较平直,扭力不大,患者的咬合力不大时,而 3|3 冠根正常,牙周组织健康,咬合关系正常时,可以用两尖牙作基牙支持321|123固定桥。在单端固定桥的修复中,也不能单纯根据牙周膜面积的公式计算来确定基牙。

例如,|6 的牙周膜面积>|7,如果以|6 为桥基牙作单端固定桥修复|7,虽然按照牙周膜面积的计算是可行的,但因为单端固定桥所受的较大的杠杆力作用,必然导致修复的失败。因此在设计时,要考虑尽量减小或避免对基牙牙周健康不利的杠杆力、侧向力。

固定桥的力通过牙周膜传导给牙周组织和牙槽骨,故牙槽骨及支持组织的健康直接影响固定桥的支持作用。基牙周围骨质致密,骨小梁排列整齐,其支持力大。相反,对于日久失用或牙槽骨吸收多或牙周存在炎症的牙,均因支持力减弱不宜选作基牙;如果必须作基牙,应经过相应的治疗后,再慎重选用,并在该侧增加基牙。固定桥设计一般有 3 个基本类型:双端固定桥、单端固定桥和半固定桥。在条件许可时,应尽可能采用双端固定桥。一般来说,两个健康基牙可以恢复一个缺失牙的生理功能。但若缺失牙较多,或基牙的条件不够理想,或各基牙条件悬殊,要决定基牙的数目就比较困难。单端固定桥由于其缺乏平衡的支持,基牙受到较大的旋转力,容易造成基牙牙周的损害应慎用。后牙游离端缺失的单端固定桥修复,桥体长度不应超过一个牙单位,否则再多的基牙也不能获得良好的远期效果(图 12-5)。

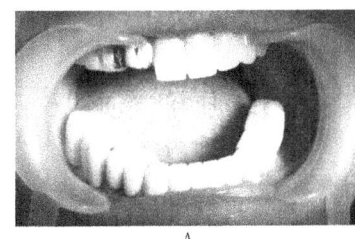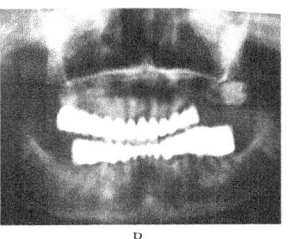

A　　　　　　　　　B

图 12-5　失败的后牙单端固定桥修复

当固定桥基牙支持力不足时,可以增加桥基牙的数目,以分散力,减轻某个较弱桥基牙的负担。原则上,增加的桥基牙应放在较弱的桥基侧,才能起到保护弱桥基牙的作用。如|6 缺失,用|57 作桥基牙的双端固定桥,若|5 牙周情况稍差,为了减轻基|5 的负担,而增加|4 为桥基牙,形成三基牙固定桥。也有采用力比值的方法来判断基牙的支持力,并据此选择基牙和确定基牙数目。但无论以何种方式确定基牙的支持力,必须遵循的原则是:桥基牙负重的大小应以牙周支持组织能够承担的限度为依据,维持在生理限度以内,即牙周储备力的范围内,这样才有维持牙周组织健康的作用。若其负担超过了生理限度,将会损害牙周组织健康,进而导致固定桥的失败。这是固定桥设计中的一条重要生理原则。

造成固定桥失败的原因很多,最常见者是桥基牙负担过重逐渐松动,或固定桥的固位不良,固位体松动脱落。因此,在临床上对桥基牙的选择,桥基牙数量的决定和固位体的设计十分重要。在设计中既不能盲目增加桥基牙,也不能让桥基牙超负荷工作,还必须注意少磨除牙体组织,保护牙髓及牙体组织的健康。设计中还要考虑使各基牙受力平衡,力分布均匀,使固定桥的设计符合生物力学的原则。总之,应结合患者的实际情况,全面考虑桥基牙的健康、缺失牙的部位、咬合关系、桥的形式、患者的咀嚼习惯等有关情况,综合分析,以判断桥基牙的支持能力,做出合理的修复设计。

(二)基牙的固位作用

基牙良好的固位作用不仅可以对抗固定桥功能运动中的脱位力,而且对基牙的健康也是至关重要的。固位作用与基牙的牙冠形态有密切关系,使用根内固位方式时,与牙根有一定的关系。基牙牙冠必须有足够的牙体组织、适当的形态和良好的牙体结构,为固位体提供固位形。基牙牙冠的形态和结构与固位体的固位形和抗力形有密切关系。通常,牙冠长、体积大可增大基牙预备面和固位体的接触面积,并能获得辅助固位形以增加固位力。牙冠短小或畸形,如锥形牙冠,固位效果不好。牙体组织结构正常,固位体固定在坚实的牙体组织上,不仅固位作用好,抗力作用亦好,不易引起牙体组织折裂。相反,钙化不良或釉质发育不全的牙,其组织结构松软或残缺,容易磨损导致牙冠高度降低,对固位体的固位形和抗力形都有影响。此外,容易发生继发龋,导致固位体的松动,进而造成牙髓病变,最终可能导致固定桥的失败。

对于龋病引起的牙冠大面积缺损牙,应在去净龋坏组织后,根据牙冠剩余牙体组织的情况来判断能否用作基牙。有时需要先治疗和填充后,才能满足固位体的固位形要求。如果龋坏已损及牙髓,必须经过彻底的牙髓或根管治疗,用桩核恢复缺损的牙体组织形态。如果是其他原因所致缺损牙,填充后不影响固位体的固位形者,可直接选作基牙;否则将在治疗后用桩核固位和恢复冠部外形。对于严重磨耗、磨损牙,牙尖高度降低,咬合接触紧,牙本质暴露或已接近牙髓的牙,在牙体预备时,磨出固位体面的间隙相当困难,而且牙冠轴面高度不足,固位体的固位力和抗力均不足,是否能作基牙要慎重考虑。既保证足够的固位力又能保持牙髓的活力最好,否则作牙髓失活,以便取得辅助固位形,才能选作基牙。基牙最好是活髓牙,有正常的代谢能力和反应能力,以维持牙体组织的健康。如果患牙已经过完善的牙髓治疗或根管治疗,牙体组织因失活而逐渐变脆,容易出现牙尖折裂。对无髓基牙的固位形设计,除采用充填材料填充恢复牙冠外形外,必要时应采取固位钉或桩核增强固位,保护基牙受力时不会折裂。对基牙牙冠几乎完全缺损的根内固位者,要求牙根粗大,有足够的长度,能提供良好的根桩固位形,且要经过完善的根管治疗。

在有条件时,可根据患者的具体情况考虑用种植体作桥基进行固定义齿修复,但对于能否联合使用天然牙与种植体进行固定桥修复,存在不同的观点。在开展种植体修复较早的北美部分国家,目前主张不采用联合应用的固定桥修复,其理由是种植体与牙槽骨为骨性结合,没有动度,而天然牙是由牙周膜将其与牙槽骨连接在一起的,有一定的动度,天然牙与种植体联合应用时受力不均衡,无论对天然牙还是种植体都是有害的,而最终导致修复的失败。而目前国内仍有采用天然牙与种植体联合应用的固定桥修复,认为种植体能起到良好的辅助固位和支持作用,使固定桥修复的适应证范围扩大,且有较长期的成功病例作为支持。固位体足够的固位力是固定桥成败的关键因素,而不同结构的固定桥对固位力的要求不一定相同。为基牙设计固位力时,除考虑基牙自身的条件外,还应考虑固定桥本身对固位力的要求。这些要求包括固定桥的类型、力的大小、桥的跨度、桥体的弧度、固定桥的材质等。当患者的力越大,桥体跨度越大,桥体弧度越大时,对基牙的固位力要求越高。

(三)基牙的共同就位道

因固定桥的各固位体与桥体连接成为一个整体,固定桥在桥基牙上就位时只能循一个方向戴入,所以各桥基牙间必须形成共同就位道。在选择基牙时,应注意牙的排列位置和方向,这与牙体预备时能否获得各桥基牙的共同就位道有密切关系。在一般情况下,只要牙排列位置正常,顺着各桥基牙的长轴方向作牙体预备,即可获得共同就位道。对有轻度倾斜移位的牙,可适当消除倒凹,或稍微改变就位道方向,便可获得共同就位道。对于严重倾斜移位的牙,为了求得共同就位道,必须磨除较多的牙体组织,这样容易造成牙髓损伤而且严重倾斜的牙,力不易沿着牙长轴传导,牙周组织易受创伤。但近年来,经光弹性实验证明,桥基牙倾斜在30°角以内者,在固定桥修复后,尚可改善倾斜桥基牙的应力状况。可见基牙倾斜度在一定范围内仍然可以选作基牙。

对于倾斜移位的牙,如果患者年轻,在有条件时最好先经正畸治疗改正牙位后,再选作桥基牙;或者选择适当的固位体设计,使牙体预备时既能取得共同就位道,又不至于损伤牙髓,并在另一端增加桥基牙以分散力仍可选作桥基牙。如向舌侧倾斜的下颌磨牙,固位体可设计为暴露舌面或部分暴露舌面的部分冠,既可求得共同就位道,又可尽量少磨牙体组织。对于错位严重的牙,如果已影响牙体预备,则不宜选作桥基牙。当缺失牙的情况复杂时,如缺牙较多或有间隔缺牙需要选用多个桥基牙时,应先取研究模型,在导线观测仪上设计就位道。在考虑共同就位道的同时,必须注意尽量少切磨牙体组织,又要考虑排牙的美观效果,调整缺隙的大小。总而言之,在求得桥基牙的共同就位道时,不能为此而损伤基牙的牙髓和牙周组织,并以此作为取舍桥基牙的重要参考因素。

目前,随着修复技术的提高,固定义齿修复的适应证范围有所扩大,临床上有很多固定桥的设计是前面提到的 3 种基本类型的组合,可称为复合固定桥。有时固定桥的跨度可达全牙弓,这种分布对基牙的支持、固位及共同就位道都有所影响。

四、固位体的设计

固位体是固定桥中将桥体连接于桥基牙上的部分,它借黏结剂固定在桥基牙上。固位体能抵御各种外力,并将外力传递到桥基牙及其支持组织上,同时保持本身的固定,不至于因外力而松动脱落,这样才能很好地发挥固定桥的功能。因此,它是固定桥能否成功的重要因素之一。

(一)固位体设计的一般原则

(1)有良好的固位形和抗力形,能够抵抗各种外力而不至于松动、脱落或破损。

(2)能够恢复桥基牙的解剖形态与生理功能。

(3)能够保护牙体、牙髓和牙周组织的健康,预防口腔病变的发生。

(4)能够取得固定桥所需的共同就位道。

(5)固位体的美观要求以烤瓷固定桥修复前牙缺失,多采用全冠固位体,固位效果好美观,坚固耐用,不仅可以较好地修复缺失牙,对桥基牙的颜色、外形、排列等都可加以改善。

(6)固位体材料的加工性能、机械强度、化学性能及生物相容性良好;经久耐用,不易腐蚀和变色,不刺激口腔组织,无毒性。

(二)固体位的分类

固位体一般分为 3 种类型,即冠外固位体、冠内固位体与根内固位体。

1.冠内固位体

冠内固位体即嵌体固位体,因其固位力差,外形线长,容易产生继发龋。对活髓牙来说,嵌体洞形的预备因需要一定的深度易伤及基牙的牙髓;对死髓牙而言,嵌体起不到应有的保护作用,因此目前临床上已很少采用嵌体作固位体。但如果桥基牙已有龋坏,在去净龋坏后,只需将洞形稍加修整,且缺牙间隙小、咬合力小或对固位体的固位力要求不太高,也可考虑选用嵌体作固位体。此外,嵌体还可以向面和轴面扩展,形成"嵌体冠",利用冠内及冠外联合固位形以满足固位力的要求。

2.冠外固位体

它包括部分冠与全冠,这是固定桥最多采用,也较理想的一种固位体。其固位力强,牙体切割浅,能够满足美观的需要,能较好地保护桥基牙牙体组织,适应范围广。传统的部分冠包括金属铸造 3/4 冠及锤造开面冠,不过,随着口腔修复技术的发展,目前已不再采用锤造开面冠。部分冠磨切牙体组织较全冠少,其固位力较嵌体强。前牙 3/4 冠暴露唇面,可选作前牙固位体,但因其达不到理想的美观效果,目前已应用较少。3/4 冠也可在金属修复中作后牙固位体,特别是前磨牙。对于某些倾斜基牙,部分冠更易取得共同就位道。

全冠固位体包括铸造金属全冠、金属塑料全冠、金属烤瓷全冠、全瓷冠。全冠固位体因为覆盖桥基牙的各个牙面,其固位力最强,对桥基牙短小,缺失牙多,桥体跨度长,承受力大者,全冠是最适合选用的固位体。全冠固位体对于无牙髓活力的桥基牙还有保护作用,并能同时修复基牙的缺损。铸造金属全冠因其金属的颜色对美观会有影响,所以主要用作后牙固位体,一般不用于前牙与前磨牙。目前,前牙与前磨牙应用较多的是金属烤瓷全冠固位体和金属塑料全冠固位体,不仅固位力强,且美观效果好,既可作为前牙桥的固位体,也可一并修复桥基牙的变色、釉质发育不全、畸形和缺损等。全瓷冠固位体由于其强度已有较大改善,目前应用已逐渐增多,但因其需要磨除的牙体组织相对较多,适应证还需严格把握。

3.根内固位体

根内固位体即桩冠固位体。其固位作用良好,能够恢复牙冠外形,符合美观要求。根内固位体主要用于经过完善根管治疗的死髓牙。对于某些牙位异常,且没有条件作正畸治疗的患者,可通过根内固位体改变牙的轴向,以此增进美观。目前,因为烤瓷修复技术的发展,根内固位体一般与全冠固位体联合使用,即将根内固位体做成桩核,再在桩核上制作全冠固位体,这样可更容易地获得共同就位道。

(三)影响固位力的因素

固位体与单个牙修复体不同,它要承担比单个牙修复体更大的力,且受力的反应也与单个牙不同,故要求更大的固位力。固位体固位力的大小,取决于桥基牙的条件、固位体的类型及牙体预备和固位体制作的质量。

1.基牙形态对固位力的影响

由于通常采用冠外固位体,只要基牙的牙冠长大、牙体组织健康、咬合关系正常者,能够获得较大的固位力;反之,牙冠短小、畸形、牙体组织不健康或牙体组织缺损,都可以影响其固位力。在此情况下,应选择固位力较大的固位体,如全冠固位体。对于根内固位体,牙根粗长、牙体组织质地坚实的基牙,能够获得较大的固位力。

2.固位体的类型对固位力的影响

固位体的类型对固位力的影响很大,一般情况下,全冠的固位力大于部分冠,部分冠的固位力大于嵌体。在选用部分冠作固位体时常需要加辅助固位形,以增强固位力,如切沟、邻轴沟、针道等。嵌体的固位效果最差,在需要时也应考虑增加辅助固位形,或采用嵌体冠,以满足固位和抗力的需要。根内固位体由于桩核的种类较多,其固位力的大小也不同,通常铸造金属桩核的固位力较成品桩核的固位力更大。

3.固位体的制备对固位力的影响

全冠固位体的固位力与基牙轴面的向聚合度有关,基牙牙体预备时,如果向聚合度过大,固定桥容易发生向脱位。为保证固位体有足够的固位力,又有利于固定桥的戴入,在所有基牙的轴壁彼此平行的前提下,要求向聚合角度不超过5°角。尖牙呈菱形,邻面短小时,邻轴沟的长度受限,可将远中切面适当向唇面延伸,或者在尖牙的舌隆突上加一针道,以增强固位力。嵌体固位体的固位力较差,要求洞形有一定的深度,点角和线角清晰,洞轴壁的龈向聚合度宜小,必要时增加辅助固位形,或采用高嵌体固位体的形式。

4.双端固定桥两端固位力的平衡

双端固定桥两端桥基固位体的固位力应基本相等,若两端固位力相差悬殊,则固位力弱的一端固位体易松动,而固位力强的一端固位体又暂时没有脱落,患者不易察觉,其后果往往是松动端桥基牙产生继发龋,甚至损及牙髓,而固定端的基牙的牙周组织往往也受到损害。因此,固定桥两端的固位力应基本相等,若一端固位体的固位力不足时,首先应设法提高固位力,必要时增加桥基牙,以达到与另一端固位体的固位力相均衡。单端固定桥由于杠杆力的作用,且固定端承担了全部力,故对固位体的固位力要求高,应特别重视。

5.固定桥的结构和位置等对固位力的影响

固定桥的形态结构不同对固位力的要求也有所不同,固位体固位力大小设计应与力的大小、桥体的跨度及桥体的弧度相适应,桥体跨度越长、弧度越大、力越大者,要求固位体的固位力越大,必要时可增加基牙数来增加固位力。此外,固定桥的刚度越小,变形性越大,对固位体的固位力要求越高。固定桥在牙弓中所处的位置不同,其承受的咬合力的大小和方向是不同的,对固位力的影响也不同。总之固位体的固位力大小应适合固定桥的需要。

6.固位体的就位道

固位体的就位道影响固位力的大小,因此在设计时可以利用制锁作用来提高固位力。固定义齿的共同就位道不仅取决于基牙的形态、位置和排列,还取决于固位体的设计。在选择固位体时,必须考虑各固位体之间应有共同就位道。一般而言,获得共同就位道的难度以全冠固位体最大,部分冠次之,嵌体最小。在使用根内固位体时,如果直接用桩冠作固位体,因其易受根管方向的限制,很难通过预备的方式与其他基牙求得共同就位道,此时可先做核桩,当其固定在根管内以后,再于核上设计制作全冠固位体。此法的优点是,在桥基牙的核形上预备全冠固位体比在根管内预备桩道固位体更容易取得共同就位道。当一端基牙颊舌向倾斜,全冠固位体不易求得共同就位道时,可将倾斜端的固位体设计为部分冠,将倒凹大的一面作适当的暴露。

(四)固位体的边缘设计

对于全冠固位体而言,边缘即颈缘,其伸展的范围视桥基牙的条件和修复体对固位力要求的大小而定。对于牙冠短小的基牙,固位体的边缘应尽可能向根方延伸,因为固位体边缘越向根方伸展,其固位力越大。当然,这种延伸是以不损伤牙周组织为前提的。对于牙颈部明显缩小的牙,或牙周有一定退缩的基牙,固位体边缘的延伸意味着要磨除较多的牙体组织,如果牙冠比较长大,则不必把固位体的边缘延伸至龈缘处。对于前牙来说,固位体的唇面一定要延伸至龈缘下,这样才能保证美观的效果。部分冠的边缘线在前牙不能伸展到唇面,以免影响美观。冠内固位体的边缘应延伸到自洁区。

(五)固位体对基牙的修复和保护

1.一并修复桥基牙的缺损

若桥基牙有缺损和畸形,在设计固位体时应予以一并修复,若牙冠已有充填物,固位体应尽量将其覆盖,这样可防止充填物的脱落。

2.防止桥基牙牙折

固位体的设计应防止桥基牙产生牙尖折裂,冠外固位体因牙的面完全被覆盖,不易发生牙尖折裂,而冠内固位体则应该注意在面的扩展,适当降低牙尖高度,并将其覆盖,从而避免发生牙尖折裂。另一方面,全冠固位体虽能有效地保护基牙的牙体组织,但在某些情况下,需要与根内固位体联合应用,如没有牙髓的前牙及前磨牙,在全冠修复的牙体预备后,其颈部牙体组织很脆弱,尤其是有楔状缺损的牙,修复体及基牙易从牙颈部发生折断。因此,全冠固位体修复前在髓腔用桩加强是很重要的。应用断面较低的残根作基牙时,固位体在颈部应对残根有一个箍的保护作用,以防止残根的纵折。

(六)特殊桥基牙的固位体设计

1.牙冠严重缺损牙的固位体设计

此类牙多为死髓牙或残根,只要缺损未深达龈下,牙齿稳固,应尽量保留。先进行彻底的根管治疗,在根管内插入并黏固桩,用银汞合金或复合树脂充填形成核形,再在其上制作全冠固位体。前牙可先做金属铸造核桩,再做全冠固位体。

2.牙冠严重磨耗牙的固位体设计

在临床上常见患者的磨牙因磨耗变短,如果作常规的全冠牙体预备,面磨除后则会使牙冠变得更短,固位力下降。对于这类牙的处理有两种方法,如果是活髓牙,可只预备各轴面,设计制作不覆盖面的开面冠,但这类固位体要求有性能良好、不易溶解的黏结剂。如果基牙是死髓牙,经过根管治疗后,可从面利用髓腔预备箱状洞形,设计成嵌体冠固位体,利用箱状洞形增加固位力。

3.倾斜牙的固位体设计

对于无条件先用正畸治疗复位的基牙,可以改变固位体的设计,以少磨除牙体组织为原则来寻求共同就位道。如临床上常见下颌第一磨牙缺失后久未修复,造成第二磨牙近中倾斜移位。当倾斜不很严重时,在牙体预备前仔细检查设计,使倾斜牙与其他桥基牙一道按最适合的共同就位道进行预备,其原则是不损伤牙髓,尽可能少磨除牙体组织。如做全冠固位体牙体预备时,因为牙的倾斜,其近、远中的垂直轴面都较短,即使在远中面向龈方延伸,固位作用仍有限,而且易在龈端形成台阶。此时可作成不覆盖远中面的改良 3/4 冠固位体,在颊、舌侧轴面预备出平行轴沟,以增强固位。如果磨牙倾斜比较严重,还可设计为套筒冠固位体。其方法是,先按倾斜牙自身的长轴方向进行牙体预备,制作内层冠,将内层冠的外表面做成与其他桥基牙有共同就位道的形态,最后按常规完成固定桥。先黏固内层冠,再黏固固定桥。固位体(即外层冠)的边缘不必伸至龈缘,因内层冠已将牙齿完全覆盖。当然,有时出于美观需要,也要求外层冠覆盖到龈缘。

近年来,由于黏结技术的迅速发展,对于严重倾斜的桥基牙已有采用少磨牙体组织的黏结固定桥予以修复,即采用金属翼板固位体,由颊舌方向分别就位,并与桥体面部分组合而成。但这类黏结桥需拓宽足够的邻间隙,才有利于自洁作用。

五、常规及特殊条件下的固定义齿设计

牙列缺损患者口腔局部条件的差异较大,根据固定桥的适应证范围,结合患者的具体情况,如基牙条件、缺牙数目、缺牙的部位、余留牙情况、缺牙区牙槽嵴的情况等,进行综合分析,在此基础上制定修复治疗方案。对于已经确定作固定桥修复的患者,必须确定最适当的固定桥设计。在固定桥类型中,双端固定桥支持的力大,两端基牙承受力较均匀,对牙周健康有利,如果无特殊情况,应尽量采用双端固定桥。由于固定桥共同就位道的获得存在不同的难度,能够采用短固定桥时,尽量不设计复杂的长固定桥。单端固定桥桥体受力时基牙接受扭力,故应严格掌握适应证,慎重选用该设计。中间种植基牙的应用,将长固定桥变为复合固定桥,减轻了基牙的负担。种植基牙的应用,使游离缺失也可以设计天然牙-种植体联合固定桥。随着附着体在临床的应用增多,对某些牙列缺损,固定-可摘联合桥为另一种可采用的设计。

在不同的固定修复设计中,尽管有些方案更加完善,但是受限于患者的各种条件,不一定能

够成为最终选择的设计,修复医师需要在掌握原则的前提下,结合患者口内的具体情况综合考虑而定。

(一)固定义齿修复类型的设计

1.单个牙缺失

一般有较好的条件选择双端固定桥的修复,如果基牙条件理想,在单个牙游离缺失的病例中,还可以考虑单端固定桥修复。考虑到对基牙和余留牙的保护,在具备条件时,种植修复应该是首选的方法。

2.两个牙的连续缺失

对基牙的支持和固位力要求相对更高,有时需要通过增加基牙的方法来保证支持力和固位力。发生在前牙或前磨牙的连续缺失,通常可以用两个基牙修复两个缺失牙,但如果是磨牙缺失,通常需要增加基牙。磨牙的游离缺失达两个牙,则不能采用常规的固定桥修复,只有在配合种植的前提下,才能以固定义齿修复。

3.两个牙的间隔缺失

对于间隔缺失的牙,既可以是双端固定桥,也可设计为复合固定桥,如果间隔的余留牙在两个牙以上,尽可能设计为两个双端固定桥,应尽量避免长桥的设计。跨度过长的固定修复体在制作、受力、维护、后期治疗等方面都有一定困难。

4.3个牙或多个牙缺失

发生在牙弓后段的3个牙连续缺失,一般不考虑设计固定桥修复。多个切牙连续缺失,如果咬合关系正常,缺隙不大,在尖牙存留,且牙周条件良好时,可设计以尖牙为基牙的双端固定桥;如果咬合紧力大,尖牙支持和固位均不足,应增加前磨牙为基牙设计双端固定桥。

(二)固定义齿修复材料的选择

1.金属固定桥

修复体用金属整体铸造而成,机械强度高,桥基牙磨除的牙体组织相对较少,经高度抛光后表面光洁,感觉舒适。其缺点是不美观,故只能适用于比较隐蔽的后牙固定桥,特别适宜于后牙区失牙间隙缩小或龈距离小的情况,也适宜基牙牙冠较短的病例。虽然其适用范围小,但在某些情况下仍不失为一种有效的设计。

2.非金属固定桥

主要包括全塑料和全瓷固定桥。塑料固定桥因材料硬度低,易磨损,化学性能不稳定,易变色,易老化,对黏膜刺激较大,故一般只用作暂时性固定桥,其优点是制作方便。目前虽有一些新型树脂材料投入临床应用,但一般也限于制作短期的固定桥修复体。全瓷固定桥硬度大,化学性能稳定,组织相容性良好美观,舒适。随着口腔材料研究的进展,陶瓷材料的强度特别是韧性得到很大程度的提高,全瓷固定桥已较广泛地用于临床,特别是用于前牙的修复。

3.金属烤瓷固定桥

金属烤瓷固定桥是目前临床应用最广的一种固定修复体。金属部分可增加修复体的机械强度,并加强桥体与固位体之间的连接。陶瓷材料能恢复与天然牙相协调的形态和色泽,满足美观的要求。由于这种修复体兼有金属与非金属的优点,故为临床上广为采用,对前、后牙都适用。

(三)固定义齿修复的补设计

固定修复体恢复的力与咀嚼功能,主要取决于修复体的面设计。修复体的面是其咬合功能面,即上前牙的切嵴和舌面,以及下前牙的切嵴和后牙的面。面形态恢复是否合理,直接关系到固定桥的咀嚼功能。面的恢复应从以下几方面考虑：

1.殆面的形态

面的形态应根据缺失牙的解剖形态及与对颌牙的咬合关系来恢复。面的尖、窝、沟、嵴都应与对颌牙相适应,在恢复咬合关系时,咬合接触点应均匀分布,并使接触点的位置在功能尖部位,尽量靠近桥基牙面中心点连线。适当降低非功能尖的高度,以减小固定桥的扭力。切忌前伸或侧向的早接触。有研究表明,正常牙齿牙周膜对垂直力与侧向耐力的比值为3.49∶1.00。

2.殆面的大小

咬合面的大小与咀嚼效能有关,也与基牙承担的力大小有关。为了减轻基牙的负担,保持基牙健康,常需要减小力,要求桥体的面面积小于原缺失牙的面面积,可通过适当缩小桥体面的颊舌径宽度和扩大舌侧外展隙来达到此目的。桥体面颊舌径宽度一般为缺失牙的2/3;基牙条件差时,可减至缺失牙宽度的1/2。一般来说,若两基牙条件良好,桥体仅修复一个缺失牙,可恢复该牙原面面积的90%左右;修复两个缺失牙时,可恢复原缺失牙面面积的75%,修复3个相连的缺失牙时,可恢复此三牙原面面积的50%左右。在临床设计时,这些数值仅作参考,还需结合患者的年龄、缺牙部位、咬合关系等具体情况灵活应用。减少力,减轻基牙负担的措施除了减小桥体的颊舌径外,还可以加大桥体与固位体之间的舌外展隙,增加食物的溢出道,减小面的牙尖斜度等。对于单端固定桥,由于其杠杆力的作用,面减径以减小力更是必要的措施,可在近远中向和颊舌向各减径1/3~1/2。

3.固定义齿修复的殆重建

无论是何种牙的修复都会涉及重建的问题。固定桥修复,特别是多个牙单位的长桥修复,重建是十分重要的,通过面整体的位置和形态的设计完成。对于前牙而言,可以通过固定桥修复,建立新的关系,以增进和改善美观等功能。对于后牙而言,可以通过固定桥修复,建立新的曲线和有利的咬合关系。

六、固定修复设计中的美学要点

固定桥修复的设计中,美观设计是十分重要的,尤其是前牙固定桥修复。修复体的美观效果主要与修复体的形态、色泽及其与口腔组织的协调性有关。前牙的非对称性修复对修复的协调性要求更高。

(一)美学修复材料的选择和应用

选用美学修复材料是获得理想美学效果的基本条件。随着人们审美要求的提高和美学修复材料的发展,口腔修复体正向着自然逼真、美观、舒适的方向发展。口腔固定修复经历了从金属全冠到开面冠、3/4冠,从开面冠、3/4冠到塑料全冠,从塑料全冠到金属烤塑、烤瓷冠、全瓷冠的变化过程。在这些修复材料中,陶瓷材料由于具有良好的生物学性能和美观的修复效果,成为主流材料。非贵金属烤瓷修复是目前临床应用最广泛的修复方式,具备陶瓷美观、生物相容性好及强度高的优点,但易出现颈缘层次不清楚、颈缘灰线、金属底层影响瓷层颜色再现的问题。近年来,贵金属烤瓷和全瓷材料发展很快,可明显改善固定修复的美学效果。全瓷冠桥的制作技术有粉浆涂塑和渗透玻璃陶瓷技术、热压铸陶瓷技术、CAD/CAM机加工技术、CAD/CAM机加工和渗透复合技术。为了模仿天然牙的层次感,全瓷冠桥一般为多层次的制作方法,即用上述各种方法完成高强度全瓷基底冠或者桥架后,再分层涂塑饰面瓷,易于成形,同时减小修复体表面硬度,避免过多地磨耗对颌牙。

（二）固定修复与牙龈美学

牙龈美学是固定修复美学的重要组成部分,健康的牙龈是获得理想牙龈美学的前提基础,特别是在前牙,牙龈的美观性显得尤为重要。

1.修复材料对牙龈的影响

临床上使用的非贵金属烤瓷修复体多采用镍基合金,除易引发牙龈炎症外,牙龈变色的情况也常有发生。色差仪分析显示,变色牙龈的明度值和饱和度降低,颜色变得紫红,尤其是边缘龈和龈乳头的改变更显著。

金属烤瓷冠修复后牙龈变色的原因一直存在争议,一部分学者认为是基底冠中的镍、铬和铝瓷竞争形成氧化物经光线折射所致;而部分学者认为是底层冠中的镍、铬在电化学的作用下析出、聚集并进入牙龈,导致牙龈变色;还有人推测可能是修复体颈部悬突刺激或损伤引发炎症所致。有研究发现牙龈变色时牙龈组织结构发生了改变,牙龈组织存在明显炎症反应,且与时间存在明显正相关,变色牙龈的吞噬细胞发生凋亡,机体的免疫防御系统受到破坏,并促进了自由基的产生,最终在自由基代谢失衡下引发牙龈变色。还有一种牙龈染色现象是可逆的,即金瓷冠粘戴后,游离龈发生变色,冠取下后,牙龈色泽又恢复正常状态。常用的非贵金属不透光,若唇侧龈缘处的牙体预备不足或不规范,基牙游离龈就会呈现出暗色,这是由于游离龈的光透性及金属底层冠对牙根的阻光作用造成的。可采用瓷边缘技术或选择耐腐蚀的材料覆盖金属边缘,抑制金属氧化物的溶解、析出,同时遮盖金属黑线。非贵金属的腐蚀防护包括在冠内壁涂饰金粉,在颈缘烧制金泥,沉积镀金等。

贵金属合金用于烤瓷修复可减少因金属离子析出而造成的牙龈毒性和变色。贵金属含量增多有利于耐腐蚀性的提高,金铂合金、金钯合金最常用于金瓷冠的制作。

2.修复技术对牙龈的影响

修复治疗与牙周健康密切相关,在修复前应获得最佳的牙龈状态,同时在修复中应以最小的创伤来维持修复牙齿周围正常健康的牙龈外貌。

（1）修复前的牙龈预备:修复前首先要对基牙及失牙区的牙龈健康状态进行评估,对患有龈炎或牙周疾病的应先予治疗以恢复健康。其次应对牙龈作修复美学的评估,对于影响修复美感的牙龈作相应的修整和处理。如对牙龈增生者可行龈成形术,以恢复牙龈的波浪状曲线美;对轻度牙龈退缩者,可适当调整邻牙的牙龈曲线,也可将修复体颈缘设计成龈色或根色,以达到视觉上的和谐;对一些不愿做正畸治疗患者的错位牙和扭转牙,可通过牙龈成形术,以改善牙龈缘曲线或调整牙面长宽比例使之协调;对失牙区牙槽骨缺失较大的可考虑在修复前行牙槽骨重建术或在桥体部分设计义龈,重建和谐自然的龈齿关系。

（2）龈边缘线的设计:修复体龈边缘的位置关系到牙龈的健康与美观。有学者对不同边缘位置的金瓷冠分析表明,冠边缘位于龈下时,龈沟内酶活性均提高,龈下边缘会使牙周组织发生炎症反应,出现细胞营养障碍,细胞渐进性坏死等变化,唾液成分的改变也会进一步加强底层金属的电化学腐蚀。

有调查显示,在微笑时大约有67%的人会显露牙龈,在大笑时这一比例将提高到84%。尽管修复体龈下边缘线对牙周健康不利,但临床上在进行前牙的瓷修复时常常倾向采用龈下边缘线,以期获得美观效果,而龈上边缘线仅仅适用于牙龈退缩、牙冠轴面突度过大的后牙修复。

采用龈下边缘线时操作中应注意以下几点。①牙体预备:要求冠边缘和附着上皮间保持1 mm或更大的距离,应避免损伤牙龈及上皮附着,因为龈沟内面上皮的损伤可能改变游离龈的高度,使冠边缘外露或出现颈缘"黑线"影响美观。同时,为提供瓷料的美观厚度及避免颈缘悬突对牙龈的刺激,唇颊侧颈缘须磨除 1 mm 的肩台宽度。②在牙体预备过程中,机械刺激会导致牙龈组织中成纤维细胞和内皮细胞明显增生,并出现一过性的血管扩张。Ito H 认为牙体预备时有时会伤及牙龈,金属核上的金属残渣有可能移植入牙龈引起着色。Sakai T 等发现金属离子可影响黑色素细胞的新陈代谢并诱导黑色素细胞渗入牙龈组织结构表面,从而发生病理性色素沉着。③排龈线的应用:牙体预备前就应将排龈线放于龈沟内,使牙龈暂时向侧方或根方移位,减少操作时对龈组织的损伤。另外,取模时应再次使用排龈线,这有助于控制龈沟液渗出及出血,暴露龈下边缘线,且有利于印模材料的充盈。④暂时修复体:暂时修复体是在完成永久修复前维持牙龈位置形态并保护牙髓、保持预备空间的措施,同时,作为最终修复体的导板,其外形、大小、形态和边缘放置都将为最终修复体提供参考,暂时修复体质量的好坏直接影响最终修复体的牙龈反应程度。0.2 μm 的粗糙度是塑料表面有无细菌黏附的界限,常规的抛光处理很难达到如此的光洁度,所以塑料表面通常都有细菌黏附。暂时修复体必须与牙体边缘密合,表面光滑,应避免其边缘压迫牙龈,以致牙龈退缩,使用时间不宜超过 2～3 周。

(3)固位体龈边缘的制作要求:为维护牙龈的健康美,瓷修复体必须具备良好的适合性,要求其龈边缘与患牙衔接处形成连续光滑一致的面,避免形成任何微小的肩台。修复体还应恢复生理性外展隙,便于牙龈的自洁和生理性按摩,同时也应恢复好邻接触点,以避免食物嵌塞引起牙龈炎症,桥体尽量采用轻接触的改良盖嵴式设计,修复体应光滑,防止菌斑附着,对牙龈产生刺激。

(三)固定义齿的外观

(1)设计固定义齿外观时,应根据患者的年龄、性别、职业、生活习惯及性格特点等来决定修复体的形态、排列、颜色和关系等,并适应个体口颌系统生理美、功能美的特点。修复体的轴面应具有流畅光滑的表面、正常牙冠的生理突度,以利修复体的自洁、食物排溢及对龈组织的生理按摩作用。良好的邻面接触关系不仅符合美观要求,也有利于防止食物嵌塞,维持牙位、牙弓形态的稳定。面形态的恢复不能单纯孤立地追求解剖外形美,而应与患牙的固位形、抗力形以及与邻牙、对颌牙的面形态相协调。面尖嵴的斜度及面大小应有利于控制力,使之沿牙体长轴方向传递。在固定修复时,对高位微笑和中位微笑的患者,还必须注意处理好烤瓷冠边缘与牙龈缘的关系,不能因颈缘区金属边缘外露,患者为掩盖不美观金属色而影响自然微笑。

(2)固定义齿桥体的美学设计也十分重要。桥体的唇颊面以美观为主,颜色应与邻牙协调,大小和形态应该与美观和功能适应。桥体的大小指近远中横径和切龈向的长度,缺隙正常时较易解决,缺隙过大或过小时则应利用视觉误差加以弥补,使过大过小的桥体看起来比较正常。如较大的缺隙,桥体唇面应增大外展隙,加深纵向发育沟;缺隙过大时,可在唇面制成一个正常宽度的牙和一个小窄牙,或两个基本等宽的牙。如遇较小缺隙,在基牙预备时应多磨除基牙缺隙侧邻面的倒凹加大间隙,或加深桥体唇侧的横向发育沟。唇颊面还应注意唇面的突度和颈嵴的形态,都应参照对侧同名牙。桥体唇颊面的颈缘线应与邻牙协调,若桥体区牙槽嵴吸收过多,可采用龈色瓷恢复或将颈部区染成根色。桥体的邻间隙处不能压迫牙龈,以免引起炎症。桥体龈面的唇颊侧与牙槽嵴黏膜应恰当接触,在舌侧则尽量扩大其外展隙,减少与牙槽嵴顶舌侧的接触,有利于食物残渣的溢出,且美观舒适,自洁作用好。当固定桥修复需要适当减小桥体力时可通过缩减桥体舌侧部分的近中、远中径,加大固位体与桥体之间的舌外展隙,减小桥体面的接触面积减轻力,同时可以维持颊侧的美观。

（3）连接体是连接固位体和桥体的部分,既要有足够大小,保证固定桥的抗变形能力,又不能影响美观效果。连接体应位于基牙近中或远中面的接触区,在前牙区可适当偏向舌侧,面积≥4 mm²,连接体四周外形应圆钝和高度抛光,注意恢复桥体与固位体之间的楔状隙及颊舌外展隙,利于自洁作用及食物流溢。

（四）医患审美统一

医师在决定治疗之前,尤其是在使用新技术、新材料之前,必须仔细检查患者的口腔局部及全身健康情况,根据具体情况向患者推荐合适的治疗方法,并解释说明原因及费用等情况,征得患者同意后方可进行治疗。同时,必须加强与患者的沟通,正确对待患者的要求,严格掌握适应证,维护良好的医患关系。作为口腔修复医师除了要熟练掌握口腔医学知识和技能外,还必须具备美容学、心理学的知识,具有较高的审美能力及审美品位。对于不同的患者,能够根据其各自的特点,如性别、年龄、职业、肤色、面部特征等选择合适的修复方法、适当的修复体形态及颜色,达到"以假乱真"的效果。同时,口腔医师有责任和义务向患者提供口腔健康教育和指导,使患者掌握正确的修复体维护方法,建立良好的口腔卫生习惯,维护口腔健康和美观效果。

（五）固定修复美学误区

1.美学修复就是做烤瓷冠

有些患者认为牙齿不整齐或是颜色不好看,就找到医师要求做烤瓷冠,把前边露出来的牙齿全部做上烤瓷冠,看上去就能更美观。美学修复要考虑牙齿的排列、牙齿与口唇的关系、牙齿与牙龈的关系等,这些都不是简单的仅通过做烤瓷冠可以解决的,可能还需要借助于正畸或者牙龈手术。美学修复的方法有很多种,贴面、全瓷冠等也是较理想的修复方法。医师需要充分与患者沟通,了解患者需求和个性特征,仔细检查制定方案,才能达到个性化的自然美观效果。

2.为了效果好,尽量多做瓷冠

一般情况下,多做瓷冠能减小修复难度,提高修复效果,但是做瓷冠的过程对牙齿来讲是种不可逆的损伤。因此修复医师应在修复范围、修复方式与修复效果中找到最佳的平衡点,通过漂白、充填、贴面与瓷冠相结合的综合治疗方式,达到牙体损伤最小、魅力提升最大的效果。

（韩蒙蒙）

第四节　暂时固定修复体

对于固定修复（包括冠、桥等）来说,使用暂时性修复体是十分必要的。

一、暂时修复体的功能

（1）恢复功能修复体可以恢复缺损、缺失牙和基牙的美观、发音和一定的咀嚼功能。

（2）评估牙体预备质量可以评估牙体预备的量是否足够,必要的时候作为牙体预备引导,再行预备。

（3）保护牙髓暂时修复体可以保护活髓牙牙髓不受刺激,牙体预备过程的冷热及机械刺激可能对牙髓造成激惹,暂时黏固剂中的丁香油或氢氧化钙成分可以对牙髓起到安抚作用。

（4）维持牙位及牙周组织形态维持邻牙、对颌牙、牙龈牙周软组织的稳定性。对于牙周软组织手术,如切龈的病例,暂时修复体可以引导软组织的恢复,形成预期的良好形态。而对于边缘线位于龈缘线下较深的病例,修复体可以阻挡牙龈的增生覆盖预备体边缘。

(5)医患交流的工具暂时修复体还可以作为医患沟通交流的媒介,患者可以从暂时修复体的形态及颜色提出最终修复体的改进意见。

(6)暂时修复体可以帮助患者完成从牙体缺损到最终修复的心理及生理过渡。

正因为暂时修复体的功能不仅仅是保护牙髓和维持牙位稳定,因此部分医师只为活髓牙作暂时修复的观念是不正确的,暂时修复体应该是牙体缺损修复,特别是冠修复的常规和必要的步骤。良好的暂时修复因为在最终修复体制作期间为患者提供功能和舒适,可以增强患者对治疗的信心和治疗措施的接受程度,对最终修复体的治疗效果也有明显的影响。

二、暂时修复体的要求

作为暂时修复体,应该满足以下的基本要求。

(一)能有效保护牙髓

要求修复体具备良好的边缘封闭性,以避免微漏,形成微生物的附着,隔绝唾液及口腔内各种液体的化学及微生物刺激。因为要隔绝对牙髓的机械物理刺激,因此制作修复体的材料具备良好的绝热性,因此导热性较低的树脂类材料最常采用。

(二)足够的强度

暂时修复体要能够承受一定的咬合力而不发生破损,对于需要长时间戴用的暂时修复体,最好采用强度较高的材料制作。一般复合树脂类材料制作的修复体耐磨性好,但脆性较大,在取出的时候较易破损;丙烯酸树脂类材料则具有较好的韧性,但耐磨性较差;金属类材料强度较好,但因为颜色的问题只能用于后牙。暂时修复体在取出的时候最好能够完整无损,因为最终修复体经常会出现形态和颜色不满意需要重新制作的情况,修复体还可以继续使用,无须花费时间和精力重新制作一个新修复体。

(三)足够的固位力

同时在功能状况下不脱位。临床上一旦暂时修复体脱出没有再行黏固,在最终修复体试戴的时候会出现明显的过敏现象,影响试戴操作。严重的情况下还会导致牙髓的不可复性炎症影响修复治疗的进度。

(四)边缘的密合性

临床上不能够因为暂时修复体戴用时间短而降低对边缘适合性的要求,相反,暂时修复体边缘对修复效果的影响是极为明显的。临床上也经常发现,如果暂时修复体戴用期间牙龈能保持健康和良好的反应,最终修复体出现问题的概率也会很低,反之最终修复体出现问题的可能性也会很高,因此对暂时修复体边缘的处理应该按照对最终修复体的要求进行。边缘过长、过厚会导致龈缘炎、出血水肿、龈缘的退缩、牙龈的增生等问题,有些问题如龈缘退缩可能会是永久性的,将会导致最终修复体美学性能受影响;相反,如果边缘过薄、过短或存在间隙,则在短时间(1周之内)就会导致非常明显的牙龈组织增生,也严重影响最终修复体的戴入和修复效果。为保证暂时修复体边缘的密合性,最好在排龈以后,边缘完全显露的状况下再进行暂时修复体印模的制取或口内直接法修复体的制作,这样可以很清楚、精细地处理修复体的边缘。

(五)咬合关系

暂时修复体应该恢复与对牙良好的咬合关系,良好的咬合关系不仅利于患者的功能和舒适感,还对修复效果产生影响。如果咬合出现高点或干扰,会对患者造成不适,形成基牙牙周损伤甚至肌肉和关节功能的紊乱;反之,如果与对牙没有良好的接触或没有咬合接触,则会导致牙位的不稳定或伸长,影响最终修复体的戴入。

(六)恢复适当的功能

一般情况下,我们要求暂时修复体恢复适当的咀嚼发音功能,这样可以评估修复体功能状况下的反应以及修复体对发音等功能的影响,对于特定的病例,则需要暂时修复体行使咀嚼功能。对于前牙缺损的患者,必须要恢复正常的形态和颜色达到一定的美学效果,避免对日常生活的影响,增强患者对治疗的信心和对治疗的依从性。

三、暂时修复体的类型

暂时修复体的制作技术多样,可以从氧化锌丁香油暂时黏固剂或牙胶封闭小的嵌体洞到暂时全冠甚至固定桥。按照制作时采用预成修复体还是个别制作修复体,暂时修复体可以分为预成法及个别制作法两类;按照是在口内实际预备体上制作还是在口外模型上制作的修复体,又可以分为直接法和间接法两类。

(一)预成法

预成法是采用各种预成的冠套来制作暂时修复体的方法,一般可在口内直接完成,简便、省时。预成法技术包括成品铝套(银锡冠套)、解剖型金属冠(如不锈钢冠、铝冠)等用于后牙的成品冠套,以及牙色聚碳酸酯冠套、赛璐珞透明冠套等用于前牙的成品冠套。预成技术所采用的是单个的成品,因此只适用于单个牙冠修复体的制作,对于暂时性的桥体,则一般采用个别制作的方法。使用时挑选合适大小的成品,经过适当的修改调磨,口内直接黏固并咬合成形;或口内直接组织面内衬树脂或塑胶,固化后取出调磨抛光后直接黏固。

1.解剖型金属冠

口内直接法制作后牙暂冠的方法之一。采用大小合适的软质的成品铝冠或银锡冠,经边缘修剪打磨后,直接黏固于口内,咬合面的最终形态通过患者紧咬合后自动塑形。此种暂时修复如果面暂时黏固材料过厚,在经过一段时间咀嚼以后咬合面下陷,可能会与对牙脱离接触形成咬合间隙。这类暂时修复体的边缘不易达到良好的密合,故不宜长期戴用。此外,也不适合作固定桥的暂时修复体。

2.牙色聚碳酸酯冠套

采用牙色的树脂成品冠套,在口内直接或模型上内衬树脂或塑胶形成的暂时冠修复体,因为是牙色材料,一般用于前牙以获得较好的美学效果。冠套内衬以后,修复体的边缘和形态可以进行精细修磨和抛光,因此可以获得良好的边缘密合性,修复体可以较长时间戴用而不对牙周造成刺激。制作时应注意,在完全固化之前最好取下修复体再复位,以防止预备体存在倒凹导致材料完全固化后暂冠无法取下。

3.赛璐珞透明冠套

采用透明的赛璐珞成品冠套,同前牙色树脂冠套一样内衬牙色树脂或塑胶制作暂冠。其临床操作过程与前述牙色树脂冠套的方法相同。

(二)个性制作法

个性制作法是按照患者的口内情况,个别制作的暂时修复体。包括透明压膜内衬法、印模法、个别制作法等。按照材料不同,可采用口内直接制作和取模以后模型上间接制作技术。

1.透明压膜内衬法

在牙体预备前制备印模,牙体缺损处可以先用粘蜡在口内恢复外形,然后再取模,灌注模型,然后采用真空压膜的方法形成类似于成品冠套的透明牙套。牙体预备后同样取模灌注模型,将制备好的牙套内衬牙色塑料或树脂,复位于预备后模型上,固化以后形成暂时修复体。可用于简单的单冠及复杂的暂时修复体制作。调拌自凝塑料(口内直接法制作的情况下采用树脂或不产热塑胶),然后填充到压膜组织面预备体相应部位,就位到模型上或口内。预备体部位预涂分离剂。口内直接法制作时,在材料完全固化前最好反复取戴一次以防止固化后无法取下。

2.印模法

较适合制作暂时性固定桥,在牙体预备前制备印模,牙体缺损处可以先用粘蜡在口内恢复外形,然后再取模。牙体预备后将暂冠材料注入印模内,然后直接复位到口腔内,固化以后则形成暂时修复体。这种技术制作的修复体可以保持患者原有牙体的形态和位置特征,患者易于接受,但对于需要改变原有牙齿状况的患者以及长桥等复杂情况则操作会显得比较复杂。采用不产热的化学固化复合树脂口内直接制作暂时修复体。这类材料对组织的刺激性小,加上固化时材料产热很少,不会对预备牙体产生热刺激。但材料较脆,打磨和取戴时易破损。在口内直接制作暂时修复体应注意邻牙倒凹过大时,可能导致修复体取下困难。制作前可以适当填除过大的倒凹以避免。

3.个别制作法

牙体预备后制取印模并灌注模型,由技师采用成品塑料或树脂贴面,用自凝牙色塑料或树脂徒手形成修复体的技术。因为需要的步骤较多,因此比较费时。由于是徒手制作,可以较大幅度地改变原来牙齿的排列和形态以接近最终修复体的状况,适用于比较复杂的修复病例,特别是桥体修复的患者。但对于不需要改形改位的情况,可能跟患者原有的牙齿形态差别较大。

四、暂时修复体的黏固

暂时修复体的黏固一般采用丁香油暂时黏固剂,一般可以获得1~2周短期的稳固黏固;对于需要较长时间使用的暂时或过渡性的修复体,则可以采用磷酸锌、羧酸锌或玻璃离子黏固剂等进行黏固。但后期暂冠取下时相对比较困难,并且预备体表面可能残留黏固剂,去除比较困难。全瓷类修复体或最终修复体需要用树脂黏固或预备体有大面积树脂材料的情况下,应该避免使用含有丁香油材料的暂时黏固剂,因为丁香油是树脂的阻聚剂,会导致黏结界面树脂层不固化,导致黏结强度下降甚至失败。因此树脂黏结界面应该杜绝丁香油污染,如果不慎使用其作暂时黏结或黏结面受到污染,应充分用牙粉和乙醇清洁后再进行黏结操作。目前市场上已出现了不含丁香油的轻羧酸基类和氢氧化钙类暂时黏固剂材料,专门用于树脂黏结类修复体的暂时修复体的黏固。

(韩蒙蒙)

第五节 全瓷固定桥

一、全瓷固定桥的特点和适用范围

随着高强度陶瓷研究的不断开展,全瓷修复技术的临床应用日趋广泛。目前国内外的临床应用已从前后牙单冠发展到了前牙固定桥,乃至后牙的固定桥修复,展示出全瓷固定桥修复在口腔修复领域广泛的应用前景。

全瓷固定桥没有金属基底,无须遮色,具有独有的通透质感,其形态、色调和透光率等都与天然牙相似。长期以来一直因陶瓷的脆性限制了其临床应用。随着材料学的发展,现已研制出多种机械性能、生物相容性、美观性都非常好的材料,推动了全瓷固定桥的应用。目前在临床上常用的有 In-Ceram Alumina、IPS-Empress II、氧化锆材料等多种材料可用于制作全瓷固定桥。

全瓷固定桥为无金属修复,具有良好的生物相容性,美观逼真,不同的全瓷修复系统具有不同的强度。目前全瓷固定桥不仅可以用于前牙,一些高强度的全瓷材料还可用于后牙四单位的固定桥修复。但由于全瓷修复需要磨除较多的牙体组织,因此更适用于无髓牙的修复,而髓腔较大的年轻恒牙作基牙时,为不损伤牙髓,建议不采用全瓷固定桥修复。此外,咬合紧的深覆患者,特别是内倾性深覆,不易预备出修复体舌侧的空间,也不宜采用全瓷固定桥修复。

二、临床技术要点

全瓷固定桥的临床技术与全瓷冠修复相同,主要包括比配色、牙体预备、排龈、制取印模、暂时修复、黏结修复体等步骤。

(一)牙体预备

牙体预备应遵从以下原则。

1.保护牙体组织

牙体预备应在局麻下进行,牙体预备应避免两种倾向,不能一味强调修复体的美学和强度而过量磨除牙体导致牙体的抗力降低;也不能够过于强调少磨牙而导致修复体外形、美观和强度不足。

2.获得足够的抗力和固位形

满足一定的轴面聚合度和高度,必要时预备辅助固位形以保证固位;后牙咬合面应均匀磨除,避免磨成平面,应保留咬合面的轮廓外形。同时功能尖的功能斜面应适当磨除,保证在正中和侧方咬合时均有足够的修复体间隙。

3.边缘的完整性

颈缘应该清晰、连续光滑、并预备成相应的形态。目前包括烤瓷修复体均主张 360°角肩台预备,主要是保证预备体边缘的清晰度使制作时边缘精度得以保证,舌腭侧的边缘可采用较窄的肩台或凹形等预备方式。

4.保护牙周的健康

主要涉及颈缘位置的确定,包括龈上、平龈和龈下边缘。以前认为边缘不同位置与基牙继发龋及牙龈的刺激的严重程度有关,但目前的共识是,边缘的适合性相比于边缘的位置而言才是最主要的因素。因此,不论采用何种位置,保证最终修复体边缘的适合性才是问题的关键。对于美学可见区,如前牙和前磨牙唇面、部分第一磨牙的近中颊侧等,为保证美观,一般采用龈下0.5 mm的边缘为止;而对于美学不可见区,如前牙邻面片舌腭侧 1/2 及所有牙的舌腭面,则可以采用平龈或龈上边缘设计。龈上边缘的优点包括牙体预备量少、预备及检查维护容易、容易显露(甚至印模前可以不进行排龈处理)、刺激性小、容易抛光等。应此,对于后牙和前牙舌侧、邻面偏舌侧 1/2 的边缘,推荐龈上边缘设计。对于牙冠过短,需延长预备以增加固位者,可采用龈下边缘,但须排龈保证精度。

(二)比色

全瓷固定桥多用于前牙修复,比色、配色是十分重要的工作。比色有视觉比色和仪器比色两种方法,视觉比色简单易行,是目前临床最常采用的技术,但影响因素较多,准确性受到一定的影响;仪器比色法不受主观及环境因素的影响,准确度高,重复性好,但操作复杂,相应临床成本较高,普及性不高。

视觉比色法采用比色板进行。经典的 16 色比色板因本身设计存在的不足,临床颜色匹配率据研究还不到 30%。新型的 Vita 3D Master 和 Shofu Halo 比色板等基于牙色空间及颜色理论设计,比色的准确度较经典比色板大幅提高,临床颜色匹配度可以达到 70%～80%。在有条件的情况下,最好采用新型比色板及配套的瓷粉,以提高临床颜色及美学效果。比色时可采用"三区比色"及"九区记录法",配合使用特殊比色板进行切端、颈部、牙龈、不同层次分别比色,最大限度地将颜色及个性化信息传递给技师。最好连同比色片一起进行口内数码摄像,将数码照片通过网络传递给技师作仿真化再现参考。因为比色片只能传递颜色信息,其他更重要的信息如个性化特征、半透明度、表面特征等可以通过照片的方式得以传递。比色最好在牙体预备之前进行,以避免牙体预备后牙齿失水及操作者视觉疲劳影响比色的准确性。

(韩蒙蒙)

第十三章

牙体缺损的修复

第一节　概　　述

一、定义

牙体缺损是指由于各种原因引起的牙体硬组织不同程度的破坏、缺损或发育畸形,造成牙体形态、咬合及邻接关系的异常,对咀嚼、发音、美观以及牙髓、牙周组织等可产生不同程度的不良影响。

二、病因

牙体缺损最常见的原因是龋病,其次是外伤、磨损、楔状缺损、酸蚀和发育畸形等。

(一)龋病

龋病是由于细菌作用造成牙体硬组织脱矿和有机物分解,缺损的大小、深浅及形状均可不同,轻者可表现为脱钙、变色、龋洞形成,严重者可造成牙冠部分或全部破坏,仅留残冠、残根。

(二)牙外伤

由于意外撞击或咬硬物等造成的牙体缺损称为牙折,前牙牙外伤的发病率较高。由于外力大小、受力部位的不同,造成缺损的程度也不同。轻者表现为切角或牙尖局部小范围折裂,重者可致整个牙纵折、斜折、冠折或根折。死髓牙、隐裂牙等牙体自身强度下降,在正常咬合力作用下也可引起牙折。

(三)磨损

牙齿在行使咀嚼功能时产生生理性磨耗,由于不良咀嚼习惯或夜磨牙等可造成病理性磨损。磨损较严重者,可出现牙本质过敏、牙髓炎或根尖周炎等症状,全牙列重度磨损可造成垂直距离降低,导致咀嚼功能障碍,影响美观,甚至引起颞下颌关节紊乱病。

(四)楔状缺损

楔状缺损又称牙颈部非龋性缺损,病因有磨损、酸蚀、应力等因素,一般发生在牙唇面、颊面的牙颈部釉牙骨质交界处,形成两个斜面组成的楔形缺损。常伴有牙龈退缩、牙本质过敏等症状,严重者可导致牙髓感染、牙髓暴露甚至引起牙横折。

(五)酸蚀症

牙齿长期受到酸雾和酸酐的作用而脱钙,使牙体组织逐渐丧失,造成牙外形损害。常见于经常接触盐酸、硝酸等酸制剂的工作人员,表现为前牙区唇面切缘呈刀削状的光滑面,切端变薄,容易折裂,常伴有牙本质过敏,牙冠因脱钙而呈现褐色斑。

(六)发育畸形

指在牙发育和形成过程中出现的形态、结构的异常。牙齿的形态发育畸形是发育过程中牙冠形态的异常,常见的有过小牙、锥形牙等。常见的造成牙体缺损的结构发育畸形包括釉质发育不全、牙本质发育不全、斑釉牙及四环素牙等。

釉质发育不全症轻者牙冠呈白垩色或褐色斑,重者牙冠形态不完整,硬度降低,牙釉质表面粗糙且有色素沉着。斑釉牙是牙齿在发育期间,饮水氟含量过高等慢性氟中毒所致的牙体组织损害,症轻者牙冠表面出现白垩色或黄褐色斑釉,严重者可造成牙体缺损或畸形。四环素牙是牙冠在发育矿化期间,由于受到四环素族药物的影响造成的牙冠变色和釉质发育不全,表现为牙冠呈灰褐色或青灰色,釉质透明度降低,丧失光泽,严重者可出现坑凹状的缺损。

三、病理性影响

由于牙体缺损的范围、程度不同,牙体缺损的患牙数目不同,可能产生下列并发症及不良影响。

(一)牙体和牙髓症状

牙体缺损表浅者无明显症状,如缺损累及牙本质或牙髓,可使牙髓组织充血、炎性变甚至坏死,从而出现牙髓刺激症状、牙髓炎症状,进一步发展为根尖周病变。

(二)牙周症状

牙体缺损波及邻面会破坏正常邻接关系,造成食物嵌塞,进而引起局部牙周组织炎症。由于邻接关系被破坏,可使患牙或邻牙倾斜移位,影响正常的咬合关系,产生不同程度的咬合创伤,进一步造成牙周组织的损伤。牙体缺损若发生在轴面,破坏了正常轴面外形,可引起牙龈炎。

(三)咬合症状

少量牙体缺损对咀嚼功能影响较小,大面积、大范围的牙体咬合面缺损不但会降低咀嚼效率,还会由此形成偏侧咀嚼习惯,不仅丧失一侧的咀嚼功能,日久可导致面部畸形,左右不对称。全牙列重度磨损可造成垂直距离降低,咀嚼功能障碍,甚至引起口颌系统的功能紊乱。

(四)其他不良影响

前牙牙体缺损可直接影响患者的美观、发音,全牙列残冠、残根可造成垂直距离降低,影响患者的面容及心理状态,给患者带来较大的精神压力。残冠、残根亦会成为病灶而影响全身健康。

因此,牙体缺损应及时治疗、修复,恢复牙冠原有形态、功能,防止并发症的产生。

(王婷婷)

第二节　牙体缺损的修复治疗设计

牙体缺损需要修复治疗时,为患者设计何种修复体更合适,是一个常常困扰临床医师的问题。临床常见医师设计存在的问题有两种：一种是不论牙体缺损情况如何，对患牙只做充填治疗，不做任何修复治疗；另一种是不论缺损大小、患者情况如何，只要有牙体缺损一律全冠修复。对患者而言，要实现良好的远期修复效果，医师应遵循牙体缺损修复的 3 个原则：生物学原则、生物力学原则、美学原则。另外，近些年修复医师越来越注重考虑患者的经济能力和患者意愿的原则。医师要设计一个兼顾以上原则又确能符合患者实际情况、达到理想远期效果的修复体确实是有难度的，关键在于设计者的治疗思路要正确全面，兼顾各方因素，制定、筛选出最优方案。

首先，医师要对患牙有一个全面的了解，包括邻牙、对牙、全牙列情况，还应考虑患者的个性因素，这也是经常容易被忽略的，如年龄、性别、职业、饮食习惯等。医师在制订修复方案前一定要对患者进行全面细致的口腔检查和询问，具体如下。①患牙：患牙牙位，牙体缺损的部位，残留牙体量的多少，关键部位的牙体存留量，如是否有支持尖的缺损，剩余牙壁（近远中、唇颊侧、舌腭侧）的高度及厚度，髓腔形态及深度，根管情况（根管数量、长度、粗细等），牙根长度，多根牙的各牙根角度，牙龈、牙周情况，牙槽骨有无吸收，牙的治疗情况，根管治疗的质量，牙松动度，叩诊情况，X 线检查等。②邻牙：有无龋坏、缺损、倾斜移位，松动度，牙周情况等。③对补牙：是否为经治牙、活髓牙，有无过长或下垂，有无修复体，修复体种类（可摘义齿、固定义齿）及修复材料等。④牙列：除主诉牙外，牙列中其他牙齿健康状况，有无牙体缺损、牙列缺损等。因为患者的口腔情况往往会随着时间的推移而发生改变，初次设计没有考虑长远或全面可能给以后的治疗带来困难和不利。⑤其他情况：如年龄、性别、职业、经济状况、对修复的要求等也是制订修复计划中非常重要的因素，而且这些因素往往在治疗过程中起到至关重要的作用，是治疗者或修复医师设计修复体时不应忽略的。

临床工作中遇到牙体缺损修复的病例是千变万化的，患者的个性也是各不相同，非常复杂，一名优秀的临床医师如何才能把握本质，依情而定，设计出既符合患者要求又有利于口腔组织健康、功能良好、远期疗效好的修复体呢？学会掌握符合科学规律的设计思路是非常重要的，这种能力的培养一是基于扎实全面的理论知识，二是勤于实践，三是逐渐形成良好的临床研究思路。

以下几点是要引起关注的：①循证医学（evidence-based practics，EBP）的理念：循证医学的核心思想是对患者的医疗保健措施作出决策时，要诚实、尽责、明确、不含糊、明智、果断地利用当前的最佳证据。循证医学实践就是通过系统研究，将个人经验与获得的最佳外部证据融为一体。这里强调证据的全面、系统，去伪存真，真正反映患者的实际情况，因此需要医师善于搜集与患牙修复有关的证据，学会对已有证据进行科学的分析，并以此作为修复设计的依据。临床常见的问题是医师在口腔检查获取信息不系统、不完整，又没有对检查结果进行科学分析的情况下就为患者制订存在隐患或不尽合理的治疗方案，如仅凭几个不完整证据或个人经验主观判断就为患者确定修复方案，往往不能设计出最佳的方案。②整体系统的治疗思路：低年资医师常见的问题是在设计治疗方案时仅注意患牙而忽略相关牙，这也是所确定的修复方案往往不是最佳方案的主要原因。人是一个整体，口颌系统也是一个整体，在确定治疗方案时，医师一定要有整体观念。整体观念是既考虑局部情况，又要考虑相关影响因素即全局情况，既要考虑当前还要考虑长期疗效和对以后发展情况的影响。③个性化设计原则：即根据患者个性化具体情况设计出符合其实际情况的方案。每个牙体缺损需要修复的患者都有其独有的特征，作为医师在上述检查获得该患者全部信息或证据的基础上，应进行综合分析评估，进而有针对性地给患者以指导并进行充分沟通，最后制订出适合该患者特点的修复方案。临床常见的问题是医师往往按经验或牙体缺损修复的一般原则为患者制订或选择一种修复方式，而忽略了该患者的具体实际情况，结果是从修复原则看没有大问题,但就患者个性特点而言往往不是最佳方案之选。牙体缺损修复在口腔修复中不是太复杂,但治疗方案确定前的综合分析是一件很重要且需认真考虑的事情,也是对医师综合素质的检验。

总之,医师应重视在接诊牙体缺损修复治疗的患者时,既要遵循总的设计原则,又要考虑每个患者的个性化设计原则,树立整体治疗的理念,综合分析评估患者的口腔情况,在与患者充分交流、沟通后,制订出一个全面、可行且被患者所接受的修复治疗方案。

牙体缺损修复可以分为两大类,即直接修复和间接修复。直接修复属于牙体牙髓专业范畴,不在此详述。但何种缺损修复可以用直接修复法而不必用间接修复法是应该注意的,从牙体缺损直接修复的角度看,普遍认为复合树脂多用于Ⅰ类洞和窝洞颊舌径<1/3牙齿颊舌径的Ⅱ类洞,而对于缺损较大的两面洞和三面洞,使用复合树脂材料尚存争议。银汞合金充填修复体的中位生存时间约为10年,相对大面积的银汞合金充填修复体的中位生存时间约为11.5年,从这一观点看,是否可以作为选择间接修复或者直接修复临界面的参考? 是不是牙髓或根管治疗后的患牙必须行全冠修复也是一个值得商榷的问题,因为全冠修复也会给口腔组织健康带来一些问题,如咬合、接触点、牙龈及牙周健康等。

一、牙体缺损修复治疗的适应证

牙体缺损视缺损的大小、部位可以采用直接修复和间接修复法。直接修复即充填,方法简单易行,牙体预备磨牙少,但充填材料不能满足抗力、固位需要时,则应采取间接修复的方法进行治疗。

间接修复技术的使用适应证:①牙体缺损过大,牙冠剩余牙体组织薄弱,充填材料不能为患牙提供足够的保护,且难以承受咀嚼力易折断者。②牙体缺损过大,充填材料无法获得足够的固位力而易脱落者。③牙冠重度磨耗、牙冠过短需要加高或恢复咬合者。④牙体缺损的患牙需用作固定义齿或可摘局部义齿的基牙者。⑤过小牙、锥形牙、斑釉牙、四环素牙等发育畸形,需改善牙齿外观且美观要求高者。

间接修复体包括嵌体、3/4冠、全冠、桩核冠,如何掌握各种修复体适应证的区别呢?

(1)后牙牙尖缺失、边缘嵴缺损范围大且力过大者可考虑嵌体修复,死髓或活髓牙均可。

(2)缺损面积较大、经牙髓治疗的后牙,可直接行全冠修复。

(3)经牙髓治疗的后牙需行全冠修复时,预计全冠牙体预备后所余牙体组织过薄,可考虑附加根管钉固位或桩核冠修复。

牙体缺损修复中,新材料和新技术不断涌现,使临床医师在选择时常常感到困惑,科学、客观地评价某一种牙体缺损间接修复疗效是临床研究的主要目的。临床医师要正确理解、使用新材料及新技术,为患者选择提供最适宜的方法,在提高疗效水平的同时也将促进间接修复技术的发展。

二、牙体缺损的修复治疗原则

传统的三原则——生物学原则、生物力学原则、美学原则。

(一)生物学原则

牙齿在口颌系统中能够正常地行使功能,有赖于其体积和形态的完整性,以及支持组织的健康。当牙体组织因病损造成体积形态的不完整,并影响正常的咀嚼功能时,需使用修复方法予以治疗。在治疗过程中应注意牙齿及其支持组织的生物学特性,遵循牙体治疗的生物学原则:既要控制病源和去除感染的牙体硬组织,还要尽可能地保护正常组织的健康。

1.对致病因素的控制

在修复牙体缺损区域之前对相关致病因素的去除或控制是修复的首要前提。无论是因为龋齿还是非龋性疾病造成的牙体缺损,缺损断面长时间暴露在相关致病因素下,包括口腔中的微生物和形成疾病的微环境,其协同作用能够造成牙体组织的持续不可逆病损。如与龋有关的牙菌斑、感染坏死的牙本质内所含有大量细菌及其代谢产物。遗留的细菌不仅能造成牙齿组织的继续破坏,甚至最终造成牙髓组织感染;此外修复后的继发龋还可造成修复体与牙齿间的黏结失效,导致修复体的脱落;或造成牙体组织在承受力时发生劈裂。因此只有在修复前彻底去除龋坏组织,防止继发感染才能长久地维持牙齿形态的完整性,从而正常地行使咀嚼功能,保证修复的远期效果。

2.保护健康组织

(1)保护健康的牙体组织:无论是直接修复还是间接修复技术和材料,都需要在完全去除致病因素的前提条件下,再磨除一部分健康的牙体组织,进行适当的牙体预备以获得足够的固位形和抗力形,以保证修复体在长期的力载荷下不脱位、不破损。但牙体预备量应控制在合理的最小范围内,以便保留更多的健康牙体组织。这不仅是生物学治疗的基本要求,也能显著提高修复体的存留寿命。同时,较少破坏健康牙体组织还意味着降低牙髓在牙体预备过程中受到损伤的风险。

牙体预备量的多少与所使用的修复材料的力学性能和黏结剂的黏结效果直接相关。随着材料科学的发展,修复材料的强度不断增强,黏结剂的黏结强度不断提高,使得在牙体充填修复治疗中保存健康牙体组织的可能性加大,因而对传统的备洞原则所要求的窝洞内部的点线角清楚、预防性扩展、窝洞的深度等方面在逐步放宽。具体的牙体预备原则还需结合修复体类型、使用的材料、修复的部位、黏结剂的种类等各方面综合考虑。

(2)保护牙髓组织:牙髓的存在对于维持牙齿功能的完整性具有非常重要的意义。保存健康的牙髓能使牙齿保有对温度的感觉,来自牙髓的营养和水分能使牙体硬组织不致因脱水变脆而易发生折裂。牙髓和牙本质在胚胎起源上具有同源性、在对外界刺激的反应上具有关联性,因此可将牙髓和牙本质视为生理性复合体,即牙髓牙本质复合体。牙髓中的成牙本质细胞位于牙髓和牙本质交界处,其细胞的胞体排列于牙本质的髓壁上,并与牙髓神经纤维末梢的神经丛联系,其胞质突进入牙本质小管并一直延伸至釉牙本质界。这种复合结构使得对牙本质的生理性或是病理性刺激能引起牙髓的相应反应。对牙本质的长期温和的刺激可使与刺激源相应的牙髓端形成修复性牙本质,起到生物性自我保护的作用。当外界的刺激超过机体可承受的范围时,可造成成牙本质细胞的变性坏死,引发全牙髓的炎症反应。在牙体缺损的修复治疗过程中,有许多环节可以造成牙髓牙本质复合体的伤害,对牙髓牙本质复合体的保护思想应贯穿整个牙体缺损修复治疗的始终。

(3)保护牙周组织:牙齿借助牙周膜中的纤维束悬吊在牙槽窝内,牙周膜中有丰富的神经纤维末梢压力感受器,牙周组织起着支持和营养牙齿,并完成感受器—传入神经—中枢神经—传出神经—运动肌群的神经反射弧,使机体能感受力和调控力,从而起到保护牙齿的作用。因此健康牙周组织是牙齿承担正常咀嚼功能的基础。

牙体缺损修复有可能造成牙周组织的损伤,主要表现在两方面:治疗过程中的损伤和修复体引起的损伤。在治疗操作中引起的损伤通常为牙体预备时器械的切割伤、排龈器材引起的结合上皮撕裂伤、去除多余黏结材料时的器械损伤、使用电刀过度烧灼时造成的软硬组织损伤等直接损伤。由修复体引起的损伤常源于修复体边缘处理不当所造成的边缘悬突、龈沟内的黏结材料未彻底清除,从而压迫牙周软组织造成菌斑堆积和血运障碍,长期刺激可造成牙周组织的退缩;修复体外形的不理想,如修复体外形过凸或凸度不够,可造成咀嚼时食物对牙龈的过度挤压或失去按摩作用,长期也可引起牙周组织的退缩;修复体存在咬合高点或与邻牙接触过紧都会造成急性的牙周组织创伤和疼痛;接触点过松则易嵌塞食物,导致牙间乳头炎和牙槽嵴顶的吸收降低。因此在牙体缺损的修复治疗中,要避免对牙周组织的损伤。

(二)生物力学原则

牙体缺损修复治疗的最终目标是通过恢复牙齿的外形,建立良好的咬合关系,保证修复体与剩余牙体组织所组成的整体能够承担正常的咀嚼力,完成口颌系统的咀嚼功能。牙齿的形态和功能是相互依赖、相互制约的,形态特点是其功能特点的具体体现。只有正确地恢复了牙体缺损部分的形态,并使修复体与余留牙体在咬合过程中与对牙有正确的接触关系,才能使所治疗的牙齿发挥正常的咀嚼功能,避免异常的创伤或功能丧失。因此,在余留牙体组织的处理、修复体设计、修复体试戴调节阶段应注重治疗的最终目的,使其符合生物力学原则。

1.牙体缺损修复的生物力学原则的内容

牙体缺损修复的生物力学原则包含两个范畴:牙齿修复后应提供正确的咬合力,以及牙齿修复后应能承受正常的咬合力。

(1)牙齿修复后应提供正确的咬合力:在学习研究中,每个牙齿都有其独特的静态和动态接触特征,这些由上下颌牙齿的牙尖、嵴、窝和斜面所共同构成的接触关系是完成正常咀嚼任务的基础,也是维护口颌系统生理健康的关键。在静态接触状态中,广泛的牙尖接触能使下颌回到稳定可重复的位置,提供最大的咬合力,并能广泛地分散力,保护每个牙齿。在动态接触状态中,前牙舌面形态具有导平面的作用,引导下颌前伸切割食物;后牙的牙尖与牙窝形成三点式接触关系,支持尖和引导尖斜面在咀嚼运动中交替提供相对的支持和引导作用。在广泛而协调的牙接触关系中,咀嚼肌能协调收缩活动,颞下颌关节也能受力均匀,因此才能有效地发挥咬合力量。

牙齿面形态的改变必然影响力的承载特点,对任何一个位点接触关系的破坏都有可能造成局部或整体的咀嚼功能失调。例如,咬合力不仅沿牙长轴传导,还被牙尖斜面所分散,如果牙体缺损的修复体被设计成平面,使得牙面尖窝嵌合的咬合接触关系被平面咬合接触关系代替,牙齿根尖的主应力区位置发生变化,应力值也上升了,说明平面咬合因缺少牙尖斜面对垂直力载荷的分解作用导致牙根承受更大负荷。所以,恢复正确的牙体解剖形态是牙体缺损修复成功的关键因素之一。

牙体缺损的间接修复技术由于可以在口外模型上观察和制作,制作时能方便地雕刻出尖嵴形态,在修复体试戴时还可以精细调整咬合接触关系,因此与直接修复技术相比更易获得良好的生物力学效果。

(2)牙齿修复后应能承受正常的咬合力:要达到牙齿缺损修复的目标还有赖于修复材料与剩余牙齿组织都能承受咬合载荷,并形成良好的结合,才能有效地行使功能。因此,需要通过牙体预备获得足够的修复体厚度及形状,满足抗力与固位的要求。根据修复材料的不同种类和剩余牙体组织的情况,在预备抗力形和固位形时要充分体现生物力学原则,在尽量保存牙体组织的基础上,保证修复效果。①抗力形:指使修复体和剩余牙体组织在承受正常咬合力时不发生折裂的窝洞形状和修复体形状。牙体预备后形成的修复间隙需能保证修复体有足够的厚度,以便有足够的抗压和抗剪切强度以对抗咬合力,并同时保证余留牙体组织也能承受咬合力。抗力形预备与修复体的种类和使用的修复材料种类密切相关。通常高嵌体和冠能保护余留牙体组织不致因对抗咬合力而发生劈裂,但嵌体缺乏这类保护作用。金属修复体拥有更高的机械强度,树脂材料和瓷材料则需要更大的厚度才能达到同样的强度。②固位形:是防止修复体受力时从侧向或垂直方向脱位的窝洞形状,属于机械固位。修复材料与牙齿的良好结合靠的是固位力。目前获得固位的方式有两种,即机械固位和黏结固位。机械固位靠的是适当的洞形预备所产生的侧壁摩擦力和约束力;而黏结固位靠的是材料与牙齿组织的微机械固位和化学黏结力。随着黏结材料和技术的发展,黏结固位在修复体固位中所占比例越来越高。在使用黏结固位时,对修复体的机械固位形预备要求有所降低,在一定程度上保留了更多的牙体健康组织。黏结固位取决于被黏结面积的大小,而不取决于黏结剂进入牙齿组织的深度。

2.牙体缺损修复治疗过程中生物力学原则的应用

生物力学原则贯穿整个牙体缺损修复治疗过程的始终。

(1)在牙体缺损修复治疗前,应先全面系统地检查患者的咬合情况,再具体设计牙体缺损的修复方案。口颌系统的整体咬合正常是个别牙体缺损修复的先决条件,因此应全面检查正中、前伸和侧方是否存在早接触。如果存在病理性早接触,必要时适当进行咬合调整。在全牙列咬合正常的基础上,分析个别牙体缺损的修复方案,结合缺损的部位、体积、余留牙牙体组织的强度、对牙的情况,综合考虑修复体的种类及使用的修复材料种类。

(2)在牙体缺损修复治疗过程中,综合考虑抗力形和固位形方面的要求,同时结合生物学原则,在尽量保留健康牙体组织的基础上,适当预备修复体空间,既能使修复体的强度达到承受咬合力的要求,又能做到最大限度地保护余留牙体。可灵活采用辅助固位设计,减少牙体磨除量,必要时还需制作临时修复体以保护余留牙牙体组织不至劈裂。

(3)牙体缺损修复治疗后的咬合调整:在修复体制作完成试戴时,应仔细检查修复体的咬合面外形恢复情况及与对牙的咬合接触关系。正中应有支持尖的接触,侧方应按照患者咬合恢复类似天然牙的接触关系,前伸导平面与邻牙一致。修复体达不到上述要求需要进行咬合调整,恢复正常的咬合关系。修整修复体时,注意保持牙的尖、窝、嵴和斜面的形态。修复体黏固后应再检查咬合关系是否正确,以免因黏结剂的厚度或黏结不当导致形成早接触干扰。

(三)美学原则

对自己容貌的肯定能增强在人际交往中的自信,牙齿作为构成人的容貌的重要组成部分,越来越受到人们的重视,尤其是在前牙的牙体缺损修复时,除了要满足功能的要求外,还应满足美观方面的要求,在治疗设计时遵循牙齿美学的原则。牙齿美学的内容包括形态美学和色彩美学,牙齿美学的原则既要遵循普遍美学原则,也要兼顾个性化特征,做到共性与个性的统一,以达到最佳修复美学效果。

1.牙齿形态的美学要求

牙齿的形态美范畴既包括整体性、对称性、协调均衡性等普遍性原则,也有面型、性别差异和多样性等个性化原则。

(1)整体性原则:牙齿在口腔中整齐地排列呈弓形,没有缺失、空隙、拥挤、错位或扭转,虽然每个牙齿的形状各不相同,但整齐有序地排列成一个整体。当个别牙的牙体缺损破坏了这种整体感时,应通过修复手段将缺损的部分恢复出来,重新达到整体和谐的形象。

（2）对称性原则：对称性是人体美的重要特征，口腔中的牙齿也是如此。对称原则是口腔颌面部进行美学修复的主要依据法则之一。人类颌面部结构基本呈中线对称。牙列的中线通过两中切牙之间，与水平面垂直，并且与面部中线一致。从面看，两侧的同名牙除了大小对称、形态对称、色泽一致外，前牙从龈向、唇舌向、近远中向及转位四个方向都是对称的；后牙则是从距面的距离、距中线的距离、近远中向倾斜度、颊舌向倾斜度 4 个方向上都是对称的。这些对称的排列形成了 3 条对称的弧线：前牙切缘与后牙中央窝构成的自然弧线、上后牙颊尖构成的补偿曲线以及由上颌同名后牙颊舌尖连成的横曲线。如果两侧结构出现明显的不对称，则会破坏容貌的美感。在牙体缺损修复时，应该尽量参照对侧同名牙恢复牙齿外形特点。

（3）协调均衡原则："协调"是指两个相接近的形式因素的并列；"均衡"是指不同的形式因素呈现出恰当的比例。在进行美学修复时，应该详细分析患牙与邻牙和对牙，以及与牙周组织的关系。每一个牙齿都与邻牙有一定的大小比例关系，达到理想的比例关系，会在视觉上产生美感。例如，正面观露齿笑，所有牙齿切端近远中径均比近中邻牙窄小，约为近中牙齿的 60%，中切牙和侧切牙的比例约为 1.4：1.0，上前牙的切龈径与切缘近远中径之比为中切牙 1.411，侧切牙1.571，尖牙 1.403 等。

在微笑时，如果上下唇线的位置和牙齿相协调，则会增加美感。露齿笑时，整个上前牙牙面均应暴露，上颌前牙切缘最好与下唇刚刚接触，如果存在间隙，应该尽量减少该间隙并保持一致。牙龈缘线并非呈对称弧形，其高点略偏向远中，中切牙的龈缘高点应该位于两侧尖牙龈缘高点连线上，侧切牙龈缘高点可以略低于该连线，至多不超过 1.5 mm。

（4）个性化原则：在基本满足上述美学修复的共性要求时，还应同时考虑患者的年龄、性别、肤色、面部特征等因素，以及生活在牙齿上留下的印记。因此，个性化效果的追求，实质上是追求"齐中之不齐"的自然美学效果，是更高层次的美学标准。在修复前牙缺损时，应使修复体与人的面型吻合：方圆面型的上切牙，颈部较宽，切角接近直角；卵圆面型的上中切牙，切角较圆钝；尖圆面型的上中切牙，近中切角较锐，颈部较窄。凸侧貌者，牙齿的唇面突度应较大；直侧貌者，牙面唇面则相应较平坦。男性牙齿线条平直，女性牙齿线条柔缓。随着年龄的增长，磨耗的加重，牙齿龈径与近远中径之比在逐渐降低。修复时应考虑这些因素。有时修复前牙切端时特意制作的小缺损，反而使牙齿更生动逼真。

2.牙齿的色彩美学

牙齿的色彩美与形态美一样，同时包括整体性、对称性、协调均衡性等普遍性的原则，以及个性化原则。

（1）整体性原则：观察者对他人牙齿存在颜色差异的敏感性要高于对形态差异的敏感性。如果全口天然牙整体的色相、彩度和明度基本一致，则会给人整齐美观的感受。而如果有个别牙的色彩与其他牙存在较大差异，会破坏牙齿的整体感。

（2）对称性原则：对侧同名牙的色相、彩度和明度应尽可能一致，颜色的分布和过渡也应尽可能一致。

（3）协调原则：天然牙呈现出丰富的色彩变化，并有一定的色彩过渡规律。牙齿的切缘由于钙化程度高而呈半透明性；牙齿中 1/3 彩度增加，明度增加；颈 1/3 彩度最浓，明度下降。中切牙与侧切牙的彩度一致，但明度最高；尖牙的彩度增加但明度下降。

（4）个性化原则：肤色是牙色选择时应该考虑的重要因素。同样的牙色，对于肤色较黑的患者会显得较浅。在修复时模拟牙齿由于低矿化所呈现出的白垩色斑或线条等个性化特征，能显著增强牙齿的真实感。

3.视错觉在美学修复中的应用

使修复体和天然牙达到浑然一体的美学效果是医师的追求目标。在进行牙体缺损修复时，有时仅单纯恢复与同名对照牙相似的形态和牙色是无法获得满意的整体美学效果的，例如，修复牙的近远中径比对照牙大，若按对照牙大小修复则会产生间隙，而若充满缺损间隙则因修复牙过大而破坏整体的美学对称平衡。对这类临床常见的复杂问题的美学处理，需要在整体美学平衡的高度，巧妙利用视错觉获得良好的修复效果。

视错觉指人对物体产生的主观视觉感受与真实物体之间存在差别。利用视错觉是牙体美学修复的重要方法之一。视错觉可归纳为"形象错觉"和"色彩错觉"两大类。前者包括面积、角度、长短、高低、远近等对比产生的错觉；后者包括色的对比如色温、色相、明度、光渗和色的疲劳等产生的错觉，明亮的暖色有扩散和前移的感觉，而黯淡的冷色有收缩、后退、远离的感觉。因此可以有意识地利用视错觉原理，结合临床情况和医师的审美经验，制作出精美的修复体。

临床常用的利用视错觉的方法有很多种。以修复缺隙过宽的牙齿为例，利用立面物体反光量的不同可造成视觉上大小差异的原理，采用钝化轴面角、加大唇面突度的方法，将牙面移行线向中央集中，减小牙面正面面积；利用光渗现象增加折光度，即缩小正面受光面积，使唇面中部的亮面减小，增大近远中面的暗影；增加牙齿的彩度，降低其明度；强调纵向的发育特征，在过宽的切牙唇面将纵行发育沟适当加深，并适当增加颈缘的弧形发育沟；增加切缘的弧度和缩短切缘平直部分，增大切外展隙；从而造成形象错觉和色彩错觉，使人感觉该牙并不太宽。当修复间隙过窄时可使用与上述方法相反的手段。

总之，在充填修复牙齿缺损时，应该参照同名对照牙恢复牙齿外形特点。当患牙与对照牙的牙面大小较为一致时，可复制对照牙的形状和色彩特征，而当患牙条件与同名对照牙不同时，如间隙过大或过小，龈缘过高或过低，无法完全按照对照牙来进行修复时，可以利用视错觉的一些技巧，使得患牙与对照牙"看上去"完全一致，整体感觉上会产生对称美。

(四)患者的经济能力和意愿

现代修复治疗的五原则——在传统的三原则基础上，增加患者的经济能力和患者的意愿两方面内容。

现代的医疗模式已经提倡从传统的生物-医疗模式转换成生物-心理-社会医疗模式。医师不仅应提供合理的医疗服务，还应尽可能地满足患者的心理需求并减少患者的生活负担。由于牙体缺损修复的方法、手段和材料的多样性，针对同一个牙体缺损病例往往存在多种治疗方案。随着技术的进步和新材料的应用，出现了许多更坚固、更安全、更美观的修复体，其应用也引起了医疗费用增高的问题。绝大多数的口腔修复治疗需要患者自行承担费用，因此患者所能负担的修复体种类因其经济承受能力的不同而有很大差异。医师在选择修复方案时，若既不考虑适应性，又不顾及患者的经济承受能力，则不仅是一个医德问题，而且也是一种资源浪费，更重要的是使患者及其家属对医师产生了不信任感，影响治疗过程和治疗结果。在诸多方案都能满足安全有效的前提下，应让患者参与选出更能满足其意愿并符合其经济能力的治疗方案。因此，牙体缺损的修复治疗应遵循生物学原则、生物力学原则、美学原则、患者的意愿、患者的经济能力可承受这五大原则。尊重患者的意愿和顾及其经济能力可承受体现了医师对患者的人文关怀，在临床工作中应具体把握下述原则。

1.知情同意的原则

"知情"是指患者了解自身疾病的情况以及将要接受何种医疗手段诊治的信息,"同意"是指患者对医师将要采取的医疗措施表示赞同的意见。这是建立医患之间合作关系的基础,在牙体缺损修复设计时应充分保证患者的知情同意权,应该尊重患者的人格和尊严,尊重患者的自主性,把疾病的现状、需要接受的检查、各种修复方案的利弊及价格等详细向患者做介绍,帮助患者作出最符合其利益的治疗选择。最初的医患交流是所有后续治疗成功的基础。治疗伊始就应让患者理解并认同治疗的方法和目的,预计治疗的结果和费用,这样才能获得患者与医师的密切配合,获得良好的修复效果,同时可以减少不必要的纠纷。

2.合理性原则

这一原则要求医师在给患者进行修复治疗时,应考虑治疗方法整体的合理性,既要考虑其治疗效果,又要考虑患者的经济承受能力。对于那些美观需求不高、借助于传统修复技术和材料即可恢复咀嚼功能的患者,不必使用美观昂贵的修复体;即便是对于那些有经济能力又追求美观效果的患者,也应遵循"知情同意"原则。否则,可能产生误解,影响医患关系的健康发展。

三、牙体缺损的修复体种类及选择

牙体缺损修复方案的选择,在遵循生物学原则、生物力学原则、美学原则、患者的意愿、患者的经济能力可承受这五大原则的前提下,根据缺损所在的部位、形状和体积,是否保有活髓,如何保护余留牙体组织,如何保护牙齿支持组织,如何延长修复体使用寿命,需要达到何种美学要求以及患者所能承受的经济负担等各方面综合考虑具体治疗方案。通常以修复体的固位形式和修复材料两方面作为主线,综合分析和确定各种牙体缺损的修复方案。

(一)按固位形式确定牙体缺损的修复体类型

可将牙体缺损修复体分为冠内固位体和冠外固位体两大类。其中冠内固位体包括嵌体和高嵌体;冠外固位体包括贴面、部分冠、冠和桩核冠等。选用何种修复类型应主要考虑下列因素。

1.需要修复缺损的部位

采用修复方式的种类首先取决于牙体缺损的部位和形式给修复体提供的可能的固位方式。当缺损部位能够提供洞形固位时,可使用嵌体、高嵌体类冠内固位修复体;反之应使用冠外固位体。例如,后牙牙体缺损在去腐备洞后形成单面洞形、MO/DO 洞形或 MOD 洞形,且各牙尖完整时,可应用嵌体修复;若有1个以上的牙尖不完整但余留 2 个以上完整轴壁时,可使用高嵌体或部分冠修复;若仅余留 2 个或 2 个以下轴壁,无法为冠内修复体提供固位时,则需要全冠或桩核冠修复。如果前牙的缺损仅发生在唇面时,和/或切缘缺损小于切 1/3 时可以使用贴面修复;否则应用部分冠或全冠修复。

2.余留牙体组织的强度

嵌体洞形的预备不可避免地造成牙体组织抗力的削弱,由于嵌体无法对余留牙体组织提供保护,反而需要健康的牙体组织提供支持,因此只有备洞完成后的牙体组织足够坚固,不仅能承受本身的抗力要求,还能承受支持嵌体所需的额外抗力,并能提供嵌体足够的固位力的情况下,嵌体才是牙体缺损修复的适应证,否则均为禁忌证。因此,嵌体只适用于拥有强壮牙尖和牙壁的Ⅰ类洞形和Ⅱ类洞形。

嵌体的力学结构也使得嵌体在咀嚼运动过程中产生对窝洞侧壁的压力,容易造成牙体组织的劈裂。因此,余留牙体若存在薄壁弱尖结构,如牙尖下牙体组织厚度<1 mm,应适当消除牙尖

高度,使用修复体保护牙尖下硬组织。当余留牙可提供嵌体式固位,而又需保护薄弱牙尖时可使用高嵌体作为修复手段。若需要保护的薄弱牙尖数量多,体积大,则可选择部分冠。当余留牙体组织部分能提供充分的抗力时,如超过2个轴壁的厚度<1 mm,则需要使用冠修复。余留牙体组织无法为冠修复提供充分固位时,可使用桩核冠修复。

3.牙髓状况

活髓牙需要保护牙髓,大量的牙体预备会过度刺激牙髓,造成暂时或永久的损害,因此活髓牙的全冠修复应慎重,尽量使用牙体预备量小的修复方式,如嵌体或贴面;相反,若牙髓经过根管治疗,由于大量冠部硬组织的丧失,使得牙齿的抗力减少,需要保护牙齿预防劈裂的发生,此时应尽量选择高嵌体或冠的修复方式。

4.患者的美观要求

轻度变色的前牙可使用贴面修复;若变色程度重,患者的美观要求高,则只能选择冠修复。

5.牙周保护

龈上或齐龈的修复体对牙周的刺激小,因此对需要特别保护牙周组织的牙体缺损病例,应尽量不使用全冠修复,改为贴面、嵌体或高嵌体修复方式,不得已时也应尽量采用龈上或齐龈冠缘的方式。

6.龋患风险

对于龋患风险高的病例,如猖獗龋、口干症、酸蚀症等,应尽量不用外形线长的修复体如嵌体、高嵌体或部分冠等,应改为全冠修复。

(二)修复体材料的选择

1.金属

适用于嵌体、高嵌体、部分冠、全冠和桩核冠。材料包括牙科铸造用钴铬合金、镍铬合金等贱金属,金合金、金钯合金等贵金属。

(1)优点:①传统的修复体制作材料和方式,有很高的成功率;②无论是使用贱金属合金还是贵金属合金,都能获得良好的机械性能;③由于材料的高强度,允许在窝洞边缘预备洞斜面,起到保护洞缘釉质壁、增加密合度、防止微渗漏的作用;④金属高嵌体在保护薄弱牙尖时可在牙尖外表面形成斜面接触关系,从而对抗修复体固位形产生的对余留牙体轴壁的向外的力量,防止牙体的劈裂;⑤修复体可以制作得很薄,面厚度达到1.2 mm即可满足抗力要求,因此可以用于活髓牙的牙体缺损修复;⑥可以铸造出精巧的辅助固位装置,如固位沟槽或固位钉等。与贱金属材料相比,贵金属材料的制作精度更高,修复体边缘更易密合,且对对牙的磨耗更小。

(2)缺点:金属为非牙色材料,只能用于后牙患者对美观要求不高的部位。活髓牙要考虑材料是热和电的良导体,必要时需要保护牙髓。

2.树脂

为专用牙科后牙嵌体树脂,常用于嵌体的间接修复方法。

(1)优点:①收缩应力的控制,后牙大面积直接树脂充填的最大问题在于树脂材料的聚合收缩以及其对边缘牙体组织产生的应力,其结果是充填后在树脂与牙体组织间产生间隙,增加牙齿的敏感性,并导致继发龋的发生。使用间接修复技术,在口外完成树脂嵌体的聚合过程,使用一薄层黏结剂将树脂嵌体粘在窝洞中,可以有效地克服上述缺陷。②美观性好,因树脂材料的折光性与天然牙接近,且有辅助的着色树脂作个性化修饰,树脂嵌体的美观性能完全能与瓷嵌体相媲美。③对补牙有保护作用,树脂的弹性模量和耐磨性与天然牙本质接近,弱于天然釉质。因此使用树脂嵌体修复与使用金属或陶瓷相比,对牙造成的磨耗最小。④保存牙体组织,树脂嵌体的牙体预备量介乎金属嵌体与陶瓷嵌体之间。⑤费用与技术难度,由于树脂嵌体的制作使用的设备简单,技术操作简单,因此制作成本低,用时少,费用低廉。

(2)缺点:其耐磨性不如金属嵌体和瓷嵌体,强度弱于金属嵌体。

(3)临床操作应用:①在口外模型上堆塑充填法,按嵌体要求预备牙体,翻制并修整模型,模型表面处理,使用后牙充填树脂在模型窝洞内直接一次充填,充填时修整面形态,对美观要求高时可使用着色树脂作个性化修饰,充填完毕后在专用光热设备中完成树脂的固化,口内试戴调,抛光及黏结面喷砂处理后,使用树脂黏固剂黏固于牙体缺损部位。②CAD/CAM 技术切削加工法,按嵌体要求预备牙体,使用 CAD 系统的光学印模采集系统直接获得窝洞的三维数据,使用 CAM 系统的加工单元,将预合成树脂块直接切削成修复体形状,完成的修复体经口内试戴调,表面处理后用树脂黏结剂直接黏固于窝洞内。

3.瓷材料

瓷材料是近年发展最快、种类最多的修复材料种类。修复体总体包括两大类:金属陶瓷修复体;全瓷修复体。

(1)金属陶瓷修复体:①金属基底烤瓷熔附修复体,由于其很高的强度、完全遮色能力、良好的边缘适合性,因此成为应用最广泛的瓷全冠修复体。临床操作简单,无须复杂的黏结技术。②金沉积烤瓷修复体,可用于全冠修复,拥有出色的美学效果,良好的边缘适合性,在前牙美学修复中应用较多,由于强度的原因,在后牙全冠修复中应用较少。亦可制作嵌体,应用于后牙嵌体修复,兼具瓷嵌体的美观性,也具有一定的强度。

(2)全瓷修复体:泛指所有不含金属的瓷修复体,种类很多,若以化学成分分类可分为长石瓷、白榴石瓷、氧化铝瓷、玻璃渗透氧化铝瓷、氧化锆瓷等;若以加工方式区分可分为粉浆涂塑烧结瓷、铸瓷、玻璃渗透瓷、沉积陶瓷、单层 CAD/CAM 可切削陶瓷、复层 CAD/CAM 陶瓷;若以黏结效果分类可分为含硅元素的瓷修复体和非硅元素的瓷修复体。

各种全瓷修复体在美观性、机械强度、与牙齿的可黏结性上各不相同,含硅元素的陶瓷美学效果更好,同时有更好的黏结性,但强度不如二氧化锆或二氧化铝陶瓷,因此应结合临床牙体缺损修复形式的不同选择不同材料。例如,①贴面修复:由于需要可靠的黏结效果,因此只能选择含硅元素的长石类材料的全瓷,加工方式可为铸瓷或单层 CAD/CAM 可切削陶瓷。②前牙冠修复:当要求美观性强、色泽自然有通透感时,可使用铸瓷或单层 CAD/CAM 可切削陶瓷;当需要更高的强度时可使用基底为二氧化锆或二氧化铝的复层 CAD/CAM 陶瓷。③后牙嵌体、高嵌体或部分冠:由于强调黏结性能,一般使用铸瓷或单层 CAD/CAM 可切削陶瓷。④后牙冠:由于对强度的要求,最好使用高强度的二氧化锆或二氧化铝复层 CAD/CAM 陶瓷。

为了确保陶瓷修复体的强度和耐用性,修复体厚度至少应达到 1.5 mm。过去,由于缺乏黏结材料,冠的强度仅由其自身的制作材料所决定;随着黏结材料的使用,瓷修复体与牙体组织可以被牢固地黏结在一起,起到了加强和支撑修复体的作用,这也使得对牙体预备量的需求降低。对于含硅元素的陶瓷修复体,可使用氢氟酸对其黏结面进行酸蚀处理,经硅烷偶联化后用树脂黏结剂黏固于牙齿表面,以获得良好的固位和黏结效果。若使用非硅类材料制作嵌体,包括氧化铝或氧化锆材料或金沉积瓷嵌体,则可使用常规树脂黏结技术。

(王婷婷)

第三节 临床常见的难题及对策

牙体缺损间接修复失败的常见原因包括修复体的破损脱落、继发龋、修复后短期或长期的敏感乃至疼痛，修复后牙髓的炎症以及牙周的炎症。防止修复体的破损脱落一直是修复医师主要关注的方面，通过优化修复体的抗力形和固位形，可解决上述问题。但对修复后的龋损、牙髓反应与牙周风险的控制也同样应引起重视，分析这些致病因素的机制并在实际临床工作中加以控制，能提高修复治疗的效果和成功率。

一、牙髓牙本质复合体的保护

对牙髓牙本质复合体的不良刺激来自 4 个方面：牙体预备过程、牙体组织的丧失、修复过程中的化学刺激以及边缘封闭的破坏。任何方面控制不当都会造成牙髓牙本质复合体暂时的或永久的损失，临床表现从修复后敏感到修复后疼痛都有可能发生。

（一）牙体预备过程

在牙体预备过程中，对牙髓牙本质复合体的刺激来源于窝洞的深度、切割牙体组织产生的干热效应、气枪反复吹干牙本质表面等。尤其是过分吹干，易在牙本质小管中形成空气栓子，既影响未来的黏结效果，又容易造成持久的咀嚼疼痛。

因此，在活髓牙的牙体预备过程中，要时刻考虑牙髓牙本质复合体的因素。在麻醉条件下进行牙体预备时，因为缺乏患者的疼痛反馈，容易对牙髓牙本质复合体造成更大伤害；操作中应充分保证降温和湿润，避免对牙髓牙本质复合体产生过强的刺激；熟悉牙体结构、髓腔解剖形态和牙齿增龄性变化，在进行洞形设计和预备时，要避开髓角部位，避免意外露髓；对牙本质小管的切割次数越少越好，尽量一次完成牙体预备；避免用气枪持续吹干预备体表面。

（二）牙体组织的丧失

牙本质覆盖于牙髓表层，但具有渗透性，不能充分保护牙髓组织，有牙釉质覆盖的牙髓牙本质复合体是安全的，一旦牙釉质发生病变缺损或者因治疗需要被磨除，就会使牙本质和牙髓处于危险之中。一旦完成牙体预备，就会导致大量牙本质小管暴露，长期的暴露不仅会使牙髓敏感或疼痛，还明显增加了细菌侵入牙本质小管的可能，易引发修复后的疼痛甚至牙髓的炎症。因此，在永久修复体制作完成并黏固之前，必须将牙本质小管暂时或永久封闭。

暂时封闭措施包括使用临时修复体和暂时黏固剂。应注意临时修复体应覆盖所有暴露的牙本质表面；由于暂时黏固剂的黏结力有限，应保证临时修复体有足够的强度和固位，使其在戴入永久修复体之前不至脱落失效。某些暂时黏固剂如氧化锌丁香油糊剂会影响未来树脂类黏结剂的聚合硬固，因此将使用树脂类黏固剂的预备体不宜用氧化锌丁香油糊剂作为暂时黏固剂。

永久封闭措施包括使用牙本质脱敏剂或使用牙本质黏结剂。一些洞漆类的牙本质脱敏剂能在牙本质表面形成一薄层物质，封闭牙本质小管，同时释放离子降低牙髓神经末梢的敏感性；牙本质黏结剂能形成更可靠的封闭层，明显降低牙体预备后的敏感。但如果未来永久修复体需要使用树脂类黏结剂提高黏结效果的话，两者都会对此产生不利影响。虽然两者厚度极薄，但还是建议牙体预备完成，使用永久封闭材料后再制取修复体印模，以增加修复体的密合度。

(三)修复过程中的化学刺激

窝洞预备过程可将大量的细菌带入窝洞污染玷污层。以往多用消毒剂减少预备后牙本质表层的细菌数量,随着酸蚀剂和自酸蚀剂的应用,在树脂型黏结剂黏固修复体之后牙本质表层存留污染的可能性不大。但无论是消毒剂还是酸蚀剂,都会对牙髓牙本质复合体产生刺激。酸蚀剂(pH 0.8～1.5)可能清除了洞底和侧壁上所有的细菌,但同时会去除牙本质表面的玷污层,引起牙本质小管的开放,造成牙本质小管液外溢和敏感的发生。因此,尽量不使用磷酸类的酸蚀剂直接酸蚀牙本质表面,应使用自酸蚀牙本质黏结系统。

最新研究显示,自酸蚀牙本质黏结系统是安全的,不会对牙髓造成不利影响。所形成的混合层薄且没有渗透性,能够堵塞牙本质小管而封闭牙本质,从而有效地预防牙髓组织损伤,也就是说,混合层能够保护牙本质和牙髓。所有能够形成完整混合层的方法都有助于预防牙髓炎和继发龋的发生。

有许多黏结系统是不含酸蚀成分的,因而更加安全。如玻璃离子黏固剂,不仅不含酸蚀剂还能释放氟离子,防止继发龋的发生。对固位力良好的活髓牙,在选择黏结系统时应首要考虑安全因素降低刺激。

(四)边缘封闭的破坏

尽管在黏固修复体之前可以控制修复体和预备体黏结面上的细菌数量,但是在修复体投入使用后,如何控制修复体与牙体硬组织之间缝隙内细菌的生长还是个难题。渗透进入修复体边缘裂隙的细菌是继发龋、牙髓敏感和牙髓炎症最重要的致病因素。修复后牙髓的疼痛与渗透性大小有关,如果牙本质封闭良好,没有液体从牙髓向外渗透,牙本质的渗透性就会很低或没有渗透性;而受累牙本质渗透性越高,术后疼痛和敏感症状也会越重。

早期细菌通过牙本质小管向牙髓方向侵入只出现牙髓损伤,表现为敏感和疼痛症状,牙髓组织向外渗出的液体可以冲刷掉大部分细菌。但是,牙髓活力降低会伴发牙髓渗透梯度和压力梯度的下降,导致外渗液体流率不足以抵抗细菌侵入;而且,修复体周围外渗液体流率也并不能防止细菌产生的化学物质沿着浓度梯度向牙髓组织渗透,继而引发牙髓疾病。因此术后敏感是修复体边缘封闭能力的一个指标,要保护牙髓牙本质复合体就必须保护修复体边缘。

二、牙周系统的保护

牙周组织的健康是保证修复体长期成功的关键因素之一。修复体的外形和边缘直接影响到牙周组织的健康,精确设计和操作、正确的边缘位置、准确的模型和高质量的表面处理能够保证牙齿牙周关系的稳定,对龈下边缘的间接修复体,相关要求更高。

在修复体设计和牙体预备过程中,应注意修复体边缘对牙龈潜在的危害,从修复体边缘放置位置、边缘的密合度和肩台的预备过程中采取牙周保护措施。修复体的边缘位于龈下,能使牙龈遮盖修复体的金-瓷交界区和修复体-牙体交界区,获得美观的效果;同时延长了预备体的龈径,增强了固位力;但是增加了牙体预备和获得准确印模的难度,增加了牙龈损伤出血的机会,易造成牙龈的炎症和退缩。临床上要求采用龈下边缘修复体的龈边缘(或预备体的终止线)位于龈沟内距龈沟底至少 0.5 mm,是为了不侵犯生物学宽度。建立和维持正确的附着龈生物学宽度是保持牙齿与牙周关系正常的基础。相关临床操作原则是为了达到如下目的:①保护牙龈组织及龈沟的完整性,以便能精确地定位和预备终止线。如果损伤了牙龈,会导致组织愈合后牙龈与终止线的相对位置发生变化。②扩展龈沟以便印模材料充盈龈沟内结构,从而使模型能精确反映软硬组织交界区关系,以便制作边缘密合的修复体。

采用双线排龈法可以在牙体预备过程中保护牙周组织,并能确保制取印模时获得清晰准确的预备体终止线。具体步骤及原理如下:①龈上牙体预备初步完成后,预备体的终止线位于齐龈位置。将第 1 根排龈线(000 号)轻压入龈沟底,使边缘龈向根方移位并扩展龈沟。②小心预备终止线,使终止线位于第 1 根排龈线与新形成的边缘龈高度之间,仅在边缘和 000 号牙龈线之间保留极小的未预备的表面。③精修完成肩台终止线后,将第 2 根排龈线(0 或 00 号)轻压入龈沟,仅将其直径的一半压入龈沟(如龈线要露出游离龈外)。④取出第 2 根排龈线,保留第一根排龈线,制取印模。⑤取出排龈线后,牙龈边缘恢复其原始形态,预备的边缘将位于龈下。

第 1 根排龈线的作用是:保护沟底结合上皮不至于在预备时被破坏;初步开放龈沟,使肩台终止线的预备过程为可视状态;保证终止线距沟底结合上皮距离>0.5 mm。第 2 根排龈线的作用是:充分开放龈沟,方便模材料的进入,使印模材料完全包绕终止线,更容易精确取模。如有必要,排龈线还可以配合应用化学试剂,如硫酸铝钾和硫酸铁。但要注意,一旦采用了这些试剂,取模之前,要彻底冲洗干净,否则它们会妨碍印模材料的聚合而得不到精确模型。

制作完成的修复体在试戴时应从保护牙周组织的角度仔细检查修复体的边缘密合度,必要时需排龈检查。修复体的边缘不能产生悬突,而边缘的缺损也是不可能通过使用黏结剂修补完善的。修复体的外形也会对牙周组织的健康产生影响。过凸或过平坦的轴面外形会改变咀嚼过程中食物的流向,从而使边缘龈未能受到生理按摩性刺激或受到过强的刺激,最终造成龈缘的退缩。黏固完成修复体后应仔细彻底地清除龈沟内的残余黏结材料,如果使用树脂类黏结剂,最好在黏结前预先在龈沟中放置排龈线,以防黏结剂难以从沟底彻底清除。

三、修复体的边缘适合性和边缘微漏

继发龋、修复后敏感和牙髓炎症是导致牙体缺损修复失败的常见原因,而这些病症都可能是由修复体边缘产生微渗漏引起的。修复体与牙齿共同组成的修复体边缘线,是由修复体-黏结剂-牙体组织三方共同构成。在这三方中,修复体与黏结剂提供保护,牙体组织的完整性是关键,修复体边缘微漏最终能产生危害是由于牙体的完整边缘(牙釉质和牙本质)被化学降解,造成微裂隙形成和细菌入侵,大量细菌可以侵入牙本质深层甚至牙髓,导致牙髓的敏感或炎症。

(一)修复体的保护与修复体的边缘适合性

研究表明,修复体龈边缘与预备体终止线的密合度越高,继发龋的发生率越低,修复体的边缘适合性与术后敏感呈负相关。增加修复体与预备体的密合性,能保护修复体下的牙体组织。增加密合度的方法包括以下几个方面。

1.提高印模的准确性,从而提高修复体的准确性

既包括使用细节再现性好的印模材,如加成硅橡胶类印模材和聚醚印模材等,也包括正确使用印模制取技术及石膏模型灌制技术。

2.使用高精度材料制作修复体

金属修复体尤其是贵金属边缘的制造精度好于瓷修复体,且有一定的延展性,能够获得更好的边缘适合性,且无崩瓷破损之虞,因此在美观要求不高的情形下,尽量使用金属边缘的修复体。

3.肩台对边缘适合性的影响

金属修复体边缘能制作得菲薄,并可采用羽状、刀状或浅凹槽状的肩台结构,这些肩台结构比瓷修复体所采用的直角肩台或宽凹槽肩台更易获得良好的边缘适合性。

（二）黏结剂控制微渗漏的作用

越来越多的证据显示：黏结系统具有封闭修复体的能力，因而可以有效地保护牙髓牙本质复合体。但是应注意黏结操作的技术敏感性，正确地选择和使用黏结剂以获得良好的边缘封闭效果。在黏结操作前必须彻底去除残留水门汀和暂时性修复材料，以防其影响黏结效果。可使用的黏结剂类型包括：①玻璃离子类水门汀，能长期释放氟离子，抑菌防龋。②树脂型黏结剂，无论全酸蚀系统还是自酸蚀系统，都能在牙本质表面形成完整的混合层，能够阻止细菌的侵入。③玻璃离子树脂调理型水门汀结合了了上述两者的优点。

（三）牙体组织本身的健康

如果修复体放置在不健康的牙体组织上，残留的龋坏部位存留大量细菌及毒素，牙本质微观结构疏松，通透性增加，即使有再密贴的修复体或再好的黏结系统都无法抑制细菌的侵入和扩散。因此，去净腐质是牙体缺损治疗最基本的要求。同时，还应考虑到牙体微观结构的多样性。对矿化度低的牙体硬组织（如根面牙骨质）应尽可能用修复材料和黏结剂加以保护。对于牙尖挠性变形区域，如楔状缺损部位，也应加以保护。

四、异常咬合类型伴牙体缺损的处理

（一）紧咬合伴牙体缺损

多发生于后牙。紧咬合情况下，牙体缺损修复的困难是临床牙冠高度不足，行全冠修复时固位形差，另外咬合紧力大，对材料的力学性能要求高。针对以上问题可以采用高嵌体修复，必要时采用髓腔或根管加强固位，材料宜采用金属材料，以达到材料在较小的厚度时有较强的强度。

（二）重度磨耗

1.个别牙重度磨耗

造成个别牙磨耗的原因可能是偏侧咀嚼或邻牙缺失后牙齿倾斜等，修复方法一般采用嵌体修复，高嵌体修复效果更佳。设计时要考虑对牙及邻牙情况，恢复缺损牙的解剖外形从而恢复功能及美观要求。

2.多数牙或全牙列的重度磨耗伴牙体缺损

此种情况的治疗是采用咬合重建方法，需要使用过渡义齿升高咬合后再根据患者具体情况采用固定永久义齿修复。

（三）错位牙、反补牙伴牙体缺损

错位牙、反牙的牙体缺损修复时，如果能够通过修复方法纠正不正确的咬合关系，均应考虑尽量恢复正常的咬合关系；如果实在不能恢复正常咬合关系者，在原情况下修复患牙外形及功能，但原则上不能给咬合系统带来不良影响。在患者同意的情况下，对错位严重的牙齿，也可考虑拔除后采用固定桥修复或通过正畸方法矫正后再修复。

（王婷婷）

第四节　前牙的部分冠美学修复技术

前牙美学部分冠是指使用全瓷材料，联合借助固位形固位和黏结固位两种固位形式，对前牙较大面积缺损进行美学修复的修复体形式。按照传统的定义,部分冠往往是由金属制作,主要是应用于牙齿唇颊面完整,而其他轴面或咬合面需要修复治疗的病例。但是,随着瓷材料的发展,尤其是瓷与牙体组织之间的黏结技术的不断成熟,越来越多的前牙大面积牙体缺损可以使用部分冠进行修复。部分冠可以看成是瓷贴面的变体,或者是不完整的全冠,是介乎两者之间的修复形式。多使用长石类光线通透性好的瓷材料,使用铸造或 CAD/CAM 加工的手段制作。其特点是设计灵活,其宗旨是在最大限度地保护余留牙体组织与获得固位之间达到平衡,并满足美观的需求。

一、适应证

如果牙体的缺损通过瓷贴面修复无法获得足够的强度,而使用全冠修复又要磨除过多健康牙体组织时,可采用部分冠修复。例如,前牙的缺损涉及切缘和切角以及大部分牙体,有较大的缺损间隙需要使用修复手段恢复与邻牙的接触关系时。

二、牙体预备

部分冠的使用是为了在进行牙体预备时使用合理的最小预备量,在获得修复体的固位和抗力的同时,尽量多地保留健康牙体组织,并留有充足的黏结面积。瓷贴面的固位力完全依靠黏结力,冠的固位力来自固位形。部分冠的固位力不仅要来自牙体预备产生的固位形,还要利用黏结剂所获得的黏结力,两者缺一不可。

在进行牙体预备时,应考虑四方面因素。

(1)保护牙髓牙本质复合体,尽量少磨除健康的牙体组织。

(2)尽量增大黏结面积:黏结剂能与釉质形成稳定持久的黏结,而与牙本质的黏结受多方面因素限制,因此,应尽量多地保留釉质黏结面积。在牙齿上能利用的黏结面积越大,所获得的黏结力就越大。

(3)单纯依赖黏结尚不能提供部分冠足够的固位,需要用固位形辅助固位。因此,在不占用黏结面积的前提下设置辅助固位,如增加侧壁固位、固位沟槽等。

(4)需要保留足够的修复体的厚度,以满足修复体自身强度的要求:全瓷修复材料尤其是长石类瓷,虽然有较为理想的透光性,但强度较低。瓷材料的断裂起始于材料表面的微裂纹在外界应力的作用下发生扩展,最终导致材料整体的失效断裂。导致材料断裂的最小应力与材料本身的厚度呈反比。因此,在部分冠承受力的区域保留足够的瓷材料厚度才能使部分冠在咬合时不致发生断裂。

三、部分冠的美学处理

(一)部分冠设计时的美学考虑

修复体的边缘与牙体组织的结合区是美学处理的薄弱环节,因为修复体需要通过黏结剂与牙齿黏固,修复体和黏结剂的折光率和遮光率与天然牙齿有差异。因此,应尽量将修复体与牙齿的结合区放置在肉眼难以辨别的区域,如邻面和唇面的颈缘处。利用修复体的折光性,在设计修复体的外形和边缘线时,可适当制作成一定厚度的斜面,既扩大了釉质的黏结面积,同时也使颜色过渡得更自然。

(二)部分冠黏结时的美学处理

当制作完成的部分冠修复体在口内试戴时,需要使用与黏结树脂颜色一致的试色糊剂模拟黏固后的色彩学效果。如果发现最终的混色效果未达到整体美学要求,可从两方面作出调整。

1.修复体本身的染色处理

部分冠的修复体一般是由长石类材料制作,有与之相配套的瓷外染色金属氧化物材料,以低于材料软化温度的烧结温度和程序,对修复体进行染色处理。

2.调节黏结树脂的颜色

部分冠的黏结类似于瓷贴面,因此可以使用瓷贴面的树脂黏结系统,使用不同颜色的黏结树脂混色调配出适合的颜色,也可以在黏结树脂中加入着色树脂调配混色效果。

(王婷婷)

第五节　后牙牙体缺损的嵌体修复

一、非金属嵌体修复的临床应用

非金属嵌体是指用复合树脂和全瓷等非金属材料制作的嵌体,用于恢复牙体缺损患牙的形态和功能的修复体。传统用于后牙牙体缺损嵌体修复的材料主要是各类金属,但金属材料存在美观不足、磨耗对天然牙、金属离子析出、牙体着色等问题。近年来随着复合树脂和全瓷材料性能的不断改善,非金属嵌体正以其美观和良好的修复性能越来越多地被医师和患者选择。

(一)直接修复与间接修复的比较

后牙牙体缺损的修复方法包括直接修复和间接修复两种方法。

1.直接修复

直接充填修复以其简便、快速的特点长期以来在临床普遍应用。常用的非金属充填材料是各类复合树脂,由于复合树脂光固化时存在聚合收缩和固化不全的问题,初步固化后的树脂会继续发生聚合反应,使其体积继续收缩。树脂固化产生的聚合收缩力为 $40\sim50$ MPa,树脂与牙釉质的黏结力为 $15\sim20$ MPa。当聚合收缩力超过树脂与牙本质、牙釉质的黏结力时,树脂与牙体组织界面就产生裂隙,这是充填修复后产生微渗漏的根源。微渗漏会造成充填体边缘着色、继发龋、牙髓炎,以及充填体松动脱落等问题。目前尚未发现一种直接充填技术能完全消除微渗漏。另外对于牙体缺损涉及牙尖的患牙,直接充填修复因为不能恢复理想的面形态,因此也无法恢复良好的咬合功能。对于有邻面缺损的患牙,直接充填也很难恢复良好的邻接关系,而导致食物嵌塞的问题。

2.间接修复

间接修复是指修复体在洞形外完成后,用黏结剂将修复体黏固在缺损的牙体上恢复牙体的形态与功能。由于间接修复体是在口腔外完成的,树脂固化时的收缩也是在口腔外完成的,这样就消除了直接充填修复时固化收缩对黏结的影响。间接修复树脂固化产生的体积收缩,在嵌体黏固时,黏结剂填补了收缩的体积,提高了修复体的边缘密合性,这意味着嵌体修复技术是一种能够减小微渗漏的有效方法。有研究报道,多功能黏结剂能在牙本质黏结界面形成混合层,它与树脂嵌体的单体成分相似,因此提高了树脂嵌体修复在洞壁的密合性。另外,树脂嵌体在二期处理过程中,单体转化率明显提高,这不仅使修复体的抗张强度、耐磨性和抗溶解性等物理机械性能大幅度增强,也减少了游离单体对牙髓的刺激。

(二)间接修复技术和材料的选择

1.复合树脂嵌体的间接修复技术

复合树脂嵌体与复合树脂直接充填相比较,由于树脂嵌体是在体外光照加热、加压固化之后再进行黏结,所以树脂在聚合收缩、微渗漏等方面的问题明显减少,因此继发龋和边缘染色发生的可能性也降低,术后敏感减轻,同时也避免了复合树脂附加固位钉充填后因固位钉腐蚀、氧化所致的固位钉周围牙本质和复合树脂染色的问题,有利于维持远期美观效果。与全瓷嵌体相比较,树脂嵌体制作工艺简单,费用较低,能满足多数人的美观需求,容易被医师和患者选择和接受。但复合树脂的抗压强度与瓷嵌体有较大的差距,远期修复效果不如瓷嵌体。

复合树脂嵌体材料的特点:复合树脂修复材料是一类由有机树脂基质和经过表面处理的无机填料以及引发体系组合而成的牙体修复材料。复合树脂嵌体是近十年兴起的一种新型嵌体材料。嵌体复合树脂与充填用复合树脂是有差别的,嵌体用复合树脂材料的激活剂与催化剂大多需要在高温高压下才能发挥作用,所以嵌体复合树脂在操作时都需进行二期处理,材料的各种性能才能达到设计要求,否则树脂材料的诸多缺点就会影响修复效果。为了减轻树脂材料的缺陷,通常需要改变树脂组成的无机填料或改良聚合方法,使其物理性能得到改进。近年来,随着高强度复合树脂材料的应用和嵌体制作时二期处理技术的应用,以及树脂黏结剂的使用,后牙嵌体修复的临床效果有了大幅度的提高,加之树脂嵌体良好的美观效果,简单的制作工艺,较低的成本,使其具有良好的临床应用前景。

2.瓷嵌体修复技术

瓷嵌体修复技术按照加工工艺划分,有机械加工的瓷嵌体、热压铸造陶瓷嵌体、玻璃渗透尖晶石陶瓷嵌体和金沉积基底烤瓷嵌体。

(1)机械加工的瓷嵌体:机械加工的瓷嵌体是通过 CAD/CAM 技术完成的。CAD/CAM 技术是近 20 年迅速发展起来的一种综合计算机应用系统技术。其主要特点是加工精度高(加工精度 0.005～0.100 mm),不受被加工对象形状复杂程度的影响,制作完成的嵌体准确度高,与基牙密合。可减少就诊次数,节约制作所需的大量时间,有效提高了临床与技术室的工作效率和工作质量,但需要专门的仪器设备,费用较高。CAD/CAM 技术包括两种类型:第 1 种是利用机械加工的方法切削瓷块,使其一次成形为修复体的形状,再经染色完成最终的修复体;第 2 种是先用机械加工的方法切削预烧结的低密度瓷块为修复体的形状,再经二次烧结成致密的高强度修复体,之后经染色完成最终修复体的制作。

(2)铸造陶瓷嵌体:常用的有铸造玻璃陶瓷嵌体和热压铸造陶瓷嵌体。①热压铸造陶瓷嵌体:热压铸造陶瓷技术是采用失蜡法的工作原理通过热压铸造工艺成形的一种铸瓷修复技术。此类修复技术已商品化的材料代表是 IPS-Empress 陶瓷材料。②铸造玻璃陶瓷:又称微晶玻璃。铸造玻璃陶瓷技术也是采用失蜡法的工作原理通过铸造工艺成形的一种铸瓷修复技术。

(3)粉浆涂塑玻璃渗透尖晶石陶瓷嵌体:这种技术是采用粉浆涂塑技术成形,即将高纯度细颗粒的氧化镁制成注浆,涂塑在耐火石膏代型上,经过熔融法烧烤和渗透烧烤,其代表是In-Ceram Spinell 陶瓷材料。

(4)金沉积基底烤瓷嵌体:这种技术是应用金沉积技术制作金基底层,再在其上烤瓷完成嵌体的制作。

（三）间接修复技术临床应用注意事项

与传统的直接充填修复相比，嵌体可以在模型上制作完成，恢复原有的牙体形态，恢复良好的咬合功能和邻接关系，修复体能高度抛光，容易清洁等，是一种比较理想的牙体缺损修复方式。但嵌体只能修复缺损部位的牙体，不能保护存留部分的牙体组织。因此，嵌体有严格的适应证和禁忌证。

1.适应证与禁忌证

适用金属嵌体修复的牙体缺损原则上也适用于非金属嵌体修复。与金属嵌体修复相比较，非金属嵌体还适用于以下情况：①因金属嵌体修复不能满足美观需求者，可设计非金属嵌体修复。②患牙缺损较多牙体预备固位形不足，需要增加辅助固位形时，可设计树脂黏结的瓷嵌体或树脂嵌体修复，利用树脂黏结剂与瓷和树脂良好的黏结性能，弥补固位形不足可能导致的固位不良的隐患。③当患牙缺损较多，存留的牙体组织为薄壁弱尖时，可设计树脂黏结的瓷嵌体或树脂嵌体修复，利用树脂黏结剂将患牙与嵌体连接成一个整体，有利于保护薄弱的存留壁和牙尖组织。④有金属过敏史的患者。

金属嵌体修复的禁忌证原则上也适用于非金属嵌体修复。与金属嵌体修复相比较，非金属嵌体在以下情况时应慎用：①患牙需要保守性嵌体修复时，应慎用费用较高的瓷嵌体，可选用费用较低且黏固性较好的树脂嵌体。②患有夜磨牙或紧咬牙等咬合性疾病患者，因其过度的咬合负荷应慎用耐磨性不足的树脂嵌体和脆性较大的瓷嵌体。

2.修复设计

（1）原则：牙体预备前应首先去除腐质并检查患牙缺损的部位、大小和缺损部分的形状，同时要仔细检查存留牙体组织的咬合接触位置，在此基础上按照牙体缺损的大致形态设计嵌体的窝洞形状，不需要做预防性扩展，不需要预备特殊的辅助固位形。这些要求符合牙体预备要求中最小损伤原则，可以使牙体组织得到最大限度的保留，使牙体的抗力和强度丧失最少，从而达到减少牙齿折裂发生的目的。金属嵌体牙体预备的基本原则多数也适用于非金属嵌体的牙体预备。

（2）洞形设计要求（图13-1）：与金属嵌体相比较，非金属嵌体牙体预备的一些特殊要求如下。①与金属嵌体要求洞壁向面外展3°～5°角不同，非金属嵌体洞形的轴壁向面外展要增加到6°～8°角，以利于嵌体顺利就位。因洞壁外展增加而减小的摩擦固位力可通过高强度的树脂黏结剂弥补。②瓷嵌体要求咬合面洞的深度≥1.5～2 mm，轴面预备≥1.5 mm，以满足瓷材料的使用要求。③非金属嵌体洞形预备要求表面光滑、圆钝，不强求洞壁点、线、角清晰，洞壁可留存倒凹，洞壁上的倒凹可用树脂充填的方法处理平整即可。④非金属嵌体不能预备洞斜面，这是与金属嵌体在牙体预备要求中最重要的区别。洞斜面在金属嵌体中有防止边缘牙体组织折裂和增加边缘密合度的作用，在非金属嵌体修复中这两个问题是通过树脂黏结剂良好的黏结强度来解决的。⑤嵌体的边缘设计要避开咬合接触区，面的边缘设计位置应与正中接触点保持1 mm的距离，以免出现黏结剂磨损或黏结面开裂。⑥洞底平面不做底平的严格要求，以去净龋坏牙体组织为准，也可用垫底材料修平底面。

（3）有关嵌体洞形设计的力学研究：有研究提示，嵌体洞形的宽度越大，越容易使孤立牙尖成为应力集中区。当洞形的颊舌径宽度大于牙体颊舌径宽度的1/3时，牙尖的折裂概率明显提高。因此建议洞形的颊舌径宽度以小于牙体颊舌径宽度的1/3为宜。有研究报道，嵌体洞形的深度对患牙的抗折强度有明显的影响。洞形加深，牙体的抗折强度减弱。因此对于过深的洞形应在牙本质薄弱处和髓室底用树脂垫底材料作垫底处理。树脂垫底能显著减少全瓷嵌体和基牙牙尖折裂的危险。浅而宽的洞形若使用弹性模量高的材料修复,可以较好地保护薄弱牙尖;当洞形较深时,洞底通常比较薄弱,使用与牙体组织弹性模量接近的材料修复,在改善洞底部应力集中方面具有一定的优越性。对瓷嵌体不同洞壁锥度的研究提示:洞壁锥度不超过 7°角应力分布较好。对洞形龈壁的研究显示:增加龈壁高度,尽量减小龈壁宽度有利于减小修复后牙体的应力。龈壁角度的有无对牙体应力无影响。高嵌体修复时,牙本质应力集中现象有所改善,应力分布趋平缓。提示临床修复时,当嵌体窝洞宽度较大时可以考虑高嵌体修复。

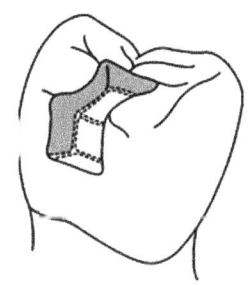

图 13-1　嵌体邻补面牙体预备外形

3.树脂嵌体间接修复技术直接法

(1)树脂材料的选择:从材料的理化性能方面考虑,应选择硬质树脂材料;从美观方面考虑,要选择与邻牙近似的树脂色型。

(2)制作方法:按照非金属嵌体牙体预备原则完成牙体预备,隔湿,吹干预备体,洞壁涂布一薄层硅油,将选择好的树脂材料按照洞的深浅分 1～3 层充填,分层固化。为方便将嵌体取出,可在嵌体表面黏固一个小塑料棒。

(3)二次固化:将初步固化的树脂嵌体放入专用的热固化箱内光照加热固化。

4.树脂嵌体间接修复技术间接法

(1)树脂材料的选择:同直接法。

(2)制作方法:①牙体预备,按照非金属嵌体牙体预备原则完成牙体预备,要求各轴壁相互平行,洞形所有线角均需光滑圆钝,以防应力集中导致嵌体折裂。②排龈,常规排龈线退缩牙龈组织,减少龈沟液分泌,以便精细印模的制取。③制取印模,硅橡胶制取印模,要求印模清晰、完整。④灌注模型,用硬质石膏灌注模型,要求模型完整、工作区清晰,无气泡。⑤临时嵌体的制作,在原始印模即牙体预备之前制取的印模相应的牙位区域注入临时嵌体材料,注入量以注满预备牙的牙冠阴模为宜,快速将印模放入口内就位,在材料要求的时间内保持不动并在弹性期内将印模和临时嵌体从口内取出,待其完全凝固后常规打磨、抛光。隔湿,吹干预备牙体,将临时树脂嵌体就位于洞形内,修整外形,调整咬合,选用无丁香油的氧化锌临时黏结。

5.非金属嵌体的试戴与黏结

(1)黏结材料的选择:目前临床多采用树脂黏结剂。因为瓷嵌体在制作过程中不可避免地会出现气孔和裂纹等缺陷,严重影响修复体的强度等机械性能,树脂黏结剂可渗入其中的裂纹,限制裂纹进一步扩展和延伸,封闭裂纹形成屏蔽,防止水等液体对瓷的侵蚀作用,增强修复体的抗疲劳性能。同时能将瓷嵌体与牙齿通过黏结连接成一个整体,显著提高患牙和修复体的强度。有研究表明,树脂黏结剂使瓷与牙体之间的黏结层起到了一个缓冲带的作用,吸收了力,从而提高了瓷与牙体组织的黏结强度,保证了修复体具有良好的固位,增强了瓷嵌体和基牙的抗折强度,使全瓷嵌体的临床效果和保存率均有明显提高。树脂黏结剂的种类较多,临床操作方法也略有差别,使用时应严格按照产品说明书要求操作,以确保黏结效果。

(2)牙体洞形的清洁与嵌体的处理:黏结前应仔细去除洞壁上残存的临时性黏结材料,并彻底清洁洞壁。树脂嵌体在黏结前可以用笔式喷砂机轻轻喷砂处理黏结面。

(3)排龈:在患牙的龈沟内放入牙龈收缩线将牙龈排开,一方面将预备体的龈向预备边缘充分暴露出来,防止黏结剂进入龈沟内刺激牙龈,另一方面也可预防龈沟液和血液对黏结剂的污染。

(4)黏结:按照产品说明书要求规范操作,黏结界面需按要求处理,有条件者要使用橡皮障隔离唾液。多余的黏结剂应彻底清除,否则可对牙龈造成刺激,出现牙龈炎、牙周炎。对于透明度高的全瓷修复体,应事先用试色糊剂选择不同颜色的黏结剂,以期达到黏结后的美观效果。

6.垫底材料的选择与使用

(1)垫底材料的选择:嵌体修复时经常会使用垫底材料,垫底材料对嵌体修复的远期效果有影响。从生物安全性能考虑,垫底材料应该是对牙髓无毒、无刺激。从力学性能考虑,如果材料的弹性模量存在差异,功能状态时修复体和基牙的应力分布与集中也会不同。大量研究表明:选择弹性模量接近牙本质的垫底材料,有助于改善修复体和基牙的抗力性能。从黏结效果考虑,垫底材料与嵌体黏结剂的结合方式最好为化学结合。目前常用的垫底材料有玻璃离子水门汀、氢氧化钙、流动型复合体和复合树脂垫底材料。

(2)垫底材料的使用:①玻璃离子水门汀,有酸碱反应固化型和光固化与酸碱反应固化双固化型。其材料性能在色泽上具有半透明性,颜色与牙齿相近似,不会出现因垫底材料的颜色而影响嵌体的色泽美观。玻璃离子水门汀与牙本质形成化学性结合,黏结强度可达到 55 MPa,抗压强度可达到 200 MPa。对牙髓刺激性小,当牙本质厚度≥0.1 mm 时,对牙髓无刺激作用。另外,由于材料中添加了缓释氟化物,具有一定的防龋能力。但近期的研究发现,玻璃离子在很多方面存在不足:如物理性能相对较差,生物相容性不理想,与嵌体材料的黏结性不足等。②氢氧化钙,是一种盖髓垫底材料,易操作,抗压强度高。但因其弹性模量与牙本质和嵌体材料相差很大,容易产生应力集中,所以临床要求其垫底厚度不能超过 1 mm,并且需要根据垫底材料的性能,在其上再垫一层与嵌体黏结剂结合力强的垫底材料,以保证获得良好的黏结效果。③流动型复合体,属于单糊剂型光固化玻璃离子水门汀,临床易操作。具有良好的边缘密合性;与牙本质形成化学性结合;对牙髓刺激性小,可用于间接盖髓;具有放射线阻射性,方便 X 线检查;含氟具有抑菌性和抗龋能力。④复合树脂,近年来,复合树脂也被用作瓷嵌体的垫底材料。随着牙本质黏结剂的不断改进,新一代的自酸蚀黏结剂可以与牙本质形成混合层,封闭牙本质小管,有效地防止了术后牙髓敏感,为树脂垫底技术的广泛应用提供了条件。

(3)垫底材料在嵌体修复中的力学研究:从力学性能方面考虑,在垫底材料的选择中以弹性模量为主要参考指标。因为材料之间弹性模量的差异,会使修复体产生不同的应力分布。弹性模量越接近牙本质和修复材料,越有利于修复体和牙体的抗力性能。有学者对不同垫底材料对嵌体修复的影响做了力学分析。研究结果是:树脂基底的垫底材料比玻璃离子垫底材料能显著减小全瓷嵌体和基牙牙尖折断的危险。对不同光固化玻璃离子垫底材料的研究结果:推荐使用高弹性模量的材料作为全瓷嵌体的垫底材料。很多研究发现,垫底材料的厚度影响全瓷嵌体的抗折性能。实验结果是:树脂基底较厚的瓷块比基底薄的瓷块抗折性更好。

7.非金属嵌体修复设计的固位与抗力

与牙体缺损全冠、桩冠、部分冠等其他修复设计不同,嵌体修复设计的难点包括了固位与抗力两个方面。如何在设计和牙体预备时做到既能少磨牙最大限度地保存牙体组织,又能满足嵌体修复的固位与抗力要求,了解嵌体设计的力学特点和嵌体材料的力学性能,有助于找到这两方面的平衡点。

(1)非金属嵌体修复的固位:与金属嵌体的固位一样,非金属嵌体也是通过嵌体与牙体组织之间形成的静态机械摩擦力、动态约束力和化学黏结力的共同作用形成的。固位形的设计和洞形轴壁的预备决定着嵌体静态机械摩擦力和动态约束力的大小,其中洞轴壁向面外展的角度与固位力成反比,非金属嵌体为了达到顺利就位,嵌体洞形的轴壁向面外展从标准要求的5°角增加到8°角,但这个角度的要求在临床牙体预备时很难准确做到,且此向聚合角度不利于机械固位。另外,在金属嵌体修复设计时,可利用钉洞等辅助固位形增加固位,但这对非金属嵌体不适用。因此,在非金属嵌体修复的固位方面,黏结剂的黏结固位作用在很大程度上起到了补充和加强作用。此外,树脂黏结剂与瓷和树脂嵌体材料之间良好的结合,不仅保证了修复体的黏结效果,同时还提高了修复体的强度。树脂黏结剂的使用为嵌体固位中黏结固位作用的重要性提供了良好的基础和保证,但应注意严格按照树脂黏结剂的产品使用要求操作。

(2)非金属嵌体修复的抗力:包括嵌体的抗力和牙体组织的抗力两部分。①嵌体:脆性材料的瓷嵌体,由于其材料的力学特点是抗压不抗拉,在相同载荷的情况下较金属嵌体更容易受应力集中的不利影响,出现瓷崩裂的问题。实验研究提示:瓷嵌体的厚度不少于 2 mm 就可保证它的强度。树脂嵌体材料的弹性模量与牙体组织接近,受力时的应力分布比较均匀,抗力性能较好。②牙体组织:影响牙体组织抗力的因素有牙体组织的存留量,预备体洞形的深度和点、线、角的形态特点,以及嵌体材料和垫底材料的弹性模量。牙体预备时磨除的牙体组织越多,存留牙体组织的抗力性能就下降越大。在这方面,非金属嵌体在设计和牙体预备的要求中,更多地考虑了对存留牙体组织的保护,优于金属嵌体的设计要求。在洞形深度方面,洞形越深,存留牙体组织的抗折能力越差。因此,在保证嵌体厚度的前提下,对于过深的洞形应做垫底处理。应力分布的特点是容易在直线的点、角处形成应力集中,非金属嵌体牙体预备要求的洞形表面光滑、线、角圆钝有利于避免应力集中,形成均匀应力分布。高弹性模量的嵌体材料受力时产生的变形小,牙体组织的应力分布比较均匀;低弹性模量的嵌体材料受力时产生的变形大,牙体组织的应力分布容易出现集中的情况。嵌体材料与牙体的弹性模量越接近,越有利于力的传导与分布。树脂嵌体受力时对牙体组织和自身的应力影响都比较小,就是因为树脂嵌体材料的弹性模量与牙体组织接近。

8.非金属嵌体修复后容易出现的问题与处理

(1)嵌体修复后疼痛:嵌体在完成黏结后立即出现疼痛,这种情况多为牙髓受到刺激引起的过敏性疼痛,一般黏结后一段时间疼痛可逐渐减缓消失。如黏结后出现咬合疼,多为咬合创伤引起,应检查咬合,做调整处理。如果使用一段时间后出现疼痛,多为嵌体松动产生继发龋所致。这种情况需要拆除嵌体,重新治疗修复。如果使用一段时间后出现咬合疼,多为根尖周问题引起,应作相应的检查和处理。

(2)嵌体修复后牙齿折裂和嵌体折裂:牙齿折裂是因为咬合力过大或存留的牙体组织抗力不足引起的。适应证选择不合适、修复后咬合不平衡造成局部应力过大等都是造成牙齿折裂的原因,应根据折裂的具体情况做相应的处理,例如,牙髓治疗后行全冠或桩冠再修复。瓷嵌体容易出现折裂的问题,这主要是因为瓷嵌体厚度不足、洞形设计不合理或咬合力过大所致。

(3)嵌体修复后松动脱落:这种情况多为嵌体制作的精确度不够,嵌体与牙体不密合;黏结剂选择不合适或操作不当;洞形过浅固位力差等原因引起的,应认真查找原因并做相应的处理。

(4)嵌体边缘微渗漏:这种情况多为嵌体制作的精确度不够,嵌体与牙体不密合或黏结剂质量问题引起的。早期无症状,随着问题的发展可出现牙齿敏感、嵌体与牙体黏结边缘出现色素沉着等问题。早期可采用窝沟封闭的方法治疗,如果范围大或出现继发龋,就应该拆除修复体,治疗后重新修复。

二、嵌体的特殊形式——嵌体冠

(一)嵌体冠的概念

嵌体冠虽然是由嵌体和冠两部分组成,但它们是一个统一的整体。嵌体冠中的嵌体部分起主要固位作用,冠用于恢复牙体的外形,建立良好的咬合关系,保护薄弱的存留牙体组织。

(二)嵌体冠的分类

(1)根据制作材料的不同,嵌体冠可分为金属嵌体冠、全瓷嵌体冠和树脂嵌体冠。①金属嵌体冠:是利用失蜡铸造法的原理制作完成的。这种方法制作简单,是临床最常用的一种传统制作方法。制作嵌体冠的合金有金合金、金银钯合金、镍铬合金等。金合金化学性能稳定,铸造收缩小,机械性能和生物学性能较其他金属材料更适合用于制作后牙嵌体冠。②全瓷嵌体冠:多采用CAD/CAM技术制作完成。这种制作方法技术要求高,费用较高。但由于全瓷嵌体冠具有与天然牙相近似的颜色和半透明性,具有良好的美观性能,目前正在被越来越多的医师和患者所接受。例如,用可切削的二氧化锆瓷块制作的无饰瓷二氧化锆嵌体冠。③树脂嵌体冠:是使用硬质复合树脂光固加热加压完成的。这种方法制作简单,价格较低,适合儿童乳磨牙嵌体冠的修复。

(2)根据固位方式的不同,嵌体冠可分为髓室固位嵌体冠和髓室-根管联合固位嵌体冠。①髓室固位嵌体冠:利用髓室固位的嵌体冠。适用于髓腔比较深大,深度在 2.0 mm 以上,缺损位于龈上 1.0 mm 以上,轴壁厚度不少于 1.0 mm,经过完善根管治疗的磨牙残冠。②髓室-根管联合固位嵌体冠:这类嵌体冠除了利用髓室固位之外,还需要利用部分根管的固位来保证修复体具有足够的固位力。适用于髓室深度不足,如髓室深度不足 2 mm,为获得足够深度固位,通过根管口向下扩展,获得可靠的固位深度以保证修复体的固位。

(三)嵌体冠的适应证

(1)严重磨耗,咬合紧;牙体组织大面积缺损,同时伴有龈距离小;经完善根管治疗的磨牙。

(2)牙体组织大面积缺损,但缺损位于龈上,存留壁的高度和厚度不少于 1.0 mm,髓腔深大,利用髓腔可获得足够的固位力,经完善根管治疗的磨牙。

(3)根管钙化、髓石、断针、塑化致根管无法扩通等原因,部分根管不能进行完善根管治疗的磨牙。

(4)牙体大面积缺损,经完善根管治疗后可利用髓腔固位的乳磨牙。

(5)若固定桥基牙临床牙冠短,可设计嵌体冠修复的基牙。

(四)嵌体冠的优缺点

(1)嵌体冠与桩核冠相比,嵌体冠简化了临床操作过程,只需将髓腔形态进行磨改使之符合嵌体洞形即可;免除了根管预备的操作程序,避免了根管侧穿的危险性;减少了制取根桩蜡型的操作;节省了医师的临床操作时间;减少了患者的就诊次数;也减少了牙根折裂的危险,但其适应证范围比桩核冠窄。

（2）嵌体冠与嵌体相比，嵌体冠覆盖了牙齿的整个咬合面，避免了嵌体修复时单个牙尖承受的过大应力，避免了牙尖折裂的风险；起到了保护薄壁弱尖的作用。适应证范围比嵌体宽，但磨除牙体组织比嵌体多。

（五）嵌体冠的牙体预备

1.髓室洞形预备

要求按照髓室形态预备出嵌体洞形，洞轴壁外展 2°～5°角，并应与预备后轴面取得共同就位道。不要求绝对的底平，轴壁无倒凹，轴壁上的倒凹可用树脂修平整，髓室底可用垫底材料修平整（图 13-2、图 13-3）。金属嵌体冠应按照金属嵌体洞形预备要求预备出洞斜面；瓷嵌体冠和树脂嵌体冠要按照非金属嵌体要求各轴壁相互平行，洞形所有线角均需光滑圆钝，不预备洞斜面。

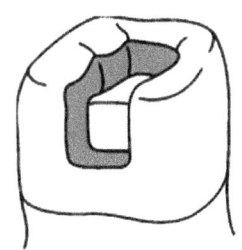

图 13-2　嵌体冠牙体预备外形

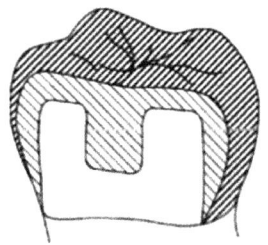

图 13-3　嵌体冠剖面

2.冠预备

按照全冠要求预备各轴面，向聚合度 2°～5°角。

3.髓室固位嵌体冠的牙体预备

除了遵循以上髓室洞形预备和冠预备的要求之外，如果髓腔底部直径大于口部直径，为了尽量保存剩余牙体组织，可利用充填填补倒凹方法，获得底平壁直的髓室箱状固位形。

4.髓室-根管联合固位嵌体冠的牙体预备

除了遵循以上髓室洞形预备和冠预备的要求之外，还需要做部分根管的预备。如果髓室洞形深度＜4 mm，需要向下预备部分根管以增加固位力，预备深度 3～4 mm。

（六）排龈、制取印模和灌注模型

1.排龈

常规排龈线退缩牙龈组织，减少龈沟液分泌，以便精细印模的制取。如邻颈部缺损齐龈或龈下 1.0 mm 以内，必要时进行局部牙龈切除术，以确保嵌体与颈部缺损面的密合。

2.制取印模

硅橡胶制取印模，要求印模清晰、完整。

3.用硬质石膏灌注模型

要求模型完整、工作区清晰，无气泡。

（七）嵌体冠的制作

通常是在口外模型上制作完成嵌体冠。

1.金属嵌体冠

失蜡铸造法完成。具体操作要求参照金属嵌体和铸造全冠的制作。

2.全瓷嵌体冠

多采用 CAD/CAM 技术制作完成。具体操作要求参照全瓷嵌体的制作。

3.树脂嵌体冠

多用硬质复合树脂光固加热加压完成。具体操作要求参照树脂嵌体的制作。

(八)嵌体冠设计的力学合理性

1.嵌体冠设计的特点

对于存留牙体组织少,同时伴有龈距离小的患牙,如果单纯设计环抱固位的冠修复,难以获得良好的固位力,容易出现牙冠脱落的问题。如果设计桩冠修复,修复体的固位虽然得到了解决,但不能使存留牙体组织的抗力强度增加,反而会增加牙根折裂的概率,因为桩只有增加固位的作用,没有增加存留牙体组织强度的作用,而对于这种缺损类型,嵌体冠的设计是基于将髓室洞形的固位,合理地用于弥补单纯轴壁环抱固位形的不足。既解决了修复体固位的要求,又不影响存留牙体组织的抗力强度,是一种理想的修复设计。

2.嵌体冠固位的特点

嵌体冠的固位是通过嵌体的冠内固位和全冠的冠外固位相结合的结果。嵌体和基牙轴壁间可形成很强的机械嵌合力,能够为修复体提供大部分的固位力,加之冠边缘形成的环抱固位力以及黏结剂提供的黏结力,可以为修复体提供足够的固位。

3.嵌体冠抗力的特点

嵌体冠嵌入髓室内,同时覆盖牙体外部,内外形成一个整体,大大提高了患牙在行使功能时的抗力,使患牙具有更强的抗折裂能力,良好的黏结剂不仅能增强固位力,更能紧密联结修复体和基牙,使其成为一个整体有效分散缓冲咬合力,提高修复体的抗折裂强度。

4.嵌体冠的特殊应用

儿童乳磨牙龋坏导致牙体大面积缺损是儿童牙体的常见病和多发病。由于牙体缺损多,临床常规的充填方法难以获得良好的固位,充填物反复脱落的问题成为儿童牙体治疗的难题。充填治疗也不能恢复牙冠的形态、咬合关系和邻接关系,影响咀嚼功能。乳磨牙由于其特殊的解剖结构和生理发育特征,临床牙冠较短,牙根也会逐渐吸收,全冠修复效果差,也不宜设计利用根管固位的桩冠修复。儿童乳磨牙嵌体冠的修复设计,合理地利用了位于髓室内的嵌体部分固位,为修复体获得良好的固位提供了有效的保证。

（王婷婷）

第六节　残根及分根术后桩核冠修复治疗

龋坏、牙折等导致的牙体缺损,最严重的程度无疑是缺损位置深达龈下,或到牙槽嵴顶水平或之下(图 13-4),此时在桩核的颈部通常由于无全冠包绕,而很有可能根折。如果不采用特殊的方法,则很难达到满意的修复效果。有时为了美观而将冠的边缘放置在龈下,但如果超过一定限度则不仅会导致全冠边缘适合性不良,也会破坏牙周软组织附着的生物学宽度,导致修复后难以愈合的龈炎甚至牙周炎,需要拆除重新修复。要想重获牙本质肩领,同时建立合适的生物学宽度,目前常采用两种方法:一是牙周手术,即临床牙冠延长术;二是正畸牵引术,将牙根向牵引到理想的位置。后者通常需要结合牙周手术,才能达到满意的临床效果(图 13-5)。有时,牙体缺损即使仅到上皮结合的位置,也可通过少量的延长为全冠的边缘线提供足够的牙本质肩领。

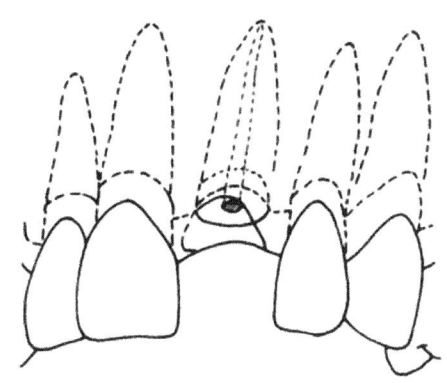

图 13-4 **牙体缺损位置深达牙槽嵴顶水平或之下**

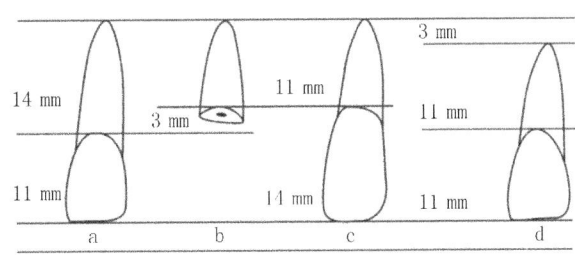

图 13-5 **牵引和冠延长术的作用**

a.中切牙正常解剖冠根比平均为 11：14；b.牙折断至釉牙骨质界以下
3 mm；c.单独使用冠延长术只能提供不稳定和不美观的冠根比 14：11；
d.冠延长术后配合牵引术可以提供更稳定的冠根比 11：11

一、残根的临床牙冠延长术

当牙冠折断达龈下时,常会影响修复体的制作,最终因此而导致拔牙,如此时能将临床牙冠延长,则会为制作良好的修复体创造条件从而避免拔牙。临床牙冠延长的方法包括手术法和正畸法,手术方法即为临床牙冠延长术。牙冠延长术是通过手术的方法,降低龈缘的位置或充分暴露残根边缘,使修复后的临床牙冠加长,并形成牙本质肩领,从而利于牙体的修复或解决美观问题。

正常情况下,从龈沟底到牙槽嵴顶的距离是恒定的,该距离称为生物学宽度,包括结合上皮和牙槽嵴顶冠方附着于根方的结缔组织,宽度一般为 2 mm 左右。牙冠延长术的基本方法是用翻瓣术结合骨切除术,降低牙槽嵴顶和龈缘的水平,从而延长临床牙冠,同时保持正常的生物学宽度,如果只做牙龈切除术,不去除部分牙槽骨,则往往会在术后修复体尚未完成后牙龈又重新生长至术前水平。或在修复体完成后出现牙龈增生、红肿等炎症表现及牙槽骨吸收,这种现象的出现主要是由于单纯切除牙龈不能满足生物学宽度的要求所致(图 13-6)。

(一)适应证

(1)牙折裂达龈下,影响牙体预备、取印模及修复。

(2)龋坏达龈下,影响治疗或修复。根管侧穿或牙根外吸收在颈 1/3 处,而该牙尚有保留价值者。

(3)破坏了生物学宽度的修复体,需暴露健康的牙齿结构,重新修复者。

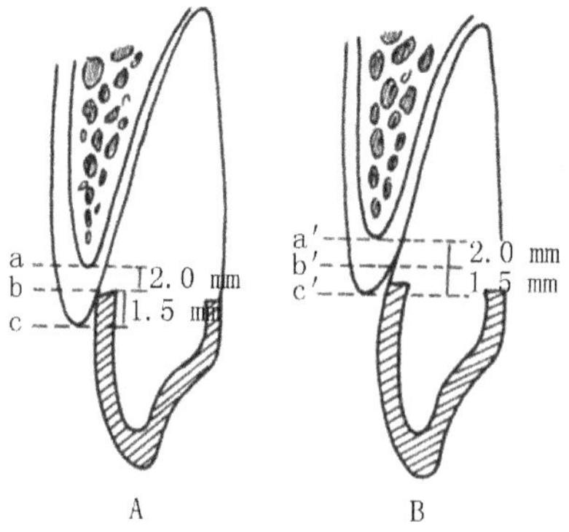

图 13-6　牙冠延长术前后修复体龈缘与牙槽骨顶的关系

A.全冠龈缘达龈沟底,刺激牙龈炎和骨吸收;B.冠延
长术后,使全冠龈缘位于龈沟中部;a 牙槽嵴顶;b 龈
沟底;c 龈缘;a′、b′、c′为手术后各自的位置

适合上述 3 种情况的患牙应有足够的牙根长度,以便在手术切除部分牙槽骨后,仍能保持足够的牙周支持。如果患牙牙根过短或者过细,则不是牙冠延长手术的适应证。

(二)禁忌证

(1)牙根过短,去骨后将导致冠根比失调者。

(2)牙折断面达龈下过多,需暴露残根边缘,但牙冠延长术后,估计剩余的牙槽骨高度不足以支持患牙行使功能者。

(3)为暴露牙折断缘而需切除过多的牙槽骨,估计将导致颈缘位置与邻牙不协调或明显损害邻牙者。

(4)全身情况不宜手术者。

(三)手术方法

(1)术前应消除牙龈炎症,并能较好地控制菌斑。

(2)探明牙断端的位置及范围。估计术后的龈缘位置,据此设计切口。如为前牙美容的牙冠延长术,术前应考虑术后龈缘位置与邻牙相协调,切口位置应遵循牙龈的生理外形,注意中切牙、侧切牙及尖牙龈缘的相对位置关系。

(3)根据术后龈缘的新位置而确定内斜切口。若附着龈宽度不足,则需采用根向复位瓣术。

(4)翻瓣,并除去被切除的牙龈暴露根面或牙根断面。

(5)进行骨修整。切除部分支持骨,使骨嵴高度能满足术后生物学宽度的需要,骨嵴顶需降至牙断缘根方至少 3 mm 处。在骨修整时,还需注意使该处的骨嵴高度与其他部位及邻牙的骨嵴逐渐移行,不可有明显的悬殊,这样才能在术后获得良好的牙龈外形。若为改善露龈笑的美容手术,骨嵴应在釉牙骨质界下方 2 mm,使术后牙龈缘位于釉牙骨质界的冠方 1 mm。若是特殊情况需暴露更多的临床牙冠,也可进一步降低骨嵴位置,但必须考虑根长及临床牙冠与临床牙根的冠根比,避免术后牙松动。另外,还应注意中线两侧牙齿的龈缘位置应左右对称。

(6)彻底进行根面平整,去除根面残余的牙周膜纤维,防止术后形成再附着。

(7)修剪龈瓣的外形和适宜的厚度。龈瓣过厚会影响术后牙龈缘的外形,如过薄会出现牙龈退缩。然后,将龈瓣复位缝合于牙槽嵴顶处水平。一般采用间断缝合,必要时可配合水平或垂直褥式缝合。如为根向复位瓣术则需采用悬吊缝合。

(8)在冲洗、压迫、止血后，观察龈缘的位置及牙齿暴露情况，然后放置牙周塞治剂。

(9)术后护理等事项与骨切除术相同。

(四)术后修复的时机

牙冠延长术后修复体的制作应待组织充分愈合、重建后再开始，不宜过早。一般术后 4～6 周组织愈合，龈缘位置基本稳定后再行修复。在术后 6 周至 6 个月时，仍可有小于 1 mm 的变化。因此最好能够在手术后 1～2 周时先戴临时冠，永久修复体最好在术后 6 周再开始，涉及美容的修复应至少在术后 2 个月后开始。如果过早修复，往往会干扰组织的正常愈合，并在组织充分愈合后导致修复体边缘的暴露。

二、残根牵引术

如果牙体缺损位于牙槽骨水平以下，行冠延长术会使冠根比增加而不美观，因此如果通过正畸牵引后再做骨修整则可以很好地调整冠根比例。另一方面，还应考虑牙根的实际长度，以免去除根周骨后导致牙根松动。与普通正畸装置不同的是，用于牙根的正畸牵引术，要求牵引装置体积不要太大，以免显露金属而不美观；有足够的支抗，以免带来无法预测的基牙移动；另外因牙根断面位于牙槽骨水平以下，因而应该能放置到足够的深度；最好是固定矫治器而少用活动矫治器，后者会增加疗程，且需要患者的高度依从性。下面将要阐述由 Oesterle 和 Wood 提出的在邻牙上黏结支抗弓丝的牙根正畸牵引技术。

首先必须进行牙髓治疗，在牙根牵引的同时进行永久或暂时的桩核修复。另外，放置预成冠用以牙根的牵引。这样在治疗期间可以维持间隙，保证修复后牙冠外形的协调对称。如果在牵引之前制作永久桩核，则核至少应比常规短 3 mm，以便留出牵引后的切端空间。在暂时冠颊侧近远中的中心嵌入牵引钉(Cotlene-Whaledent，New York，NY)，使其尽可能地接近牙龈。将牵引钉轻微龈向弯曲，用以增加即将放入的弹性弓丝固位力(图 13-7)。在颊侧用 0.16 mm×0.23 mm 的不锈钢弓丝弯制一个圈曲，正对需牵引牙冠的中部。圈曲作为弹性附件，向弯曲以防止弹性装置的脱位。圈曲应紧贴牙面，以防止牙根在牵出过程中舌向移位。弓丝黏固在邻牙上并延伸两个邻牙牙面，在末端弯制成环形以增加固位(图 13-8)。每侧黏固两个邻牙可以减少牙根牵出时邻牙的相对移动风险。

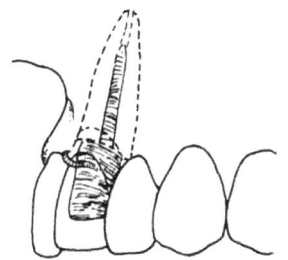
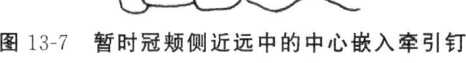
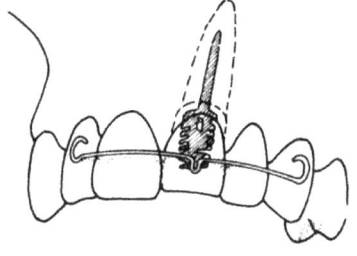

图 13-7 暂时冠颊侧近远中的中心嵌入牵引钉 **图 13-8 作为弹性附件的圈曲正对需牵引牙冠的中部**

将弓丝结扎在牵引钉上，牙根因受力而移动直到所需的龈水平。牙齿被牵出的距离由下列 3 项相加来计算(图 13-9)：①残根最低边缘至牙槽嵴顶的距离(如果破坏延伸到牙槽嵴顶以下)；②2 mm 的生物学宽度；③至少 1 mm 的距离以防止冠的边缘过分延伸到龈下。如果破坏延伸到牙槽嵴水平，至少需要牵出 3 mm。用光敏树脂将弓丝黏结固定在 4 个基牙上，使暂时冠与邻近牙齿之间产生 1 mm 的距离，用橡皮圈将暂时冠上的钉与弓丝结扎在一起。每周复诊一次牵引,牙齿将以每周 1.0～1.5 mm 的速度延长,依此类推,重新调并更换橡皮圈。

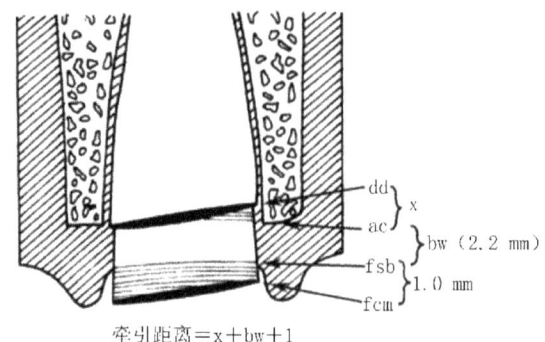

牵引距离＝x＋bw＋1

图 13-9　牙根牵引量的计算方法

牵引总量等于牙根折断最低点距牙槽嵴顶的距离(X)加 2 mm 生物
学宽度(bw)再加冠边缘到龈沟底的1 mm距离。ac＝牙槽嵴。bw:生
物学宽度,dd:折断延伸的最低处,fcm:最终冠的边缘,fsb:龈沟底

当暂时冠颊侧的牵引钉到达弓丝水平,牵引就此结束,不再加力。保持器的制作为:去除橡皮圈,用结扎丝将钉与弓丝结扎,尽力使暂时冠上的钉进入弓丝的圈曲中,以确保没有咬合干扰,否则创伤会影响牙龈的健康与稳定,保持 1 个月,再进行下一步治疗(图 13-10)。如果在牵引开始前牙周组织健康,牙槽骨和牙龈附着会随着基牙的牵引而冠向移动(图 13-11),而显得临床牙冠过短,需要配合牙冠延长术将牙槽骨和龈缘恢复到邻牙的水平(图 13-12)。即在基牙牵引到位后翻瓣,去除部分牙槽骨,骨的水平与邻牙相当。外科手术完成 4 周后,就可以开始进行最终的修复(图 13-13)。但如果在牵引前已有牙周组织缺损,这种现象将不明显。

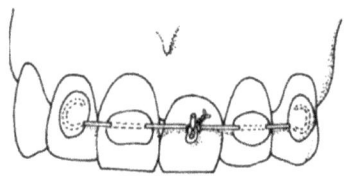

图 13-10　牵引结束后保持 1 个月

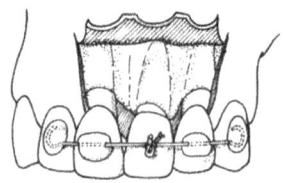

图 13-11　牙槽骨和牙龈附着会随着基牙的牵引而冠向移动

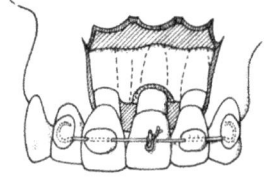

图 13-12　配合牙冠延长术调整龈缘水平

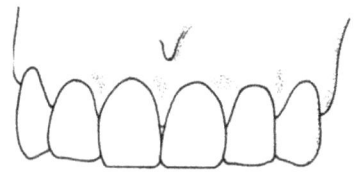

图 13-13　龈缘调整后完成冠修复

三、牙根切除术后的残冠残根修复

当多根牙的牙体缺损导致髓室底破坏,或伴有根分歧骨病变,或其中一个牙根因牙周或根尖疾病无法保留等情况下,有时需要采用牙根切除手术来保存患牙。牙根切除手术包括截根术和分根术。截根术又称为牙根部分切除术,不涉及牙冠,仅将牙根去除,余留部分可行冠或桩核冠修复;分根术是将患牙从根分歧到牙冠截成两瓣,形成大小基本相同的两个牙,再行单冠或联冠

修复,有时需要桩核冠修复。

(一)截根术

1.适应证

(1)因严重垂直向骨吸收导致根分歧暴露,需要去除一个或多个牙根。截根术中去除磨牙的一个或多个牙根是为了根治出现病变的区域,以维持良好的口腔卫生环境,控制菌斑。减少病损扩散到余留牙根及邻牙的危险。

(2)用于保留在牙髓治疗中出现问题的患牙,包括底穿或侧穿、器械折断、器械无法进入的解剖畸形、根管堵塞和其他非特异性问题。当某一牙根折断,或者在根面有无法治疗的龋损,而其他牙根完好时,可以通过截根术保留该患牙。

(3)由于两邻牙牙根相距过近以致外展隙消失,需截除一个牙的一个牙根,以便能保留两个牙,实际上截除其中一个牙根主要是为了能改善邻牙和被截患牙的预后。

Bower 发现在 58% 的上下颌第一磨牙中,根分歧入口比现有最小刮治器的宽度还要窄,器械很难进入,截根是唯一能开辟充分清洁该区域的方法。另外,截根还可以通过改变根分歧的解剖形态使之更容易清洁,重建根分歧的菌斑控制。根分歧区病变也不能机械地认为必须使用截根术。Hamp 等在一项临床研究中报道了 100 例患者的 175 颗有不同程度根分歧病变的多根牙。大约一半进行截根术,另一半进行刮治、根面平整或其他治疗方法。在 5 年的追踪调查中,两组患者的患牙都保留完好。医师不同的治疗理念,患者的接受程度和许多其他因素,使不同治疗方式所占的比例不同。

2.禁忌证

(1)融合根或同一患牙上距其他牙根很近的根,是截根术的禁忌证。

(2)如果根分歧距根尖很近,不能截根,因为剩余的骨量不足以支持余留牙根。在下颌磨牙,根分歧必须在颈 1/3 时才能行截根术,上颌第一前磨牙一般不行截根术。

(3)如果所有牙根周围的牙槽骨都大量均匀地吸收,截除一个根也于事无补。余留牙根的骨支持不会比截除前更好。

(4)被保留的牙根不能进行成功的牙髓治疗,也不宜采用截根术。

3.截根术后剩余牙根的牙周支持能力

通过截根术可以保留重要的功能牙,从而避免行可摘局部义齿修复。但是,应当注意这些牙承担力的能力由于牙周附着的减少而降低。当牙周疾病导致骨水平降低时,牙周附着也相应减少。比如,下颌第一磨牙根分歧以上的根柱、近中根、远中根分别提供 31%,37%、32% 的牙周附着面积,但如果根分歧暴露,由根柱提供的牙周附着将丧失。上颌第一磨牙根柱提供 32% 的牙周附着,近中、远中和腭根分别提供 25%、19%、24% 的表面附着区域。截除第二磨牙相应的牙根,将导致相似的支持结构丧失量。但是,第二磨牙根柱的长度变化很大,有时比第一磨牙要长。第一磨牙和第二磨牙牙根总的表面积相差只有 0.5%~1.2%。截根术后的患牙可作为固定义齿、牙周夹板的基牙,或悬臂梁固定义齿的对牙。

4.截根技术

截根术的一般程序为:先行截根手术,用暂时性充填物保护牙髓,同时尽可能快地进行牙髓治疗。

具体方法:用一细长的金刚砂钻从根分歧穹隆处开始截根,在手术中去除被截牙根的所有部分,不遗留根分歧穹隆的痕迹,以免形成悬突,影响菌斑的清除,增加组织感染的可能性(图 13-14)。

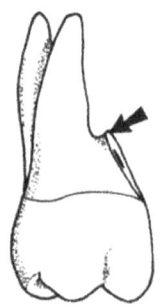

图 13-14   截根后留下的尖锐棱角将会影响菌斑清除

5.截根后剩余牙体组织的修复

(1)全冠修复:在全冠预备时,如果发现锐边,应将之磨平。在 73% 的下颌第一磨牙可以发现中间分叉嵴,在上颌磨牙有一个与远中和腭根相连的嵴。预备全冠的边缘线应向根方延伸以封闭并盖过暴露的髓室(图 13-15)。由于截根术后牙根外形已经改变,原则上不必将预备体边缘线过分延伸,即将来全冠边缘不必覆盖的所有截根区域。

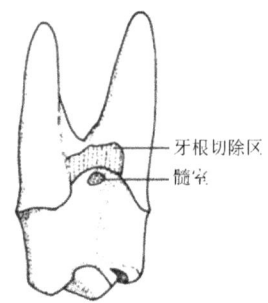

牙根切除区
髓室

图 13-15   上颌磨牙远中颊根切除术后冠边缘位置

(2)桩核冠修复:如果由于牙周的原因截除上颌第一磨牙牙根,通常牙冠有足够的牙体组织,只需将髓腔内进行银汞充填即可。在这个区域内不需要进行桩修复,因为剩余牙根通常较细小,桩只可能削弱而不能加强余留牙根。但如果截根患牙的牙冠已有缺损则需要进行桩核修复,其中传统的铸造桩核比预成桩要好。当牙冠预备完成时,由于桩的周围牙周条件不够好,而且截根术后余留牙根直径较小,因此核的体积不能太大。

6.牙体预备和牙冠外形

截除一个牙根以后,由于牙体外形的改变而使牙体预备和牙冠的外形恢复与常规修复有所不同。

(1)上颌磨牙远中颊根截除术后:上颌磨牙的远中根是经常被截除的牙根之一(图 13-16),截根术后分开的远中颊根与第二磨牙相邻,患者不易清洁,因此经常会发生牙周问题。由于远中根是相对较小的一个,从面观察预备体的面常只呈现相对较小的改变。这种情况下,通常无法修复完整牙冠的整个面形态。结果是远中外展隙比正常要大,以便患者易于清洁。由于在正常牙列中,远中颊尖在近中颊尖之后而不能看到,因此减小远中颊尖通常不会产生美学问题。在修复完成后要恢复邻面接触点正常的颊舌向宽度,远中颊尖处的接触点下方应有一个明确的凹陷区(图 13-17)。由于这个区域不易自洁,牙冠的外形必须与牙根外形相适应,以防食物嵌塞,牙龈损害。

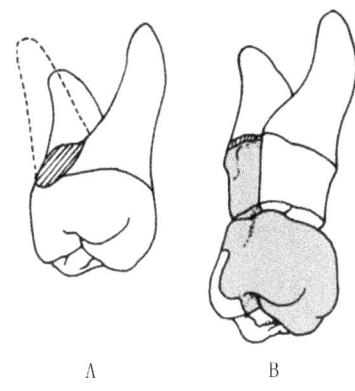

图 13-16　上颌第一磨牙远中根截除术后

A.截除面平整后的外形；B.核冠修复后

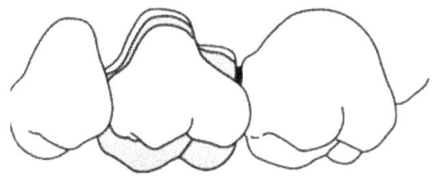

图 13-17　上颌磨牙远中颊根截除术后

（2）上颌近中颊根截除术后：近中颊根的缺失比远中颊根缺失会导致更严重的牙周支持组织丧失（图 13-18）。近中颊根占上颌第一磨牙牙根面积的 25%～36%，与根柱周围骨丧失的总量有关。如果截除近中颊根，牙根颊舌向结构将有更多的丧失，剩余牙体外形的面观更接近三角形。在牙冠的近中面接触点的颊侧龈外展隙区会有一凹陷（图 13-19）。

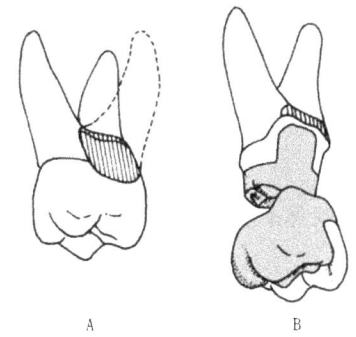

图 13-18　上颌磨牙近中颊根截除术后

A.断面；B.金属核烤瓷冠修复后

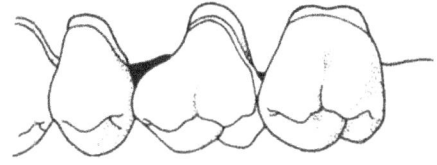

图 13-19　上颌磨牙近中颊根截除术后完成冠修复

（3）上颌磨牙腭根截除术后：在上颌磨牙腭根被截除的情况下，由于受截除后剩余牙根外形的影响，预备体腭侧面将较平坦（图 13-20）。预备体颊舌径将缩小，中央沟与邻牙的面在一条直线上，颊尖在颊舌向上近乎正常的位置。舌尖较小，可能只比中央沟舌侧较窄的嵴大一点。通常在预备体和修复体的颊侧根分歧腭侧交界处有一明显的凹陷，全冠的最终形态应减小颊舌径，可不恢复舌尖（图 13-21）。因为舌尖的存在不利于牙冠舌侧牙龈区的清洁。它也会在患牙上产生较严重的扭矩移动，使牙齿舌倾或冠下方预备体折断。

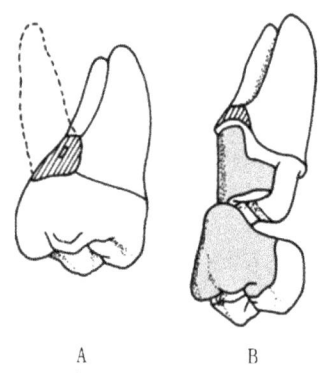

图 13-20　上颌磨牙腭根截除术后
A.断面；B.金属核烤瓷冠修复，预备体腭侧面将较平坦

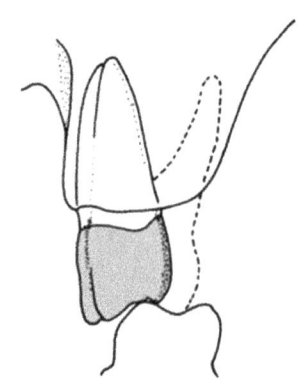

图 13-21　上颌磨牙腭根截除术后，全冠补面减径设计

（4）上颌磨牙两个颊根截除术后：去除上颌磨牙两个颊根，只保留腭根（图 13-22）。牙体预备时根据牙根的形状预备成椭圆形，或者环绕牙根本身外形。最终修复的冠以反或对刃的方式与对牙咬合接触，从而使力不会指向颊侧方向（图 13-23）。

（5）下颌磨牙半切术：下颌磨牙只有两个根，截根术后通常保留一个根。如果被截的牙根位于牙弓的末端，并且对颌牙邻接正常，则保留的近中根直接单冠修复即可，最终形态类似前磨牙（图 13-24），而如果近中根被截除，则远中根可作为小跨度固定桥基牙来修复，面形态可恢复原有磨牙外形，桥体为卫生桥设计（图 13-25）。有时其中的一个根也可以作为跨度较大的固定桥远中基牙来修复磨牙（图 13-26），但这种设计风险大，因为剩余牙根的牙槽骨支持要小于完整牙齿牙槽骨支持的 1/3。

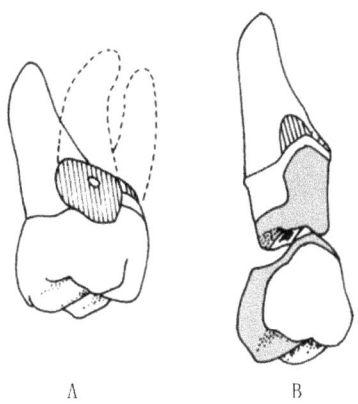

图 13-22　上颌磨牙两个颊根截除术后

A.断面;B.金属核及烤瓷冠修复后

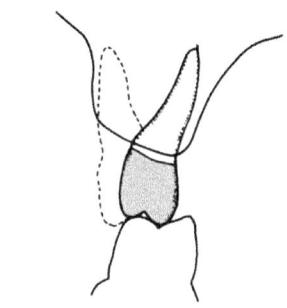

图 13-23　上颌磨牙两个颊根截除术冠修复后的补接触形态

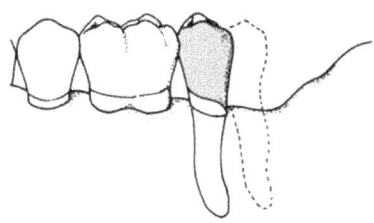

图 13-24　下颌第二磨牙远中根截除术后,近中根单冠修复

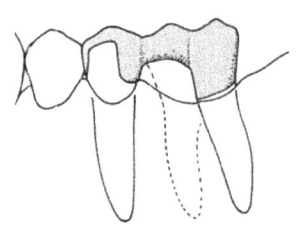

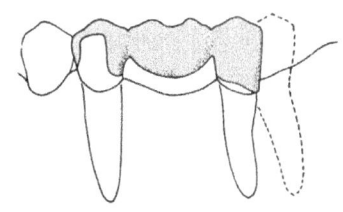

图 13-25　远中根作为固定桥基牙,其补面及桥体形态　图 13-26　术后余留牙根仅能提供原有支持力的 1/3

(二)分根术

如果磨牙经过半切术后每个牙根都需要保留,称为分根术。

(1)适应证:当牙体缺损导致髓底穿孔,而两个牙根的牙周情况尚好者,可考虑通过分根术分离近远中根。(2)分根术后的牙体修复:分根术后可设计单冠或联冠修复。修复中应注意的是,如何使两个牙根修复后形成正常的龈外展隙。没有龈外展隙,将会导致邻面接触点达到龈下,修复预后很差。有时两根从根分歧分出后明显自然分开,可直接修复;但如果没有自然分开,则须采取一些措施去创造分离条件。一是通过正畸的方法移动牙根使其分离(图 13-27);二是在各自根面上预备根内肩台来实现(图 13-28);三是采用架空根分歧设计。所谓架空根分歧,即是在牙根根长足够、骨支持良好、且两个牙根明显分开的情况下,直接全冠修复。特别是上颌牙根,作分根术而不是截根术。这些根被分离后可单独牙体预备或桩核修复用"全冠"重新组合(图 13-29),实际上是以很短的根间夹板将各个根以凹形连接。夹板或"全冠"的颌面形态,与正常磨牙的牙冠形态大体相同,在分根时形成金属根分歧,并使根分歧颌方移动,形成架空状态(图 13-30)。这样既改善了根分歧的形态,也避免了继发龋的发生。

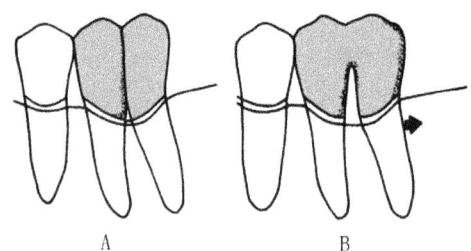

图 13-27　下颌第一磨牙分根术后的龈外展隙

A.无龈外展隙;B.可通过正畸力将
牙根向远中移动后重获龈外展隙

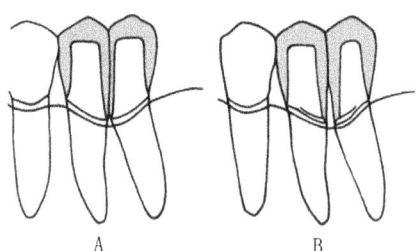

图 13-28　分根术后两根间的龈外展隙

A.无龈外展隙;B.在根分歧处预备
根内肩台以恢复外展隙

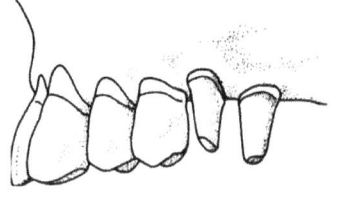

图 13-29　磨牙分根术后各根单独进行牙体预备

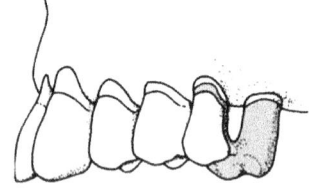

图 13-30　分根术后两颊根联冠形成"架空根分歧"

(三)根切除术的临床评价

根分歧病变的手术治疗后到底成功率有多高,文献报道的数据各不相同。Ehrlich 等报道根分歧病变通过截根术治疗后 10～18 年的成功率为 87%。而 Ross 和 Thompson 报道的磨牙根分歧病变经过保守治疗而没有进行截根的病例观察 5～24 年,成功率与之相仿(88%)。Hamp 等报道 87 颗经过截根的患牙 5 年内均保存完好,但在同样时间内,经过保守治疗的 88 颗根分歧病变的牙齿也保存完好。

Langer 等发现,截根术后的患牙最终失败主要表现为根折,失败通常发生于治疗后 5～10 年,在 5～7 年时失败的发生率为 55%。失败多由牙体牙髓病变或修复引起,比如不良的根管充填、不适当的桩修复等,而不是由于牙周本身。下颌牙比上颌牙截根术后失败发生率更高。可能是因为下颌牙截根术通常会造成单根支持,而上颌牙截根术后通常会使患牙保留两个牙根,为稳定性提供了更多的支持。牙周条件不好的牙齿,修复的成功有赖于尖牙保护的建立,较小的覆及较低的后牙牙尖斜度。

(王婷婷)

第七节 非常规的后牙全冠修复

一、后牙全冠作可摘局部义齿基牙牙冠的应用

后牙牙冠因为龋病、磨损、磨耗、创伤等原因导致牙体缺损,影响了可摘局部义齿基牙支托和卡环的设置,也可能因为牙体倾斜、移位的原因造成难于设计就位道。可摘局部义齿的基牙是义齿固位的重要基础,被视作不可分割的重要组成部分之一。后牙全冠做可摘局部义齿基牙牙冠修复包括两类:一是后牙可摘局部义齿修复前制作全冠;另一类是可摘局部义齿佩戴后支持卡环和支托的基牙发生缺损,需要利用义齿所做的后牙全冠修复。

(一)可摘局部义齿基牙设计为后牙全冠

1.适应证

牙体缺损已经充填修复的后牙,或者已经完善牙髓治疗的后牙,有一定倾斜甚至轻度移位的后牙,可以作为可摘局部义齿基牙的后牙。

2.设计

一般选择后牙金属全冠和金属烤瓷冠。

(1)补支托凹:在制作铸造全冠的蜡型时,雕刻出支托凹的形状,以最小的压力预备出支托凹的雏形,然后用圆形雕刀进行精修。按常规铸造,打磨、抛光过程不要改变支托凹的形状。金属烤瓷冠的支托凹应该设置在金属上,预留支托凹的金属空间,加厚金属基底冠的支托凹部分。为经过牙髓治疗的后牙做全冠修复时,可为肯氏Ⅲ类 1～2 牙缺失设计冠内支托,冠内支托的支托凹的底平、壁直,起嵌合作用,即支托凹底支持咬合,垂直壁提供水平稳定,支托在支托凹内不能移动。其主要优点是使支托凹的位置更低,更接近基牙倾斜轴处。冠内支托凹的各壁必须与义齿就位道平行,才能够保证顺利就位。

(2)基牙颊面固位倒凹:临床上常见上颌后牙向颊侧倾斜,下颌后牙向舌侧倾斜的情况,这些倾斜使牙齿的外形高点发生显著改变。但是在全冠预备后,倾斜状况得到了缓解。利用蜡型改变颊面外形高点,为卡环固位臂提供有利位置变得容易了。固位卡环臂位于全冠颊面中 1/3 与龈 1/3 交界处,而卡环尖位于龈 1/3 内,使卡环位置更接近牙齿的旋转中心。基牙颊面蜡型形成后,应与诊断模型上所绘出的观测线一致,形成理想的颊面形态。如果使用烤瓷全冠,应在上釉前完成修形,上釉后不再打磨表面。全冠基牙一般不存在固位倒凹不足,故很少使用常规短基牙的固位凹法。在固位力要求很高,而金属全冠可能无法提供足够大的固位力时,可以在基牙的颊面蜡型雕刻一个平缓的凹陷,凹长约 4 mm,龈高 3 mm,预备好的凹陷应与龈缘平行,尽可能接近龈缘。使卡环尖位于此凹陷内,增强固位作用(图 13-31)。

(3)导平面:导平面位于基牙的邻面或舌面,与义齿的戴入道和摘出道彼此平行。导平面主要为可摘局部义齿提供戴入道和摘出道。其次导平面与导面板产生摩擦力增加固位,戴入道和摘出道方向不一致形成的制锁角抵抗其他方向的脱出。摘戴修复体时固位卡环通过牙体外形最高点时,导平面使基牙所受楔力减少。此外,减少了基牙与义齿间的空隙,因而减少了食物嵌塞。

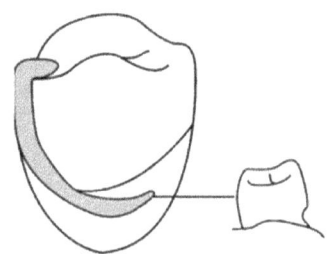

图 13-31　在卡环尖处设置固位凹

　　基牙按金属全冠预备后，要为全冠蜡型留足导平面板的位置，分别为缺失侧、舌侧、小连接体部分的导平面板。常规在基牙缺失侧邻面形成一颊舌向的曲面，曲面的龈高度为 2～4 mm（图 13-32）。而远中游离可摘局部义齿的远中基牙导平面预备，导平面的高度稍短，为 1.5～2.0 mm。这样邻面板与基牙全冠的接触面积减少，易于摘戴和降低转矩力对基牙的潜在性破坏（图 13-33）。基牙舌面的导平面的龈高度为 2～4 mm，位于临床牙冠的中 1/3 处（图 13-34）。基牙舌面导板最主要的作用是对抗和稳定作用，当颊侧固位臂经过全冠外形高点时，舌臂均与导平面接触，防止了基牙向舌侧移位，保护基牙并最大限度地抵抗侧向力，增进义齿就位时的稳定性。使用 RPI 等组合式卡环的远中游离缺失病例还涉及在基牙近中支托小连接体处预备导平面，在基牙近中支托小连接体处预备导平面，就可阻止义齿向远中移位。导平面应从面预备到舌面的1/3 高度，宽度与小连接体相同（图 13-35）。

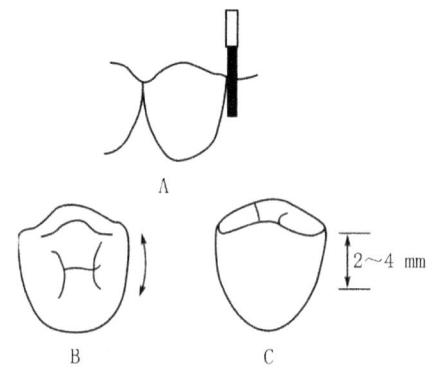

图 13-32　导平面预备

A.预备缺隙侧邻面；B.形成曲面；C.曲面的龈高度

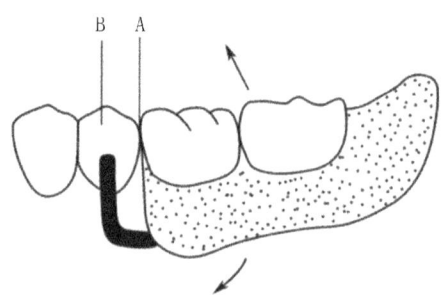

图 13-33　降低导平面的高度，减少对基牙的转矩力

A.导平面的龈高度已减小；B.金属全冠基牙

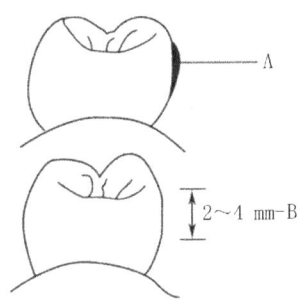

图 13-34　舌侧导平面

A.磨制的位置;B.导平面的龈高度为 2～4 mm

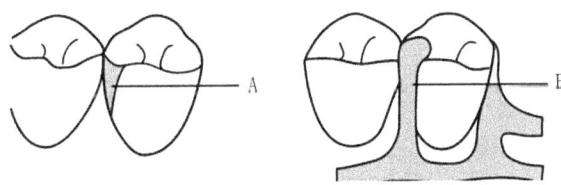

图 13-35　小连接体的导平面

A.导平面从𬌗面预备到舌面的1/3 高度;B.近中
支托小连接体位于预备的导平面内

（4）铸造全冠基牙的切削基台:在修复体的舌侧面预备出供卡环舌侧对抗臂附着的肩台即为切削基台,是对抗臂的终止肩台,因为卡环的对抗臂下缘与切削肩台完全吻合。切削基台是与就位道平行的舌侧导平面,义齿摘戴过程中完美对抗卡环的固位臂弹性形变,始终发挥对抗作用。同时增强支托的作用,也能提供间接固位体的作用。切削基台位于基牙舌面的龈1/3 与中 1/3交界处,沿牙龈曲度略有弯曲。在卡环对抗臂的卡环肩处向龈端预备,使卡环肩有足够的宽度,以保证其强度和硬度。切削基台的宽度和深度应允许对抗臂放置其上后形成正常的牙齿外形。用观测仪上的雕刻刀雕出切削基台,并使之与基台垂直的舌侧面平行于就位道,形成从一侧邻面经过舌面到另一邻面的连续导平面(图 13-36)。铸造完成后,在观测仪上,对导平面和肩台进行精修,不能破坏蜡型上预备出的肩台形态,也不能破坏导平面的平行性,应保证对抗臂与切削肩台和导平面最终达到精确的吻合。

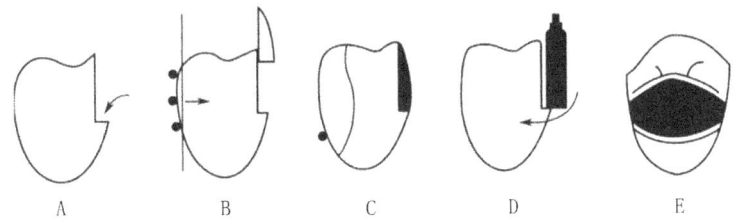

A　　　B　　　C　　　D　　　E

图 13-36　全冠蜡型上做切削基台的预备

A.切削基台;B.义齿就位时,切削基台上的对抗臂发挥
对抗作用;C.就位于切削机台上的对抗臂恢复了牙外
形;D.沿牙龈外形预备基台;E.切削基台舌面观

（5）附着体义齿的基牙全冠:冠内附着体多采用预成件与全冠浇铸而成;冠外附着体多使用

联冠,同样采用预成件与全冠浇铸而成,对精度要求不高时,可以采用预成工程塑料件与全冠蜡型整体铸造而成。

(二)支持卡环和支托的基牙后牙全冠

可摘局部义齿佩戴后功能良好,仅仅是支持卡环和支托的基牙发生缺损,需要继续使用义齿,只需为基牙做后牙全冠修复,即可恢复义齿功能。该法简化了疗程,延长了义齿使用寿命,经济实用。

1.适应证

可摘局部义齿必须有适当的支持、固位、稳定和美观,仅仅因为基牙牙体缺损原因对义齿功能造成一定的影响;支持可摘局部义齿的软组织必须健康;基牙牙体缺损属于全冠修复的适应范围,牙体缺损不能够用树脂或汞合金充填获得满意效果者。对于缺损大且已累及牙髓者,应在完善的牙髓治疗后制作桩核后,再拟全冠修复。

2.制作方法

制作方法有间接法、直接法,最常用的是直接法。

(1)间接法:按常规完成牙体预备,排龈,按照全冠要求制取印模。此外,还提供蜡咬合记录以确保基牙全冠与可摘局部义齿的关系,特别是固位卡环、支托凹、对抗卡环的位置关系。必要时,可另制取一个可摘局部义齿就位的模型作为参考。技工所进行加工时的关键步骤是全冠蜡型的外形,按照临床提供的支托凹和固位倒凹完成蜡型颊、面;舌侧最大周径线处容纳对抗卡环臂。间接法可以在模型上操作,方便快捷,也减少了患者占用椅位的时间。难点在于准确维持全冠基牙和可摘局部义齿的位置关系,按照目前的制作水平,应该能够达到临床的要求。

(2)直接法:同样按常规完成牙体预备,排龈。可以采用蜡型和树脂铸型两种方法。蜡型的做法是用蜡恢复基牙的基本形态,趁蜡型表面上有一定软度时,让患者戴上可摘局部义齿轻轻做正中咬合,卡环和支托会在蜡型表面留下相应的痕迹,以此为依据完成蜡型。另一方法是使用不产热的自凝树脂形成树脂铸型,口内试戴检查及调整卡环和支托的就位和密合情况,通过打磨添加修改到位。磨出少许树脂铸型内层,衬以少量可流动性铸造蜡作蜡衬里;邻面接触点区加蜡恢复邻接关系,然后按常规铸造完成。

直接法可以使基牙全冠与可摘局部义齿卡环支托配合良好,无需印模和模型,技术简单实用,但是增加了患者椅旁的工作时间。增加椅旁时间使得较多临床医师不选择直接法而选择间接法。使用支持卡环和支托的后牙全冠时值得注意的是,除了使用保证支托、卡环、小连接体与基牙全冠的接触的正中咬合记录外,还可以使用唇形、颊形及腭侧形态记录,为全冠蜡型提供外形依据,并且根据需要调整固位区的位置和外形。

二、隐裂牙的后牙全冠修复

牙隐裂是牙体硬组织连续性的部分断裂,患牙牙冠完整,通常面可见与发育沟吻合并且延伸越过边缘嵴的裂纹,但有时是难以检查发现的裂纹。而牙折裂是牙体硬组织连续性断裂,容易诊断,通常后果较牙隐裂更为严重。

(一)隐裂牙的类型

隐裂牙主要有两种类型:一类是牙冠完整,无缺损填充物,牙尖较为陡突,面沟裂清楚,隐裂顺原沟裂横向或纵向延伸,横向延伸可能越过边缘嵴,或者将本不相连接的沟纹连接于一起;纵向延伸则是穿越高度非均质性的釉质,越过釉牙本质界,进入牙本质浅层;另一类是牙冠完整,有缺损填充物,隐裂多半从陈旧的窝洞髓壁向外延伸,到达釉牙本质界,此类隐裂较为隐蔽,不易被目测发现。

(二)隐裂牙的临床表征及诊断

隐裂牙牙冠完整,一般有外伤或者咬硬物的病史。活髓牙可能有短暂的锐痛,有压力不适感,对冷热温度变化变得较为敏感。早期无急性牙髓炎的症状,但是随着时间延长,也有可能出现牙髓炎的症状。有缺损填充物的活髓隐裂牙有几乎相同的症状。

缺乏临床表征的隐裂牙难于诊断,只能根据牙尖陡突和沟裂深度来判断。而有咬合不适,咬硬物酸痛,明显过敏症状,结合沟裂深度增加等,可以做出诊断。牙髓活力测定在牙隐裂的早期是正常的或者略敏感,无法单独依据活力作出判断,但是到牙髓出现慢性牙髓炎症状时,活力测定可以协助诊断。对无缺损填充物的隐裂牙可以采用光纤强光做口内照射,或者采用染色检查色确定裂纹的部位和深度;对有汞合金填充物的隐裂牙只能采用染色的方法。受投照角度的限制,X线牙片不能发现隐裂,但是隐裂牙伴有根尖周或牙周症状时,牙片才有一定的价值。

(三)隐裂牙的治疗

1.调𬌗

常规对隐裂牙进行调处理,减小牙尖斜度,减小侧向力以避免裂纹生长出现牙尖劈裂。调的重点在于消除干扰,实现平衡,让力负担均衡分配。

2.隐裂牙的填充治疗

清洁隐裂后沿隐裂纹预备窝洞,确认牙髓状态良好后采用氢氧化钙垫底树脂填充。充分利用复合树脂的黏结力封闭裂纹,并防止隐裂进一步加深。

(四)隐裂牙的后牙修复治疗

隐裂牙的后牙修复治疗是在填充治疗之后的延伸治疗,主要设计形式包括高嵌体、部分冠和全冠。高嵌体可以少磨除牙体,但是必须有足够的牙本质支持;部分冠磨除的牙体组织比全冠少,适用于对固位要求不高的病例;个别后牙铸造金属全冠应用较多,全冠固位力大,可以有效防止隐裂牙向牙折裂发展。

个别后牙铸造金属全冠选择高强度的合金,因而𬌗面的磨出间隙可以控制在 0.5～1.0 mm 之间,减少了磨出量;一般采用龈上边缘,减少了对牙龈的影响;全冠提供了最大的固位力、较强的抗力,满足后牙的咀嚼要求;全冠的牙体预备按常规要求进行。全冠修复前牙髓的活力问题值得探讨,原则上隐裂未波及牙髓者,一律保存牙髓活力,完全可以在麻醉条件下磨出全冠需要的𬌗面空间;如果隐裂深达牙髓,已经出现牙髓症状,应该进行牙髓治疗,注意牙髓治疗前最好先制作牙圈或暂冠预防纵折发生;对于调𬌗困难者,难于磨除全冠需要的𬌗面间隙时,也应该考虑牙髓治疗后全冠修复。

三、敏感牙的后牙全冠修复

敏感牙是指牙本质敏感牙,又称作牙本质过敏牙。牙本质敏感的定义是暴露的牙本质对冷热温度刺激、气流刺激、机械刺激、化学刺激等外源性刺激所产生的短暂而尖锐的疼痛,并且不能归因于其他特定原因引起的牙体缺损和病变。牙本质敏感的临床发病率高,对患者的生活质量有一定的影响,而对牙本质敏感的认知不足,值得重视。

(一)病因和鉴别诊断

牙本质敏感的主要病因是牙体硬组织缺损和牙龈退缩。牙体硬组织缺损是釉质内碎所致,造成牙本质暴露并行使牙齿功能。造成牙体釉质硬组织缺损的主要原因是磨损、磨耗和酸蚀。磨损是机械作用造成的牙体釉质丧失,磨耗主要指牙间接触造成的牙体釉质损耗,酸蚀则是酸性物质造成牙体硬组织脱矿作用,进而引起釉质丧失。牙龈退缩是牙本质敏感的另一大原因,病理性牙龈退缩造成牙根面过早暴露,造成牙骨质暴露,并使无牙骨质覆盖的釉牙骨质界直接完全暴露于口腔环境中。颈部的机械创伤和牙周炎是常见的病理性原因。

牙本质敏感对温度、气流、机械和化学刺激等外源性刺激有短暂锐痛,不随时间延长而加剧,以此作为诊断的主要依据。其鉴别诊断需要排除牙折裂、牙隐裂、牙体龋损、牙髓炎、充填体边缘微漏等。牙本质敏感的好发部位是牙颈部,其次是后牙面。前磨牙是牙本质敏感最好发的牙位,其次是第一恒磨牙。

(二)牙本质敏感的机制及治疗

牙本质敏感的机制有流体力学理论、神经理论和成牙本质细胞传导理论。流体力学理论认为牙本质小管中充满了液体,牙本质表面受刺激激发压力感受器,导致神经末梢放电引起疼痛。神经理论认为神经末梢存在于牙本质小管中,刺激触发牙髓内的神经纤维。成牙本质细胞传导理论则认为成牙本质细胞受到化学或机械刺激时,会释放神经介质,神经介质将信号传递至牙髓内的神经。目前最为广泛接受的牙本质敏感的机制是流体力学理论,故治疗方案为减少牙本质小管内液体的流动,阻断牙本质小管内的神经传导。

牙本质敏感的治疗方案主要是堵塞牙本质小管脱敏和牙本质表面覆盖两种。首选非创伤性的脱敏治疗,使用氯化锶或醋酸锶、草酸铝、草酸钾或草酸铁、硝酸钾、氯化钾、高浓度氟涂料、磷酸钙、含硅的磷灰石、氢氧化钙等物质。氟涂料诱导矿化法是临床常用的方法,氟化钠脱敏已经使用了半个多世纪,原理是氟离子促进牙本质再矿化,与钙离子形成的氟化钙封闭牙本质小管,而与磷灰石结合形成的氟磷灰石降低了牙本质的通透性,达到脱敏效果。氟的其他制剂如氟化氨银、氟钼酸铵同样用于矿化法。草酸钾的封闭机制主要是草酸根和钙离子结合形成难溶性草酸钙沉积在牙本质表面,且钾离子能够改变牙本质小管内神经的膜电位,降低了敏感性。磷酸钙盐沉积法利用钙离子和磷酸根在碱性环境下反应,生成的难溶性磷酸钙沉积在牙本质表面。含硅的磷灰石是由氟硅酸铵中的硅诱导唾液中的钙磷成分沉积,形成复合体覆盖于牙本质表面。氢氧化钙中的钙离子与牙本质中的蛋白质自由基相连,发生矿化沉积,降低了牙本质的通透性,达脱敏效果。也可以使用含钙材料及蛋白沉淀剂,如酪蛋白磷酸多肽-非结晶型磷酸钙(CPP-ACP)等,封闭牙本质小管口,达到脱敏效果。使用树脂黏结剂、玻璃离子黏固剂封闭牙本质小管并形成浅表的表面覆盖层。激光治疗牙本质敏感牙简单、安全。其主要原理是利用激光的局部光斑高能量,使无机物熔融和有机物变性凝固,封闭牙本质小管。

非创伤性的脱敏治疗处理后,还应该进一步去除导致敏感的危险因素,防止复发。包括建立良好的口腔卫生习惯,正确刷牙,控制酸性饮料和食物的摄入。对有磨牙症、龋病和牙周疾病的应及时治疗。对于敏感症状严重且伴有牙体缺损者,应该采取修复的治疗方法。

(三)牙本质敏感牙的修复治疗

牙本质表面覆盖是治疗重度牙本质敏感的常用方法,主要针对敏感症状严重且伴有牙体缺损者,效果良好且持久。对于局部缺损敏感牙,可以设计嵌体和高嵌体;对于存在大面积缺损的敏感后牙,个别后牙铸造金属全冠是首选设计。由于后牙铸造金属全冠要求磨出的牙体组织少,对缺损牙体的保护好,虽然金属颜色对美观有一些影响,用于后牙仍能够被患者接受。在进行牙体预备前,必须要确认患牙可以提供金属全冠需要的面间隙,取得患者的配合。在麻醉条件下完成牙体预备,对预备体作暂时冠保护。金属全冠黏固前,对牙体再度脱敏处理,以减轻黏固后的不适症状。

四、严重磨耗后牙的全冠修复

牙齿磨耗是指在没有龋坏的情况下,牙齿与牙齿之间、牙齿与食物之间的摩擦导致牙齿硬组织的丧失。少量的、逐渐的牙齿磨耗是贯穿一生的生理过程,属于生理性磨耗。重度磨耗是病理性改变,可能引起牙本质过敏、牙髓的病理变化;牙尖磨平后咀嚼效率降低;随着垂直距离降低,面容显苍老;髁突在关节凹的位置后移,导致颞下颌关节不适甚至出现关节病变症状等。严重磨耗后牙常规可行全冠修复,而对于全牙列重度磨耗、垂直距离降低、颞下颌关节有症状的患者,常规应该做咬合重建,讨论严重磨耗后牙的铸造金属全冠修复,即无垂直距离变化,不改变颌位关系,只是用全冠恢复𬌗、覆盖和牙间咬合关系。

(一)牙齿重度磨耗的病因及临床表现

牙齿重度磨耗主要原因是后牙交替缺失或部分缺失,造成剩余后牙牙体的重度磨耗;夜磨牙、紧咬合导致后牙甚至全牙列牙齿重度磨耗;患者习惯长期咀嚼硬食物造成重度磨耗;牙釉质先天发育不良,加重了牙齿磨耗;此外,口腔酸性环境有可能导致牙釉质脱钙,硬度降低,加速磨耗。上述情况包括长期喜食酸性食物或饮料,长期胃液反流至口腔,长期在酸性环境中工作等原因。在上述原因中,后牙严重磨耗的原因以釉质发育不全多见,其次是牙本质发育不全;也常见于磨牙症和偏侧咀嚼。

后牙重度磨耗的临床表现为后牙的牙尖磨平,牙冠变短,产生继发性牙本质或髓腔暴露,有牙本质过敏或牙髓炎,可能出现咬颊、咬舌及咀嚼无力等症状。后牙重度磨耗患者的功能尖磨耗而非功能尖锐利突出,形成反横曲线,咀嚼时侧向力增加,牙周组织受到创伤,出现牙体组织折裂与食物嵌塞。后牙磨耗主要表现为重度牙本质磨耗,甚至出现牙髓腔暴露。全牙列牙齿重度磨耗可能导致面部下 1/3 垂直距离缩短。唇红部显窄,口角下垂,颏唇沟变深,颏部向上前发生位移,而髁突后移,造成颞下颌关节腔内壁的损伤或压迫其后部软组织,破坏了肌肉、咬合及颞下颌关节之间的生理平衡。

(二)后牙重度磨耗的修复治疗原则

(1)后牙重度磨耗、能够维持咬合垂直距离患者有足够的后牙支持,修复后可以建立稳定的正中颌位,上、下颌牙均可以磨出适当间隙容纳金属修复材料时,可行铸造金属全冠修复。

(2)后牙重度磨耗伴咬合垂直距离降低并伴有全牙列磨耗,或者伴有颞下颌关节髁头后移或有不适症状,需要升高咬合后重建咬合关系。

(三)后牙重度磨耗牙的修复

修复前应该按照常规作口腔准备工作,重点是对剩余牙的处理。通常后牙重度磨耗牙应该同时修复上、下颌牙方可获得良好的咬合关系。后牙重度磨耗牙的临床牙冠一般较短,给修复体固位带来明显困难。在不升高咬合的前提下,要为金属全冠留出一定的𬌗面空间,进一步减小了轴面高度,故应当采取增强修复体固位的措施,可以将冠的边缘放于龈下 0.5～1.0 mm,以延长临床牙冠长度。

1.设计

一般情况下设计为铸造金属全冠,只有牙体预备后存在足够的空间间隙时才设计为金属烤瓷冠。在不能够保证单个牙固位时应设计联冠增强固位,但不宜设计太长联冠,以便维护后牙的健康,同时减少就位的困难。为了控制修复后金属全冠的磨耗程度,上下颌应该选用同一种合金,最好是强度高,生物安全性好,需要磨除较少牙体组织的合金。

2.后牙均匀磨耗

临床牙冠较高者设计为全冠;如果冠短或邻接点破坏可设计成联冠。牙冠短的牙可加针道、轴沟或箱状辅助固位。

3.后牙补面不规则磨耗

首先要对切缘、锐边缘嵴、过高的牙尖进行调磨,建立无干扰的接触关系。预备时适当减小颊舌径,扩大舌外展隙。

4.冠延长术

后牙有足够的牙根长度时,采用根向复位瓣结合骨切除术,通过骨切除及骨成形降低牙槽嵴至所需的高度。暴露牙齿高度 $2 \sim 4$ mm,注意不要破坏牙齿根面及邻牙。牙冠延长术的理论基础是利用龈沟底与牙槽嵴顶之间的 $2 \sim 4$ mm 的生物学宽度,使临床牙冠术后增加 $1 \sim 3$ mm 高度,提供足够的固位力。

5.适当兼顾美学要求

在保证固位和功能的前提下,尽量满足美观要求。铸造金属全冠要求磨除的牙体组织少,广泛用于重度磨耗牙的修复,特别是后牙活髓牙修复患者;金属全冠对美观有一定的影响,患者对美观要求较高时,可更改设计为金属面、颊面烤瓷的形式。上颌后牙的舌尖为功能尖,瓷金边缘可越过颊线位于面 2 mm 处;下颌后牙的颊尖是功能尖,瓷金边缘应置于颊缘线之下,以增加烤瓷边缘对咬合侧向运动的抗力。

(王婷婷)

第十四章

全口义齿的修复

第一节 全口义齿修复前的检查与交流

在开始进行全口义齿修复治疗前,医师必须对接诊的无牙颌患者的个体情况进行全面、系统的了解,确定正确的诊断和治疗计划。

一、检查与诊断

(一)问诊

在接诊患者的最初阶段,医师应通过问诊,即交谈的方式,了解患者对于义齿修复的主观要求。既往治疗病史、全身健康状况、性格特征和精神心理状态,以及患者的经济状况。通过与患者的交流,开始与患者之间建立相互信赖的、良好的医患关系。医师与患者的交流与沟通应贯穿整个治疗过程,在开始修复前尤为重要,它不仅有助于确定正确的诊断和修复设计,而且应使患者充分了解自身条件和义齿修复所能达到的效果,以及可能遇到的问题,治疗的过程中必须得到患者的积极配合,这是获得最佳修复效果的重要基础。在问诊时应主要了解以下内容。

1.主观要求

在开始修复治疗前,医师必须充分了解无牙颌患者的要求,包括患者希望义齿所能达到的修复效果。如果曾经进行过全口义齿修复,应了解要求重新修复的原因和要求。此外,还应了解患者对于全口义齿修复治疗的过程、费用,以及可能达到的效果的理解程度。

2.既往牙科治疗史

应了解缺牙原因、缺牙时间的长短、口腔修复治疗史、旧义齿使用时间及效果。缺牙的原因和时间,以及不良义齿修复史均影响牙槽嵴的骨质吸收程度。医师应分析患者主诉,发现既往义齿修复中存在的问题。

3.身体状况

(1)年龄:患者的年龄通常与其支持组织的生理状况和适应能力有关。年龄越大的患者,或身体健康程度越差的患者,牙槽嵴和黏膜的萎缩程度越严重,组织也越敏感,神经肌肉的协调性和适应性也越差,影响义齿的修复效果,而且适应新义齿的时间也越长。

(2)性别:男性与女性患者对义齿的美观性要求有差别,女性更注重美观。女性更年期的患者,因内分泌的改变,易发生全身骨质疏松,骨质吸收速度快,牙槽嵴萎缩程度更加严重,而且易出现口干、烧灼感和疼痛,情绪波动较大,耐受力和适应能力均较差。

(3)全身健康情况。①骨质疏松:因为钙和骨代谢异常,从而导致全身骨质疏松和牙槽嵴过度吸收。常见原因有年龄较大(增龄改变),内分泌改变(如更年期女性和糖尿病患者),或服用某些药物的影响。②口干症:因为唾液分泌功能降低或唾液腺破坏,导致唾液分泌过少,黏膜干燥,义齿固位差,黏膜易受损伤。常见原因有内分泌改变(如更年期女性和糖尿病患者)、免疫系统疾病(舍格伦综合征等)或放疗等。③自主行为能力降低:患有脑血管疾病后遗症、帕金森病和老年痴呆等疾病的患者,口颌系统神经肌肉协调能力较差,对于全口义齿的学习和适应较困难,而且需要患者家属协助维持口腔卫生。自主行为能力完全丧失,口颌系统神经肌肉协调能力极差者,不宜进行全口义齿修复。

4.性格特征和精神心理状态

患者的性格特征和精神心理状态与其对全口义齿修复效果的满意程度有直接关系。性格开朗、积极乐观、有耐心的患者,通常能够积极配合医师的治疗,并能够主动地学习和适应义齿的使用,对全口义齿易于满意。而性格急躁、敏感、偏执、冷漠,或心理状态不稳定的患者,则多不能积极配合医师的治疗,态度消极,不能主动地学习和适应义齿的使用,对修复效果满意度低,常将义齿修复中出现的不适归咎于医师的责任,容易发生医患之间的矛盾。

5.社会背景

包括患者受教育的程度、职业特点、家庭关系、经济条件等,这些均会影响患者对全口义齿修复治疗过程及预后的认识与理解程度,对修复效果的期望与要求,以及在治疗过程中与医师配合的程度。

(二)口颌系统检查

牙列缺失导致口颌系统的形态和功能发生一系列的变化,其改变的程度与患者的年龄、全身健康状况、缺牙的原因和时间等个体因素有关。因此,在制作全口义齿之前,应对患者进行全面、系统的检查,明确诊断,并根据每个患者的个体情况,确定适宜的治疗计划和修复设计。

1.颌面部检查

(1)面部形态:颌面部左右是否对称,比例是否协调,唇的丰满度和上唇的长短。面部正面形态特征属于方圆型、卵圆型还是尖圆型,侧面面型是直面型、凸面型还是凹面型。

(2)下颌运动与颞下颌关节:下颌运动是否正常,有无张口偏斜、张口困难和习惯性下颌前伸,颞下颌关节有无弹响,关节区和肌肉有无疼痛。

2.口内检查

(1)牙槽嵴:检查牙槽嵴的平整程度,拔牙窝是否完全愈合,有无骨尖、骨棱和组织倒凹,比如上颌结节颊侧有无过大倒凹,上下颌隆突是否过大、过突。同时应观察牙槽嵴的吸收程度,牙槽嵴是高宽、低平还是呈刀刃状,上下颌牙槽嵴吸收程度是否一致。

(2)黏膜:检查牙槽嵴黏膜的厚度是否正常,是否有黏膜萎缩或增生。有无因咬合力过大或不良义齿修复导致的松软牙槽嵴、龈瘤、黏膜充血、肿胀或溃疡等。

(3)系带和肌肉的附着:牙槽嵴较丰满的,肌肉和系带的附丽点则相应地离牙槽嵴较远,可扩大义齿基托的伸展,因此义齿固位作用好。牙槽嵴因吸收过多而变低平,则肌肉和系带的附着点距离牙槽嵴顶较近或与之平齐,当肌肉活动时,容易造成义齿脱位。

(4)腭穹隆的形状:腭穹隆高拱者全口义齿的固位和稳定效果好。腭穹隆平坦者虽然垂直向支持作用较好,但是组织抵抗侧向力的能力差,义齿不稳定。

(5)上下颌弓的形状和位置关系:观察颌弓的(近远中)长度、(左右)宽度和形态。颌弓的形态通常与面型一致,分为方圆形、卵圆形和尖圆形3种。检查时应注意上下颌弓的形状和大小是否协调,如上下颌弓形状和大小不同,相差较多时,会给排列人工牙造成困难。可分为水平关系和垂直关系。

上下颌弓的水平关系:①正常关系,上、下颌颌弓的前后位置关系正常,形状和大小大致相同。侧面观上下颌弓的唇面基本在同一平面上,或上颌弓位于下颌弓的稍前方,又称为Ⅰ类关系,即中性颌关系。②上颌前突(或下颌后缩)关系,上颌弓位于下颌弓的前方和侧方,上颌弓大,下颌弓小,又称为Ⅱ类关系,即远中颌关系。③下颌前突(或上颌后缩)关系,下颌弓位于上颌弓的前方和侧方,上颌弓小,下颌弓大,又称为Ⅲ类关系,即近中颌关系。

上下颌弓的垂直关系:上下颌弓的垂直位置关系通常用颌间距离表示,即正中颌位时上下牙槽嵴之间的距离。此距离的大小与原来天然牙的长度和拔牙后牙槽嵴吸收的程度有关。牙槽嵴吸收严重者颌间距离较大,过大的颌间距离虽然可方便排列人工牙,但因人工牙离牙槽嵴顶较远,容易产生不利的杠杆作用,在咀嚼时易引起翘动,导致义齿不稳定。而颌间距离过小者,虽然上下颌牙槽嵴丰满,有利于义齿的固位和支持,但由于义齿修复间隙过小,造成人工牙排牙困难,常需磨除人工牙的盖嵴部。

(6)舌的大小和位置:牙列缺失后,由于没有了牙列的限制,舌体会变得肥大,充满口腔。全口义齿修复后,舌经过一段时间适应,可逐渐恢复正常形状。当在义齿修复初期或因人工牙排列位置偏舌侧,使舌运动空间缩小时,患者会感觉不适,而且舌的运动会对义齿产生较大的侧向力和脱位力,使义齿不稳定。在正常情况下,舌的前缘通常位于下颌前牙的舌面或前部牙槽嵴顶处,使口底组织与义齿舌侧边缘之间形成良好的边缘封闭。无牙颌患者常见舌后缩现象,舌体后缩,舌尖与下颌前牙之间有较大空间,而且其间常有大量唾液聚集,不利于义齿前部舌侧的边缘封闭,而舌后缩同时导致舌后部向两侧挤压下颌后牙,产生不利的侧向力和脱位力,使下颌义齿不易固位和稳定。

(7)唾液分泌情况:检查唾液分泌的量和黏稠度。口干症患者唾液分泌量少而黏稠,口腔黏膜干燥,甚至红肿、光亮。

(8)对旧义齿的检查:如果患者戴用旧义齿,应检查旧义齿的固位与稳定,义齿基托与组织密合情况,边缘伸展情况,垂直距离和正中关系是否正确,人工牙的材料、排列位置、型、磨耗程度和咬合接触关系等。对旧义齿存在的问题应进行分析,待重新修复时尽可能给予改正。

二、全口义齿与种植全口义齿的选择

在患者初诊时,修复科医师需要对种植义齿进行介绍,并说明普通全口义齿与种植义齿的差别,给患者提供选择的机会。对于比较年轻的患者、对义齿效果要求高的患者,以及牙槽嵴比较低平既往义齿修复效果差的患者要给予重点介绍。种植义齿在全球范围取得的成功应该让患者了解,种植义齿将会比普通全口义齿效果明显提高的情况也应让患者了解。对无牙颌患者,在条件允许的情况下,应该鼓励他们用种植覆盖义齿或种植固定义齿修复,以提高义齿的功能,提高老年生活质量。

(武海文)

第二节 全口义齿的固位、稳定与支持

一、固位、稳定和支持的定义及相互关系

固位是指义齿承托区和周边组织抵抗义齿从这些组织区域脱位的能力,是指义齿抵抗垂直向脱位的能力,即抵抗重力、黏性食物和开闭口运动时使义齿脱落的作用力——脱位力而不脱位。稳定是指义齿能够抵抗以一定角度加在义齿上的力(非垂直向力),即能抵抗水平和转动作用力,避免翘动、旋转和水平移动,从而使义齿在功能性和非功能性运动中保持其与无牙颌支持组织之间的位置关系稳固不变。固位、稳定和支持是全口义齿的 3 个基本要素。支持是指义齿承托组织抵抗义齿向组织方向移位的能力,也就是说当受力后,承托组织(牙槽嵴和黏膜)有足够的支持力,防止义齿下沉。支持是固位和稳定的先决条件,有了良好的牙槽嵴和黏膜条件,就有可能实现义齿的固位和稳定。固位又是稳定的前提,没有固位,稳定无从谈起。这 3 个要素既有区别又有联系,虽然说支持反映了患者的自身条件,但是经过医师的努力,提高义齿的固位和稳定,也能部分弥补支持的不足。对于任何条件不同的个体,只有充分利用其支持条件,将全口义齿的固位和稳定实现最大化,才是高质量的全口义齿。

二、影响全口义齿固位的有关因素

全口义齿的固位力取决于义齿基托与黏膜的密合程度与吸附面积、唾液的质量、边缘封闭等因素。

(一)颌骨的解剖形态

颌骨的解剖形态是指无牙颌颌弓的长度和宽度,牙槽嵴的高度与宽度,腭穹隆的形态,唇、颊、舌系带和周围软组织附着的位置等。这些因素均直接影响全口义齿基托的伸展,影响基托与黏膜吸附面积的大小,从而影响义齿固位力的大小。如果患者的颌弓宽大,牙槽嵴高而宽,系带附着位置距离牙槽嵴顶远,腭穹隆高拱,义齿基托面积大,固位作用好。反之,如果颌弓窄小,牙槽嵴低平或窄,系带附着位置距离牙槽嵴顶近,腭穹隆平坦,则义齿基托面积小,不易获得足够的固位力。

(二)义齿承托区黏膜的性质

义齿基托覆盖下的口腔黏膜应厚度适宜,有一定的弹性和韧性。如果黏膜过于肥厚松软,移动度较大,或黏膜过薄没有弹性,则不利于基托与黏膜的贴合,影响义齿的固位。

(三)唾液的质量

唾液的质量影响吸附力、界面作用力和义齿基托的边缘封闭。唾液应有一定的黏稠度和分泌量,才能使义齿产生足够的固位力。唾液过于稀薄会降低吸附力和界面作用力。口腔干燥症患者,或因颌面部放疗破坏了唾液腺分泌功能的患者,唾液分泌量过少,不能在基托与黏膜之间形成唾液膜,则不能产生足够的吸附力和界面作用力。而唾液分泌过多,使下颌义齿浸泡在唾液中,不能发挥界面作用力,也会影响义齿的固位。

(四)义齿基托的边缘

在不妨碍周围组织功能活动的前提下,全口义齿基托的边缘应充分伸展,并有适宜的厚度和形态。这样既可以尽量扩大基托的面积,又可以与周围软组织保持紧密接触,形成良好的边缘封闭作用。基托边缘伸展不足会减小基托的吸附面积,未伸展至移行黏膜皱襞或边缘过薄的基托边缘则不能形成良好的边缘封闭。但基托的过度伸展会妨碍周围组织的功能活动,对义齿产生脱位力,会破坏义齿的固位,并造成周围软组织的损伤。上颌义齿基托后缘无软组织包裹,为达到边缘封闭,义齿基托应伸展至软硬腭交界处的软腭上,并在基托边缘组织面形成后堤,利用此处黏膜的弹性,使基托边缘向黏膜加压,达到紧密接触。

三、影响全口义齿稳定的有关因素

义齿的固位和稳定相互影响,良好的固位有助于义齿在功能状态时的稳定,但只有良好的固位并不能保证义齿在功能状态下能够完全保持稳定。义齿在功能状态下的稳定还取决于义齿受到的水平向和侧向作用力的大小,以及义齿支持组织抵抗侧向力的能力。义齿的设计和制作应尽量避免产生侧向力,尤其是对于义齿支持组织抵抗侧向力的能力较差的患者。

(一)颌骨的解剖形态

颌骨的解剖形态不仅影响固位力的大小,而且也决定其抵抗义齿受到的侧向力的能力。颌弓宽大,牙槽嵴高而宽,腭穹隆高拱者,义齿较容易稳定。而颌弓窄小,牙槽嵴低平,腭穹隆平坦者,义齿的稳定性差。

(二)上下颌弓的位置关系

上下颌弓的位置关系异常者,包括上下颌弓前部关系不协调(如上或下颌前突,上或下颌后缩),上下颌弓后部宽度不协调,其义齿均不易达到稳定。

(三)承托区黏膜的厚度

承托区黏膜过厚松软,移动度大,也会导致义齿不稳定。承托区黏膜厚度不均匀,骨性隆突部位黏膜薄,义齿基托组织面在相应部位应作缓冲处理,否则义齿基托会以此处为支点而发生翘动。

(四)人工牙的排列位置与咬合关系

人工牙排列的位置以及基托磨光面形态应处于唇、颊肌向内的作用力与舌肌向外的作用力大体相当的部位,此时唇颊肌和舌肌作用于义齿人工牙及基托的水平向作用力可相互抵消(图14-1),此位置称为中性区。如果人工牙的排列位置偏离中性区,过于偏向唇颊或舌侧,唇、颊、舌肌的力量不平衡,就会破坏义齿的稳定。

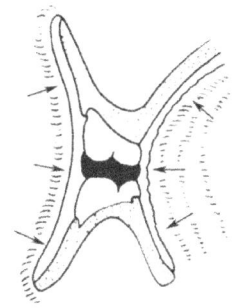

图14-1　人工牙及磨光面与颊舌的正确关系

人工牙的排列位置还应尽量靠近牙槽嵴顶。无论是水平向还是垂直向偏离牙槽嵴顶过多，会使义齿在受到咬合力时以牙槽嵴顶为支点产生翘动。人工牙的殆平面应平行于牙槽嵴,且应平分上下颌间距离。人工牙高度和倾斜方向应按照一定的规律排列,使牙尖形成适宜的补偿曲线和横殆曲线,正中咬合时上下牙具有适宜的覆殆、覆盖关系和均匀广泛的接触,前伸和侧方运动时达到平衡咬合,或者采用特殊面形态的人工牙,尽量避免咬合接触对义齿产生侧向作用力和导致义齿翘动。

(五)颌位关系

天然牙列者,上下颌咬合在正中时位置关系恒定、可重复。无牙颌患者采用全口义齿修复时,首先应确定上下无牙颌的位置关系,使义齿的咬合关系建立在稳定、可重复的正确位置上。如果颌位关系确定错误,义齿戴入患者口内后就不能形成稳定的、尖窝交错的均匀接触关系和咬合平衡,而出现咬合偏斜、早接触和干扰,使义齿在行使功能时无法保持稳定。

(六)义齿基托磨光面的形态

义齿基托的磨光面形态应形成一定的凹斜面,义齿唇、颊、舌侧肌肉和软组织的作用能对义齿形成挟持力,使义齿基托贴合在牙槽嵴上保持稳定。如果磨光面为突面,则唇颊舌肌的作用会对义齿产生脱位力。

四、牙槽嵴吸收程度对修复效果的影响

牙槽嵴吸收程度分级:Atwood(1971年)根据无牙颌牙槽嵴的形态,将牙槽嵴吸收程度分为4级。

一级:牙槽嵴吸收较少,有一定的高度和宽度,形态丰满者。

二级:高度降低,尤其是宽度明显变窄,呈刀刃状的牙槽嵴。

三级:高度明显降低,牙槽嵴大部分吸收而低平者。

四级:牙槽嵴吸收达基骨,牙槽嵴后部形成凹陷者。

显然,牙槽嵴级别越高,修复效果会越好。一般年轻患者,或成为无牙颌时间不长的患者,多数为一级牙槽嵴。一级牙槽嵴可用常规修复方法修复,容易获得较好效果。而随着戴义齿时间延长,或全身健康状况差者,牙槽嵴条件将成为二级,甚至三级、四级,需要采用不同的特殊方法,使其义齿能恢复一定的功能。牙槽嵴的级别反映的是患者的支持因素,也间接影响义齿的固位和稳定。

(马萌萌)

第三节　全口义齿的关键技术

一、印膜技术

印模是用可塑性印模材料取得的无牙上、下颌牙槽嵴和周围软硬组织的阴模。准确的印模,要反映口腔解剖形态和周围黏膜皱襞和系带的功能活动状态,以取得义齿的良好固位作用。

（一）印模的要求

1.适当地扩大印模面积

印模范围的大小决定全口义齿基托大小,在不妨碍黏膜皱襞、系带及软腭等功能活动的条件下,应当充分伸展印模边缘,以便充分扩大基托的接触面积。义齿的固位力与基托的接触面积成正比例,即接触面积越大,固位力也越大。在无牙颌上单位面积所承受的咀嚼压力与接触面积成反比例,即接触面积越大,无牙颌上单位面积所承受的咀嚼压力越小。

无牙颌印模的范围、印模边缘要与运动时的唇、颊、舌侧黏膜皱襞和系带相贴合,还要充分让开系带,不妨碍唇、颊和舌系带的功能运动。印模边缘应圆钝,有一定的厚度,其厚度为2～3 mm。上颌后缘的两侧要盖过上颌结节到翼上颌切迹,后缘的伸展与后颤动线一致。下颌后缘盖过磨牙后垫约6 mm,远中舌侧边缘向远中伸展到下颌舌骨后间隙,下缘跨过下颌舌骨嵴,不应妨碍口底和舌运动。

2.使组织受压均匀

由于口腔的各部分组织各有其不同的解剖特点,缺牙时间不一致,使牙槽嵴各部位吸收不均匀而高低不平。在采取印模时,应注意压力要均匀,否则影响模型的准确性。在有骨突、骨嵴、血管、神经的部位,应缓冲压力,避免戴义齿后产生疼痛。对磨牙后垫、松软黏膜等组织活动性较大的部位,应防止压力过大而使其变形,可在个别托盘的组织面相对应部位多刮除些印模材料,或在托盘上钻孔,在取印模时,使多余的印模材料自孔流出,以缓冲压力。

3.组织面紧密接触

指印模组织面与无牙颌组织表面应当紧密接触。原因是,印模组织面形成基托组织面与无牙颌组织面的密合度与义齿的固位力成正比例,即两个接触面贴合得越紧密,固位力就越大。紧密接触的义齿基托组织面和无牙颌组织面之间有唾液,形成一定的固位力。唾液与基托组织面间,唾液与无牙颌组织面之间存在异分子的附着力,唾液的同分子之间的黏着力,黏着力和附着力共同构成义齿固位的吸附力。接触面和接触面间的贴合度与吸附力成正比例,当唾液黏稠度合适时,接触面积越大,越密贴,则吸附力也越大。

4.边缘封闭

取印模时,在印模材料可塑期内进行肌肉功能整塑,由患者自行进行或在医师帮助下,唇、颊和舌做各种动作,塑造出印模的唇、颊、舌侧边缘与功能运动时的黏膜皱襞和系带吻合,以致所形成的义齿基托边缘与运动时的皱襞和系带相吻合,防止空气进入基托与无牙颌组织面之间,以达到良好的边缘封闭。

（二）印模的种类

印模种类根据取印模的次数而分,可分为一次印模法和二次印模法,二次印模法亦名为联合印模法;根据印模的精确程度而分为初印模法和终印模法;依照是否进行肌肉功能整塑而分为解剖式印模法和功能印模法;按印模操作方法分为开口印模法和闭口印模法。

（三）取印模方法

1.开口式印模法

开口式印模法是指在患者张口的情况下,医师用手稳定印模在位而取得印模的方法。

(1)一次印模法:是在患者口中一次完成工作印模的方法。先选择合适的成品托盘,若托盘边缘短,可用蜡或印模膏加长、加高边缘。如患者腭盖高,在上颌托盘中央加适量的印模膏,在口中试戴托盘后,用藻酸钠印模材料在患者口中取印模。此方法简便,但难以进行准确的边缘整塑。

(2)二次印模法:又称双重印模法、联合印模法,是在患者口中制取二次印模完成工作印模的方法。此法操作复杂,但容易掌握,所取得的印模比较准确。

取初印模:取上颌初印模,选与患者口腔情况大致相似的成品托盘,将印模膏放置在60~70℃热水中软化。取适量软化的印模膏放置在托盘上,用手指轻压印模膏,使其表面上形成牙槽嵴形状的凹形;医师在患者的右后方,右手持盛有印模膏的托盘,左手示指拉开患者的左口角,将托盘旋转放入患者口中;托盘柄对准面部中线,拉开上唇,托盘对向无牙颌,向上后方加压,使托盘就位;以右手中指和示指在口盖处稳定托盘在一定位置,然后左手的拇指置于颊的外面,示指置于颊的内面,牵拉颊部肌肉向下前内方向运动数次。即可在印模边缘上,清晰地印出颊系带和上颌结节颊侧黏膜皱襞功能活动时的外形,而完成左颊侧区肌功能整塑。右颊侧区整塑方法和步骤同上,但手的方向相反。唇侧区肌功能整塑方法是医师用两手中指稳定托盘后,将拇指置于上唇外面,示指置于唇内,牵动上唇向下内方向运动数次;即可清晰地印出上唇系带印迹,冲冷水使印模膏硬固后,使印模从上颌后缘脱位,从口内旋转取出。检查初印模,组织面应清晰,印模边缘伸展和厚薄合适,唇、颊系带印迹清晰。如印模边缘过厚过长,应去除过多的印模膏,然后逐段地在酒精灯火焰上烤软,在热水中浸一下,立即再放在患者口中就位,进一步做肌功能整塑。

取下颌初印模,医师在患者的右前方,右手持托盘,左手示指拉开患者右口角,将托盘旋转进入患者口中;将两手示指放在托盘两侧相当前磨牙部位,拇指固定在下颌骨下缘,轻压使印模托盘就位;在印模托盘就位过程中,嘱患者将舌微抬起,印模托盘完全就位后嘱患者舌向前伸并左右摆动;医师用右手示指稳定托盘,左手示指和拇指放置在患者左颊的内外,牵动颊部向上前内方向;用左手示指稳定托盘,右手示指和拇指放置在患者右颊的内外,牵动颊部向上前内方向,并拉动下唇向上内。应注意稳定托盘,以免印模移动而影响印模的准确性。

制作个别托盘:①将初印模的组织面均匀刮去一层,缓冲区域应多刮除些,去除组织面的倒凹,周围边缘刮去1~2 mm,经过处理后的初印膜就称之为个别托盘。个别托盘更适合个别患者的口腔情况,便于取得准确的终印模。②用室温固化塑料或光固化基托树脂材料制作个别托盘。取初印模后灌注石膏模型,用变色笔在模型上画出个别托盘的范围,在画线范围内,铺一层基托蜡,目的是便于塑料托盘与模型分离,并留出放置第二次印模衬层材料的位置。调拌适量的室温固化塑料,于粥状期时,涂塑个别托盘,厚度约2 mm,边缘应低于移行皱襞1~2 mm。待塑料硬固后,经磨光形成个别托盘。也可以用预成的光固化塑料基托铺在模型上使之贴合,修整边缘,光照固化制作个别托盘。此种方法虽然费时、费事,但所取得的印模准确。

取终印模:先试个别托盘,检查托盘边缘不应妨碍系带和周围组织活动,取出托盘。嘱患者发"啊"音,找出颤动线的位置,用口镜柄轻轻自颤动线向前方稍加压,检查后堤区组织的弹性,用变色笔或甲紫标示出颤动线和后堤区范围;或在个别托盘后缘加一层蜡,使对后堤区组织加压。调拌藻酸钠印模材料或硅橡胶终印材料做二次印模材料,放置在托盘内,旋转放入口中,以轻微压力和颤动方式使印模托盘就位,作肌功能整塑。在整塑时,不应让肌肉活动度过大而超过功能性运动范围。活动度过大或印模材料流动性较大时,可使印模边缘过短。如活动度过小或印模材料过稠流动性小时,可使印模边缘过长、过厚。由于终印模与口腔软组织紧密贴合,边缘封闭好,吸附力大。如果印模取下有困难,不可强使印模脱位,否则印模将脱离托盘。最好让空气从上颌后缘进入印模和黏膜之间,破坏负压,使印模脱位。也可以让患者含漱或鼓气,从唇侧边缘滴水,使印模容易取下。

2.闭口式印模

先在口中取上、下颌初印模,灌注石膏,形成初模型(研究模型),在模型上用室温固化塑料或蜂蜡板形成上、下颌暂基托。要求暂基托固位好、平稳、不变形。在上颌基托上形成殆堤,基托加殆堤形成殆托。殆堤平面的前部在上唇下缘露出约 2 mm,并且平行于瞳孔连线,后部平行于鼻翼耳屏连线。测量面部下 1/3 垂直高度,垂直高度要比要求的距离约低 2 mm,所低的距离是二次印模材料的厚度。确定下殆托的高度和形成正中殆位记录,先取下颌终印模,再取上颌终印模,采用氧化锌丁香油糊剂印模材取终印模。嘱患者咬在正中颌位时,借咬合力使印模材料分布均匀,而不会使压力过于集中在某一区域。让患者作吹口哨、喽嘴唇、舌前伸和左右摆动,以主动方式完成印模边缘的整塑。闭口式印模法操作步骤多,技术要求高。此法常用于全口义齿重衬。

二、颌位记录

颌位关系或称颌位泛指上下颌之间的相对位置关系。颌位关系通常包括垂直关系和水平关系两个内容。垂直关系为上下颌之间在垂直方向上的位置关系,常用鼻底至颏底的面下 1/3 高度表示,称为垂直距离。水平关系为上下颌之间在水平方向上的位置关系。口颌系统在进行各种功能活动时,下颌可进行灵活的、有规律的运动,与上颌处于各种不同的相对位置。在下颌的各种颌位中多数是不稳定的(比如下颌前伸和侧方运动中的颌位),只有少数颌位是稳定的。这些稳定的颌位是口颌系统健康地行使功能的基础。当天然牙列存在时,下颌有 3 个最基本的稳定颌位,一个是正中殆位,又称为牙尖交错位,是指上下颌牙尖窝交错最广泛接触的位置。正中殆位使上、下颌之间保持稳定的垂直高度和水平位置关系,正中殆位时的垂直距离又称为咬合垂直距离。第二个稳定的颌位是当下颌后退到最后,髁突位于关节凹生理后位时的位置,称为正中关系位。少部分人的正中殆位与正中关系位为同一位置,但多数人的正中殆位于正中关系位的前方 1 mm 范围之内。第三个颌位是当升降颌肌群处于最小收缩,上下唇轻轻闭合,下颌处于休息的静止状态,称为息止颌位,又称下颌姿势位。下颌处于息止颌位时,上下牙列自然分开而无接触,上下牙列之间存在一个相对稳定的间隙称为息止间隙,此间隙在上下切牙切缘之间平均高度 2~3 mm,因此息止颌位时的垂直距离应比正中殆位的咬合垂直距离高 2~3 mm。

当牙列缺失后,没有了上下颌后牙的支持和牙尖锁结作用,正中殆位消失,上下颌之间只有颞下颌关节、肌肉和软组织连接,下颌位置不稳定,由于肌张力的作用,常导致面下 1/3 高度变短和下颌习惯性前伸,采用全口义齿修复已无法完全准确地恢复原天然牙列正中。此时水平方向唯一稳定、可重复的颌位是正中关系位,最可靠的做法就是在适宜的垂直高度上,在正中关系位建立全口义齿的正中殆。因此,在制作全口义齿前,需要先取得无牙颌的颌位关系记录,即确定并记录垂直距离和正中关系。

(一)确定垂直距离

确定垂直距离的方法有如下几种。

1.息止颌位法

无牙颌患者采用全口义齿修复后,应与天然牙列一样,在息止颌位时上下人工牙列之间也应该存在相同的息止间隙。通过测量无牙颌患者息止颌位时的垂直距离,然后减去 2~3 mm 的息止间隙,即可得到该患者的咬合垂直距离。息止颌位法是确定无牙颌患者垂直距离最常用的方法。

2.面部比例等分法

研究表明,人的面部存在大致的比例关系,其中垂直向比例关系有二等分法和三等分法。二等分法是指鼻底至颏底的距离(垂直距离)约等于眼外眦至口角的距离。三等分法是指额上发迹至眉间点,眉间点至鼻底,鼻底至颏底三段距离大致相等。可利用面部比例确定面下 1/3 调试。

3.面部外形观察法

垂直距离恢复正常者,正中咬合时上下唇自然闭合,口裂平直,唇红厚度正常,口角不下垂,鼻唇沟和颏唇沟深度适宜,面部比例协调。

4.拔牙前记录法

在患者尚有余留天然牙维持正常的正中咬合时记录其垂直距离,或记录面部矢状面侧貌剪影。

此外还有发音法、吞咽法,测量旧义齿,参考患者的舒适感觉等方法。临床上需要结合不同的方法,互为参考。

(二)确定正中关系

无牙颌患者的下颌常习惯性前伸,如何使下颌两侧髁突退回到生理后位是确定正中关系的关键。确定正中关系的方法有如下几种。

1.哥特式弓描记法

由于正中关系位为下颌后退的唯一最后位置,因此下颌在前伸和左右侧方运动过程中的任何其他颌位(又称非正中关系位)一定位于正中关系位的前方。哥特式弓描记法利用𬌗托将描记板和描记针分别固定于患者的上颌和下颌,当下颌作前后运动和左右侧方运动时,描记水平面内各个方向的颌位运动轨迹,获得一个"V"字形图形,因其形状像欧洲哥特式建筑的尖屋顶,因此称为"哥特式弓"。当描记板固定于上颌,描记针固定于下颌时,描记板上的哥特式弓尖端向后(图 14-2)。当描记板固定于下颌,描记针固定于上颌时,哥特式弓尖端向前。哥特式弓的尖端即代表正中关系,当描记针处于此尖端时下颌的位置即为正中关系位。哥特式弓描记法有口外描记法和口内描记法。

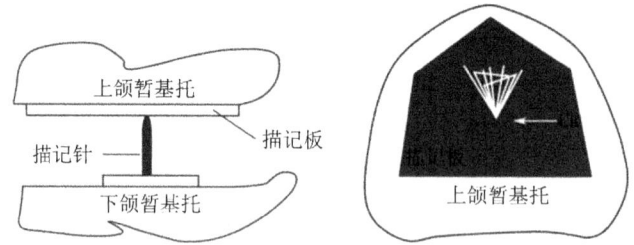

图 14-2 哥特式弓描记器(口内法)及"V"字形描记轨迹图形

2.直接咬合法

直接咬合法是利用𬌗托上的蜡堤和𬌗间记录材料,设法使患者下颌后退并直接咬合在正中关系位的方法。有很多方法可以帮助患者下颌退回至正中关系位,具体如下。

(1)卷舌后舔法:临床上常在上𬌗托后缘正中部位黏固一个小蜡球,嘱患者小开口,舌尖向后卷,舔住蜡球的同时慢慢咬合。因为舌向后方运动时,通过下颌舌骨肌等口底肌肉的牵拉可使下颌后退至正中关系位。

（2）吞咽咬合法：在做吞咽动作时下颌通常需要退回至正中关系位。因此，在确定正中关系时可让患者边做吞咽动作边咬合。

（3）后牙咬合法：当下颌退回正中关系位时，咀嚼肌可以充分发挥作用，患者感觉舒适。可嘱患者有意识地直接用后牙部位咬合，或者医师可将手指置于堤后部，让患者轻咬，体会咬合能用上力量时下颌的位置，然后医师将手指滑向堤颊侧，上下堤即可自然咬合在正中关系位。

（4）反射诱导法：在确定正中关系时应使患者处于自然、放松的状态，避免因精神紧张而导致肌肉僵硬和动作变形。采用暗示的方法，比如嘱患者"上颌前伸"或"鼻子向前"，可反射性地使其下颌后退。也可结合吞咽咬合法或后牙咬合法，同时医师用右手的拇指和示指夹住患者的颏部，左手的拇指和示指分别置于下托后部颊侧，右手轻轻向后用力，逐渐引导下颌后退。

（5）肌肉疲劳法：在确定正中关系前，嘱患者反复作下颌前伸的动作，直至前伸肌肉疲劳，此时再咬合时下颌通常可自然后退。

（6）肌监测仪法：利用肌监测仪释放的直流电脉冲刺激，通过贴于皮肤上的表面电极，作用于三叉神经运动支，使咀嚼肌产生节律性收缩，可消除肌紧张和疲劳。用肌监测仪法可分别确定垂直距离和下颌后退位。首先经过一定时间较温和的电刺激后，可获得准确的息止颌位，此时可确定息止颌位垂直距离。然后可采用直接咬合法确定正中关系，或者再加大刺激强度，直接确定正中关系位。

严格来说，采用肌监测仪直接确定的颌位，或者采用吞咽咬合法、后牙咬合法和肌肉疲劳法等方法确定的颌位并不是正中关系位，而应该是升下颌肌群肌力闭合道的终点，或称肌位，通常位于正中关系位的稍前方。在天然牙列，肌力闭合道终点通常与正中𬌗位一致。因此，在肌力闭合道终点建立全口义齿的正中𬌗可能更加合理。研究表明，在正中关系位向前 1 mm 范围内均可建立全口义齿的正中𬌗，称为"可适位"。而肌力闭合道终点为建立正中𬌗的"最适位"。但是，肌位的变异性较大，稳定性和可重复性不如正中关系位，因此在临床上为无牙颌患者确定准确的肌位要比确定正中关系位困难。如果全口义齿在正中𬌗关系位建𬌗，为了保证正中关系位、正中𬌗位和肌位之间的协调，可使义齿人工牙在正中附近的一定范围内（前后向 1 mm）有稳定的咬合接触，即有"自由正中"或"长正中"。如果采用哥特式弓描记法确定水平颌位关系，也可以在哥特式弓顶点前方 0.5～1.0 mm 的位置建立义齿的正中，可能更接近其最适位。

三、排牙技术

（一）个性化排牙

个性化排牙不同于常规的整齐一致的排列方法，是指根据患者牙弓情况、天然牙大小及排列、患者的喜好等，在不影响义齿固位和稳定的前提下，将个别牙排列成轻微拥挤、重叠状，或者牙齿颜色略不同，以显现个性化特征，避免与年龄不符的过于整齐的"义齿外貌"。随着患者对美观要求增高，个性化排牙将会有更多的应用。

（二）人工牙的𬌗型

全口义齿的𬌗型可以分为解剖式和非解剖式两类。

1.解剖式牙

解剖式𬌗型是指采用解剖式人工牙或半解剖式人工牙的𬌗型。人工牙𬌗面形态与天然牙相似，有牙尖和窝沟，在正中上下牙可形成有尖窝交错的广泛接触关系，在非正中可以实现平衡咬合。与刚萌出的天然牙相似的解剖式牙的牙尖斜度为 33°角和 30°角。也有的人工牙模拟老年人的面磨耗,牙尖斜度略低,为20°角左右,又称为半解剖式牙。牙尖斜度大的解剖式牙咀嚼效率高,但咬合时通过牙尖作用于义齿的侧向力也大,对于牙槽嵴低平或呈刃状者,不利于义齿稳定和支持组织健康。某些特殊形式的解剖式牙与天然牙略有不同,如舌向集中,后牙的上牙舌尖较大而颊尖缩小,下牙的中央窝宽阔,易于达到侧方平衡,侧向力小。舌向集中是适用于牙槽嵴重度吸收无牙颌患者的一种改良型。

舌向集中𬌗的优点:具有解剖牙和非解剖牙的优点,美观、咀嚼效率高,水平力小;垂直向力集中于下颌牙槽嵴顶,下颌义齿更稳定;上颌义齿只有后牙舌尖起作用,颊尖可以更偏向牙槽嵴颊侧,可避免排列反𬌗,增进美观;在"正中支持"周围2~3 mm范围内易于获得有"正中自由"的平衡咬合。

2.非解剖式𬌗型

非解剖式𬌗型是指采用非解剖式人工牙的𬌗型,人工牙𬌗面形态与天然牙不同,又包括平面𬌗和线性𬌗等。非解剖式牙的侧向力小,有利于义齿的稳定和支持组织的健康,而且正中咬合时有较大的自由度,适用于上下颌骨关系异常,或牙槽嵴条件较差者。非解剖式牙为平面咬合,因此排牙简单,可以不使用可调节𬌗架。但非解剖式牙的咀嚼效能和美观效果一般不如解剖式牙。平面𬌗为无尖牙,无尖牙𬌗面仅有窝沟而无牙尖,上下人工牙为平面接触,义齿平面也为平面式,无曲线。

线性𬌗的设计源于Goddard,后由Frush于1966年改进完成。其特点是上下后牙单颌为平面牙,对颌为颊尖刃状牙(图14-3)。线性者𬌗虽然上颌后牙𬌗面和义齿平面均为平面,但下颌后牙𬌗面成嵴状,上下颌后牙为平面与线的接触关系。使全口义齿的𬌗型从解剖牙的三维关系和平面的二维关系改为一维的线性接触关系。

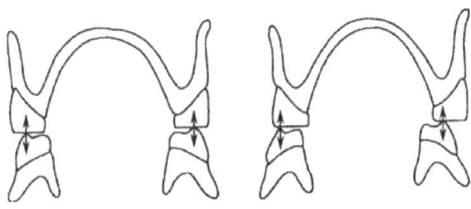

图 14-3 线性𬌗示意图

四、选磨调𬌗

全口义齿初戴及以后的随诊过程中,都要涉及选磨调𬌗的问题。在确认颌位关系正确之后,还需要检查咬合关系,确定正中𬌗、侧方𬌗和前伸𬌗时是否平衡。完善的平衡接触关系应该是:正中𬌗时上下前牙不接触,上下后牙尖窝交错,上下后牙功能尖(上后牙舌尖和下后牙颊尖)均分别与对牙𬌗中央窝或边缘嵴接触;侧方𬌗时,工作侧上牙颊尖舌斜面均与下牙颊尖颊斜面接触,上牙舌尖舌斜面与下牙舌尖颊斜面接触,平衡侧上牙舌尖颊斜面与下牙颊尖舌斜面接触;前伸𬌗时,上前牙切端及其舌斜面与下前牙切端及其唇斜面接触。要认真检查有无早接触、干扰或低𬌗,然后进行选磨调𬌗。选磨是根据咬合检查的结果,调磨正中𬌗的早接触点,以及侧方𬌗和前伸𬌗时的牙尖干扰,使达到正中𬌗、侧方𬌗和前伸𬌗平衡接触关系。全口义齿即使采用面弓转移上可调节𬌗架排牙,取得了平衡,但义齿制作过程的任何步骤都可能产生误差,使得完成的义齿在口内不能达到咬合平衡。因此,咬合检查和选磨调𬌗是全口义齿修复不可缺少的步骤。

(一)调𬌗的方式

咬合检查与选磨调𬌗分为口内调𬌗与上𬌗架调𬌗两种方式。将完成的义齿戴入患者口内进行咬合检查,根据咬合印记调𬌗时,由于全口义齿为黏膜支持,口内咬合检查时义齿有一定的动度,咬合检查结果的准确性和可重复性较差,使得口内调𬌗的准确性差。因此,正确的做法是将义齿重新上𬌗架调𬌗。

重新上𬌗架调𬌗的方法有两种:一种是在义齿装胶、热处理后,打开型盒时保持模型与义齿不分离,然后根据𬌗架上保留的模型对记录将模型连同义齿重新固定在𬌗架上,并进行选磨调𬌗。用此种方法可去除因蜡型制作、装盒、装胶等处理时导致的人工牙变位、垂直距离增高等误差。但如果是在颌位关系确定和面弓转移上架等步骤中出现的误差,则无法去除;另一种方法是将完成的义齿戴入患者口内,重新取得颌位关系记录,然后再重新上𬌗架调𬌗。

(二)咬合检查

咬合检查的目的是确定正中𬌗、侧方𬌗和前伸𬌗咬合接触滑动过程中存在的早接触、𬌗干扰和低𬌗的部位。所谓早接触是指当正中𬌗多数牙尖不接触时个别牙尖的接触;𬌗干扰是指侧方和前伸接触滑动过程中多数牙尖不接触而个别牙尖的接触;低𬌗是指多数牙尖接触而个别牙尖不接触。咬合检查通常是将咬合纸置于上下牙之间,然后在咬合接触的部位会染色显示咬合印记,医师根据咬合印记判断需要调磨的部位,调磨后重新进行咬合检查。经过反复检查和调磨,最终达到平衡𬌗接触。咬合检查应用不同颜色的咬合纸,在正中𬌗、侧方𬌗和前伸𬌗分别进行。正中𬌗检查时应使上下牙在小开口范围内作快速叩齿动作,前伸检查时下牙从正中𬌗向前接触滑动至前牙切缘相对,侧方𬌗检查时下牙从正中𬌗向工作侧接触滑动至工作侧颊尖相对。

(三)调𬌗注意事项

(1)保持垂直距离,避免调𬌗降低垂直距离。

(2)保持𬌗面形态,避免调磨过多而将人工牙𬌗面的牙尖和沟窝形态磨除。调𬌗工具应使用小的磨头或大号球钻。

(3)调𬌗时应单颌调磨,每次调磨量要少,每次调磨后重新咬合,检查时调磨过的接触点应保持接触,即"原地点重现",避免变成低𬌗,越调磨接触点越多,逐渐达到多点接触甚至完全接触平衡。调磨应顺沿接触点的走向。

(四)选磨调𬌗的步骤

1.正中𬌗早接触的选磨

正中𬌗早接触可分为支持尖早接触和非支持尖早接触。对于上牙颊尖和下牙或下牙舌尖与上牙的早接触,应按照 BULL 法则,调磨非支持尖,即调磨上后牙颊尖和下后牙舌尖。对于支持尖早接触,即上牙舌尖或下牙颊尖分别与对牙中央窝和近远中边缘嵴之间的早接触,应结合侧方𬌗平衡侧接触情况,如果正中𬌗有早接触的支持尖在作为平衡侧时也存在干扰,则调磨支持尖。如果作为平衡侧时无𬌗干扰,则调磨与支持尖相对的对𬌗牙的中央窝或边缘嵴。

2.侧方𬌗𬌗干扰的选磨

工作侧的𬌗干扰发生在上后牙颊尖舌斜面和下后牙颊尖颊斜面之间,或上后牙舌尖舌斜面与下后牙舌尖颊斜面之间。同样应按照 BULL 法则,调磨非支持尖。平衡侧的𬌗干扰发生在上后牙舌尖的颊斜面和下后牙颊尖的舌斜面之间。应结合正中𬌗,如果平衡侧𬌗干扰牙尖在正中存在早接触,则调磨此牙尖,否则分别少量调磨上下功能尖的干扰斜面,避免降低牙尖高度。对于侧方𬌗工作侧前牙的干扰,应选磨下前牙的唇斜面或上前牙的舌斜面,避免磨短上前牙。

3.前伸殆殆干扰的选磨

前伸殆后牙的干扰发生在上颌后牙远中斜面与下颌后牙近中斜面,调磨应同时遵守 BULL 法则和 DUML 法则,即分别调磨上牙颊尖远中斜面和下牙舌尖近中斜面。对于前伸殆前牙殆干扰,应选磨下前牙的唇斜面或上前牙的舌斜面,避免磨短上前牙。

五、重衬技术

全口义齿重衬是指在全口义齿基托的组织面上添加一层树脂衬层。当牙槽嵴骨吸收和软组织形态改变,导致基托组织面与承托区黏膜不密合时,通过重衬的方法,使重衬的树脂充满不密合的间隙,使基托组织面与承托区黏膜组织恢复紧密贴合,可增加义齿的固位力,有利于咀嚼压力在承托组织上的合理分布。由于无牙颌剩余牙槽嵴的持续性骨吸收,全口义齿戴用一段时间后,如果发现基托不密合,应及时重衬,以避免义齿固位不良,因翘动导致基托折裂,和因承托组织受力不均导致的疼痛及牙槽嵴过度吸收。还有一种重换基托的方法,是指保留人工牙,重新置换基托,这种方法不常用。在重衬处理前,应确定其颌位关系正确,咬合关系异常者应先作适当选磨调殆。对于存在明显压痛点和黏膜红肿、溃疡者,应先进行适当修改或停戴义齿,使黏膜组织恢复正常。

(一)直接法重衬

所谓直接法重衬是采用自凝树脂直接在患者口内进行全口义齿基托组织面重衬的方法。首先需将义齿清洗干净,组织面均匀地磨除约 1 mm,形成粗糙面。为了避免重衬的自凝塑料黏固在义齿磨光面和牙面上,可在其上涂布一薄层凡士林,起分离剂的作用。为了避免自凝树脂刺激患者黏膜,也可在承托区黏膜上涂一薄层凡士林。然后,调拌自凝树脂,并在基托组织面及边缘涂布树脂单体,待调拌好的自凝树脂处于粘丝期时,将其涂在基托组织面上。将义齿戴入患者口里就位,引导患者轻轻咬合在正中位,同时进行边缘功能性整塑。在重衬的自凝树脂初步硬化而尚有一定弹性时,将义齿从患者口内取出,同时应避免义齿扭动变形。将义齿在温水中浸泡 3～5 分钟,至自凝树脂完全硬固,然后磨除多余的树脂,并将边缘磨光。最后,将重衬完成的义齿再戴入患者口内,检查义齿的固位、边缘伸展和咬合关系,进行适当的磨改和调殆。

重衬前应了解患者是否为过敏体质,避免引起变态反应。重衬过程中应在自凝树脂尚有一定弹性时及时将义齿取出,而不要等树脂完全硬固后再将义齿取出,避免树脂固化时放热灼伤黏膜,或因自凝树脂进入组织倒凹区而无法将义齿取出。

(二)间接法重衬

间接法重衬是用义齿作为个别托盘,组织面加入终印模材后在口内取得闭口式印模,再将义齿及其上的印模材直接装盒、装胶,用热凝树脂替换义齿基托组织面上的印模材料,达到重衬目的。对于义齿基托边缘过短,需要接托的患者,或对自凝树脂过敏的患者,适合采用间接法重衬。

间接法重衬的操作方法是:先将义齿清洗干净,将组织面均匀磨除约 1 mm。调拌适量的终印模材置于义齿基托组织面,将义齿在口内就位后咬合在正中殆位,同时进行边缘功能性整塑。待印模材凝固后从口内取出义齿,去除多余的印模材,将义齿直接装盒。待型盒内石膏硬固后,直接开盒,按常规方法涂分离剂、装胶和热处理。

(三)软衬

软衬材料具有良好的弹性,无刺激性,能与义齿基托牢固结合,将其衬于基托组织面,使基托作用于承托区黏膜的咀嚼压力得以缓冲,可减小支持组织受力避免压痛。适用于牙槽嵴低平或刀状、黏膜薄、支持能力差的患者。常用软衬材料有丙烯酸树脂类和硅橡胶类两种，可采取直接重衬或间接重衬，也可在义齿制作过程中基托装胶时同时加入软衬。软衬材料的缺点是不宜抛光，易老化变硬。目前常用的软衬材料最长可维持约 5 年左右的时间。对无牙颌患者进行软衬前必须对其口腔软硬组织情况进行全面评价。如果患者牙槽嵴较丰满，黏膜厚度适中，弹性好，进行一般的常规义齿修复即可取得较好的效果，有学者的研究表明口腔黏膜厚度有 1.5 mm 时没必要进行软衬，因为软衬可致基托位移加大。但如果患者年龄较大或有糖尿病、衰弱性疾病、磨牙症、口干症以及牙槽嵴低平、口腔黏膜很薄缺乏弹性者宜进行软衬处理。若患者牙槽骨倒凹明显而不能承受手术治疗时，使用软衬材料有利于义齿的就位和减轻疼痛。使用软衬材料的意义如下。

1.保护口腔软硬组织健康

Kawano 等的研究表明软衬材料相当于一个缓冲垫，可使支持组织上的压力分布更加均匀，能减轻局部组织的应力，在力的传递过程中能将冲击力减少 28.2%～96.5%，从而起到减压调节器的作用。Sato 和周小陆等采用有限元分析的方法进行研究，发现常规下颌全口义齿的应力主要集中在下前牙区的舌斜面和后牙区的颊舌斜面上，使用软衬材料后应力减小。Kawano 等发现下颌舌骨嵴区应力最大，软衬后应力分布范围无明显改变，但最大应力值明显减小。当患者年龄较大或有全身性疾病而牙槽骨吸收严重、口腔黏膜变薄或弹性下降时采用软衬材料，可利用其弹性缓冲力对黏膜及骨组织的压迫作用，减少疼痛的发生，从而提高患者的满意度；当组织倒凹较大或骨性隆突明显，其表面黏膜薄时采用软衬材料可减少局部受力，减少疼痛的发生，并利于义齿的顺利就位。

2.增进修复体的固位

软衬材料作为义齿下的衬垫，可提高义齿组织面的密合度，封闭修复体边缘，缓冲和吸收过大或不均匀力，伸入组织倒凹区，从而提高修复体的固位能力。

3.提高义齿的咀嚼功能

软衬后全口义齿的咀嚼功能有改善。Kayakawa 等对常规义齿和软衬后义齿进行了咀嚼功能的比较，结果证明软衬材料可使患者的肌肉、关节更协调，从而软衬后咀嚼效率增高，最大咬合力加大，咀嚼频率减低，咀嚼时间缩短，咀嚼肌活动趋于减低。

(四)组织调整剂重衬

如果患者原来有旧义齿需重新修复，要认真检查原义齿并了解其使用情况，若由于旧义齿的不合适对口腔黏膜造成了不利影响，出现黏膜压痛、溃疡、变形变位时，在重新修复前有必要用一种特殊软衬材料——组织调整剂进行组织调整，先恢复其口腔黏膜的健康。帮助受压不均变形的黏膜恢复到原来状态，促进黏膜溃疡的愈合，然后再重新开始新的义齿制作。

六、复制义齿技术

(一)复制义齿的介绍

复制义齿就是通过不同的材料对旧义齿进行复制，将复制出的义齿加入新义齿的制作过程中，使新义齿的全部或部分与旧义齿相似或完全相同的义齿制作技术。利用复制义齿技术制作新义齿，可以更多地参考旧义齿的人工牙排列位置及磨光面形态，缩短患者适应新义齿的时间。临床上常可见到，一些多年戴用全口义齿的患者，当更换新义齿时，因为新义齿与旧义齿有较大区别难以适应，而将新义齿弃之不用的情况。尤其老年人，接受新事物的能力差，这种情况更加突出。利用复制义齿技术制作新义齿,将能很好地解决上述问题。

早在 1953 年,已有学者认识到复制义齿的重要性,其后,不同学者设计了很多复制旧义齿的方法。全口义齿复制技术从制作方法上,可以大致分为灌注式和加压式两种。灌注式是在旧义齿远中接上两蜡道后,利用特定容器通过不同的印模材料,复制出旧义齿的阴模,亦可直接在阴模的远中开窗,取出义齿后,再灌入蜡和/或树脂材料,完成义齿的复制。加压式是在各种密封容器中,通过不同材料复制出旧义齿的阴模,取出旧义齿后,在阴模内加入蜡和/或树脂材料,通过加压的方式制作出义齿。

(二)复制义齿的分类

全口义齿复制技术从复制义齿的制成品上,可以分为全复制技术和部分复制技术。全复制技术复制出的义齿与原义齿完全相同。部分复制技术复制出的新义齿只有部分与原义齿相同。不同学者设计的部分复制技术各有不同,在新义齿加入的新元素主要集中在人工牙咬合面的调整和基托组织面的改变。随着旧义齿戴用时间增加,会出现人工牙牙面磨耗,垂直距离下降;牙槽嵴萎缩,义齿组织面与承托组织不贴合。因此,全复制技术较适用于备用义齿、过渡义齿、外科护板,或当义齿因损坏而修理时,需要复制出一副义齿临时应用等情况;而部分复制技术可保留一定的旧义齿信息,但又可以为义齿加入一些新的元素,因此,较适合用于戴用一定时间后的义齿更换。

(三)改良复制义齿技术的特点

有学者结合目前临床常用材料及方法,用改良复制义齿技术,为需要更换旧义齿的患者制作新义齿,他们的制作步骤的特点如下。

1.用藻酸盐印模材料复制旧义齿

由于使用复制义齿技术的目的主要是制作出一副义齿用于确定颌位关系,让技师可以参考旧义齿的人工牙位置进行排牙,参考磨光面形态进行义齿磨光面的制作,并且能用作暂基托取闭口式印模。因此,义齿复制的精度要求不需要很高。此外,在以往的研究中,用于义齿复制的容器较大,需要的复制介质材料的量也是比一般印模相对多的。考虑以上因素,他们选择了价格较便宜,容易获得的藻酸盐印模材料和常规义齿制作装盒时使用的金属型盒来进行,使本方法更容易推广。

藻酸盐材料凝固后置于空气或水中会影响尺寸的稳定性,一般建议在 15 分钟内灌注,但在 100%的湿度下,尺寸变化较小,具有较好的尺寸稳定性。义齿复制步骤中,参照常规装盒的方法,用藻酸盐印模材料将旧义齿埋入型盒,待藻酸盐材料凝固后 5~10 分钟即可开始在人工牙部位灌注红蜡,在基托部位灌注自凝树脂材料,注入自凝树脂材料后便马上关闭型盒,型盒对于内部水分的挥发有一定阻隔作用,到自凝树脂材料完全固化大约需要 20 分钟。因此,使用藻酸盐材料和金属型盒配合,能满足对义齿复制的临床要求。同时,使用红蜡和树脂基托相配合,能充分利用红蜡的易于排牙操作和自凝树脂材料作为暂基托的强度两者配合,使复制出的义齿既有足够的强度又易于操作。

2.利用旧义齿确定颌位关系

戴有旧全口义齿的患者,颌位关系的确定可以参考旧义齿的颌位和人工牙的磨耗程度进行,但是,常规全口义齿制作步骤中,对旧义齿的参考是很有限的。通过复制义齿技术,可以复制出与旧义齿相同的义齿作为工具,直接在旧义齿的𬌗面加上烤软的红蜡、确定新的颌位关系。垂直距离的确定可以根据旧义齿人工牙的磨耗量、息止颌位等进行确定;正中关系也可以直接参考患者旧义齿的正中关系进行确定;对于偏侧咀嚼的患者,可以根据两侧人工牙的磨耗量,习惯性肌力闭合道和息止颌位等进行调整、确定;对于人工牙严重磨耗,下颌代偿性前伸的患者,可在旧义齿人工牙面加上烤软的红蜡片,诱导患者下颌后退,重新确定颌位关系。对于颌位关系确定有困难的患者,可以加用哥特式弓描记法来确定。粭平面、中线位置的确定也可以同步进行。同时,亦可以直接与患者交流,更准确地达到患者对义齿的要求。

3.根据旧义齿位置进行人工牙的排列与基托磨光面形成

全口义齿的人工牙位置和磨光面形态是影响义齿固位和稳定的重要因素。换而言之,全口义齿人工牙的位置如果不在中性区范围内,磨光面形态与周围肌肉组织不协调,不只影响义齿的固位与稳定,还会破坏周围肌肉的平衡状态。在患者戴用一副义齿多年后,若没有明显不适,就说明随着旧义齿戴用时间增加,周围的肌肉、神经调控已经适应义齿,根据旧义齿形态形成了口腔内的中性区。通过义齿复制方法,送到技师手上的就会是蜡牙形成的牙列,技师在排牙时,可以直接参照旧人工牙的位置,刮掉一个牙,排列一个新牙。使排列出的人工牙弓形与旧义齿非常接近。对于垂直距离升高较多的患者,要注意将升高的部分平分在上下颌上,以免平面过高或过低。而且义齿磨光面的制作,由于具有复制自旧义齿的自凝树脂暂基托,形态、角度也会自动形成,为技师节省了大量工作。由于有旧义齿的蜡型做参考,减少了人工牙位置、磨光面形态不符合医师或患者要求而重新制作的机会,人工牙的排列与基托磨光面的外形将会更适合患者。

4.采用闭口式印模

印模的制取方法可以分为解剖式印模和功能性印模。解剖式印模能获得口腔黏膜在非功能状态下的形态。功能性印模是在功能压力下取得的印模,能获得口腔黏膜在功能状态下的形态。解剖式印模法一般是患者在开口状态下由医师操控下获得,容易受医师取印模时手指压力的力度与方向影响;功能性印模一般是在患者闭口状态下取得,能根据患者的咬合力而调整不同区域的压力,使取得的印模可以更接近患者口腔功能下的状态。通过复制义齿技术,可以在临床试牙成功后,采用闭口式印模技术,取得终印模。将终印模直接送技工室装盒,更换基托材料进行热处理。在取闭口式印模前,需要再次确定基托伸展是否合适,对过长的边缘予以调改,过短的边缘用边缘整塑材料加长。选择有高度尺寸稳定性和流动性的加成型硅橡胶材料取闭口式印模,避免了义齿印模材料从门诊送交技工室加工之间出现尺寸改变。由于加成型硅橡胶材料的操作时间较长,使患者有绝对足够的时间进行主动边缘整塑。此外,较高的流动性,避免了在闭口式印模过程中咬合垂直距离不必要的加高,减少患者戴义齿后出现不适的可能。

5.缩短医师椅旁操作时间

义齿的复制步骤可以交由技师或护师进行,对于临床医师来说,要完成的步骤就只有在复制的义齿上,确定新义齿的咬合关系、粭平面高度和中线位置,检查复制效果,试牙,取闭口式印模和戴义齿,可以大大减少临床椅旁操作时间。此外,由于有复制出的义齿,颌位关系的确定有更多的参考因素,出现偏差的机会更少,花费的时间也更少。由于有闭口式印模,义齿组织面与基托在功能状态下可以贴合得更好,减少了戴用新义齿出现不适的机会,由于新义齿与旧义齿非常相像,患者适应快,同时减少了复诊调改的次数,也增加了患者对医师和新义齿的信心。减轻了患者在身体上和精神上的负担。

6.复制义齿的适用范围

引入了颌位关系的重新确定、基托边缘的整塑和闭口式印模等,使义齿复制制作方法适用于旧义齿人工牙已有不同程度磨耗、基托边缘过长或过短的旧义齿、不同的牙槽嵴形态、不同吸收级别的牙槽嵴、与旧义齿基托组织面相比已经出现不同程度的吸收、甚至已出现松软牙槽嵴的情况等。但是新义齿是参考旧义齿制作,因此不适用于不能接受旧义齿,甚至对旧义齿有排斥意向的患者。此外,本方法使用了闭口式印模,而且使用了凝固时间较长的加成型硅橡胶印模材料,因此,不适用于不能保持稳定咬合状态完成闭口式印模的患者,如帕金森病、面肌痉挛等。

(马萌萌)

第四节　单颌全口义齿

上下颌牙列缺失(全口无牙颌)是天然牙列因牙齿缺失导致的最终结果,在其演变过程中,会出现单颌牙列缺失,而其对颌可能为完整的天然牙列或有牙列缺损。单颌全口义齿是指修复单侧(上颌或下颌)牙列缺失的全口义齿,其对颌可能为完整的天然牙列,也可能为采用固定义齿或可摘局部义齿修复的牙列缺损。单颌全口义齿修复的难度要大于全口义齿。

一、单颌全口义齿修复中的问题

与全口义齿比较,单颌全口义齿修复的难点主要表现在以下两个方面。

(一)无牙颌支持组织负荷大

天然牙和无牙颌的负荷能力相差较大,其力耐受值分别为 56.75 kg 和 9.08 kg,两者的比值约为 6∶1。因此,天然牙通过单颌全口义齿作用于无牙颌牙槽嵴的力较大,容易导致压痛和牙槽嵴的过度骨吸收。此外,由于牙列缺失后骨吸收导致无牙颌颌弓与对颌牙弓前后位置和宽度的不协调,常常导致单颌全口义齿的人工牙不能排列在牙槽嵴顶位置,也会增加牙槽嵴的负担。

(二)义齿难取得良好的固位和稳定

单颌全口义齿依靠基托吸附力和大气压力固位,而其对颌的天然牙由牙周膜固定在牙槽骨内,如此相差悬殊的固位条件使得单颌全口义齿更容易脱位。而对于单颌全口义齿来说,更困难的是其很难获得满意的稳定效果。全口义齿的咬合平衡是其获得稳定的重要保证,在制作义齿时可以根据平衡的需要来调整人工牙的排列位置和倾斜角度,而天然牙列不存在平衡,不需要利用平衡来保持牙列的稳定。因此,根据对颌天然牙列的曲线和牙尖斜度来排列单颌全口义齿的人工牙时,难于达到平衡的要求,尤其是当天然牙列存在过长、下垂、倾斜、错位、磨损、深覆𬌗等曲线异常的时候。无牙颌颌弓与对颌牙𬌗位置关系不协调,单颌全口义齿的人工牙不能排列在牙槽嵴顶位置,也会对单颌全口义齿的稳定产生不利的影响。此外由于对颌天然牙列的存在,患者容易保持原有的咀嚼习惯,而不利于单颌全口义齿的稳定和支持组织的健康。

二、单颌全口义齿修复要点

(一)天然牙调𬌗

调磨过高、过锐的牙尖和边缘嵴,改善𬌗曲线和𬌗面形态。需要调磨较多的过长、下垂牙,必要时需先做牙髓失活。低位牙需采取牙体缺损修复方法恢复𬌗曲线。对颌缺牙较多,而余留牙健康情况较差时,可考虑采用覆盖义齿修复,有利于义齿达到平衡𬌗。

（二）根据已有的咬合关系排列人工牙

为了使单颌全口义齿尽可能达到平衡𬌗，在排牙时应注意减小前牙覆𬌗，以利于获得前伸平衡𬌗。后牙尽量排在牙槽嵴顶上，必要时可排反𬌗。可修改后牙𬌗面形态，增大正中自由的范围，获得近似于舌向集中𬌗的效果，以减小侧向力。

（三）减轻咬合力

为了减轻对颌天然牙对无牙颌的咬合负担，可通过以下措施来减小咬合力，同时增强无牙颌组织的支持能力。比如人工牙减径或减数，降低牙尖斜度，义齿基托充分伸展以分散𬌗力，单颌全口义齿基托组织面加软衬等。

（四）增加义齿基托强度

由于单颌全口义齿受力较大，人工牙排列可能偏离牙槽嵴顶，义齿不易稳定，或颌间距离小等问题，导致义齿基托容易折裂。常见义齿中线纵裂。义齿制作时应在树脂基托中增加金属网或使用金属基托来增加基托的抗折强度。由于对颌天然牙硬度大、𬌗力大，义齿人工牙磨耗快。因此，在选择义齿人工牙时最好选用质地较硬、耐磨的硬质树脂牙。

（马萌萌）

第五节　即刻全口义齿

即刻全口义齿是在口内余留天然牙拔除前制作，在拔牙后即刻戴入的全口义齿。即刻全口义齿可以作为过渡性修复（暂时义齿），只在拔牙创愈合期间内短期使用，以后再重新修复；也可以在拔牙创愈合后，经过重衬处理，较长一段时间使用。

一、即刻全口义齿的优点

（1）最主要的优点是可以避免因缺牙而影响患者的面部形态美观、发音和咀嚼功能，不妨碍患者的社交活动和工作。即刻全口义齿尤其适用于演员、教师、公众人物及其他对自身形象要求较高的患者。随着社会的文明进步，要更多地考虑到患者失牙的痛苦，尽可能采用即刻义齿进行过渡修复。

（2）拔牙后立即戴入义齿，可起到压迫止血，有利于血凝块形成，保护伤口免受刺激和感染，减少拔牙后疼痛，促进拔牙创愈合等作用。

（3）利用患者余留天然牙的正中咬合关系，易于取得即刻全口义齿的正确的颌位关系。

（4）即刻义齿在拔牙后支持面部软组织，保持原有的咬合垂直距离、肌肉张力和颞下颌关节状态不变，患者易于适应义齿的使用。

（5）采用即刻义齿修复可参照患者余留牙的形态、大小和颜色选择相近似的人工牙，并可参照天然牙排列的位置和牙弓形态来排列人工牙，使义齿修复后尽可能恢复患者缺牙前的外观。

二、即刻全口义齿的缺点

（1）由于余留天然牙的存在，印模的准确性较差。此外，由于需在石膏模型上刮除余留牙，以及拔牙后牙槽嵴形态变化，使得义齿基托密合性较差。

（2）由于不能进行义齿蜡型试戴，即刻义齿戴入前患者不能准确了解修复后的外观情况。

（3）与常规全口义齿修复相比，即刻全口义齿修复技术较复杂，患者复诊次数和费用增加。

（4）由于在拔牙初期，牙槽嵴变化很大，有可能在等待伤口愈合过程中，需要多次重衬，以满足义齿行使功能的需要。

三、即刻全口义齿的禁忌证

（1）全身健康状况差，不能耐受一次拔除多个牙和长时间治疗的患者。

（2）拔牙禁忌证的患者，如患有牙槽脓肿、牙周脓肿等；口腔内存在其他感染、溃疡、肿物等病变的患者。

（3）对即刻全口义齿修复的治疗过程、费用，以及戴义齿后可能出现的不适等问题不能接受的患者。

四、即刻全口义齿修复治疗步骤

（一）检查与治疗计划

即刻义齿修复前应了解患者全身健康状况、口内牙齿缺失和余留牙状况。如余留牙松动度、牙周袋深度、牙槽骨吸收程度，有无牙槽脓肿和牙周脓肿，余留牙咬合关系，有无咬合干扰和正中偏斜，缺牙区牙槽嵴形态，黏膜状况等。应先治疗严重的感染病灶，去除牙石，调去除咬合干扰。干扰严重的倾斜、移位后牙，常导致正中偏斜，影响颌位关系确定，可考虑先行拔除，待拔牙创初步愈合（3～6周）后，再开始即刻义齿修复。原有可摘局部义齿的患者，如果义齿尚有一定的固位稳定性，可在拔牙前取印模，在旧义齿上加牙及延长基托，做成即刻全口义齿，拔牙后，立刻戴入。

（二）制取印模

由于天然牙的存在，使即刻全口义齿印模的边缘整塑和印模准确性受到一定程度的影响。即刻全口义齿的印模技术有以下3种方式。

1.成品托盘印模

采用成品有牙列托盘，在游离端缺隙处加印模膏取初印模，以此作为个别托盘，再加藻酸盐印模材取得终印模。此法简单，但印模的准确性差。

2.个别托盘印模

先用成品有牙列托盘加藻酸盐印模材取初印模，灌制石膏模型后，用自凝树脂制作覆盖余留牙和缺隙牙槽嵴的个别托盘（见可摘局部义齿个别托盘制作），经过边缘整塑后，用硅橡胶、藻酸盐等终印模材取终印模。

3.联合印模

先用成品有牙列托盘加藻酸盐印模材取初印模，灌制石膏模型后，用自凝树脂制作覆盖缺隙牙槽嵴（包括上腭）的个别托盘，或只空出余留牙的个别托盘。经过边缘整塑，在个别托盘上加终印模材取得牙槽嵴处功能性印模，保持个别托盘在牙槽嵴原位不动，再用成品有牙列托盘加印模材取得包括牙槽嵴和余留牙的完整印模。

（三）颌位关系记录

首先在工作模型上制作暂基托，并在缺牙区基托上放置适当高度的蜡堤，根据余留牙排列位置确定平面和唇侧丰满度。如果患者口内余留牙能够维持正常的咬合垂直距离和正中关系，可将蜡堤烫软后让患者咬合在正中𬌗位,以记录上下颌颌位关系。如果患者口内的余留牙不能维持正常的垂直距离和正中关系,需利用上下堤恢复正确的垂直距离,并确定正中关系位。在记录颌位关系时必须明确上下颌余留牙之间无𬌗干扰和正中偏斜,如果余留后牙𬌗存在干扰,应在取印模前先调或将有𬌗干扰的余留牙先行拔除,以确保记录正确的颌位关系。对于上前牙缺失或排列位置异常的患者,还应在𬌗堤唇面记录中线、口角线和唇高线。

(四)模型修整与排牙

即刻全口义齿修复的特殊之处是在拔牙前取印模和灌制石膏模型,因此,在义齿制作前需要对工作模型进行修整,即将需要拔除的余留牙刮除,并修整牙槽嵴形态。模型修整时,首先将石膏牙在平齐两侧牙龈乳头处削除,然后修整其唇颊侧和舌腭侧斜面,形成圆钝的牙槽嵴形态。上颌牙拔除后拔牙窝唇颊侧组织塌陷相对较多,舌腭侧组织很少塌陷。下颌与此相反,拔牙窝舌侧组织塌陷较多。因此上颌牙的唇颊侧和下颌牙的舌侧应适当多刮除一些石膏。一般情况下,牙龈健康的上颌余留牙唇颊侧可刮除 2～3 mm,舌腭侧不超过 2 mm。牙槽骨吸收较多有牙周袋者,应将牙周袋袋底的位置(牙周袋深度)画在模型石膏牙的唇颊侧,牙槽嵴修整磨除至画线处。

石膏牙削除和牙槽嵴修整可一次全部完成,然后开始排列人工牙。如果需要复制余留牙(特别是余留前牙)的形态和排列位置时,可逐个牙分别进行。先选择或调改好与余留牙大小、形态相同的人工牙,在削除一个石膏牙并进行局部牙槽嵴修整后,将人工牙排列在相同的位置上。人工牙的排列应遵循全口义齿的排牙原则,达到平衡。

(五)完成义齿

根据全口义齿蜡型制作要求完成义齿基托蜡型,经过装盒、装胶、热处理、打磨、抛光等步骤,完成义齿制作。最终完成的义齿在戴入患者口内前应浸泡在消毒溶液内备用。

(六)拔牙与义齿即刻戴入

即刻义齿制作完成后,可进行外科手术拔除余留牙,并同时进行牙槽嵴修整术,去除牙槽嵴上的骨突和明显的组织倒凹。外科手术完成后,将即刻义齿从消毒液中取出,冲洗干净,以免义齿黏附的消毒液刺激伤口,然后将义齿戴入患者口内就位。如果戴入时有压痛或不能就位,可检查并磨改基托进入组织倒凹部位,使义齿能够顺利就位,然后进行初步调。

(七)术后护理

(1)患者在术后 24 小时内不宜漱口和摘下义齿,否则不利于止血和拔牙窝内血凝块的形成。由于术后组织水肿,义齿摘下后重新戴入比较困难,还会刺激伤口引起疼痛。患者在术后 24 小时内应进流质或软食,避免吃较硬、过热的食物。

(2)术后 24 小时后复诊,摘下义齿,了解和检查患者戴用义齿情况,缓冲义齿压痛区,调𬌗。

(3)术后 1 周内,或在肿胀消退前,夜间戴用即刻义齿,以免因伤口夜间肿胀,导致次日早晨义齿就位困难。但患者应在饭后摘下义齿清洗并漱口,以保证拔牙创伤口的清洁。清洗后应马上重新将义齿戴入。术后 1 周拆除缝线后,患者可开始在夜间不戴用义齿。

(八)复诊与基托重衬处理

患者戴即刻义齿后应定期复诊检查,如果出现疼痛或其他不适,应及时复诊处理。随着拔牙创愈合,牙槽嵴骨组织改建和吸收,即刻全口义齿戴用一段时间后,基托组织面可能与牙槽嵴黏膜不密合,影响固位和支持。即刻全口义齿一般需要在初戴后 3 个月至半年内进行基托组织面重衬处理。即刻义齿经过重衬处理后,可以较长期地使用。也可以在牙槽嵴骨组织形态基本稳定后,重新制作全口义齿。

(余 晴)

第十五章

口腔正畸

第一节　现代方丝弓矫治技术

现代方丝弓技术强调个体化的设计和施力,托槽粘结也可做灵活调整,但在矫治的步骤上存在着一些共同的可操作顺序。在所有的正畸矫治病例中,一般而言,可分为拔牙与不拔牙矫治两类,其矫治基本内容是相似的,只是拔牙矫治的病例中增加有关闭拔牙间隙的步骤,现仅以Ⅱ类1分类(伴前牙拥挤),拔除4颗第一前磨牙,需做间隙关闭处置的典型矫治为例,概述方丝弓矫治技术的基本治疗步骤和方法。一般可分为:①预备治疗;②主动治疗(牙移动);③被动治疗(保持)3个分期。为便于理解,以下将其分为5个阶段分述。①第一阶段预备治疗。②第二阶段排齐和整平牙列。③第三阶段调整中线、关闭拔牙间隙和矫治磨牙关系。④第四阶段咬合关系的精细调整。⑤第五阶段保持。

一、第一阶段

第一阶段为预备治疗,其目的不仅是为正式开始方丝弓固定矫治器治疗作好准备,也是充分利用个体生长时机,借用自身的生长力、咬合力、肌力等进行颌骨、牙弓及牙错位畸形的早期调整,确定颌位(正常的CR位),以及减轻后期牙代偿治疗的难度。此阶段可包括:①早期骨性畸形的矫形引导。②去除牙的错位干扰(阻断治疗)及理想颌位(髁头位)的观察。③上、下牙弓形态的协调(扩弓治疗)。④拔牙诊断。⑤支抗预备。

(一)早期功能矫形治疗

对确诊为轻、中度骨性发育畸形且尚有生长潜力的青少年患者,应根据患者的骨性畸形机制,早期设计适合的口外矫形力装置和口内功能及活动矫治器以引导上、下颌骨的协调生长、去除咬合干扰及协调上、下牙弓的发育、调整肌功能的平衡。由于男、女孩生长发育的骨成熟龄一般差异为2年左右。通常,男孩采用口外矫形力的较理想年龄是12～14岁(还应结合身高、手骨片、性征等资料),而女孩患者为10～12岁。应特别强调的是:矫形治疗的时机不可失而复得。对患者而言,每过一天也许就要减少一天有益的生长反应可能性。因此,必须将此作为治疗设计时的第一考虑。

（二）咬合板的运用

对某些有功能𬌗障碍的正畸患者，在固定矫治前可先应用咬合板3～6个月，优点：①有利于正常的𬌗发育和建𬌗：如个别前牙反𬌗、扭转等，采用咬合板上的附簧做预矫治（阻断治疗）后，将为下一步托槽的粘贴及排齐整平牙列等治疗带来事半功倍之效。②简化固定弓丝的弯制：对尖牙唇向低位错位患者，利用平面咬合板上所附的曲簧，预先将错位尖牙一定程度推导入牙弓，可大大降低固定治疗中弓丝弯制调节的难度和减少因整体弓丝力所致的如邻牙旋转、冠倾、往返移动等负面牙移动效应。③正常颌位的确定：平面咬合板戴入后，去除错位牙对正常下颌运动的功能干扰，随髁头在关节窝正中𬌗位的恢复，可正确判断正常的颌位，不仅对功能畸形的诊断，而且对治疗的预后稳定十分有益。

（三）扩弓治疗

很多Ⅱ类口呼吸患者、Ⅱ类下颌后缩患者及Ⅲ类上颌发育不良患者表现出上牙弓狭窄、上、下牙弓宽度不调，常需扩大狭窄的上牙弓，以适应矫治后牙弓前后及咬合关系的调整。常用的扩弓方法有慢速扩大和快速扩大（rapid maxillary expansion，RME）两类，前者可采用带分裂簧的活动扩弓矫治器，每周加力一次；后者多采用带螺旋器的固定扩弓矫治器，每天早晚各加力1/4周（扩大0.4 mm）。从组织改变上看，前者的扩弓是以牙轴的倾斜为主，后者则为腭中缝的扩大。应根据不同患者的牙弓狭窄表现，选择不同的治疗手段，对于轻、中度的牙弓狭窄，扩弓辅弓及四圈簧等常在以后的治疗期中选用。通常腭中缝的快速扩大应在15岁前进行。一般都在拔牙前进行，以提供尽可能多的支抗。

扩大牙弓之后一般需保持3个月，快速扩弓后所需保持的时间更长。尽管如此，扩弓之后总会有一定程度的复发，所以适度的过矫治是必要的。应当明白，由于侧方的界限，企图通过扩展牙弓来获得间隙是非常有限的。

（四）拔牙评估

是否拔牙和应拔除的牙数及牙位问题，在治疗前诊断设计中通过面型分析、模型计测、X线头影测量分析等不难确定（边缘病例除外）。例如，Ⅱ类患者，如果患者前牙过度唇倾、拥挤部位主要表现于前牙区者，一般考虑拔除上下4个第一前磨牙，这有利于面型和牙列畸形的改善，且功能影响较小并可缩短疗程；如果系下颌不足时，也可考虑拔上颌两个第一前磨牙和下颌的两个第二前磨牙，这更有利于磨牙关系的调整；如果系面下不足、下颌后缩，则可先前导下颌达正常关系后，再确定是否拔牙；如果为下颌体/牙槽基骨发育不足，前导改善有限，也可考虑代偿性只拔除上颌两颗前磨牙等。通常，拔牙后1周即可开始固定正畸治疗。此外，对一些仅需最小支抗的前牙拥挤患者，可在拔除第一前磨牙后，暂不上弓丝，随尖牙的向远中"自动漂移"调整，将缩短固定矫治时间。

（五）支抗预备

方丝弓固定矫治器的支抗设计十分重要，这是因为宽翼托槽与方形弓丝间的摩擦力大以及它的牙移动主要方式是整体移动而不是仅需弱力的倾斜移动形式。例如，Ⅱ类错𬌗患者拔牙后，如果支抗控制不好，上颌后牙前移，前牙内收失控，必然造成上牙前突畸形不能矫治而治疗失败。因此，对一个有经验的医师而言，支抗设计是最为重要的问题。前已述及。临床上控制支抗的方法可通过弓丝的弯曲、弓丝粗细的选择、牙间的差动力牵引设计以及腭弓、腭杆、腭托、唇挡、舌弓、口外面弓、J钩等来实现。近年来骨支抗技术越来越广泛地运用于临床，特别是微种植钉支抗的运用，为我们开拓了新的简易有效的口内支抗方法。但在不同年龄期使用中，应充分考虑其牙槽骨质及发育的特点,选择好适应证,才能起到有益的效果。

二、第二阶段

对于大多数牙颌畸形患者而言,就诊的主要目的是希望排齐牙齿。而几乎所有的错𬌗患者,都有多少不同的牙错位、牙列拥挤,以及存在着不同程度的覆𬌗覆盖过度或不足。覆𬌗过大者常系下牙弓的司匹曲线弯曲过大,或上牙弓的补偿曲线不足或反补偿曲线所致。此外,上、下牙弓狭窄、牙量和骨量不调等也是造成牙错位、深覆𬌗、深覆盖、开𬌗的原因。因此,在预备治疗结束后,应首先将牙齿排列整齐并将牙弓𬌗曲线排平。所谓排齐是指改正牙齿的拥挤错位,将牙还位于该牙弓上应有的正常生理位置,其中包括控制切牙牙轴的近远中、唇舌向位置及后牙牙轴的近远中、颊舌向位置,即牙弓长度和宽度的调整及改善牙弓的形态。而整平指将不正常的或病理性代偿的上、下牙弓𬌗曲线变平,即通过前牙的压入或后牙的伸长,或两者共同的作用以改善异常𬌗曲线,解除锁结,打开咬合,使之利于下阶段治疗中牙齿及颌骨的重新定位及颌间咬合关系的调整。

由于在不同的个体间,牙及牙弓的形态有着明显的差异,因而在考虑这期的治疗目标时,还应考虑到个体牙与牙弓形态及大小的变异特征。只有保持及调整好该患者个体正常时的牙位及牙弓形态,才可以获得更稳定的结果。因此,应根据每一个体的具体情况来考虑其牙弓的治疗目标(包括拔牙、不拔牙或拔哪颗牙等),以达到牙的排齐及𬌗曲线的整平。

(一)排齐牙列

前已述及,多托槽固定矫治器中排齐牙齿的机械力源主要是钢丝的弹力。将设计好的个体标准弧形弓丝拴扎在与各牙冠粘连成一体的固定托槽上,借助于弧形弓丝的回弹力及附加一些牵引力,可以达到使错位牙移动入牙弓的目的。通常,大多数错位牙的牙根都比牙冠更接近其正常的位置。这是因为在替牙过程中,牙的错位大多是受到后天病因的影响而使牙冠偏离了正常萌出道的结果。因此,当需要排齐牙齿时,多数情况其根尖位置完全可能是正常的并不需要牙根移动,这就为第一阶段治疗中,通过牙冠的倾斜移动(唇舌或近远中移动)以达到牙齿排齐提供了理论根据。

1.装置的选择

以牙倾斜移动的理论为出发点,在这一阶段治疗中,对矫治装置(弓丝及托槽)的选择应当注意以下几方面的问题。

(1)弓丝的力量:用于第一阶段排齐牙齿治疗的弓丝应选用细而富于弹性的柔性弓丝,采用轻的、持续的力,产生有效的牙倾斜移动。应避免使用强力的弓丝。为利于牙齿沿弓丝滑动调整,对严重错位及扭转牙的牵引矫治,应做松结扎。对偏离牙弓较远错位的牙,第一次结扎不可将弓丝强迫拴入槽沟中。为防止牙受力过大,可采用分次加力逐渐就位的方法。推荐选用被动式自锁托槽、高弹性镍钛细圆丝及弹性结扎线结扎施力。

(2)弓丝的粗细:选择弓丝时,应使弓丝横径小于托槽沟的宽度,以便于弓丝能在托槽中自由地近远中滑动和适当的自由倾斜。在弓丝与托槽沟间至少需要0.002英寸(0.05 mm)的间隙,而0.004英寸(0.10 mm)间隙最为合适。例如,在方丝弓技术中,当使用0.018″槽沟的托槽时,选用的弓丝粗径应为0.016″,而用0.014″最佳。如果用0.022″规格的托槽时,弓丝应选择0.018″直径者最为理想。

(3)弓丝的形态:最好使用圆丝,而不用长方形弓丝。此阶段特别应避免使用与托槽沟径密合一致的方形弓丝。因为此期的主要目的是移动牙冠的位置以达到排齐,而不是控根。市售的一些高弹性方丝弓,如0.17″×0.25″镍钛方丝,虽然在使用说明中述及能在排齐牙齿时使用,但此阶段使用欠妥,因为如果控制不好,它将产生不必要的和不合意的牙根移动及前牙的过度唇倾,导致后牙支抗丧失。但初期排齐牙齿并不是绝对不用方丝,对于不拔牙及前牙整齐的病例,为了更早地获得对切牙倾斜度的控制,也可选用较细的弹性好的方形多股麻花丝或正方形镍钛丝(0.016″×0.016″)作为初始弓丝,以控制冠倾。

(4)托槽的选择:固定矫治器的托槽是将弓丝的矫治力传递到被矫治牙上的主要传力装置,它的不同大小、形态及宽度影响着托槽间的距离。在生物力学及矫治器节中已述及,当增加两承力点之间的距离(跨度)时,其钢丝的强度迅速减小,而弹性增加。因此,对宽的托槽而言,因相对减小了相邻两牙上托槽的间距(承力点间距离),这样将导致弓丝强度加大,而弹性减小,牙齿将承受不利的强力。此外,随着托槽宽度增加将增加弓丝与托槽间的接触面积,从而增加了滑动中的摩擦力而不利于牙移动。由此,仅从牙倾斜移动效果上看,横径小而槽沟宽的托槽最有利于牙的移动,并有利于弓丝发挥柔和的弹力。一般而言,单翼托槽横径窄,因而可提供较大的弓丝活动范围及点接触关系,有利于牙的倾斜移动。而双翼或三翼托槽横径较宽,需要通过弓丝性能的改良、弓丝粗细的选择,以及通过托槽间弓丝的曲增加弓丝在托槽间的长度等途径,以获得轻的持续矫治力。虽然常用双翼方丝弓托槽较宽,摩擦力增大,但其优点是对牙扭转的改正以及控制牙的整体移动十分有效。

目前,用于初期排齐牙齿的弓丝种类较多,如粗细不同的不锈钢丝、多股细丝、钛-镍合金丝、β-钛丝(TMA)、钴铬合金丝、复合弓丝及光纤丝等。而常用的托槽类型主要以0.022″规格及0.018″规格槽沟为主。

2.常用排齐牙齿的方法

(1)用高弹性弧形弓丝排齐:现代方丝弓技术对牙列的排齐,主要通过唇侧弧形弓丝的回弹力实现。排齐过程中牙的移动主要是唇舌向,近远中的倾斜移动和改扭转,要求所产生的矫治力应柔和而持久。所以:①多首选弹性力大而刚度小的细圆丝弓,主要有成品钛镍合金丝弓、光纤玻璃丝弓和辫状细丝弓等,以提供柔和持久的作用力。②弧弓形态应与患者个体牙弓形态及颜面形态相近似,以利于逐渐达成稳定的个体牉。③矫治加力:应由弱至强,逐渐增加。

临床中,当用弧形弓丝排齐拥挤牙列时,弹性弓丝的应力为向外扩张作用,由于旋转中心在根方,易导致前牙冠唇/颊向倾斜。对一些病例,会造成后期治疗调整的往返运动,对牙周不利,并加重第二阶段后牙支抗的负担。为防止排齐过程切牙过度唇倾失控及往返移动,为有利于拥挤切牙的调整,在采用细圆丝排齐牙列时,可考虑做"尖牙向后结扎",及设计末端后锁弯。①在尖牙托槽与磨牙颊面管间作"8"字结扎牵引;②将弓丝末端在颊面管远中处作末端回弯(镍钛丝末端需经退火处理后才能回弯),在引导尖牙远中移动的同时,控制前牙的唇向移动。这样后牙在排齐过程中虽然可能会有少量的前移,但减轻了第二阶段的支抗负担(图15-1)。

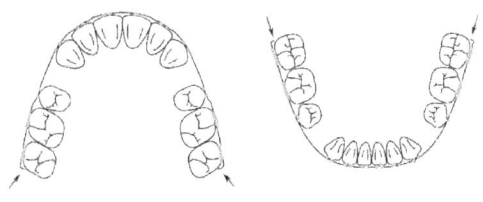

图15-1 末端后锁弯

(2)用不锈钢丝弧弓排齐:如果采用刚度较硬的不锈钢丝作为此期治疗的弓丝,为获得牙间柔和的力值,可通过选用较细的弓丝及在弓丝上形成多曲来增大其弹性(图 15-2)。常用的弓丝曲有垂直开大曲、水平曲、T 形曲等。垂直曲适于水平及近远中方向的力调整。而水平曲及 T 形曲更兼有垂直向调整(适用于将高位牙/低位牙排入牙弓)的功能,但弯制更难。不锈钢丝的优点是价廉、易弯制成形,由于刚度更好,可用做拔牙后牙弓长度的维持、咬合打开、颌间牵引、局部开展间隙等,而且对弓形的保持、牙弓上局部牙的调整移动及支抗后牙的控制较好。所以,有的医师一开始就偏向于选用不锈钢丝弯制垂直开大曲排齐牙列。但不足之处为弓丝弯制较为费时,患者异物感较重,常刺激黏膜。

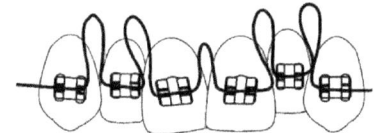

图 15-2　用带垂直开大曲的不锈钢弓丝排齐前牙

对错位严重的牙,弓丝不必一次入槽,可先用弹力线或拴扎丝定向牵引,然后逐步拴入托槽沟中。

同样,在使用不锈钢丝弧弓排齐时,为防止切牙过度唇倾失控及往返移动,在弧弓末端常设计颊面管前的 Ω 阻挡曲,并通过在 Ω 曲与颊面管间用细丝紧结扎,控制前牙的唇向移动并维持弓形及牙弓长度。

(3)尖牙牵张减压:多数前牙拥挤都表现出尖牙近中倾斜或低位,可通过先牵引尖牙向远中,即"牵张减压"的方法来排齐前牙。可设计整体牙弓、后牙片段弓或上、下颌对应牙弓作支抗,向远中牵引尖牙,或在尖牙间置螺旋簧施力。一旦尖牙向远中移动,前牙大多会自动松解排齐。

向远中牵引尖牙,并不都要在整体镍钛丝、不锈钢等全弓丝上使用"尖牙向后结扎"的方法,对一些切牙拥挤严重、牙松动、牙重叠甚至不能黏结托槽的病例,完全可考虑采用后牙片段弓+横腭弓作为支抗,先牵尖牙向远中"减压",待前牙拥挤及牙弓形态自动调整改善后,再上全弓继续下一步治疗。对一些支抗要求不高的病例,甚至也可在拔牙后暂不粘托槽,让前牙(多用于下切牙)在唇、舌肌等的作用下促其一定程度的自动"漂移",待其调整(一般 3~6 个月)到一定程度后再行进一步矫治。

远中移动尖牙的方法,临床中最常用的有以下五种,原则上一定要选用较硬的主弓丝并注意加强后牙支抗的维持。①开大螺旋弹簧:用牙间开大螺旋弹簧推尖牙向远中。螺旋簧常设计为整体放置于两尖牙之间,或分段放置于中切牙与尖牙之间。如果采用后者,则应将中切牙作连续结扎,以防止中切牙外翻。弹簧长度以尖牙到位后切牙能排齐为度。将弹簧压缩后放置于需开拓的间隙之间固定,利用弹簧复原的力量持续推尖牙向远中移动。由于此方法力量柔和,有一定限度,并对后牙的作用力小,常可选作最大支抗的设计中应用。②颌内牵引:拔除第一前磨牙后,以后牙为支抗,采用橡皮圈、关闭螺簧、开大螺簧或关闭曲辅弓等进行颌内牵引也是一种常用于移动尖牙向远中的方法。为了控制后牙前移,此时常需在后牙增加支抗设计,如将带环作在第二磨牙上及采用横腭杆、唇挡等。同时应在主弓丝的磨牙颊面管前设计 Ω 曲及后倾弯,以维持牙弓长度及防止磨牙前移。为利于尖牙远中移动,尖牙应做松结扎,尖牙的牵引钩,可用较粗的结扎丝作成小钩直接结扎于尖牙上,也可在尖牙前穿入活动式小钩。通常牵引力的大小应<100 g。颌内牵引的方法在需中等支抗的病例中应用较为理想。③片段弓:临床中对一些允许后牙部分前移

的病例,也可用局部片段弓移动尖牙向远中。片段弓多用方丝弯制。常用的片段弓设计有 Burstone 的片段弓加预成鞭形弹簧或 T 形曲牵引、Gjessing 的钻石曲设计、关闭曲辅弓及片段方丝弓关闭曲等。使用 Burstone 局部弓时,由于附加的鞭形弹簧已考虑了预应力的释放,故不必多次加力。而后两种片段弓设计,常需每次牵引片段弓向远中移动,以使关闭簧力能持续作用于尖牙上。为此,可采用在颊面管远中抽拉加力末端后锁弯的方法,或拴扎加力的方法,即在颊面管前方,距颊面管一定距离(以使能后移)设计牵引曲或焊拉钩,通过每次收紧牵引钩与颊面管间的拴扎丝,赋予关闭曲簧应力,或牵引其末端弯曲的方法,促使其尖牙远中移动。④弓丝曲加牵引:对尖牙轻度唇向低位的病例,主弓丝放入尖牙托槽将十分困难,可在尖牙近中设计水平垂直曲,缓解弓丝对尖牙的过大压力,同时辅以远中橡皮牵引或关闭曲牵引,逐渐让尖牙向远中就位。而对尖牙低𬌗错位较严重的病例,则不必立即在尖牙上放置弓丝,而应在弓丝尖牙区形成𬌗向的阶梯曲避开尖牙(但弓丝不应接触下牙咬合)。此时,主弓丝用于固位,先用橡皮牵引方法移尖牙向远中及向𬌗方,待尖牙移至适当位置后,冉换镍钛弓丝直接拴入尖牙托槽中,继续做牵引移动,最后达到尖牙到位的目的。⑤J 钩:用口外支抗将 J 钩直接挂于尖牙托槽近中弓丝上,或挂在尖牙前滑动牵引钩上,使用较轻的口外力,做水平牵引,也可达到远中移动尖牙的效果。此方法多用于需最大支抗设计的病例。

3.扭转牙的矫治

对于扭转牙齿,方丝弓技术强调在治疗早期开拓间隙进行预备治疗及后期做适度的过矫治,因为:①扭转的存在使弓丝不能完全入槽,不能实现对牙位的精确控制。②扭转的存在使得间隙难以准确关闭,影响建立良好的磨牙关系。③早期矫治扭转和适度地过矫治有利于稳定。

间隙充足是扭转牙排齐入牙弓的先决条件。通常,前牙的改扭转需要间隙,而后牙扭转改正后可获得间隙,只有当牙齿上开拓出足够间隙后,错位及扭转牙才能顺利矫治入牙弓正常位置,因此,局部开展出足够的间隙,应是错位及扭转牙改正的先决条件。

矫治牙齿的扭转可以用以下方法。

(1)利用托槽翼结扎施力:方丝托槽多设计为双翼,横径较宽,因而最有利于扭转的改正。也可选用带侧翼的托槽(Lewis、Alexander 托槽等)。轻微的扭转可以直接结扎弓丝入槽,较严重的可以用加旋转垫辅助矫治。

(2)利用弓丝曲力:在弓丝上弯制曲,如水平方向的刺刀样曲、垂直曲,然后用弹力线(橡胶圈)结扎施力。

(3)利用辅助弹簧:可选用一些辅助弹簧,如改旋转簧、T 形簧、镍钛高弹辅丝等插入托槽孔改正扭转牙。此时主弓丝应为硬丝,以维持弓形。

(4)利用交互牵引:在扭转牙舌侧粘舌钮(button)、拉钩(hook)、附环及附夹等,通过相对的牵引形成力偶来转正牙齿。严重扭转的牙应制作个别带环固位,应注意此牵引必须在较粗的硬不锈钢主弓丝(0.016″以上)上进行,一般应在扭转牙的近远中邻牙部位弯制阻挡曲,以防止牙弓的变形和维持所需间隙。牵引时力量应轻柔适度,以牙不松动为佳。如果有松动,应检查有无咬合创伤并及时进行调磨、升高咬合等处置。对扭转牙的矫治,有经验的医师多提倡"过矫治",并应在后期"延长保持期时间"以防复发。

(二)整平𬌗曲线

前牙深覆𬌗、深覆盖及过陡的纵𬌗曲线是Ⅱ类错𬌗的常规表现。整平牙弓𬌗曲线的目的是:①去除治疗中的咬合障碍。②改善及矫治垂直向的错𬌗畸形。③为方丝顺利入槽,调整颌间咬合关系创造条件。殆曲线异常的矫治常需要贯穿整个治疗过程,是方丝弓矫治技术中难度较大的问题。以下仅以Ⅱ类深覆殆患者牙弓异常殆曲线的改正,讨论整平问题。

牙弓整平的原则:①不同的畸形机制、不同的生长型及发育阶段应采取不同的方法。②在压低前牙时要使用持续的轻力,应在骨松质界限内,应防止前牙冠过度唇倾,避免根尖更靠近舌侧骨板而使压入受阻。③严重深覆殆的整平应贯穿矫治过程的始终。④一般而言,整平应在牙齿排齐后进行,以利于弓丝入槽施力。

整平的方法:需要根据其机制及患者生长发育的阶段而定。对于前段牙-牙槽过长,下颌平面角较大而生长发育已基本停止的深覆殆患者,整平应以压低前牙为主;而对于后段牙-牙槽过低造成或下颌平面角较小的深覆殆病例,则要用升高后牙的方法。甚至有时采用下切牙微唇倾代偿的方法。因此,在深覆殆病例的"整平"治疗中,正确判断深覆殆机制及口唇形貌改善的需要,才能选择不同的治疗方法,即采用将切牙压入,还是让后牙伸长,或者两者同时进行的方法以达到矫治目标。

1.通过后牙伸长(切牙相对压入)整平牙弓曲线的方法

(1)摇椅弓:对大多数患者来讲,要使后牙伸长,最常用的方法是在上颌弓丝上形成一个过度弯曲的补偿曲线,而将下颌弓丝形成反向的 Spee 曲线。由于牙的垂直移动需要一定的力,因而所用的弓丝应有一定的硬度,才能达到后牙伸长改正殆曲线的目的。而弓丝的硬度又与弓丝的直径有关,并涉及托槽类型。

对 edgewise 技术而言,如果用 0.018″规格托槽,最初应选 0.014″镍钛丝或 0.014″带曲不锈钢丝,首先进行牙齿的排齐,此时为了同时进行牙弓殆曲线的平整,可将上述弓丝的上殆弓丝形成过大的补偿曲线,下颌弓丝弯曲成反向的 Spee 曲形(又称摇椅形弓),拴入牙弓。第二步再换用 0.016″硬不锈钢丝,作成同样的弧形拴入牙弓。通常,当硬不锈钢丝拴入后才能满意地完成牙弓殆曲线的平整。

如果选用 0.022″规格的 edgewise 托槽,可首选 0.0175″双股细丝或 0.016″镍钛合金丝先进行牙齿的初步排齐,继而再用 0.016″的硬不锈钢丝作成反向或过度的弯曲,拴入托槽沟内改善牙弓曲线,最后再用 0.018″的硬不锈钢丝完成牙弓殆曲线的基本排平。临床上,0.018″的弓丝基本上都能达到殆曲线最后基本平整的目标。很少再需要 0.020″的弓丝。

(2)颌间牵引:对一些非拔牙治疗的患者,有时可选择较粗硬的弓丝(但因粗的弓丝常难以放入 0.018″规格的槽沟内,因此最好选用 0.022″规格的托槽)。此外,可在切牙区加一个殆平面板,后牙区采用颌间垂直牵引或Ⅲ类(使下磨牙增长)、Ⅱ类(使上磨牙增长)颌间牵引的方法。也可考虑采用口外弓低位牵引的方法,以达到升高上颌后牙的目的。但应特别注意,临床升高后牙的方法,在长面型或下颌平面角大的病例中应慎用,以避免造成面型更长的不良后果。

2.通过压入切牙平整牙弓曲线的方法

(1)连续长臂弓:用连续长臂弓绕开侧方牙(包括前磨牙及尖牙)直接压低切牙,此方法对恒牙列早期中,仍有生长潜力,特别是青春发育高峰期前患者的切牙压入最有效。弓丝作用的机械原理是磨牙竖直,磨牙远中倾斜,同时,将切牙压入。最常用的有 2×4 技术及 Ricketts 设计的桥形多用途唇弓。在 edgewise 技术中,由 Ricketts 设计的桥形多用途唇弓是一种长臂弓,多采用细的正方形丝,做成桥形弯曲,绕开侧方牙列,在磨牙与侧切牙间,通过颊面管前弓丝的后倾弯,直接作用于切牙使咬合打开。同时,在方丝的切牙区做轻微的冠舌向转矩,使切牙根向唇侧转矩移动,则可防止切牙在压入时的唇向倾斜。此外,该弓丝还可设计通过向远中收紧弓丝的末端牵引切牙向舌侧等,具有多种作用。国内常将其称为"多用弓"。

应当注意:长臂弓对切牙的压入力量,一定要保持轻的持续力。为此,弓丝直径的选择,不应粗于 0.016″。Ricketts 推荐使用的弓丝系一种较柔软的 0.016″×0.016″钴铬合金正方形丝。该丝极易弯曲成形,成形后稍经加热处理即变硬。这种丝可以防止磨牙受到过大的力量,同时也可在切牙部做转矩弯曲。此外,加力时可不必拆下弓丝,直接用长鼻钳或日月钳在弓丝上加力即可。

长臂弓在使用中也存在两大缺点:①后部支抗力只作用于第一磨牙,此时磨牙伸出力约为切牙压入力的 4 倍,常可导致磨牙伸长及远中倾斜,这对短面型病例(肌张力强)及对尚有生长潜力的年轻个体并无大的问题,但对生长已停滞,下颌平面角大的平均面型或长面型患者,磨牙伸长后随之而来的下颌下后旋转,对矫治后面型的美学效果是很不利的。此外,磨牙一旦后倾也将减小切牙的压入力量。因此,为抵抗弓丝对磨牙的反作用力,临床上常应采用一些加强磨牙支抗的辅助方法,例如,在上磨牙上附加口外弓作高位牵引(high-pull),将第二前磨牙和第一、第二磨牙分段用局部方丝连续结扎在一起,增加第一磨牙支抗的稳定性,以及在上颌腭部设计腭杠、腭托等。②长臂弓设计均对切牙产生唇向倾斜力量(即使采用桥形多用弓在切牙段设计了转矩,也难完全避免),特别是对于一些需拔牙矫治上切牙前突的病例,这种唇倾力不仅对向后关闭拔牙间隙不利,而且切牙的唇倾移动改变弓丝的力点,将对磨牙产生更大的不利支抗力,造成磨牙前移,导致拔牙间隙丧失、矫治失败,为了有效地控制前牙唇倾,目前临床上还常采用下述辅弓设计的方法,以减小导致切牙唇倾的分力。

(2)辅弓法:局部弓加辅弓法,为了控制切牙的力点及稳定后部支抗,Cetlin 设计了一种双弓丝,即在切牙段用 0.018″×0.025″的不锈钢方丝作成阶梯形避开侧切牙,仅固定于中切牙上,并在局部丝两端约在侧切牙远中位置形成小圈。此为前牙区的片段弓。同时用另一根 0.018″的整体不锈钢圆丝形成过度弯曲的弧形放入颊面管内,使弓丝前份达龈黏膜转折部,然后将该丝压下,与片段弓的小圈拴扎,由于片段弓的小圈位于上颌中切牙阻力中心后方,将会产生一定的负转矩,故在压入切牙的同时,对矫治唇向倾斜的中切牙有一定的转矩效果。

此外,Burstone 设计了一种局部弓加辅弓的方法,以达到有效的切牙压入移动并避免切牙的唇向倾斜,此方法需要在第一磨牙颊面管龈方增加一个辅助方颊面管,首先根据需要在已排齐的后牙(包括第二前磨牙、第一磨牙及第二磨牙)托槽沟内放入一段与槽沟尺寸相同的方丝,将后段牙齿连成一稳定的整体并连续结扎紧。同时,用 0.9 mm 直径不锈钢丝弯制成腭弓或舌弓,连接左、右后段牙弓,进一步稳定了后牙弓,以抵抗不合适的设计及其不良移动。

为了压入切牙,Burstone 建议使用设计有圈簧的 0.018″×0.025″不锈钢方丝或 0.019″×0.025″β-钛丝(TMA)制作辅弓。辅弓的后端放入第一磨牙上的辅助方颊面管内,并调节辅弓角度,使其能对切牙产生轻力(约每颗牙 0.15 N),然后将辅弓前段牵至切牙托槽龈侧位置(不进入托槽沟),与切牙间的局部弓丝直接结扎拴连。采用此种局部弓的设计,后牙区局部弓及舌弓获得的磨牙区支持力,即磨牙的伸出及后倾力与切牙的压入力量可基本平衡,并且对切牙将产生一个舌向力矩,以对抗其唇倾。

整体弧弓加辅弓法:在实践中另一种常用的方法:在前述加大弓丝弧曲的全弓丝拴入打开咬合的基础上仿 Burstone 的设计,也增加一根用 0.018″硬不锈钢丝弯制的辅弓,将辅弓后段插入磨牙颊面管龈方的辅弓管中,形成适度的后倾弯(以前臂达龈黏膜转折沟为度),压下辅弓前段,在切牙间及尖牙远中部与主弓丝拴扎(注意,不是拴扎入托槽中而是拴扎于托槽翼龈侧),这样既可加大主弓丝前部的压入力量,达到打开咬合的目的,又可一定程度防止切牙唇倾。使用此型辅弓时,由于辅弓后段力量主要作用于第一磨牙,故应同样常规考虑加强磨牙支抗设计以保持磨牙的稳定。

活动式辅弓:该法系在主弓丝打开咬合的基础上所设计的一种可摘式辅弓装置。辅弓可由患者自己戴用,在进食或清洁时卸下。其制作方法:选用直径为 1.0 mm、长约 30 cm 的不锈钢丝,首先按患者上颌牙弓形态弯制成相应弧形弓,然后在其两侧第一磨牙远中位置(约距中点 5 cm)向下各形成颈间垂直方向的弹簧圈,将弹簧圈游离端反折向前,再沿下颌牙弓弯成相应下弧形弓。为了使辅弓能固位并施力于切牙部,在辅弓的上弓丝段相当于双侧中切牙与侧切牙间位置,用铜丝(直径 0.8~0.9 mm)各焊一小钩,钩端先指向牙面再向上弯曲,以便插入就位于上颌主弓丝上。在辅弓下部游离末端约在两侧下中切牙与侧切牙间部位,各向牙面方向弯曲形成挂钩。通过调节双侧弹簧圈的臂角,可控制力的大小。使用时,将辅弓上弓丝段的小铜钩插入上颌中切牙与侧切牙间主弓丝上,然后再将辅弓双侧下段的挂钩压挂于下颌侧切牙近中的主弓丝上,即可起到同时压低上颌及下颌切牙的作用。该辅弓取摘方便,容易清洗,缺点是不易控制平衡且对颊黏膜有一定刺激。

(3)水平曲或阶梯曲压低切牙:对一些上颌反补偿曲线或下颌 Spee 曲线过大的病例,为达到持续轻力压低切牙的目的,可在双侧尖牙近中(伴拥挤时)或远中(需同时压低尖牙时)设计水平曲,常用弓丝为0.014″或 0.016″直径的硬不锈钢丝。在进行水平曲弯制时,应注意使水平曲方向朝向远中,才能发挥有效的压入效果。此外,也可设计切牙区的阶梯形弯曲或靴形弯曲压低切牙,但阶梯不宜过大,以 1~2 mm 为度。此法也适用于个别后牙垂直向位置的调整及后期咬合打开的过度矫治。

(4)口外弓(J 钩):利用口外牵引力辅助压低切牙,可以既不影响后牙支抗,又能将切牙压入。其方法是使用 J 钩装置。J 钩可以用直径为 1.2 mm 的不锈钢圆丝自行弯制,也有市售成品。其用途较多,如牵引尖牙、前牙、牙弓、颌骨向远中等。在用于压低切牙时,将其末端钩挂于切牙段弓丝上(一般放在尖牙近中钩前或侧切牙近中),利用头帽高位牵引(上切牙压入)或颈带低位牵引(下切牙压入),可以产生切牙压入的效果。在使用 J 钩中应注意的是力的方向和大小,以避免不必要的牙移动和创伤。

3.牙弓形态的调整

不同患者的牙弓有可能是尖形、方形、狭窄、不对称等,由于长期代偿性适应,特别是成年人,上、下牙弓形态可在错位的形态上形成磨耗及咬合平衡。因此,为了达到下一阶段牙弓矢状关系的调整,必须为重新建立正常的、协调的牙弓形态作好准备。但临床操作上,牙弓形态的调整治疗一般不需专门进行,除前述严重上颌狭窄病例在第一阶段治疗中使用扩弓装置外,通常只需在排齐牙齿及排平牙弓殆曲线的治疗中进行,每次均严格注意上下弓丝形态个体标准化及上、下牙弓协调就行,借助弓丝的弹性回复力,可逐步达到上、下牙弓形态调整。

4.排齐、整平过程中的几个临床问题

(1)复诊处置:固定装置戴入后,一般应观察 1 周,复诊时注意检查有无弓丝滑动及末端刺伤,结扎丝或弓丝对黏膜割伤、溃疡、过敏等,并及时对因处置或采用保护蜡、胶导管等;应注意了解有无牙疼痛、牙松动、牙倾斜伸长等,及时给予托槽位置、弓丝力量的调整;应注意口腔卫生,检查刷牙方法、牙龈健康;应督促患者遵医嘱复诊,一般每月一次;对托槽难就位患者,必要可辅以咬合垫,或先避开咬合异位黏结,而通过弓丝形成阶梯调整,或延后黏结。

(2)埋伏阻生牙:排齐整平治疗中最常见到的埋伏阻生牙是尖牙和中切牙。对于阻生的牙齿,首先由 X 线片或 CT 确定位置和萌长方向。能牵引助萌者,应首先开拓出足够的间隙后,才进行翻瓣暴露。一般应在排齐整平后才进行,并应十分注意加强主弓丝的固位力及设计阻挡曲维持间隙,尽量减小牵引中邻牙的受力变位。通常,对唇侧埋伏阻生前牙采用翻瓣隧道式牵引比直接切开暴露牙冠的牵引对附着龈的保持更有利。若埋伏阻生牙有局部粘连,牵引效果不佳,则必须在局部轻轻松解后才能牵引到位。

(3)上中切牙间隙:中切牙间隙多由多生牙或唇系带粗壮、附丽过高引起。多生牙一般应尽早拔除。基于上唇系带可随牙槽生长而向上提升退移,过早进行上唇系带修整,术后其瘢痕反而阻碍上中切牙闭合,故唇系带异常者,应先在牙弓排齐整平关闭中缝后,或矫治开始时,行唇系带切除术并切断中缝处的纤维,立即矫治,以免复发。

(4)后牙正锁𬌗:单个磨牙锁𬌗,一般应在排齐整平前尽早矫治,并且应注意去除阻碍锁𬌗牙回位的阻力。常用方法为拔去阻碍的邻牙(如阻生第三磨牙),以及先使锁𬌗牙脱离锁结。然后,在上、下颌锁𬌗牙间进行交互牵引(根据情况可同时辅以Ⅱ、Ⅲ类牵引)。为此,成人患者常需同时用𬌗垫或平面导板抬高咬合,使锁𬌗牙在矫治过程中脱离接触(也可在磨牙𬌗面加塑增高)。青少年患者一般可不用𬌗垫或平导;多数后牙锁𬌗,可在扩/缩牙弓的同时,采用单个逐一移动锁𬌗牙,或辅以"骨皮质切开术"的方法解决。此外,锁𬌗牙矫治过程中,常应用弓丝或种植钉压低接触牙,使脱离接触,也可适当调磨未磨耗的功能尖,但应注意最后的调𬌗,一般应在牙列基本矫治后时再考虑,以免牙尖过多的调磨而有损功能。

综上可见,排齐牙齿,改善牙弓形态,使咬合曲线平直是本阶段的治疗目的。牙排齐整平后,每个牙冠都基本上位于牙弓内的正确位置,托槽沟基本平行,咬合平面基本平整无颌间移动干扰,此时,即可将 4 个上切牙及 4 个下切牙,分别用结扎丝"8"字连续法扎紧,进入下一矫治阶段。但不同的病例,牙颌畸形的程度有很大差异,对一些患者仅需单一的最初弓丝就能达到排齐和排平,甚至达到满意的治疗目的而结束治疗。而对另一些病例,仅排齐牙齿就需要数月时间,而排平牙弓𬌗曲线还需要更长的时间。但作为治疗的原则,重要的是一定要达到牙齿基本排齐及𬌗曲线基本整平后,才能转入下一阶段治疗。

三、第三阶段

当治疗第三阶段开始时,牙齿已经排列整齐,牙弓上过大或反向的𬌗曲线也得到基本矫治。此时治疗的目的,是矫治磨牙的咬合关系及前牙的中线关系,并在调整前、后牙关系的同时,关闭牙弓上的间隙(剩余间隙或拔牙间隙),并使软组织侧貌得到改善。这一阶段的关键是通过正确的支抗设计,控制牙齿前、后、左、右的牙移动的比例及牙移动后的最佳位置。

就支抗控制而分,临床上可采用一步法或两步法。①一步法:前牙(含切牙及尖牙)排齐后,整体后移,一步到位关闭剩余间隙。②二步法:先移动尖牙向远中到位后,再整体后移切牙,二步到位关闭剩余间隙。

就移动技术而分,可根据患者的条件,采用滑动法或关闭曲法。①滑动法:利用弓丝在托槽间的滑动(减轻摩擦力),用橡胶圈弹性力牵引关闭间隙。②关闭曲法:利用弓丝与托槽紧结扎(增大摩擦力),用弓丝垂直关闭曲的回弹力,关闭间隙。

(一)中线的矫治

中线的矫治是正畸治疗中较普遍的问题。因为这将涉及颜面的美学效果,并影响牙列咬合关系的稳定。中线关系的矫治时机应抓紧在治疗一开始即进行,在排齐牙列时,就应充分考虑中线的矫治。因为此时将中线矫治比较容易,特别是对称拔牙的病例,由于前牙列两侧均有间隙,可以利用这些间隙进行调整,如果拖延至拔牙间隙已经关闭,再矫治中线就十分困难了。

造成中线偏移的原因可以是牙性的,如替牙障碍、失牙、牙弓差异、咀嚼习惯,以及第一期排齐牙齿过程中用力不均衡等,也可以是骨性的,由于发育障碍、外伤等所致。对于骨性中线不正的病例,采用正畸方法治疗是有限的,常常需要配合外科正畸进行矫治。

在方丝弓矫治技术中,中线的改正多采用滑动法技术,除可以采用交叉橡皮圈牵引方法外,也可采用以下方法。

1.颌内非对称力法

对上颌中线的矫治,是正畸中特别重要的问题,这是因为上颌中线比下颌对美容的影响更明显。此时,可在增加上颌后牙支抗的基础上,在牙弓左右侧施以不同的力量,一侧用向前的推力(如用打开曲或开大螺簧等),另一侧用向后的拉力(关闭曲、关闭螺簧、橡皮牵引等),控制前牙的左右滑动,以调整中线关系。

2.颌间非平衡力牵引法

用不平衡的Ⅱ类或Ⅲ类力牵引,以调整中线关系,通常是在双侧牵引的同时,在单侧施以更大的力,这比仅在一侧进行牵引而另一侧不牵引的效果更好。但如果是一侧后牙已完全矫治,而另一侧还有间隙未矫治的病例,则完全可以采用单侧的橡皮牵引方法,但正常侧一般应有颌间垂直牵引固位。

3.单颌固定牵引法

对上颌中线正常,下颌中线不正的患者,可以在上颌用较粗的方丝弓紧结扎固定牙弓,下颌则选用较细的圆丝弓(以利于牙滑动),然后采用适当的颌间斜行牵引,通过下前牙的单侧滑动,改正下中线。

4.颌弓形态调整法

很多下颌中线不正的病例系因为牙弓形态不对称,单侧狭窄或侧方牙的倾斜所致。此时,应根据颌弓的形态,及时调整相应部位的弓丝,如系狭窄,则将该区弓丝微扩张,利用弓丝的弹力逐渐恢复其牙弓的正常形态,从而达到上、下牙弓协调、对称。对一些较严重的病例如单侧锁𬌗,必要时还应以上、下颌间交互支抗做唇舌向交叉牵引,以改正之。当颌弓形态协调后,通常中线也随之矫治。临床上,中线的矫治,常常不是一次即成。在临床中重要的是应随时注意中线的情况,在第二阶段排齐前牙的同时,及时调整中线关系,为第三期的治疗可以减少许多麻烦。

(二)关闭拔牙间隙

关闭拔牙间隙,实际上从治疗的第一阶段排齐牙齿时就开始进行。第二、三阶段切牙中线的矫治过程,事实上也是关闭间隙的牙移动过程。因此,要获得最终合意的间隙关闭结果,从治疗一开始就应在切牙及中线关系的改正中,控制拔牙间隙两侧牙的相对移动量,要做到此点关键是支抗的设计。

Stoner 根据拔牙后允许后牙前移的量,将支抗分为 3 类,即最小支抗、中度支抗及最大支抗。在方丝弓矫治技术中,临床常用的支抗方法及弓丝设计如下。

1.最小支抗的间隙关闭方法

最小支抗要求在间隙的关闭中允许后牙前移量超过间隙的 1/2 以上,即磨牙的前移量可超过前牙的后退量。由于临床中,更多的情况是控制后牙的前移,因而要实现允许后牙较多前移的最小支抗比较容易。一般仅在弓丝拔牙隙段上做一些简单的"∧"形弯曲等设计,以控制磨牙做整体移动即可。但是要控制切牙的最小量后退,如临床上切牙冠舌倾的病例却比较复杂。

在方丝弓矫治技术中,控制前牙最小量后移的方法一般有以下五种。

(1)尽可能将更多的侧方牙归并入牙弓前段支抗中连成一个整体,以增大前牙区的支抗牙单位量。为此,常根据情况尽可能拔除牙弓后份的牙,如第二前磨牙、第一磨牙,使拔牙间隙后移,从而为增大牙弓前段支抗单位创造有利的条件。

(2)选择与槽沟尺寸相当的方丝,并在方丝弓的切牙段形成冠唇向转矩,使其保持切牙冠的唇倾斜位,同时将后段方丝用砂纸磨圆、细,这样,在牵引切牙竖直的过程中,增加了前牙的稳定性,并且减小了后牙弓丝与槽沟间的摩擦力,从而为后牙更大相对前移创造了条件。

(3)逐一移动法,即以前方牙列为整体支抗,每次单一移动一颗后牙向前,例如,拔除第一前磨牙后,将 6 颗前牙连接在一起,先单独移动第二前磨牙,继而将到位的前磨牙与前牙连接在一起,以 8 颗牙为支抗单位,再单独移动第一磨牙等。

(4)制动辅弓:在前牙区设计辅弓拴扎固定,加强前牙转矩力,以控制前牙冠舌倾或后移。

(5)使用口外力,如采用面框,并设计前牵引钩,牵引移动后牙向前,从而能获得尽可能不影响前牙位置的后牙向前移动。此法多用于一些先天性失牙或非正畸拔牙的病例,但此种方法,需戴用面框,而且应尽可能全天戴用,同时对牵引力的要求也较严格,因而在学龄少年中常难接受,故比较少用。

2.中度支抗的间隙关闭方法

多数正畸患者都可归入中度支抗的类型,即在拔牙间隙的关闭中,前牙后退与后牙前移的比率为1:1或3:2,也就是仅允许磨牙前移占去 1/2~1/3 的间隙量。在方丝弓矫治技术中,要控制中度支抗的前牙移动及关闭拔牙间隙,主要通过由方丝弓弯制的关闭曲及调整后牙的支抗单位来实现。

(1)关闭曲法:关闭曲的设计是多种多样的,曲的力量又与弓丝的粗细、曲高、曲间距及托槽间距等因素密切相关。但临床上,关闭曲的设计,主要应考虑到以下3个要求:①曲形简单易制,对患者刺激小。②能自动控制力的限度,即当患者不能按期复诊时,此力在间隙关闭到一定限度即停止,保持每月约 1 mm 的牙移动,以防止难以挽回的非理想移动。③不仅能使牙冠移动,也能产生牙根移动(控根移动)。

根据上述条件,临床上常选用以下 3 种垂直形关闭曲,用以实现 edgewise 技术中中度支抗关闭拔牙间隙。关闭曲可用圆丝弯制,但更多用方丝弯制,以便控制转矩及加大被移动牙段与弓丝间的摩擦力。

匙形曲:常用 0.016″×0.022″或 0.019″×0.025″的不锈钢方丝弯制,前者用于 0.018″规格的托槽,后者用于 0.022″规格的托槽。该曲具有合适的硬度,利于转矩,曲高 7 mm(下颌为 6 mm),由于曲顶为椭圆形匙孔状,其实际曲长可达 10~12 mm。曲脚密贴,力量柔和,并有利于调节及力的自控。

泪点曲:同样应选用与托槽沟宽相应的不锈钢方丝弯制,曲高 7 mm(下颌为 6 mm),曲顶至曲底呈一泪点形,底部密接。此曲弯制较匙形曲容易,但力量不如匙形曲柔和。应充分注意:①当采用弓丝末端向后牵拉回弯的方法调控关闭曲,或用弓丝牵引钩向后端结扎的方法调控关闭曲时,在上述两类垂直曲的曲底部,通常应形成每边 15°~20°的"∧"形弯曲,以产生控根的整体移动力。②在设计曲时,曲应放置于预计间隙关闭后的牙冠间中心位置,而不是现在间隙的中心位置,例如,在拔除第一前磨牙的情况下,曲应放于尖牙远中边缘部位置(距尖牙中轴 5 mm 左右）。③每次加力的方法：夹持磨牙颊面管远中的弓丝末端向远中牵引，如果后段方丝与托槽间摩擦力太大，可用细砂纸微将后段方丝磨圆细，以利于牵引。④每次使曲打开后，应将各牙拴扎紧固定，使其摩擦力加大不滑动，以利于曲力恢复时带动牙列关闭移动。通常，利用以上关闭曲的力量，每次打开曲 1 mm，可以顺利完成中度支抗关闭间隙牙移动。

T 形曲：曲高 6～7 mm，水平臂长约 11 mm，垂直臂间应密接，施力时打开。常用于尖牙近/远中及磨牙前移间隙的关闭，也可用片段弓技术中间隙的关闭。T 形曲由于附加了水平曲，不仅可以近远中关闭间隙，而且可以进行牙移动中垂直方向的控制（压入、伸出）等。

临床上常用的关闭曲，还有各种设计较多，如 Bull 曲、垂直关闭曲、三角状关闭曲等，也多运用于不同的病例中。

（2）除设计出良好的关闭曲并严格控制加力大小外，为了实现中度支抗的间隙关闭，临床中常需要采用改变前后牙支抗单位的技术方法，以控制后牙的过量前移。此时拔牙间隙的关闭常分两步进行。

第一步：牵引尖牙向远中：采用 0.016″ 的不锈钢硬圆丝，并在弓丝的磨牙颊面管近中处设计阻挡曲阻止磨牙前移，同时用橡皮筋、螺旋弹簧、J 钩等牵引尖牙向远中滑动到位。

第二步：用关闭曲及牵引关闭间隙：当尖牙后移到位后，继而将后移的尖牙与后面的牙连成一个支抗单位，再换用适当的方丝，如前述在侧切牙远中设计匙形曲或泪点曲，利用关闭曲的力量（必要时加颌间牵引）内收 4 颗切牙，关闭间隙。

分两步进行间隙关闭，通常可以达到 3∶2 的前后牙移动量，尽管治疗时间延长，但方法简单，效果稳定。在国内目前多使用 0.022″ 规格的方丝弓托槽，所以，先用 0.016″ 圆丝设计移动尖牙到位，然后再换 0.019″×0.025″ 方丝关闭切牙远中间隙是目前临床中最常应用的方法。

一步法：在中度支抗的间隙关闭中，当拔除第一前磨牙并排齐前牙后，临床上也可不用先移动尖牙，而采用直接完成拔牙间隙的关闭，但此时必须加强后牙支抗。例如，Burstone 的局部弓技术，方法为首先分别将前牙及左、右后牙分段拴结，合并成单一部分，并用腭杠将左、右后牙稳定地相连在一起以加强后牙支抗，然后在前牙段与后牙段之间用 0.018″β-钛丝（TMA）弯制的T 形收缩弹簧关闭拔牙间隙。弹簧的一个臂垂直地插入尖牙托槽管中，另一臂与 0.017″×0.025″的 TMA 弓丝焊接一起，并将此段弓丝放入磨牙辅助管中固定。通过牵引磨牙辅助管后方的弓丝末段张开收缩簧，可以起到收回前牙段并关闭拔牙间隙的效果。此法的缺点是自动控制力较差，由于前后段无固定连接，如果患者一旦发生单侧弹簧破坏，复诊又不准时，将造成难以挽回的结果，因此，在运用此技术时，必须缩短观察周期以避免发生意外。

3.最大支抗的间隙关闭方法

最大支抗的间隙关闭，意味着前牙后退与后牙前移间的比率为 2∶1～4∶1，即后牙前移量最大不能超过拔牙间隙的 1/3。这对一些前牙特别拥挤及严重超𬌗的患者特别重要，否则难以达到满意的治疗效果。

最大支抗设计的临床方法，在 edgewise 技术中有很多发展，常用的方法有以下 4 种。

（1）在磨牙区增加舌弓、腭杠等装置：可以将前牙后缩与后牙前移的比率改变为 2∶1。舌弓一般用0.9～1.0 mm的不锈钢圆丝弯制，一般将其焊接在磨牙带环的舌侧，或采用活动式插入舌管固定。Burstone将舌弓改良为由后方水平插入的设计，以便于插取及调整。由于下舌弓是从磨牙管的远中而不是近中插入，并且应使下舌弓位于下切牙的舌隆突位置，避免影响切牙的后退。Ricketts 改良了 Nance 腭托，将其由后向前弯曲后焊入磨牙带环舌侧近中部，以控制磨牙的旋转。通常,上颌支抗装置的弓丝应质硬、稳定。除非必要时,一般不主张在腭弓上制作扩大曲。舌弓、腭弓及腭托应根据患者的支抗要求在治疗的第一、二阶段中使用,但拔牙间隙关闭后,在第三阶段治疗时应及时去除,以免影响其最终咬合位置的调整。

(2)尖牙、切牙分步后移:此法通常应在采用舌弓、舌杠、腭托的基础上,采用两步法,先将尖牙后移到位,然后将前后牙段各分别拴连成单一部分,再用关闭曲关闭间隙。此时可产生3∶1的缩回比率。前已述及尖牙后移的方法很多,如橡皮圈或橡皮链牵引、弹性线结扎、螺旋弹簧、J钩牵引等向远中推移,一般临床中尖牙远中移动的理想力为70～110 g,即可获得较好的尖牙移动。

Ricketts在其生物渐进矫治技术中,用0.016″×0.016″方丝,设计了一种尖牙无摩擦后移的弹簧片段弓,也是一种移动尖牙的好方法。此法一般结合桥形多用途唇弓(utility arch)压低并后移切牙的同时将尖牙后移,可控制磨牙前移量在1/4以内。但此种技术需在磨牙上附辅助管,缺点是力的自动控制差,因此必须严密注意患者的定期检查调整。

此外,采用J钩先单独作用于尖牙,移动尖牙向远中,由于不涉及口内其他牙的牵引,故能得到最大支抗的尖牙移动效果,因此口外力支抗是比较好的一种方法。但力量不能太大,以免造成牙周膜组织坏死、粘连,反而使牙不移动。

(3)口外力加强后牙支抗:设计上颌口外唇弓、J钩等以加强后牙支抗或直接移动前牙向远中。此法可将前牙后移与后牙前移比率增加为3∶1或4∶1。

对上颌后段使用口外力支抗是临床中最有效的一种明显而直接的加强支抗设计,也可以对下颌磨牙采用口外力,但对下颌一般更实际的加强支抗方法是对上颌磨牙用口外力,下颌弓丝作为预备支抗弯曲(第二系列弯曲),同时用Ⅲ类橡皮圈牵引达到加强下颌支抗的目的。

用口外唇弓加颌间橡皮圈牵引的方法始于Tweed。他在双颌前突的治疗中,最初用口外弓及完整的上颌牙弓为支抗,先用Ⅲ类牵引后退下前牙。而上前磨牙的拔除仅是在下切牙已经完全后移完成之后。最后以Ⅱ类牵引及上磨牙向后倾的预备支抗来关闭上牙间隙。但如前所述,颌间牵引的指征仅为后牙有生长潜力的病例,否则将造成不必要的下颌后旋,这一点必须注意。

口外支抗的方向决定着其对磨牙的施力方向,因此,在设计中必须严格按照生物力学及矫治器有关章节中已述的原则进行。口外支抗的最大缺点是患者有不适感,并在很大程度上取决于患者的合作,因此尽管方法有效,其应用范围是有限的。

(4)骨支抗:采用骨板或种植钉作为抗基的支抗方法,可获得最大的支抗效果,甚至有人称之为"绝对支抗"。特别是微种植钉支抗方法,由于方法简单,效果稳定,可克服口外支抗不适感,依从性小,现已广泛应用于临床中。

(三)矫治磨牙关系

临床上矫治磨牙关系的主要方法有3种:①早期利用矫形力(口外支抗)促进或抑制颌骨的差异性生长。②利用拔牙间隙进行前后牙的移动以调整咬合。③Ⅱ类或Ⅲ类牵引,使牙及牙槽相对移动,从而达到磨牙的Ⅰ类关系。

1.利用口外矫形力促进颌骨的特异性生长

口外矫形力可影响早期颌骨的生长。青春发育期患者,由于尚有部分生长潜力,如能及时采用口外矫形力,多可收到较好的治疗效果。但使用此法时,对于男性与女性青春发育期时间的明显差异必须做到心中有数。通常,男性少年的青春期靠后,骨骼成熟期更慢,男女一般相差2岁左右,即13岁的女孩平均约与15岁的男孩发育阶段相同。因此,对女孩而言,15岁时要从生长引导来改变颌骨及磨牙关系,已难实现。一般来说,临床中,使用口外力的理想年龄是12～14岁的男孩(当然还应结合身高、手骨片、性征等资料),而女性患者的矫形应在此之前抓紧时机进行。

此外,还应充分了解上颌及下颌骨的发育过程有一定差异:在生长发育过程中,上颌骨的生长是持续的渐进过程,而下颌生长在青春期前有一段缓慢期,至青春高峰期再迅速增长并持续至成年。因此,在青春期促进下颌生长以改善Ⅰ类磨牙关系的潜力较大,临床上利用上、下颌骨的这种生长时间差,用口外矫形力抑制上颌或促进下颌生长,以调整磨牙关系,是可行的。

应当说明,时机不会失而复得。本节将颌骨矫形引导的内容放入第二阶段进行讨论,主要是基于矫治磨牙关系是第二阶段治疗的主要目的,以便于分步叙述。临床中对一些需通过促进颌骨生长来矫治磨牙关系的患者,特别是女性患者,从治疗一开始就应当首先考虑应用口外力,而没有理由等到完成牙齿排齐及牙弓基本排平之后。因为,对患者而言,每过一天就要减少一天有益于生长反应的可能性。

对骨性错𬌗早期应用口外力的主要目的是促进或限制颌骨生长,通过调整颌骨前后关系来改善其磨牙关系。但控制口外力的强度也能直接作用于牙齿调整磨牙关系,特别是用较小的口外力施加于第一磨牙时,例如,对一些伴有上磨牙前倾或前移的病例,此时适当的口外矫形力(每侧200～400 g)可以直接竖直及后移上磨牙,改正磨牙关系。而对一些需前牵引上颌及抑制下颌生长,从而改善磨牙关系的患者,由于上颌弓代偿性狭窄,应同时注意上颌弓与下颌弓宽度的调整,常需适当扩大上颌弓(去代偿),以适应牵引上颌弓后部与下颌间咬合关系的对应协调。口外牵引的各种方法、力学设计以及使用要点。

2.利用拔牙间隙及差动力牙移动调整磨牙关系

前已述及,正畸拔牙有两种原因:①为排齐拥挤的前牙提供出必需间隙,同时避免造成过大的切牙前突。②当口外整形力已不能调整颌骨的Ⅱ类或Ⅲ类关系时,可为矫治切牙前突及尖牙和磨牙的咬合关系提供出间隙位置。临床中一般选择拔牙的部位:第一前磨牙、第二前磨牙、第二磨牙及第一磨牙等。本节为讨论利用拔牙间隙的磨牙调整方法,以恒牙列早期常见Ⅱ类1分类患者的拔牙部位为例简述之。

(1)选择性拔除上、下颌前磨牙,用颌间差动力牵引改正磨牙关系:在edgewise技术中,通过选择性拔除不同部位的前磨牙,通过改变上、下牙弓前后段支抗单位的方法,再进行颌间牵引也可达到磨牙关系的差动力调整效果,从而简化其治疗设计及缩短疗程。临床中常用于矫治Ⅱ类错𬌗的拔牙措施是选择拔除上颌第一前磨牙,而下颌拔除第二前磨牙。此时,下磨牙近中已无阻力,支抗减小,故在Ⅱ类牵引下将容易向前调整移动达到Ⅰ类磨牙关系。同理,单纯Ⅲ类错𬌗的矫治,如果拔除上颌第二前磨牙及下颌第一前磨牙,在Ⅲ类颌间牵引下,由于上磨牙段支抗减小,磨牙前移容易,故有利于Ⅲ类磨牙关系的迅速调整。

选择性拔牙后,采用Z形牵引方法可用于改正磨牙关系,在进行颌内牵引的同时,增加颌间牵引,有利于牙列的相对移动及磨牙关系的调整。由于edgewise托槽摩擦力大,向远中移动相对困难,一般在进行Ⅱ类牵引时,为避免上后牙前移,通常应增加上后牙的支抗(口外弓或腭杠等)。

(2)拔除上颌第二恒磨牙,推上后牙远中移动改正磨牙关系:推上颌磨牙向远中以矫治Ⅱ类错𬌗伴拥挤的非拔牙治疗方法,在活动矫治器的应用中已不陌生。尽管通过向后移动上颌磨牙获得间隙并矫治了Ⅱ类磨牙关系。但头影测量研究显示,这是有条件的。现已清楚,上磨牙的远中定位只是对那些尚有大量垂直生长及上颌牙生长潜力的患者才能实现。否则,即使患者十分合作并能长期坚持使用面弓口外牵引,要达到使上磨牙后移 2 mm 也是非常困难的,除非拔除上第二恒磨牙。并且拔除上第二磨牙后,还必须很好地戴用口外唇弓才能向后移动上颌磨牙,矫治磨牙关系。

对Ⅱ类畸形患者,当 7 拔除后,要达到磨牙关系的调整,关键有两点:①使用中等强度的口外牵引力(每侧 200～400 g)。②进行长期持续时间的牵引(12～14 h/d)。只有这样才能移动磨上牙向远中,但向远中移动速度较慢,必要时建议采用口内摆式矫治器。

应注意,拔除 7 后,一般不主张用颌间Ⅱ类牵引来远中定位上第一磨牙。因为,这种牵引所造成的下牙弓近中倾斜移动比上第一磨牙远中移动大得多,甚至可造成磨牙的Ⅲ类关系。如果一定要用Ⅱ类牵引,则必须退后至下第二磨牙上做牵引钩,同时将下牙弓用与托槽尺寸相近的较粗方丝扎紧固定并作支抗弯曲或口外支抗,阻止下颌牙弓向前倾斜,而在上颌则选用较细(比槽沟窄 0.004 英寸为好)的弓丝以利于被牵引牙在弓丝上向后滑动。并且应逐一牵引第一磨牙,继而前磨牙向远中。牵引力不应超过 100 g 以使差动力最适于保持下牙弓不动,而仅上牙逐一后移,最终达到全牙弓关系的矫治。

对缺少第三磨牙牙胚的患者,一般不主张拔除第二磨牙,因为这将减少后牙的咀嚼单位,严重影响其预后功能。

(3)拔除第一恒磨牙:拔除第一恒磨牙的病例,大多系第一恒磨牙因早期患龋病或釉质发育不良,而不得不拔除者。在恒牙列早期,如果拔除了第一磨牙,由于后牙支抗单位仅有第二磨牙,因此,在利用此拔牙间隙时,应充分注意矫治力的大小及支抗的设计,以防止第二磨牙前移而丧失间隙。必要时,可采取推迟拔除单颌第一恒磨牙(上颌或下颌)的方法,如下颌前牙拥挤病例先拔下颌第一磨牙,上颌暂不拔牙,以完整的上颌为支抗;上颌前牙拥挤病例先拔上颌第一磨牙,以整体下颌为支抗,以利于前牙向后调整移动。此时,正确地设计支抗,合理地控制磨牙前移量是治疗成败的关键。反之,对临床中需切牙最小后移的病例(见后最小支抗节)拔除第一恒磨牙显然是合理而有效的一种途径,但此时应注意第二磨牙的状态及第三磨牙是否存在,以避免造成后牙咀嚼功能减弱。

3.颌间橡皮圈牵引

不同的牵引钩设计及不同的牵引方式将对牙列及牙列中前后牙的移动产生不同的效果,治疗中应给予充分注意。

对非拔牙及无牙列间隙的早期错𬌗病例,直接用颌间橡皮圈牵引,通过牙弓的相对移动改正磨牙关系也是常用方法之一。使用Ⅱ类牵引时,下颌弓将向近中移动,而仅有少量的上颌弓远中移动,以此达到磨牙关系的矫治。青春高峰期少年,由于下颌骨的生长潜力仍大,故Ⅱ类牵引能起到明显效果。

Edgewise 技术中,为了减小垂直分力使颌间牵引力更趋于水平向,一般可考虑先用适合的方丝弓固定上、下颌,同时将带环做至第二恒磨牙上,且在侧切牙远中翼(不是通常在尖牙近中)及第二恒磨牙近中设牵引钩。这将比在尖牙近中和下颌第一磨牙近中设牵引钩更为理想。因为其牵引的水平分力更大,而垂直分力更小,故更有益于磨牙前后关系的调整,同时也在一定程度上防止磨牙的伸长。同理,Ⅲ类颌间橡皮圈牵引时,可导致上磨牙伸长及因上磨牙的过度伸长而导致下颌向后下旋转。防止的方法除与Ⅱ类牵引相似,设计增大水平分力外,还可设计上磨牙的口外力高位牵引等。总之,颌间牵引对磨牙造成的垂直拉长问题及由此导致的下颌骨向后下旋转,临床上必须十分注意。因而采用长期颌间牵引矫治磨牙关系的方法必须十分谨慎和小心。

四、第四阶段

第三阶段治疗结束后,牙齿(指牙冠)已经排齐,拔牙间隙关闭。上、下颌磨牙间也达到Ⅰ类咬合关系。但这些远未真正达到治疗目标中牙齿的生理咬合位置,更未达到牙列平衡和美学上的矫治要求。此时可能存在的问题:①拔牙隙两侧牙齿由于倾斜移动,尽管牙冠已合拢,但牙根仍在原位改变不大,因而牙轴是倾斜的。②由于前牙舌向内收过度,切牙冠多呈不正常的舌倾。③上、下牙列垂直关系,由于牙冠的倾斜及颌间橡皮牵引力的使用可出现过度深覆𬌗及前牙或后牙区呈开𬌗关系。④中线可能仍未完全矫治。⑤由于牙冠大小变异造成的咬合问题,尚需妥善解决。因此,第四阶段治疗的宗旨,就是通过进一步的精细调整,最后矫治上述可能出现的问题,完善上、下牙列的咬合关系,尽可能使其达到理想、美观的治疗目标。

(一)牙弓及牙列关系的理想化

1.竖直牙根转正牙根

使牙根轴达生理平行,是维持矫治后牙齿的正常生理功能和咬合稳定的重要保证。方丝弓矫治技术在前期的牙冠移动中,常常也同时进行了控根移动,牙根的倾斜度一般不大,也比较容易竖直。通常,在此阶段采用的竖直牙根方法有如下3种。①利用方丝弓的第二系列弯曲,即在弓丝上设计与牙冠倾斜方向对抗的近远中力矩弯曲(如"∧"形弯曲、刺刀样弯曲)来逐步矫治根的倾斜;此法常用于一些轻度根倾的病例。并且,应选用弹性较好的 0.017″×0.025″β-钛丝(TMA)或直接用镍钛合金丝为好。②对于侧方牙齿的牙根竖直,如尖牙、第二前磨牙牙根的竖直可采用在弓丝上弯制附加曲的方法,常用有 T 形曲及箱形曲等可以辅助其牙根的转正,同时可关闭最后的少量间隙。此外,在主弓丝上附置弹性辅弓丝,将辅弓丝从颊面管一直延至尖牙部拴扎于全部侧方牙的托槽上,也可逐步达到竖直牙根的效果。③利用 edgewise 托槽的翼间垂直槽距设计各种正轴弹簧竖直牙根。此时主弓丝一般不能用太粗的钢丝(以免弹簧插入困难),而太细的弓丝又常易致弓丝变形影响牙弓形态,因此,对深槽沟的 edgewise 托槽使用正轴簧最为理想。

2.切牙冠根的转矩移动

在第二阶段关闭间隙的过程中,常易造成切牙冠过度内倾,对中国人来说,由于人种的特征,正常切牙前突度较大,这种内倾带来的后果尚不明显,但对于牙前突度小的白种人来说,矫治过度内倾的切牙,是常规的重要治疗步骤。

方丝弓矫治技术用于切牙根转矩的方法,主要通过在弓丝切牙段作转矩扭曲,然后插入槽沟内达到切牙根的舌向移动。一般来说,对 0.018″规格的 edgewise 托槽,采用 0.017″×0.025″的弓丝有较好的转矩效果;对 0.22″规格的 edgewise 托槽,最好使用具有良好弹性的 0.021″×0.025″β-钛方丝弓来完成切牙的转矩移动,至于弓丝对各牙的转矩角度,可参照正常𬌗中国人的参考标准。

在 edgewise 托槽上也可使用与 Begg 技术相似的转矩辅弓进行切牙根的转矩移动,国外有成品转矩辅弓出售,使用时主弓丝多采用圆丝而不是方丝。但也有将辅弓焊接于方形主弓丝上的第三阶段成品转矩弓出售。

值得提及的一种转矩辅弓是 Burstone 设计用于Ⅱ类2分类错𬌗患者的一种转矩弓,对上切牙需较长距离转矩移动,而侧切牙相对少量移动时使用最为有效。使用时,将辅弓末端伸入磨牙颊面辅助管中,弓前份置于中切牙锁槽沟内扎紧,即可达到中切牙转矩的目的。

3.垂直关系的矫治

在第三阶段治疗结束后,前后牙的垂直关系一般不会有太大的问题,但有时也可出现前牙或后牙开𬌗或前牙深覆𬌗等,因此需要在第四阶段进行调整改正。

(1)前牙深覆𬌗的改正:在矫治前牙深覆𬌗前,首先应当分析出现此问题的原因。除了第一阶段排平牙弓𬌗曲线不彻底以及治疗过程中牙弓𬌗曲线发生变化外,此时,最重要的应注意观察上唇与上切牙的关系并对比治疗前的变化。因为在此阶段,前牙深覆𬌗常因上颌切牙在长期Ⅱ类牵引下微拉长所致,对此,最好的解决办法是使用多曲方丝,但不加前牙牵引,或使用一个压入上切牙的辅弓。如果此时上牙弓用的是方丝弓,为达到切牙压入的效果,还可将主弓丝从尖牙远端剪断形成局部弓丝然后将切牙段弓丝与辅弓结扎,以达到最大压入切牙的目的。但如果用圆丝,则不能将弓丝从侧切牙远中剪断做片段性压入,因圆丝滑动,弹力改变可导致牙弓变形。

在此期使用辅弓时,还应特别注意保持牙弓的侧方形态,为此,可根据患者的需要设计腭杠或舌弓,以防止上磨牙向远中过度倾斜。对需要将切牙压入较多的患者,设计腭杠十分必要。但对切牙少量压入的病例,可不必考虑再用腭杠。

对𬌗曲线尚未彻底改正的深覆𬌗,且仍有生长潜力的患者,此期改深覆𬌗的最好办法是重换一圆形弓丝(0.016″或0.018″)作成加大的补偿曲线(上颌)或反Spee曲线(下颌),放入牙弓内再次排平。此外,也可设计辅弓与切牙间的结扎加力以达到满意的压入效果。

(2)前牙开𬌗的改正:同深覆𬌗的处理方法一样,首先应当辨明形成开𬌗的原因,对症施治,才能正确调整颌间关系和改正前牙反𬌗。最常见的开𬌗原因多系下弓丝太平直或反曲线导致下切牙过度压入所致,此时最好的办法是调整下颌弓丝,赋予其正常𬌗曲度,让下切牙适当伸长(注意不是拉长上颌切牙),以恢复固有的下颌曲线,从而改正开𬌗。此间采用的下弓丝最好换用较细的圆丝。

如果前牙开𬌗是托槽黏结位置不当(太靠近𬌗方)所致,则可以重新调整托槽位置,或在弓丝上相应部位形成垂直阶梯状补偿弯曲来矫治。此外,临床上多在下颌弓丝上改放一细圆丝(0.016″或0.018″),并形成微小的𬌗曲线和必需的垂直阶梯弯曲,而上弓丝一般用保留的整体方丝弓固定上颌牙列。然后,在上、下牙间应用颌间轻力牵引上下切牙区,以关闭开𬌗隙。

如果开𬌗是后牙过多伸出所致,则矫治的方法比较困难,必要时应采用头帽及口外弓做高位牵引,而且如果是过多生长所致者,此牵引应继续到生长基本完成为止,并且应有较长的保持。

(3)后牙区开𬌗的改正:后牙区的开𬌗,常可因恒牙早期前磨牙牙冠萌出不足,造成托槽黏结时位置太近𬌗方,或因治疗中托槽脱落或重粘位置不正,导致后牙牙冠倾斜、错位及矫治不充分、𬌗曲线未排平等因素所致。如果后牙区无咬合接触是由于托槽位置的差异,应重新调整托槽位置或在相应的弓丝位置做阶梯曲调整;如果是牙齿倾斜、扭转所致,则应改正牙轴,进一步竖直牙齿;如果是𬌗曲线及上、下牙弓关系不理想,则应再次用弓丝排平𬌗曲线,最好用镍钛方丝并用后牙颌间垂直牵引的方法改正。后牙区颌间牵引的方法可因不同的目的进行不同的颌间牵引设计如箱形、三角线、平行四边形牵引等,必要时在后期可剪断上颌方丝(当上颌补偿曲线不足时,将方丝从上尖牙远中处剪断)或剪断下颌方丝(下颌Spee曲线过度时,从下尖牙远中剪断方丝),然后再进行垂直颌间牵引,注意通常仅剪断单颌方丝即可,不需同时将上、下方丝都从侧方剪断;如果后牙开𬌗是磨牙后倾(因治疗中弓丝过度后倾弯)或前倾(因牵引所致磨牙牙冠前倾),则可在磨牙区用橡皮圈垂直牵引改正。

4.继续改正中线及调整牙齿大小的差异

有关中线矫治的各种方法,已在第三阶段治疗中做了详细介绍。矫治中线可一直持续至第四阶段,由于中线关系能局部反映出牙弓间的平衡协调和后牙关系的对应性,同时也与面部的美观、协调密切相关,因此,在第四阶段治疗中应继续做相应的矫治。第四阶段存在的中线不正有以下几种类型。

(1)牙性:由牙齿位置引起的上颌牙弓或下颌牙弓中线的偏斜所引起。临床上应鉴别中线的不正是由于上颌牙弓还是下牙弓的偏斜所致,上颌牙弓的中线对美观影响较大,矫治时以上颌牙弓的中线为基准,一般不应该让上颌牙弓去对偏斜的下牙弓中线。对下牙弓中线偏斜者,上牙弓用粗的方丝控制其位置,下牙弓用 0.018″(0.46 mm)或 0.020″(0.51 mm)的不锈钢圆丝,在两侧分别进行Ⅱ类和Ⅲ类牵引,必要时再在前牙区做斜行牵引。对上牙弓中线偏斜者,则在下颌用粗方丝,上颌用 0.018″(0.46 mm)或 0.020″(0.51 mm)的圆丝,进行相应的牵引。中线不正常需要一定程度的过矫治。

(2)功能性:个别牙齿的倾斜干扰或上、下牙弓横向位置的轻度不调,可以引起下颌位置的偏斜。对个别牙干扰者通过调整个别牙的位置或调𬌗,此后下颌的位置及中线可自动得以调整;单侧上颌牙弓狭窄者可调整弓丝形态,必要时使用颌间交互牵引;若上、下牙弓中线在主动改变下颌位时虽能对齐,但在下颌姿势位(息止颌位)时下颌偏向一侧,可最后通过单翼式活动保持器调整。

(3)骨性:对轻度的下颌骨性偏斜可通过调整牙齿的位置及牙轴倾斜来补偿。重度的骨性偏斜则只能通过外科(如颏成形)手术矫治。

(4)在影响中线关系及上、下牙弓的正常对应关系的因素中,值得重视的问题是上、下牙大小的差异和不调,特别是在治疗完成阶段,为达到最好正常𬌗的治疗目标精细地处理这种不调十分重要。为此,对上、下牙弓 Bolton 指数不调的个体,在治疗一开始就可采用邻面去釉即片切较大牙齿的邻面釉质部来逐步达到上、下牙量一致,此过程可延续至治疗的保持阶段。在最终治疗结束时,片切减径的方法,不仅能协调上、下颌牙量,同时由于片切加大了邻间接触面,也增大了牙弓后期疗效的保持和巩固。但应注意,考虑到牙邻面釉质厚度一般为 0.75～1.25 mm,故每侧去釉厚度一般应不超过0.25 mm为度。

对临床中较常见的上颌侧切牙变异(圆锥牙、过小牙)所致牙量不调的病例,在第四阶段治疗中通常应保留出侧切牙的正常大小间隙位置,用螺旋弹簧开大,或弓丝上形成阻挡曲保持间隙。一直到保持期后,再采用塑料或烤瓷冠面修复其外形,以达到满意稳定的咬合及美学效果,同样对个别牙冠缺损(外伤或龋坏)致中线不正病例的治疗,按保留其原牙位置间隙及后期修复的办法,同样能取得很好的效果。

此外,对上、下牙量轻度不调者,根据病例情况一般还可采用牙代偿的办法处理。例如,利用转矩力使上切牙微前倾来掩饰过大的上切牙,或用上切牙微内倾来掩饰过小的下切牙,以及加大或减小尖牙的倾斜角等,通过轻微增大覆𬌗或覆盖,完全可以掩饰上、下牙量的不调关系。

(二)牙弓的最后调整——美学弓

当完成上述治疗后,为达到牙弓的理想和美学目的,还应进行上、下牙最后的精细调整和定位。标准 edgewise 技术,在治疗的最后阶段,对牙及牙弓的最后精细调整设计有常规化的理想弓、美学弓完成步骤,即利用方丝弓托槽,在方丝弓上按个体牙的大小、牙轴倾斜度、转矩度完成理想弓的第一、第二和第三系列弯曲(直丝技术可不作弯曲),同时,协调上、下弓丝。并在弓丝上形成上下和谐的 Spee 弯曲。然后将弓丝拴紧入各牙托槽，一般即可达到理想弓的目标。

然而，即使将每个患者的牙都精确按标准定位，也难以完全达到上、下牙弓的咬合关系。由于弓丝与托槽相适越精确，需要的弯曲也越多，而用直丝托槽尽管预成角度、转矩及厚度，但对个体而言也难免无差异，因而简单的标准弯曲或直丝托槽必然造成其牙位不完全位于咬合位上。所以，在实践中，大多数情况还需要用颌间橡皮牵引进行辅助调整才能最终达到治疗所要求的牙位。

此外，edgewise 技术中大多使用了Ⅱ类或Ⅲ类牵引，并且为防止复发常以过度矫治为治疗目标（常规方法是超矫治 1～2 mm），这种过度矫治是否适当，最后常需经受咬合考验。为此，在进行 edgewise 标准完成弓的精细调整之后，即在最后结束治疗进入保持期前可采用以下两个步骤进行自我调整考察：①在正畸矫治器撤除前 4～8 周应终止颌间橡皮牵引，允许其弹回以观察变化。②在治疗最后阶段，观察牙齿在没有粗弓丝存在时是否也能进入牢固的咬合关系。

后者多换入较细的直径为 0.016″ 或 0.018″ 的不锈钢硬圆丝以提供牙移动的自由度，同时弓丝上也必须形成必要的生理第一及第二系列弯曲。自我调整过程中一般多不必采用颌间橡皮牵引。但临床实践中如果需要，也可以适当使用一些牵引并进行适当的调𬌗，常能促进自我调整的牙尽快进入最终的咬合。

如果上述两种最后检验结果满意，第四阶段的主动治疗即告结束。此时牙齿在生理位置上已完全排齐，上、下牙弓形态协调，覆𬌗、覆盖正常，中线无偏斜，尖牙及磨牙均为Ⅰ类咬合关系，咬合稳定。

五、第五阶段

当第四阶段治疗结束后，即可拆除牙上的带环及托槽。对患者来说，或许认为矫治已经完成。但作为正畸治疗全过程，则意味着另一个重要阶段"被动治疗阶段"才刚刚开始，因为被矫治的牙和牙列常处于极不稳定的状态，仍有回复到矫治前的趋势。由于下述原因的存在，常导致正畸治疗结果的不稳定和复发：①牙周膜及牙槽改建未恢复平衡；②咬合平衡尚未建立，牙齿处于不稳定的位置；③肌动力平衡尚未建立；④口腔不良习惯的继续存在；⑤不利生长型的继续存在。因此，必须再持续相当一段时间，控制牙位和咬合矫治状态，逐步地（而不是突然地）撤去正畸力装置或设计新的维持装置、调整咬合、促进组织改建、防止畸形复发。这就是保持阶段的治疗目标。

矫治后是否复发或需要长期（甚至终身）保持，也取决于矫治的设计、时间过程、技术措施，取决于患者的畸形程度、生理条件、发育年龄及遗传影响等。由于大多数的正畸治疗属"代偿性"治疗，在新的牙𬌗颌面平衡代偿尚未完全达成稳定前，复发的可能性永远存在。但可以在方丝弓矫治器矫治中，采取以下措施防止复发。①诊断设计时：应充分考虑牙颌面的生长发育，扩弓治疗要严格选择适应证，且不超过一定的限度，确定矫治目标时要注意牙代偿的限度，应建立其与骨面的正确关系。②正畸矫治中：要注意建立下切牙与基骨的直立关系及合适的上下切牙角，应注意使拔牙隙两侧牙齿的牙根相互平行，对错位牙齿、异常覆𬌗覆盖及颌间关系做适度的过矫治。③矫治完成后，通常需要根据具体情况采用不同的方法进行维持。

（一）与生长有关咬合改变的保持问题

相对而言，青春期患者局部牙周和牙龈因素所导致的牙移位复发是较短时间能解决的问题。而颌骨的生长差异在此期疗效的保持中由于时间更长显得更为重要。前已述及，青春期仍存在一定的生长潜力,这种生长力所导致颌骨的改变完全可能影响已经矫治完成的效果。临床上这种由于生长力所造成的变化多体现在颌骨生长的前后方向及垂直方向上(横向方向比较少)。因此对尚有生长潜力患者的Ⅱ类、Ⅲ类深覆𬌗、开𬌗等错𬌗畸形矫治后的保持问题应予特别仔细和留心。

1.Ⅱ类错𬌗矫治后的保持

青春期患者过度矫治是控制Ⅱ类畸形牙位复发的重要方法,在矫治第五阶段中就应充分给予注意。因为即使采用良好的保持器,在治疗后牙位调整引起1~2 mm的前后向变化是完全可能的,特别是施用Ⅱ类牵引的患者,一旦停止牵引,此种回复性牙移动常很快发生。而过度矫治,将为这种回复提供一定的补偿。

控制Ⅱ类畸形矫治后颌骨生长所致复发的方法一般有两种:第一种是采用较长期的晚间口外牵引(面弓等),以抑制上颌向前生长。第二种是使用功能性矫治器,如activator、bionator型功能性矫治器,以保持牙齿原位置及原咬合关系。对有严重骨骼问题的患者,保持时间应长于12~14个月,最好能持续到生长已基本停滞为止。

2.Ⅲ类错𬌗矫治后的保持

对恒牙初期患者,由于下颌相对于上颌仍有较大的生长潜力,随着下颌的生长,Ⅲ类畸形复发的可能性较大。同Ⅱ类畸形一样,保持器选择口外力装置(如颏兜)及功能性矫治器均可。但如使用口外力时,必须正确判断下颌生长的方向。临床上盲目的颏兜牵引常造成下颌后下旋转的后果,对此须十分小心。一般来说,中度Ⅲ类问题,用功能性矫治器或定位器完全能保持治疗后的咬合关系。如果正畸治疗后,复发系由下颌过量生长所致,则应成人后选择外科正畸的方法,此时保持常是无效的。

3.深覆𬌗矫治后的保持

大多数错𬌗畸形的矫治都包括深覆𬌗矫治的内容。对深覆𬌗矫治后的保持方法,一般多采用可摘式小𬌗平面板保持器,此时保持器上的基底板同时也起到咬合平面板的作用,可限制下切牙的伸长。垂直生长多继续到青少年后期,因此深覆𬌗矫治后的保持,多需持续数年的时间,但后期不必全天戴用,仅晚上戴入即可。

4.前牙开𬌗矫治后的保持

应注意开𬌗患者矫治完成后,不宜采用压膜式塑胶膜保持器,建议采用Hawley式保持器并应注意使高位唇弓置于切牙近龈方,即最大周径线近龈侧,从而阻止其退缩复发。此外,也可在切牙部唇面暂时粘固附牵引钩的局部弓丝,并维持颌间轻力牵引,以保持其已达成的覆𬌗接触关系。开𬌗矫治后复发的原因除可能系磨牙继续生长、已矫治切牙的回缩,以及下颌向下后旋转生长外,一些不良吞咽及舌习惯也可能是复发的原因。临床上,磨牙过长常是开𬌗复发的重要原因,因而,控制开𬌗患者上磨牙过萌是保持的重要途径。常采用的方法是高位牵引,用口外力控制磨牙生长或者采用后牙高𬌗垫的可摘式保持器。如采用后牙区高𬌗垫的activator或bionator等功能性矫治器装置,以过度牵张的肌力对抗后牙萌长。应注意此种后牙萌长及过度垂直生长常持续至青春后期,故此期间,患者充分合作,长期坚持戴用保持器是保持成败的关键。

(二)保持期牙周组织的改建

一般来说,当恒牙列初期的错𬌗畸形通过正畸力移动牙齿到位后,在新位置咬合力作用下,牙周韧带的重建还需要3~4个月的时间。而牙龈中的胶原纤维和弹性纤维的改建过程比牙周韧带慢。胶原纤维的改建需4~6个月。弹性嵴上纤维的改建更慢,在去除矫治器后,还需1年以上的时间。鉴于正畸治疗复发的重要原因之一是弹性纤维特别是嵴上纤维的回弹,有学者推荐用外科辅助的方法克服牙周纤维的回弹,这样能节省不必要的过度矫治操作及保持的时间。

牙周外科手术的辅助治疗方法,一般应在牙矫治到位,并使其在新位置保持 3 个月后才能进行,常用的方法有以下两种。

第一种方法是由 Ed wards 改进的嵴上纤维环切术(CSF)。即在局麻下用细刀尖插入牙龈沟直达牙槽骨嵴,沿唇及舌龈缘环切断牙周纤维。术后不需要包扎牙周,患者仅有轻微的不适感。

第二种方法是在每一牙龈乳头中心做一垂直切口,避开龈缘,在龈缘下 1~2 mm 处伸入颊、舌骨嵴处切断牙周纤维。

上述手术通常在矫治器最后拆除前几周进行。如果选择在撤除时进行,则应立即戴入保持器。显然第一种手术在撤去矫治器时进行比较容易,可避免矫治器弓丝的干扰。而后一种方法不受矫治器的干扰,故可提前进行手术。但由于创伤在龈内部,手术不宜推延到撤除时才做,以免戴入保持器时产生伤口压痛。据报道此两种方法所起的保持效果都是相同的。

(三)下切牙拥挤矫治后的保持

骨的继续生长不仅影响咬合,还可改变牙位,特别是下切牙拥挤患者在排齐下切牙后的复发问题,在临床中比较突出。

1.下颌向前下旋转生长

将使唇肌压力作用于切牙,导致切牙舌向倾斜。目前认为这种下颌继续生长是正常或Ⅲ类患者形成下切牙拥挤的主要原因之一。因此,青春期患者下切牙区的保持多应持续至生长停滞,直到成年为止。

2.第三磨牙的萌长

有关第三磨牙萌长是否造成前牙拥挤复发的问题,尚有不同争论。但由于第三磨牙的萌出,通常将持续至青少年后期才能确立。一般而言。对恒牙列早期患者,延长保持时间直到第三磨牙萌出(牙列完全稳定)的观点,对保持疗效较好。

3.下切牙磨耗不足

H.Peck 和 S.Peck 发现,整齐排列的正常人下切牙,其牙宽度(MD)与牙厚度(FL)之比率约等于1(MD:FL≥1)。通常,不超过 0.92,侧切牙不超过 0.95 时,才能保持稳定。如果此比率增大,则拥挤易复发,故提出对大多数患者应减小其下切牙近远中宽度以增大其稳定性。这与 Begg 有关澳大利亚土著人的牙齿因为生理磨耗大而减少了畸形发生的理论基本一致。而在临床中,使切牙邻面由点接触变成面接触时,也确能起到有效的稳定作用。因此,在保持期采用片磨下切牙间邻面的方法,不仅能为重新排齐拥挤切牙开拓间隙,同时也增大了邻间接触面,缩小了 MD/FL 比率。从而起到下切牙保持稳定的目的。

邻面去釉的方法,建议采用金刚砂条片锯进行片切。主要片切触点处,且釉质的片磨不能太多,一般每面不能超过 0.5 mm,并应同时采用 Hawley 式活动保持器的唇弓重新调整和排齐下切牙。此外,设计一个在模型上预先将牙片切排齐的尖牙至尖牙间局部活动保持器,对复发切牙拥挤病例的重新矫治和保持也可起到较好的效果。

(四)保持器的设计和选用

常用的保持器一般有可摘式保持器、固定保持器及功能性保持器三大类。

1.Hawley 式活动保持器

最常用的一种可摘式保持器。由于设计简单、可靠,故使用最广。但此保持器的缺点是患者常取摘,易丢失折断;此外,由于其唇弓刚好通过尖牙远中的拔牙隙,如果设计制作时固位贴合不良,常易造成尖牙远中间隙复发。

2.Begg 式活动保持器

适于矫治后牙间尚有少量余隙尚未完全关闭者。可通过连续长臂上的双曲加力,达到牙冠紧密接触的目标。但该矫治器不适于矫治后切牙轴较唇倾的病例,因为长臂易向龈方滑动而影响固位。

3.夹板式活动保持器

适用于牙周病矫治后的患者及口唇形态缩的患者。牙周患者的保持器应在进食时戴用,而进食后取下清洗后再戴入,以保护牙列健康及稳定。

4.舌侧弓丝式固定保持器

目前,为很多人提倡使用,特别是下前牙区。一般采用 0.017 5″多股辫状丝在前牙舌(腭)侧,第一前磨牙之间,沿舌隆突嵴形成一连续弓丝,再用黏结剂将其与前牙舌面分别粘固在一起固定。该保持装置不影响美观,对口腔功能妨碍小,不必取摘是最大优点,其缺点是一定程度影响口腔卫生。

采用舌丝或固定保持器时,舌侧丝的口内黏结多在拆除固定矫治器唇弓丝前进行,为便于固位丝的口内粘固,可先将已在模型上弯制适合好的舌侧固位丝放入口内就位,立即用结扎丝穿过牙间隙,暂时与唇弓丝拴扎定位,然后进行常规隔湿、吹干、粘固。粘固剂不能全部糊满弓丝,应点状黏结,留出牙间缝隙处,以保持生理牙动度。待舌固定丝粘固后,再撤去唇侧全部固定装置及结扎丝。

随着材料的进步和更新,目前更推广采用一种高强度玻璃纤维复合树脂(fiber reinforced composite,FRC)代替舌侧金属丝作为舌侧固定保持器材料。该材料和方法较金属丝粘固法更为快捷、方便,但其疗效尚待评价。

5.功能性保持器

也是一种活动矫治器装置,将功能矫治器作为保持装置完全不同于在青春高峰期时促进骨生长的目的,相反是为了一定程度限制骨的继续生长及调整和保持牙位置的矫治后状态。因此,应根据矫治后的咬合关系进行改良设计。常用的功能性保持器有斜面导板、𬌗平面板、肌激动器等。其作用是限制前牙或磨牙生长、在一定范围内调整咬合差异;此外,在功能矫治器上,适当调整上切牙的舌侧边缘嵴,常能起到进一步调整覆𬌗、覆盖关系的效果。

6.正位器

该矫治器的制作一般是在撤去固定装置前 4~6 周进行,先制作牙模型,并留取蜡记录,在技工室修整去除模型上的带环、托槽及间隙等,重新排列调整石膏牙的位置关系达理想位。然后,在理想位制作全塑胶定位器。戴入口腔后,由于正位器的塑料是一种软树脂,故能逐渐改正最后一些小范围的牙不齐达理想位置。正位器戴入后,最初每天白天应做 4~6 小时轻咬压训练,并全天戴用,以利于牙的最后精确调整。正位器对控制恒牙列初期仍有少量生长潜力患者的矫治后保持也有效。正位器的缺点是体积太大、比较不适,同时对咬合道的要求十分严格,因此制作上必须十分精确。该装置国外也有各型成品出售。

7.压膜式保持器

目前已广泛应用的一种膜套型保持器。该保持装置类似定位器,制作简单,直接取模压制而成,因为透明,不影响美观,较受患者欢迎。但干扰咬合运动、易脆损是其缺点,为此,目前有各种改进。

(五)保持器的戴入和调整

通常,用固定矫治器进行各类错𬌗畸形矫治后,几乎所有的患者都需要保持。保持器的戴入和固定装置的撤除一般同时进行,为减小带环去除后牙间余隙的影响,可在 1～2 周前,先撤去带环(特别是压膜式保持器)。在固定装置撤除后,应立即做洁牙治疗,充分去除牙面及颈缘残留的黏结物和牙石、垢积物等,并立即戴入保持器,教给患者清洗方法。一般戴入保持器 1 周后,应做复诊检查调整。

保持器在前 3～6 个月内必须全天戴用,吃饭时可以摘下(除永久夹板固位的患者外)。以后保持器可部分(晚间)戴用,连续时间应至少 12 个月,以允许牙龈组织完成重建过程。非生长型患者此时即可停止保持。但对仍有生长潜力的患者,应延长保持器的部分戴用时间到生长完成为止。对有特殊需要的患者则应增加部分戴用时间,并辅以片切(邻面去釉)、口外力和功能性矫治器的使用等。对超限矫治后,牙弓及牙列仍处于不稳定位置的病例,如过度扩弓排齐牙列等患者,复发是难免的,除非进行长期保持。因此,在治疗计划前就应充分注意,并制订出必要的预后措施,才能获得稳定的治疗结果。

(高 萃)

第二节 骨性垂直不调的矫治与垂直控制

一、骨性垂直向错𬌗

最常见的垂直向错𬌗为前牙深覆𬌗和前牙开𬌗,由替牙障碍、不良习惯等局部因素引起的垂直向错𬌗已在前面有关章节叙述,这里仅介绍恒牙期骨性垂直向不协调的有关问题。

(一)下颌前旋转与骨性深覆𬌗

面部的垂直向生长取决于髁突的生长发育、上颌骨缝的生长和方向及牙齿的萌出量。髁突的生长型表现为向前向上,且生长量大于上颌骨缝生长及牙齿垂直向萌出量的个体,常表现为下颌升支长度较大、下颌角小、下颌平面平坦等下颌前旋转的迹象,对于下颌前旋转的生长型,如果上下前牙存在稳定的咬颌关系,则前牙可以维持正常覆盖、覆𬌗关系,否则会形成骨性深覆𬌗。

下颌前旋转型骨性深覆𬌗常表现为方下颌、面下 1/3 短,被称为低角病例。

(二)下颌后旋转与骨性开𬌗

与下颌前旋转相反,后旋转型下颌的髁状突生长方向为向后向上,使下颌平面角增大,而表现为高角病例。高角病例的患者,如果前牙的萌出量能赶上上下颌平面角张开量,则可能维持前牙浅覆𬌗或对刃关系,表现出牙齿对颌骨发育异常的代偿。此类患者头影侧位片检查,显示下切牙垂直向过分萌长;另一类患者牙齿没有明显的代偿或代偿不足,则表现为明显的前牙开𬌗畸形。高角型开𬌗病例的面部表现为下颌升支短、下颌角大、下颌平面陡、面下 1/3 高度增大。

二、低角深覆𬌗的矫治

(一)正畸治疗

正畸改善低角深覆𬌗的唯一方法是升高后牙,虽然这一方法本身不足以矫治低角病例,但对轻度低角病例似有改善作用,值得一提的是,如果以矫治低角为主要目标,在条件允许的情况下,应尽量采用非拔牙矫治。

(二)矫形治疗

生长期患者常可以通过改变上下颌骨的矢状关系来促进垂直向错𬌗的矫治,如低位口外弓、功能性矫治器常用于促进面下高度的发育。对于Ⅲ类低角病例,采用上颌扩弓和前方牵引可使上颌骨下移。现在的研究表明,此时上颌后部 PNS 的下移量 2 倍于上颌前部 ANS 的下移量,使下颌骨向后旋转而减小深覆𬌗,增加下面高度。

(三)正颌外科治疗

近 20 年来,颌面外科医师发展了很多手术方法治疗低角病例,下面仅做简单的介绍。

1.Ⅱ类低角病例

一般采用下颌骨矢状劈开术,前移并后旋转下颌体,手术造成的后牙开𬌗问题留待术后正畸解决。对此类患者不宜采用术前正畸方法压低下前牙,否则会限制下面高的增加量。

对于严重Ⅱ类低角病例,可能需增加上颌 LeFortⅠ型手术,下移上颌骨,以最大限度地增加下面高。

2.Ⅲ类低角病例

此类病例通常可采用 LeFortⅠ型手术,向下向前移动上颌骨,上颌骨下移可导致下颌骨向下向后旋转,使颏点接近正常位置,常可避免下颌骨手术。上颌骨移动量取决于面型分析、上切牙暴露量等。

3.Ⅰ类低角病例

此类病例宜可采用 LeFortⅠ型手术,鉴于上颌骨下移后,下颌骨可发生后旋转,因此上颌骨可能需要少许远中移动。

三、高角病例的临床控制

(一)正畸治疗

正畸对高角病例的治疗作用有限,虽然正畸医师希望压低后牙来减轻高角畸形,但大多数临床手段仅限于控制后牙的萌长。临床上对于高角病例一般倾向于拔牙矫治,尤其是拔除后牙;选择弓丝时,宜选用轻力细丝,并尽量避免Ⅱ类牵引;上颌建议采用横腭杆,使横腭杆远离腭黏膜 5~10 mm,这类横腭杆可将舌上抬的力量传至上磨牙,以控制其伸长。如果需要口外弓,宜采用高位牵引。

目前较常用的以压低后牙为矫治目标的固定矫治器设计为 MEAW 技术。MEAW 对骨性开𬌗的治疗作用有较好的疗效。

(二)矫形治疗

替牙期的整形治疗方法见早期矫治的有关章节,这里仅介绍恒牙初期可采用的方法。

1.拔除四个前磨牙配合垂直颏兜

垂直牵引力 0.726 kg,每天戴 12 小时。其作用机制有以下 4 种可能性:①后牙近中移动。

②上颌骨缝的生长易受压力而被抑制。③髁状突颈的形态可能会有轻度的改变。④后牙的萌出受阻。

2.下后牙殆垫结合垂直颏兜

在下后牙做1～2 mm厚的殆垫,配合垂直颏兜。Woodside的研究表明,下后牙殆垫加垂直颏兜,可以压低后牙减小下颌平面角,并关闭前牙开殆。

(三)正颌外科治疗

正畸与整形方法矫正高角病例的能力有限,有报道认为采用非手术疗法,下面高最多可减少5 mm,超出这个限度则需做外科手术。治疗高角病例的常见手术方法有以下几种。

1.上颌骨上移术

高角型开殆的病例,通常下颌升支较短。如果单纯采用下颌矢状劈开,前旋转下颌骨的办法,会加长下颌升支高度,但在下颌角区的肌肉作用下,极易产生复发。因此,对高角病例通常不使用下颌骨矢状劈开术,而采用上颌骨整体上移术,随着上颌骨的上移,下颌骨会发生前旋转而减小下面高,矫治前牙开殆。

2.垂直向颏成形术

使颏部向前、向上移动来减小下面部高度。由于该手术不涉及颞下颌关节,所以安全性和稳定性均较好,但矫正量有限。

(高 萃)

第三节 阻生牙与埋伏牙的矫治

牙齿因为骨、牙或纤维组织阻挡而不能萌出到正常位置称为阻生。轻微阻生时牙齿可能萌出延迟或错位萌出;严重时牙齿可能埋伏于骨内成为埋伏牙。阻生、埋伏牙在正畸临床较为常见,在安氏Ⅰ、Ⅱ、Ⅲ错殆中都有发生。阻生、埋伏牙常发生在上颌中切牙,上颌尖牙,下颌第二恒磨牙,下颌第三磨牙。阻生牙的存在,给正畸治疗增加了难度,有时甚至给治疗结果带来缺陷。

一、上颌中切牙

(一)上颌中切牙的发育与萌出

上中切牙牙胚位于乳切牙的腭侧上方。出生前即开始增殖、分化,生后3～4个月牙冠开始矿化,4～5岁时矿化完成,7～8岁时开始萌出,但变异较大。大约在10岁时牙根发育完成。

中国儿童上颌中切牙萌出的时间,男性平均8.1岁,女性平均7.8岁。

(二)上颌中切牙阻生的患病情况

据北京医科大学口腔医学院正畸科资料,在门诊错殆病例中,上颌中切牙阻生者约占2.3%,男性略多于女性。上颌中切牙阻生多发生于单侧,发生双侧者也可见到,还可见到合并侧切牙、尖牙同时阻生者。

(三)病因

1.乳切牙外伤

乳切牙易于受外伤,并因此影响到恒中切牙的正常发育,使中切牙牙根弯曲,发育延迟,而引起埋伏。应当注意的是乳切牙的外伤不易确定,一些原因不明的中切牙阻生很可能属于此。

2.乳牙因龋坏滞留或早失

乳牙因龋坏滞留或早失使恒牙间隙不足而阻生。

3.多生牙

切牙区是多生牙的好发部位。多生牙位于中切牙萌出路径时中切牙萌出将受阻。

(四)上颌中切牙埋伏阻生的处理

(1)X线检查可确定阻生中切牙牙齿的发育,包括牙冠、牙根的形态,有否弯根、短根,发育是否较正常侧中切牙延迟,是否有多生牙存在。阻生中切牙多位于唇侧,但应在X片上确定牙齿的位置、方向、与邻牙关系。

(2)多生牙引起的中切牙阻生,8～9岁时拔除多生牙后,中切牙能自行萌出,但萌出后多有位置不正,需进一步正畸治疗。

(3)10岁以上的患者,若中切牙埋伏阻生,应当先以正畸方法为阻生的中切牙开拓出足够的间隙,并且在弓丝更换至较粗方丝时,再进行开窗术。

(4)开窗多从唇侧进行,若中切牙表浅则可直接粘托槽,若中切牙位置较深,则宜做转移龈瓣开窗。即刻粘托槽之后在托槽上置一结扎丝做成的牵引钩,或置一链状弹力圈,缝合龈组织,使牵引钩(弹力圈)末端露在创口之外以便牵引,这样处理有利于中切牙龈沿形态。注意手术不要暴露过多的牙冠。

(5)弱而持久的矫治力牵引中切牙入牙列。

(6)对于冠根倾斜,唇舌向旋转,严重异常的埋伏阻生中切牙,可以手术暴露阻生牙牙冠的任何一部位,粘托槽并牵引出骨后再重新黏着托槽定位牙冠。

(7)牵引入列的中切牙宜过矫正使其与对殆牙覆殆偏深。有时中切牙唇向,牙冠较长,需要加转矩力使牙根舌向移入骨内。

(8)必要时行牙龈修整术。

(9)形态发育严重异常、严重异位或有可能伤及邻牙的埋伏阻生中切牙,确实无法保留时,可以拔除,并根据正畸的设计,近中移动侧切牙并修复成为中切牙外形;或者保留间隙,以义齿修复。

二、上颌尖牙

(一)尖牙的发育与萌出

上颌恒尖牙牙胚位于乳尖牙腭侧的上方、下颌恒尖牙牙胚位于乳尖牙的舌侧下方。出生后尖牙牙胚即开始增殖、分化,4～5个月时牙冠开始矿化,6～7岁时矿化完成。上颌尖牙11～13岁时开始萌出,13～15岁时牙根完成;下颌尖牙在10～12岁时开始萌出,12～14岁时牙根完成。

我国儿童上颌尖牙萌出的时间,男性平均11.3岁,女性平均10.8岁;下颌尖牙男性平均10.6岁,女性平均10.3岁。

(二)上颌尖牙的萌出异常

1.原因

(1)上颌尖牙萌出路径较长,易于受阻而发生唇向或腭向错位。

(2)上颌尖牙是上前牙中最后萌出的牙齿,由于前拥挤的存在,上尖牙萌出受阻。唇向异位的尖牙中83%的患者有间隙不足。

（3）腭向异位的上颌尖牙遗传因素起主导作用,而与局部因素无关,如乳牙滞留、拥挤等。安氏Ⅱ类患者尖牙阻生较多且有家族倾向。

2.患病率

根据瑞典的一项研究资料,上尖牙阻生错位萌出在自然人群中的患病率为1.5%～2.2%,其中腭向错位占85%,唇向错位占15%;女孩比男孩上尖牙阻生的情况多见。

中国儿童上尖牙唇侧阻生错位的情况较多见,这是否与中国儿童牙列拥挤较为常见,或者为人种族差异所致,尚待进一步研究。

下颌尖牙阻生错位的情况比上颌少见,Dachi等报道为0.35%。

3.错位尖牙造成的问题

（1）相邻侧切牙发育异常:研究表明腭向错位的上颌尖牙患者中,约有50%伴有相邻侧切牙小或呈钉状,甚至先天缺失。小或钉状侧切牙牙根不易被腭向异位的尖牙牙冠压迫吸收,而正常大小的侧切牙牙根常位于异位尖牙的萌出道上,因而牙根容易受压吸收。

（2）邻牙的根吸收:上尖牙阻生伤及相邻切牙牙根的发生率为12.5%～40%,女性比男性常见。牙根的受损是无痛性且呈进行性发展,可以造成邻牙的松动甚至丢失。

（3）阻生尖牙囊性变,进而引起局部骨组织损失,且可能伤及相邻切牙牙根。

（4）尖牙阻生增加了正畸治疗的难度和疗程,严重阻生的尖牙可能需要拔除。

（三）上颌尖牙阻生的早期诊断

萌出过程正常的上颌尖牙,在萌出前1～1.5年,可在唇侧前庭沟处摸到硬性隆起。有资料表明男孩13.1岁,女孩12.3岁时,80%的尖牙已萌出。因此在8岁或9岁时应开始注意尖牙的情况以便及早发现错位的尖牙,特别是对有家庭史、上侧切牙过小或先天缺失的患者。临床上如有以下情况应进行X线检查。

（1）10～11岁时在尖牙的正常位置上摸不到尖牙隆起。

（2）左右侧尖牙隆起有明显差异。

（3）上侧切牙迟萌,明显倾斜或形态异常。

X线片包括口内根尖片、全口曲面断层片、前部拾片,有条件者可拍摄前部齿槽断层片,以精确确定埋伏阻生牙的位置是唇向或者腭向、侧切牙牙根是否受累。侧切牙牙根受损在根尖片上常不能确诊。

（四）上颌尖牙阻生的早期处理

（1）如果早期诊断确定上颌恒尖牙阻生而牙弓不存在拥挤时,拔除乳尖牙后绝大多数阻生的恒尖牙可以正常萌出。有研究报道一组10～13岁上尖牙严重错位、牙弓不存在拥挤的病例,在拔除乳尖牙后,78%的腭侧阻生的恒尖牙能自行萌出到正常位置,但12个月后X线片无明显改善者,恒尖牙将不能自行萌出。拔除上颌乳尖牙使恒尖牙自行萌出的适应证如下:①牙弓无拥挤。②尖牙腭向异位。③10～13岁。

（2）对伴有牙列拥挤的病例,单纯拔除乳尖牙对恒尖牙的萌出并无帮助,必须同时扩展牙弓、解除拥挤,才能使恒尖牙正常萌出。

（五）上颌尖牙埋伏阻生的处理

患者年龄超过14岁而上颌尖牙仍未萌出者,应考虑到上颌尖牙埋伏阻生的可能性,并以X线检查确定尖牙的位置、发育和形态。

1.治疗方法

(1)外科开窗暴露尖牙冠,再用正畸方法使尖牙入牙列。

(2)拔除埋伏尖牙,然后再行下列处置:①正畸方法:用第一前磨牙代替尖牙。②修复尖牙或种植。③自体移植。其中以外科开窗后正畸牵引的使用最为广泛。

2.唇侧埋伏阻生上颌尖牙的处理

(1)如果间隙足够或经正畸开展后足够,唇侧埋伏阻生的尖牙有可能自行萌出。因此正畸治疗开始6～9个月内不考虑外科开窗,而只进行排齐、整平、更换弓丝至 0.45 mm×0.625 mm方丝。

(2)若在方丝阶段尖牙仍未萌出则应外科暴露阻生尖牙冠。根据尖牙的位置有以下术式。①根尖部复位瓣。②侧方复位瓣。③游离龈移植。④闭合式助萌技术。

其中闭合式助萌术是最好的方法,即剥离升高龈瓣,暴露尖牙冠,黏合附件后缝合瓣,使之覆盖牙冠。此法能获得较好的龈缘形态,但若托槽脱落,则需再次手术和粘托槽。

应当注意的是当埋伏的尖牙冠与侧切牙根相邻时,会造成侧切牙牙冠倾斜。此种情况下,只有在外科术后将尖牙从侧切牙根区移开后才能排齐整平侧切牙,否则可能伤及侧切牙牙根。

3.腭侧埋伏阻生上颌尖牙的处理

(1)由于腭侧的骨板和黏膜较厚,腭侧阻生的尖牙很少能自行萌出而必需外科开窗助萌。

(2)腭侧阻生的上颌尖牙有粘连牙的可能。这在年龄较小的患者中少见,但在成人中却可见到。因此,对拥挤伴尖牙埋伏的患者特别是成年患者应当小心。若治疗需要拔除前磨牙,应当在先处理埋伏尖牙,待埋伏尖牙在正畸力作用下开始正常移动之后再拔除前磨牙。那种认为由外科医师"松解"粘连牙,然后再行正畸移动的观点并不可靠,因为外科医师很难做到适当地"松解",且牙齿"松解"之后可再度粘连。

(3)外科开窗后,腭侧阻生牙很少能自动萌出。开窗之后必需开始牵引,因为萌出过程太慢,组织可能愈合而需要第二次开窗。

(4)腭侧埋伏尖牙的开窗术,应检查尖牙的动度,特别是对成年患者,若尖牙为粘连牙,应更改矫治设计,拔除尖牙。

(5)以方形弓丝稳定牙弓,使用弱而持久的力牵引尖牙入牙列,防止牵引过程中邻牙的压低和唇舌向移位。为使尖牙顺利入列,为尖牙准备的间隙应比尖牙稍大。

(6)有研究表明,在成年患者腭侧阻生尖牙的治疗过程中,有20%出现死髓,75%发生颜色的改变。因此,要告知患者这种风险,并要避免过分地移动牙齿。

(7)腭侧埋伏阻生的尖牙矫正后复发倾向明显,因此宜早期矫正旋转,进行足够的转矩控制使牙根充分向唇侧移动,必要时行嵴上牙周环形纤维切除术,并使用固定保持。

(8)上颌尖牙腭侧阻生是正畸临床中的疑难病例,疗程将延长6个月,并存在若干风险,对此应有估计并向患者说明。

(六)下颌尖牙埋伏阻生

下颌尖牙埋伏阻生很少见。若出现埋伏阻生,多在侧切牙的舌侧。治疗程序为开拓间隙,方形弓丝稳定牙弓,外科开窗暴露埋伏尖牙冠、粘托槽、牵引。埋伏阻生的下颌尖牙偶有粘连而不能萌出。

(七)尖牙异位萌出

1.尖牙-前磨牙异位

尖牙-前磨牙异位是最常见的牙齿异位。

2.尖牙-侧切牙异位

见于下颌。

已完全萌出的异位尖牙很难用正畸的方法将其矫正到正常位置。

(八)尖牙拔除

正畸治疗很少拔除尖牙,唇向异位的上颌尖牙更禁忌拔除。尖牙拔除的适应证如下。

(1)尖牙位置极度异常,如高位且横置的埋伏上尖牙。

(2)尖牙位置造成移动的危险,如尖牙埋伏于中、侧切牙之间。

(3)尖牙粘连。

(4)尖牙牙根存在内吸性或外吸性,尖牙囊肿形成。

(5)患者不愿花更多的时间治疗。

三、下颌第二恒磨牙

(一)下颌第二恒磨牙的发育与萌出

下颌第二恒磨牙牙胚位于第一恒磨牙远中牙槽突内,出生前即开始增殖,2.5～3岁时牙冠开始矿化,7～8岁时矿化完成,11～13岁萌出,所以又称"12岁磨牙",根形成在14～16岁。

中国儿童下颌第二恒磨牙的萌出时间男性平均年龄为12.5岁,女性为12.0岁。

(二)下颌第二恒磨牙阻生的处理

下颌第二恒磨牙阻生在临床上随时可见,并有可能伴有囊性变。根据阻生的严重程度,处理方式不同。

1.下颌第二恒磨牙轻度阻生

(1)第二恒磨牙前倾,远中可能已露出牙龈,近中与第一恒磨牙牙冠相抵,第二恒磨牙的近中边沿嵴位于第一恒磨牙远中外形高点的下方。此时可以采用弹力分牙圈松解两牙的接触点,使第二恒磨牙自行萌出。

有时第一恒磨牙带环对第二恒磨牙的萌出起阻挡作用,应暂时去除带环,改为黏着式颊面管。

(2)因阻生造成下颌第二恒磨牙舌倾的情况较为常见,若同时存在上颌第二恒磨牙颊向或颊倾,两牙将形成正锁𬌗关系。

第二恒磨牙的锁𬌗在其萌出过程中,矫正比较容易。简单地黏着托槽或颊面管,以细丝纳入即可使其进入正常萌出位置。第二磨牙建𬌗后,锁𬌗的矫正相对困难,患者年龄越大,矫治难度越大。矫治的方法有两种:锁𬌗牙齿颌间交互牵引,或方形弓丝对第二恒磨牙加转矩(上颌冠舌向,下颌冠颊向)。交互牵引作用较强,但却有升高后牙的不利效果。应当注意的是锁𬌗牙的矫正需要间隙,当后段牙弓存在拥挤时,可能需要减数,如拔除第三磨牙。

2.下颌第二磨牙严重阻生

(1)当第三磨牙缺失或过小时,可行外科开窗暴露第二恒磨牙牙冠,然后用正畸方法使之直立。

(2)当第三磨牙发育正常时,可以拔除阻生的第二恒磨牙。若患者年龄较小(12～14岁),第三磨牙可自行萌出到第二恒磨牙的位置,若患者年龄较大,则往往需要正畸辅助治疗。

有关研究表明:下颌第三磨牙牙胚的近远中倾斜度对其最终位置并无影响,第二磨牙拔除之后,第三磨牙牙胚的倾斜度有减小的趋势;同样,舌倾的第三磨牙也不是拔除第二磨牙的禁忌证,在拔除第二磨牙后,许多舌倾的第三磨牙变得直立。在第三磨牙发育早期,牙胚与第二恒磨牙之间常存在间隙,此间隙将在发育中消失,因而此种情况也不是拔除第二恒磨牙的禁忌证。

在第三磨牙发育的哪一个阶段拔除下第二恒磨牙对第三磨牙萌出位置影响并不大。一般来说,第二磨牙越早拔除,等待第三磨牙萌出的时间越长,疗程也越长。但临床上为治疗牙列拥挤,常需要较早拔除。拔除下颌第二恒磨牙后,许多患者需要正畸辅助治疗,使第三恒磨牙达到正常位置,因此治疗要延至第三磨牙萌出后,对此医患双方应达成共识。

(三)直立下颌第三磨牙的方法

下颌第二磨牙阻生而在正畸治疗中被拔除的病例,或者拔除前磨牙后,下颌第三磨牙已萌出、但位置不正的病例,需要用正畸方法直立。

1.一步法

一步法适用于轻中度近中倾斜阻生的病例。在部分萌出的下颌第三磨牙颊侧粘颊面管,其余牙齿全部粘托槽,或者仅第一磨牙粘托槽,两侧第一磨牙之间的舌弓相连加强支抗。以螺旋弹簧远中移动并直立第三磨牙。

2.二步法

二步法适用于近中倾斜较明显,不可能在颊侧粘颊面管的病例。治疗可延至18~19岁,下颌第三磨牙无法自行调整位置时进行。先在𬌗面黏着颊面管使以片断弓和螺旋弹簧对第三磨牙冠施加远中直立力,当第三磨牙位置改善之后,再在颊侧粘颊面管继续治疗。

四、下颌第三磨牙

(一)第三磨牙的发育与萌出

第三磨牙的发育、矿化与萌出个体之间有很大的差异。开始发育可早至5岁或晚至16岁,一般多在8~9岁。有的儿童牙冠的矿化早至7岁,有的却晚至16岁,一般在12~18岁牙冠矿化完成,18~25岁牙根发育完成。萌出时间也很不相同。Hellman报道为平均20.5岁。Haral-abakis报道为24岁,Fanning报道女性平均19.8岁,男性平均20.4岁。

发育较早的第三磨牙并不总是萌出较早。许多调查显示70%以上的下第三磨牙变为阻生,也有报道10%的第三磨牙不发育而先天缺失。

下颌第三磨牙矿化的早期,𬌗面稍向前并向舌侧倾斜,以后随着升支内侧骨的吸收、下颌长度的增加,牙胚变得较为直立。与此相反,上颌第三磨牙向下、向后并常常向外萌出,因此有造成深覆盖或正锁𬌗的可能。由于舌肌和颊肌对上、下第三磨牙牙冠作用,而将使其自行调整,但若间隙不足,则锁𬌗将发生。

(二)下颌第三磨牙阻生的发生率

由于样本不同,阻生的定义不同,下颌第三磨牙阻生率报道的结果差别很大。在许多人群中下颌第三磨牙的阻生率可能为25%或更高。另外,在正畸临床"不拔牙矫治"的病例中,30%~70%者将可能发生下颌第三磨牙阻生。

(三)病因

由于人类进化中颌骨的退缩,使位于牙弓最后的第三磨牙常常因间隙不足而发生阻生。除了这一种族化的背景之外,以下局部因素可能与第三磨牙阻生有关。

(1)下颌骨较小,生长方向垂直。

(2)下颌宽度发育不足。

(3)第三磨牙发育延迟,将使阻生的可能性增加。

(4)第三磨牙萌出角度不利。

(四)下颌第三磨牙阻生的类型

根据 Richardson 研究,下颌第三磨牙阻生分为以下 5 种类型。

1.萌出角减小

第三磨牙𬌗面与下颌平面形成的夹角,即第三磨牙萌出角逐渐减小,第三磨牙逐渐直立,但仍不能完全萌出。此种类型占阻生下颌第三磨牙的 46%。

2.萌出角保持不变

此种类型占阻生下颌第三磨牙的 13%。

3.萌出角逐渐增大

牙齿生长时向近中更加倾斜,导致萌出角逐渐增大水平阻生。此种类型占阻生下第三磨牙的 41%,且无法预测。

4.萌出角发生有利改变

萌出角发生有利改变但因间隙缺乏,仍不能萌出形成垂直阻生。

5.萌出角过度减小

萌出角过度减小致第三磨牙向远中倾斜阻生,此种情况不多见。

Richardson 认为下颌第三磨牙萌出行为的不同是因其牙根发育的差异。当近中根发育超过远中根时萌出角减小,牙齿逐渐直立;而当远中根发育超过近中根时,萌出角增大,牙齿更向近中倾斜。

(五)正畸治疗对下颌第三磨牙萌出的影响

1.不拔牙矫治

不拔牙矫治增加了第三磨牙阻生的可能性,这是因为治疗中常需要将下颌第一磨牙和第二磨牙远中倾斜。同样的原因,口外弓推上颌磨牙向远中,减小了上第三磨牙的可利用间隙,使第三磨牙阻生的可能性增加。

2.第二磨牙拔除

拔除第二磨牙后,第三磨牙萌出空间明显增大,几乎所有病例的第三磨牙都可以萌出,但萌出的时间却相差很大,从 3~10 年不等,也很难预测。虽然上颌第三磨牙常可自然萌出到正常位置,但下颌第三磨牙位置常需正畸直立,将使治疗延长到 20 岁左右。

3.前磨牙拔除

一般认为,前磨牙的拔除能增加第三磨牙萌出的机会。Ricketts 发现前磨牙拔除能为下颌第三磨牙提供 25% 以上的间隙,有 80% 的第三磨牙能萌出,而不拔牙矫治的对照组中下第三磨牙萌出仅占 55%。Richardson 认为,从为下颌第三磨牙提供间隙的观点看,第二前磨牙拔除比第一前磨牙拔除更好。

大多数拔除前磨牙的病例磨牙前移 2~5 mm,然而增加的这一间隙并不总能使第三磨牙萌出。对前牙严重拥挤或明显前突的病例,拔牙间隙应尽可能用于前牙的矫正,第三磨牙增得的间隙更是有限。因此拔除 4 颗前磨牙的病例有时仍然需要拔除 4 颗阻生的第三磨牙,总共是 8 颗牙齿,应当将这种可能性事先向患者说明。

(六)第三磨牙拔除的适应证

(1)反复发作冠周炎。

(2)第二磨牙远中龋坏或第三磨牙不用于修复。

(3)根内或根外吸收。

(4)含牙囊肿。

(5)因第三磨牙造成的牙周问题波及第二磨牙。

(6)正畸治疗。

正畸临床为解除拥挤而拔除第三磨牙的情况并不多见,但 MEAW 矫治技术常设计拔除第三磨牙,直立后牙,矫治开𬌗。对于正畸治疗后为预防下前牙拥挤复发而拔除无症状的第三磨牙的做法目前仍存在分歧。一项对正畸治疗完成后未萌第三磨牙的追踪研究发现,某些患者出现第二磨牙牙根吸收,第二磨牙远中牙槽嵴降低,因此,这样的患者宜每 2 年对第三磨牙进行一次 X 线检查,必要时再行拔除。

(高　萃)

第四节　牙周疾病与正畸治疗

随着人们对口腔疾病认识和研究的进一步深入,牙周病学和口腔正畸学越来越紧密地结合在一起。牙周病治疗已不单纯是为了正畸治疗前的简单牙周准备和维护正畸治疗过程中患者的口腔卫生。正畸治疗也不单纯是为了健康牙列的单纯排齐和恢复口腔的功能,而往往是有利于牙周病的治疗,两者密不可分。良好的牙周治疗,为正畸治疗中的牙齿的移动打下了坚实的基础;而正畸治疗又能促使牙周组织的恢复,已成为某些牙周病治疗必要的辅助手段。正畸治疗排齐牙列,去除𬌗干扰,消除异常的𬌗关系,直立倾斜的牙齿,压入或伸长牙齿,促使牙周组织的再恢复。

一、牙周病学研究进展对临床的启示

(一)现代医学对牙周病的认识

(1)只有小部分成人患有严重的牙周病。

(2)对于进展性牙周病患者,牙周附着丧失可以停止。

(3)通过系统和长期的牙周治疗,牙周附着水平可维持 10 年甚至更长时间而不恶化。

(4)牙周维护较好的复发性牙周病是一种部位特发性疾病,只在个别部位复发和发展。

(5)破坏性牙周炎分为较短的恶化期和较长的休止期。休止期会持续数天或数年。

(6)单纯牙周袋的深浅不能代表牙周病治疗的成功与否。

(7)治疗的主要目标是将活动期牙周病部位变为非活动期。

(8)只需要较少的手术治疗来消除加深的牙周袋。

(二)牙周病高危人群

(1)世界范围内成人重症破坏性牙周病的发生率为 7%～15%。该类患者呈现多部位广泛进行性牙周组织破坏。

（2）破坏性牙周病患者高危人群的确认，对正畸治疗非常重要。

（3）患者的年龄、可见菌斑、牙周袋深度、牙周附着丧失、探诊出血等可以协助诊断。

（4）复查剩余探诊深度≥6 mm，牙周治疗后 3 个月复查探诊出血者可能为重症破坏性牙周病的高危人群或部位。

（三）现代牙周病的治疗

（1）龈下刮治和根面平整对中重度牙周病均有较好的疗效。

（2）除牙周袋增加外，还应存在牙周脓肿和牙周卫生良好但仍探诊出血的患者才考虑进行牙周手术治疗。

（3）良好的菌斑控制和龈下刮治，可成功地治疗深的牙周袋。

（4）通过良好的龈上菌斑控制，可有效防止龈下菌斑积聚所导致复发性牙周炎的发生。

（5）龈下刮治的效果在牙周治疗后 4～6 个月才能全面显效。

（6）重症牙周病会发生在某些特定部位，对邻牙影响较小，因此，这些病牙并不需要拔除，只需继续进行牙周治疗。

（四）牙周病患者正畸治疗中的牙周治疗

口腔正畸矫治器不利于口腔的清洁，导致牙菌斑易于堆积，引发牙龈炎症，加重牙周疾病，促使牙周支持组织的破坏。因此，正畸治疗过程中的牙周治疗主要为减少、消除菌斑堆积和牙龈炎症。

（1）加强口腔卫生宣教。

（2）采用结构和组成简单的正畸矫治器，避免使用牵引钩，以不锈钢丝代替弹力橡皮圈结扎，刮除托槽底板周围的黏合剂，磨牙颊面管代替带环等措施。

（3）正畸治疗过程中，每 3 个月检查一次牙周状况，包括牙周袋深度、探诊出血、牙齿动度、牙龈退缩量、牙槽骨的水平及其他牙周问题，并依据情形进行及时的处理。

（4）在正畸压低伸长的牙齿前，需要进行全面而细致的刮治，以免在压低牙齿时将龈上菌斑变为龈下菌斑。

二、正畸治疗过程中牙龈组织的变化

（一）牙龈高度

1.正常牙龈高度的要求

多年来，人们都认为一定的牙龈高度才能维持牙龈的健康，维护牙周组织的完整性，并防止牙周附着组织的进一步丧失。牙龈高度不足，可以导致：①在咀嚼过程中食物的摩擦力使牙周组织损伤。②无法分散邻近牙槽黏膜组织的牵张力，而导致牙龈组织损伤。③促使龈下菌斑形成。④促使菌斑型牙周缺损向根尖方向扩散。Lang 和 Loe 研究指出 2 mm 高的角化牙龈（1 mm 附着龈）才足以维持牙龈健康。

2.牙齿位置与牙龈高度

牙齿从牙槽突中萌出的位置及其最终与牙槽嵴颊舌向的位置关系对牙齿周围形成的牙龈组织影响极大。一般而言，如果一个牙齿萌出在过于唇颊向的位置，牙齿唇颊面的牙龈组织会很薄弱，甚至完全没有牙龈组织。由于未角化的松软附着的黏膜组织无法充当深层附着于牙根的结缔组织的保护屏障，通常需要一定宽度的牙龈组织。儿童时期，随着生长发育，由于牙槽突的生长和牙齿在牙槽突内的位置变动,牙龈组织会增宽。Amdlin-Sobochi通过纵向研究观察,发现前牙唇面的牙龈高度明显增加,而且牙齿在牙槽突中的移动,会影响牙龈的高度,当牙齿移向舌向位置时,牙龈高度增加(牙冠高度减低),反之,牙齿移向唇侧的位置时,则牙龈高度减低。

牙龈高度的改变有两种解释:①由于牙龈颊舌向宽度的改变所致的游离高度的改变。②基因决定的牙龈黏膜结合线的位置与牙齿表面间距的改变。游离龈高度的组织学研究和临床观察表明,附着龈的宽度与游离龈的高度比为1:1.5。牙齿唇向移位时,常会发现牙槽骨裂且附着龈组织薄弱,然而将牙齿舌向移动至牙槽骨中适当的位置时,牙齿唇面附着龈厚度会随之增加,从而导致游离龈高度增加,牙冠缩短。牙龈黏膜交界线是恒定的解剖标志线,基本不发生移位,而牙龈会随牙齿的舌向移位发生改变,牙龈缘与牙龈黏膜交界线间距离增大,牙龈高度增加。

3.牙龈退缩

通常情况下,牙龈退缩多见于牙列排列不齐的患者,牙齿唇颊向移位,并伴有牙槽骨裂。可由正畸力、牙殆创伤、不良修复体刺激、牙刷刺伤、菌斑堆积所致牙龈缺损等原因导致。

(二)正畸治疗中牙龈组织的变化

(1)正畸治疗中牙移动时,如能保证牙齿在牙槽内且牙周组织健康,则正畸力本身不会导致牙槽突裂和牙龈组织退缩,以及牙周组织丧失。

(2)正畸力唇向移动牙齿时,牙齿有移出牙槽突的倾向,可能会导致牙槽突裂,而使牙龈组织退缩,牙冠变长,与唇向移动的量有关。

(3)正畸力舌向移动牙齿时,牙齿趋向于移向牙槽突内,可使牙龈高度增加,临床牙冠变短。

(4)当牙齿唇向错位,导致牙龈退缩,再通过正畸力,将牙齿舌向移动,进入牙槽突中时,退缩的牙龈高度会增加,甚至恢复原来的高度。

(5)当牙齿由于刷牙方法不当导致牙龈退缩,在纠正刷牙方法、避免牙龈刺伤后,再通过正畸力将牙龈退缩的牙齿舌向移动,牙龈的高度会增加,甚至恢复正常。

(6)使用上颌扩弓矫治器,牙齿过度颊向和唇向开展时,牙齿趋向于移出牙槽突,会导致牙槽突裂,进而导致牙龈退缩。

(7)即便牙龈高度不足或牙龈薄弱,牙周膜的完整性仍能在正畸治疗过程中保持完好。

(8)在正畸治疗过程中,牙龈炎症会导致和加速牙龈退缩。当牙菌斑堆积、牙龈炎症、袋上骨缺损、正畸力移动牙齿、牵拉牙齿唇侧较薄弱牙龈时,会导致牙龈缘厚度变薄,使牙龈炎症进一步加剧,出现牙龈退缩。因此,菌斑感染后,薄弱的牙龈组织较坚厚的牙龈组织更易受损而致退缩。

(9)当菌斑堆积、牙龈炎症时,正畸力使牙齿倾斜移动和压入移动使牙齿压入均可将龈上菌斑带入龈下,使牙周深层组织遭到破坏,而致龈附着丧失、牙龈退缩。因此,成人正畸过程中,应积极控制菌斑,及早消除牙龈炎症。

(10)对于牙龈退缩的患者,不必在一开始就试图通过牙周手术治疗,移植牙龈于缺损部位,恢复牙龈高度。而应先控制菌斑,消除牙龈炎症,尽量将牙齿舌向移动进入牙槽突内适当的位置,最后再进行牙周手术。

(三)龈下袋患者正畸牙移动的牙周组织反应

(1)龈下袋可能会由于正畸牙移动所导致。当菌斑堆积、龈上袋感染时,正畸牙齿倾斜移动和压入牙齿会将细菌带入龈下,导致龈下袋的产生。龈下袋会随着正畸的持续力而进一步加重。因此,在任何正畸力压入和倾斜移动牙齿前,应控制菌斑、消除感染,通过龈下刮治或根面平整消除龈下袋。

(2)龈下袋随着正畸力的伸长作用而改善。伸长牙齿时,牙槽骨会随着牙齿的伸长而生长移动,以维持釉牙骨质界与牙槽嵴间的距离。

(3)在正畸力伸长龈下袋牙齿的同时,施行牙龈纤维切除术,如牙冠部牙龈的切除,则在伸长牙齿时,牙槽嵴不能受牵拉而随伸长的牙齿生长移动,从而使釉牙骨质界与牙槽嵴间距离增加,最终使牙冠变长,而必须采用杀髓方法来磨短伸长的牙冠。因此在伸长这类龈下袋牙齿时,不宜同时施行牙周切除手术。

(4)整体移动龈下袋牙齿时,可能会对牙周附着组织产生进一步的损害。

(5)对龈下袋患者进行正畸治疗时,尚有牙周炎症存在,牙菌斑不做控制,则正畸治疗会进一步损害牙周支持组织,使龈下牙周袋加深,更多的牙龈附着丧失。

因此,对龈下袋患者进行正畸治疗前,先行系统的牙周治疗,并在正畸治疗过程中维持良好的口腔卫生。

三、牙龈与牙周问题的正畸治疗

(一)露龈微笑的正畸治疗

微笑时正常人上唇向上移动,前牙暴露。上唇位于前牙龈缘水平,或在牙龈缘龈向少许,因此微笑时牙龈暴露 1~2 mm。许多成年患者微笑时牙龈暴露过多,影响美观。露龈微笑通常有 3 种原因:①上颌骨生长过度,多见于长面形患者,或上唇短者,或上颌牙齿萌出过度者。②上颌前牙牙龈缘根向退移延缓。③牙齿位置异常。

(1)对于上颌牙齿萌出过度、上颌生长过度、牙齿萌出过度患者,一般只有通过正颌外科结合正畸治疗加以解决。

(2)对于上颌前牙牙龈缘根向退移缓慢者,宜通过牙龈美观手术,切除过多的牙龈。上前牙牙龈退移是一种生理现象,通常在青少年时期牙龈会根向退移,直至达到正常的位置。成年人牙龈缘多位于釉牙骨质界冠向 1 mm。有些患者由于牙龈组织较厚且纤维较多,退移较为缓慢,导致牙龈袋加深,微笑时牙龈暴露过多。这类患者宜通过牙龈美观手术,使龈缘接近釉牙骨质界。有些患者在牙龈手术的同时需要对牙槽嵴进行修整,以恢复最佳的美观效果。

(3)对于牙齿位置异常所致的露龈微笑,一般不能通过牙龈手术进行矫治,而是通过正畸的手段,移动牙齿至正常的位置,恢复牙龈的美观。尤其是前牙伸长的深覆𬌗患者,露龈微笑明显,应压低上前牙,牙龈缘随着牙齿的压入而改建。有些前牙深覆𬌗患者在上前牙压低后,牙龈附着仍差,需要进一步的牙龈美观手术加以改善。

(二)牙龈缘异常的治疗

上颌六个前牙牙龈缘的位置对上前牙的美观效果有重要的作用。理想牙龈缘的位置有 4 个特点:①中切牙的牙龈缘在同一水平。②中切牙的牙龈缘水平位于侧切牙龈缘的龈向,而与尖牙牙龈缘为同一水平。③牙龈缘的唇面形态与牙齿的釉牙骨质界相一致。④每个牙齿间应有龈乳头,而且龈乳头的顶端位于牙齿唇面中心牙龈缘与牙齿切缘之间的 1/2 处。

(1)牙龈缘的异常:由牙齿切缘异常或牙龈组织的退移延缓所致。

治疗方法:①正畸移动牙齿来改变牙龈缘的位置。②手术方法矫正牙龈缘异常。

治疗原则:①首先检查患者微笑时上前牙牙龈缘和唇线的位置关系。如果患者存在牙龈异常,但微笑时上唇未向上移动而暴露异常的牙龈缘,则可不做治疗。②当牙龈异常存在时,应检查上颌中切牙唇面牙龈袋的深度,如牙齿短而牙龈袋深,则应以牙龈手术使牙龈缘恢复正常。如牙龈袋浅,牙齿长,则不能施行牙龈手术。③检查最短的中切牙与邻近侧切牙的位置关系。如果最短的中切牙仍较侧切牙长,则可继续伸长中切牙,使牙龈缘向冠方移动,然后调磨切缘。如果最短的中切牙较邻近侧切牙短,则不能再伸长中切牙。④检查切牙的切缘是否片磨过。如牙龈缘冠向且切牙片磨过,则只能压低切牙,恢复正常的牙龈缘,然后再以修复的方法恢复切牙的正常牙冠长度,获得最佳的美观效果。

(2)有些患者上中切牙的牙龈乳头缺如、中切牙牙冠切端接触、牙颈部有三角间隙、严重影响前牙的美观效果。对于这些患者治疗原则为:①牙根分开的患者,多由托槽位置不当所致,应重新黏结托槽,或通过补偿曲,平行移动牙齿,消除该间隙,恢复正常的牙龈乳头。②中切牙形态异常的患者,通过中切牙的改形治疗,片磨过宽的前牙,再平行移动牙齿,关闭间隙,恢复正常的牙龈乳头。③对于牙周病患者,通过牙周治疗,然后再改形牙齿,使中切牙接触面延长,减小牙颈部三角间隙,尽量恢复牙龈乳头。

(三)前牙散在间隙的正畸治疗

(1)前牙散在间隙的出现常常表现为前牙伸长、唇向散开,多与进行性牙周病所致的牙周组织破坏有关。

(2)对此类错𬌗的治疗,应先控制牙周病,使活动性牙周病转为稳定性,否则不能进行任何正畸治疗。因为,当菌斑存在时,倾斜和压入移动牙齿均会导致龈下袋的发生,进而加重已存在的牙周病。

(3)前牙唇向散开后,常需内收关闭间隙。此时应注意避免单纯的牙齿倾斜移动,否则前牙覆𬌗将进一步加深,使原本伸长的前牙更为严重,易于引起咬颌创伤,导致牙周病加重,散在的前牙无法治疗。因此,正畸治疗时,应在内收前牙前矫正伸长的前牙;解决覆𬌗的问题。

(4)对前牙轻度伸长而不影响牙齿和面部美观的简单病例,则可采用活动矫治器或简单的固定矫治器,通过牙齿的倾斜移动,关闭前牙散在间隙,减小覆盖。活动矫治器通过弹簧的内收或橡皮圈的弹力来关闭间隙。如采用橡皮圈关闭间隙,应注意防止橡皮圈滑入牙颈部,滑入牙齿的根部,导致牙周组织进一步破坏。一般用釉质黏合剂或光敏树脂黏结阻挡结。采用固定矫治器,在初步排齐牙列后,换用 0.45 mm 的不锈钢圆丝,再以弹力橡皮链关闭间隙,内收前牙。后牙"8"字结扎形成一个加力单位,以增加支抗。必要时可用横腭杆或 Nance 弓增强支抗。

(5)如果前牙咬颌关系尚可,覆𬌗覆盖可以接受,则可移动牙齿,将牙列散在间隙集中于一个或多个牙部位,然后以修复方法关闭间隙。这样牙齿移动较少。

(6)如果前牙唇向散开且前牙伸长较多、覆𬌗明显加深,在内收前牙关闭间隙前,宜先压低伸长的上下前牙。由于患者存在牙周组织破坏,在压低前牙时,应采用轻力。可用 Burston 片段弓技术,以后牙段做支抗,压低前牙。前牙压低后,再以 TMA 方丝或不锈钢方丝内收前牙,获得良好的覆𬌗覆盖关系。

(四)青少年牙周炎的正畸治疗

青少年牙周炎破坏性大、进展快,11~13 岁开始出现,表现为牙菌斑较少、没有临床炎症表现,所以,往往会被忽视。青少年牙周炎由于牙周组织的迅速破坏,常常导致牙列间隙、前牙唇向散开、牙齿漂移、牙齿伸长等错𬌗畸形。

治疗青少年牙周炎时,应该制订全面的治疗计划。因此,需要牙周医师、口腔正畸医师、口腔修复医师共同参与。牙周医师评估患者的牙周状况,并提出适当的治疗方案。正畸医师提出牙齿移动的最佳方案,而修复医师则需要考虑在严重病患前牙拔除后进行暂时的修复治疗,并为后期的永久修复提供方案。

在青少年牙周炎的正畸治疗前,要进行系统的牙周治疗。一般来说,青少年牙周炎采用龈下刮治和根面平整术效果较差。牙周手术虽然可以消除感染源病菌,但结果并不稳定。系统的药物治疗相对而言较为有效。

牙周炎控制后,开始正畸治疗,包括唇向漂移牙齿轴倾度的改变、前牙散开后间隙的关闭、伸长牙齿的压低、修复体(包括种植体)间隙的集中、直立倾斜的后牙或前牙、牙列的排齐等。

(1)唇向漂移牙齿轴倾度的改变:牙周支持组织的破坏,引起前牙唇向漂移。治疗时,可通过内收的方法,以倾斜移动或整体移动改变牙轴。内收前牙时应注意覆𬌗的加深,因此应附加"人"字形曲,对垂直向进行控制,有时应附加转矩控制。唇弓的选择应根据前牙轴倾度的大小来决定。前牙唇向倾斜较多时,多选用圆钢丝;前牙唇向倾斜较小时,则应选方钢丝。

(2)前牙散开间隙的关闭:前牙散开间隙可以采用弹力橡皮链、关闭曲、或通过滑动法来关闭间隙。关闭间隙过程中,应注意垂直向的控制,防止覆𬌗加深。

(3)伸长牙齿的压低:采用压入唇弓,如片段弓、摇椅弓、多用途弓,或"匣"形曲。

(4)修复体间隙的集中:采用弹力橡皮链、螺旋弹簧、弹力线等将间隙集中,然后再行修复治疗。

(5)直立倾斜的前牙或后牙:采用直立弹簧、后倾曲唇弓或螺旋弹簧。

(6)牙列的排齐:采用弹性好的唇弓(如镍钛丝、麻花丝、细不锈钢丝等)、带曲的不锈钢丝。

(7)正畸治疗中前牙或后牙缺失的处理:可采用暂时修复体,起到暂时美观的目的。正畸治疗结束后再考虑永久修复体治疗。

(五)𬌗创伤的正畸治疗

成人错𬌗畸形治疗前、治疗过程中和治疗后均可出现𬌗创伤,尤其是牙周病患者,牙齿伸长移位,更易造成𬌗创伤。个别牙高位、前牙或后牙反𬌗、个别牙反𬌗、个别牙锁𬌗,往往有牙齿早接触,导致𬌗创伤,使牙齿松动、牙槽骨吸收(垂直型吸收),进而牙龈退缩。

(1)治疗时,首先应控制菌斑,治疗牙龈感染,减少牙齿松动,以防牙周炎症的发展,导致牙周支持组织的进一步破坏。

(2)正畸治疗主要包括采用矫治器矫正前牙或后牙反𬌗,直立倾斜的牙齿,压低伸长的牙齿,矫正反𬌗和锁𬌗,消除牙齿的早接触。应注意的是,在正畸治疗过程中,避免因为牙齿的移动而使𬌗创伤加重,甚至出现新的创伤。因此,应多用前牙或后牙𬌗板,而且多个牙齿均匀地与𬌗板接触。

(3)正畸治疗结束后,应进行广泛的调𬌗,消除个别牙的早接触。戴保持器时,也应避免不必要的𬌗创伤。有些畸形治疗后,容易复发而再发生移位,导致新的创伤,或加重已有的𬌗创伤,损害牙周支持组织,因此考虑用固定保持器终生保持。

(六)牙龈退缩的正畸治疗

当牙齿过于唇向或颊向倾,由于牙齿唇颊侧的骨板较薄,常会引起牙龈退缩。前牙反𬌗的患者,尤其是骨性下颌前突患者,由于咬颌创伤或下前牙的代偿性舌向倾斜,下前牙唇侧骨板较薄,常常出现牙龈退缩。成年患者,因为牙周炎导致牙周支持组织丧失,牙槽骨吸收,牙龈退缩,牙根暴露。有些严重的患者,牙龈退缩至根分叉甚至根以下。

(1)对𬌗创伤引起的牙龈退缩,应先行正畸治疗,消除𬌗创伤。

(2)对于牙齿过于唇颊向移位的患者,可通过正畸方法,移动牙齿向舌腭侧,使牙齿唇颊向的骨板增加,牙龈会随之生长,恢复健康状态。一般需要采用方丝弓矫治器,以转矩力移动牙齿。

(3)牙周炎患者,通过牙周的系统治疗,控制菌斑,消除感染,恢复牙周的健康状态,年轻的患者,由于牙周支持组织的恢复,牙龈也会恢复正常状态。而对于牙龈退缩较为严重的患者,则需要进行牙龈移植手术,然后正畸加力,使牙齿达到比较正常的位置。目前比较流行的导引性组织再生术(GTR),或者更新的导引性骨再生术(GBR)更为有效。

(4)对于牙龈退缩严重的患者,牙齿难以保留,只有拔除。

总之,对于牙周病成年患者,通过牙周系统治疗并结合口腔正畸治疗,可以取得良好的效果。

（高　莘）

参 考 文 献

[1] 武媛.新编口腔医学诊疗精要[M].南昌:江西科学技术出版社,2020.

[2] 白荣.实用口腔疾病诊断与护理[M].北京:科学技术文献出版社,2020.

[3] 周爱娟.口腔科疾病诊断与治疗[M].北京:科学技术文献出版社,2020.

[4] 马莉莉.现代口腔科疾病诊疗新进展[M].长春:吉林科学技术出版社,2019.

[5] 李刚.口腔疾病 第 2 版[M].北京:中国医药科技出版社,2021.

[6] 牛林,李昂.口腔临床病例解读丛书 口腔修复临床病例解读[M].北京/西安:世界图书出版公司,2021.

[7] 王敬变,罗思阳.现代临床口腔疾病诊疗学[M].长春:吉林科学技术出版社,2019.

[8] 李中孝.临床口腔科疾病诊疗新编[M].哈尔滨:黑龙江科学技术出版社,2019.

[9] 王惠元.口腔解剖学[M].长沙:中南大学出版社,2021.

[10] 闫伟军,朴松林,刘鑫.临床口腔疾病诊疗指南[M].厦门:厦门大学出版社,2021.

[11] 黄文博.口腔科疾病预防与诊断治疗[M].开封:河南大学出版社,2021.

[12] 杜芹,肖力.儿童口腔疾病诊疗精粹[M].西安:西安交通大学出版社,2020.

[13] 刘苗.口腔疾病临床诊疗与修复[M].长沙:湖南科学技术出版社,2020.

[14] 李燕.口腔内科疾病临床诊疗[M].长春:吉林科学技术出版社,2020.

[15] 赵文艳,王泰.口腔常见疾病的诊疗及数字化技术应用[M].银川:阳光出版社,2020.

[16] 丘东海,林杭.口腔医学专业职业技能训练指导[M].北京:人民卫生出版社,2021.

[17] 汤春波,邹多宏.口腔种植并发症预防与处理[M].沈阳:辽宁科学技术出版社,2021.

[18] 张文.口腔常见病诊疗[M].北京:科学出版社,2020.

[19] 张江云.口腔疾病诊疗技术常规[M].长春:吉林科学技术出版社,2019.

[20] 孙杰.口腔内科常见疾病的诊疗及预防[M].哈尔滨:黑龙江科学技术出版社,2020.

[21] 张晓东.临床口腔疾病诊疗规范[M].天津:天津科学技术出版社,2019.

[22] 刘龙坤.实用口腔疾病诊疗技术[M].天津:天津科学技术出版社,2019.

[23] 袁萍.新编口腔疾病诊疗学[M].长春:吉林科学技术出版社,2019.

[24] 郭维华,李中瀚.口腔细胞实验操作技术[M].成都:四川大学出版社,2021.

[25] 张旭光,俞波.实用口腔临床牙体预备[M].北京:北京大学医学出版社,2021.

[26] 秦满.儿童口腔科临床病例解析[M].北京:人民卫生出版社,2021.

[27] 张扬.口腔疾病诊疗的思维与方案[M].北京:科学技术文献出版社,2019.

[28] 蔺荷芽.现代临床口腔疾病诊疗技术[M].北京:科学技术文献出版社,2019.

[29] 李睿敏.现代实用口腔科疾病诊断与治疗[M].青岛:中国海洋大学出版社,2020.

[30] 刘琦.实用口腔临床诊疗精要[M].北京:科学技术文献出版社,2020.

[31] 李梅.现代口腔病诊疗进展[M].哈尔滨:黑龙江科学技术出版社,2020.

[32] 段咏华.实用口腔疾病临证指南[M].天津:天津科学技术出版社,2020.

[33] 牟雁东.新编口腔医学临床实践与新进展[M].北京:科学技术文献出版社,2020.

[34] 陶慧骞,但红霞.口腔黏膜瘙痒症的病因与治疗[J].国际口腔医学杂志,2021,48(1):119-124.

[35] 杜嵘,朱铭颐,周卓君.口腔全科诊疗理念在本科临床教学中的实践初探[J].医学理论与实践,2021,34(1):168-170.

[36] 花雯,韩佳南,王万春.口腔颌面间隙感染病原学特点及危险因素[J].中华医院感染学杂志,2021,31(9):1406-1409.

[37] 余擎.龋源性牙髓病的诊疗策略及进展[J].中华口腔医学杂志,2021,56(1):16-21.

[38] 颜孟雄,黄婧,杨再波.慢性牙周炎龈沟液 IL-10、IL-23、MCP-1 与牙周指数的相关性分析[J].分子诊断与治疗杂志,2021,13(2):255-258.

[39] 王珊.一次性根管治疗急性牙髓炎的临床疗效观察[J].智慧健康,2021,7(4):92-94.

[40] 梁晔,邵金龙,葛少华.牙周炎与银屑病相关关系的研究进展[J].中华口腔医学杂志,2021,56(6):591-597.